ビジュアル
歯周病を科学する

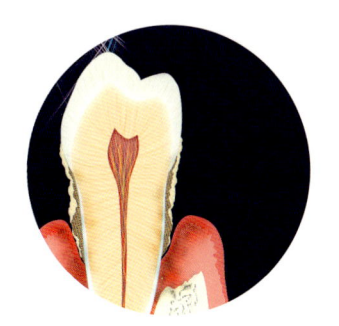

監修
天野敦雄
岡 賢二
村上伸也

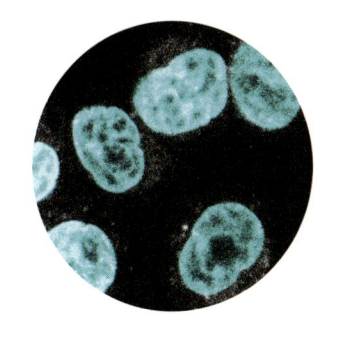

Doing Science of Periodontal Diseases

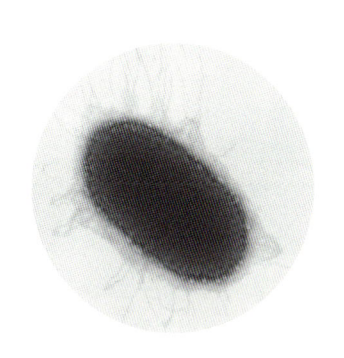

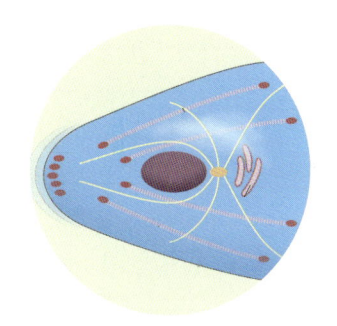

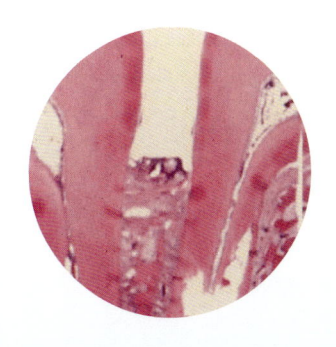

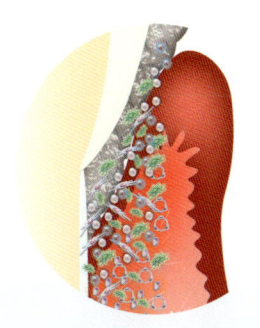

クインテッセンス出版株式会社　2012

Tokyo, Berlin, Chicago, London, Paris, Barcelona, Istanbul, Milano, São Paulo, Moscow, Prague, Warsaw, Delhi, Beijing, Bukarest, and Singapore

今ある最先端の科学を結集し、歯周治療に

研究者から

「全世界でもっとも蔓延している病気は歯周病である。地球上を見渡してもこの病気に冒されていない人間は数えるほどしかいない（ギネスブック2001）」

とまで表現されたほど、歯周病の罹患率は高い。日本においても同様である。強勢な疾患に挑み、人々を守っている歯科医療人は美しい存在ではないかと誇らしい気もする。しかし、われわれは揺るぎない自信をもって歯周病に対峙できているであろうか。

歯周病の病態は一様ではない。治療方法や転帰も画一ではない。時に複雑怪奇な症状を見せるこの疾患に対して、われわれが拠り所とすべきは、科学的病因論である。しかし、いまだ科学は歯周病の全体像を明らかにしてくれてはいない。科学の光が及ばない隅角がある限り、歯周病治療法が百家争鳴となって然るべしである。試行錯誤の臨床から得られた勘どころは貴重な糧である。だが、科学的根拠をもたない限り、その糧は道標とはならない。本書では、科学が指し示す理論・学理を基に、論理的形式に頼って推論を重ね導き出す、すなわち「歯周病を科学する」ことを記述することを目的とした。

細菌学・免疫学分野の研究の急速な進歩とともに、広汎かつ精緻な学問体系が構築されている。一方、学問の高度化はその全体像の把握を阻みがちであることも否めない。そこで、全体像の把握を助けるべく、CHAPTER 1には歯周病病因論の鳥瞰図を記載した。CHAPTER 2では、最新の疫学的解析により得られた歯周病の実態を俯瞰する。そして、CHAPTER 3、4では、感染因子と宿主因子、それぞれの側面から歯周病病因論を推敲した。歯周病を科学した後、最後の章では臨床像を科学的に読み解き、歯周病の本質に迫る。

科学の最新情報は英語論文によってわれわれにもたらされる。しかし、言葉の壁を超えての情報収集は労力を要とする。私は2010年に歯周病研究の代表的ジャーナルであるPeriodontology 2000のゲストエディターを2巻にわたって務めた。その経験から、体系立てた最新情報は英語でしか得られないことを痛感した。このハンディを埋めるため、本書ではできうる限り最新の情報を体系立て正確に日本語にすることを心がけた。

本書はHow to本ではない。斜め読みができない本である。日本中の臨床家ならびに若き研究者にじっくりと腰を据えて読んでいただきたいと願っている。後日、良書と言われることを信じて本書を世に送り出す。

2012年3月
天野敦雄
大阪大学大学院歯学研究科口腔分子免疫制御学講座
予防歯科学分野

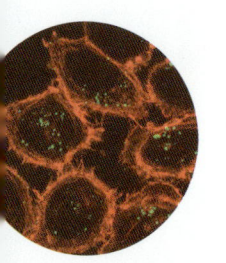

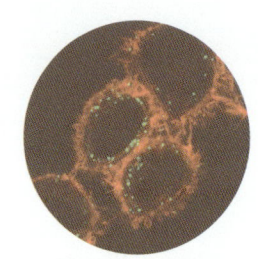

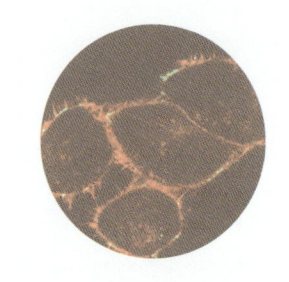

サイエンストランスファーするために

臨床家から

私たちは臨床現場でエックス線とチャートをとり、歯周基本治療、確定的治療、メインテナンスを何気なく行っているが、その理論的背景について、今どこまでわかっているのかを学ぶ機会はきわめて少ない。いわゆるscience transfer（科学者が最新の科学情報を発信し、臨床家は情報を受け取り利用する）が歯周治療においてはうまく機能しているとは言いがたかった。これは口腔細菌学や免疫学の進歩により病因論が非常に精緻になってきていることも一因であるが、臨床家が病因論を真剣に求めずに日々の臨床を経験的に行い続けてきたことも大きな原因であろう。

ここで歯周治療の病因論と治療法の変化をたどってみよう。古代から人類を苦しめてきたう蝕と歯周病に対して、歯科医療人にできることは抜歯だけだった時代が長く続いた。窩洞形成で有名なG.B.Blackは修復治療により、う蝕歯を抜歯するのではなく機能回復させ保存しようとした。1940年代には、歯周外科と骨整形により、破壊された骨を形態修正して、歯周炎の歯を保存しようとした。しかしながら病因論的な背景は乏しいものであった。

事実上1955年くらいまでは、歯周病の原因は歯石とされてきた。その後、実験的歯肉炎の報告から、デンタルプラークが歯肉炎・歯周炎の原因とされるようになった。いわゆる非特異的プラーク説の時代である。その後、特異的な細菌の感染が問題視されるようになり、さらに病因論は宿主と細菌の相関関係の時代、宿主と疾患修飾因子の時代へと移行してきた。現在では本書で詳細に語られているように、歯周炎はバイオフィルムによる内因性感染と考えられ、歯周組織の破壊のメカニズム、リスクファクター、全身疾患との関係、病原細菌についての情報が蓄積されてきている。

本書ではバイオフィルムが歯周病の原因であり、免疫力との均衡の破綻により歯周組織の破壊が起こるということが詳細に述べられている。このことは、私たちの歯周治療が、なぜいうまくいくのか、なぜ難しいのかを説明してくれる。SRPや歯周外科やメインテナンスの理論的根拠を与えてくれるものである。

臨床雑誌を賑わしている歯周治療をよく眺めてみると、生物学的幅径を確保する目的で行う補綴のための歯周外科、歯間乳頭の喪失や歯肉退縮などの形態を回復させるため審美を目的とした歯周外科、インプラントの周囲組織を改善するための歯周外科、失われた付着や骨を回復させるための再生を目的とした歯周外科が多く見られる。しかし、歯周炎の原因に対して真っ向勝負するための基本となる歯周治療や、その結果としての長期経過を示した症例が提示されることは意外に少ない。本書の最終章では、筆者のデータベースから歯周治療の長期経過例を数例抽出し、一筋縄でいかない歯周病の多様な病態を示した。そこでは最新の科学が読み解く歯周病の姿が驚くほど臨床と符合している。同時にさらなる解明を待つべき部分がどこであるかも示唆してくれている。

臨床医が一時的な治療結果に惑わされることなく、歯周病の本質を理解し、疾患をコントロールしていくために「科学」を学び、利用するサイエンストランスファーの意義と価値、すなわち本書の価値が歯科界に広く理解されることを願ってやまない。

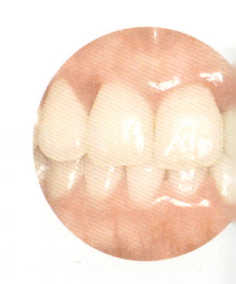

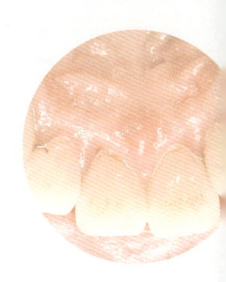

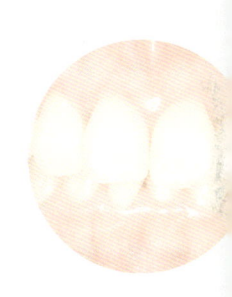

2012年3月

岡　賢二

大阪府吹田市開業

Contents

CHAPTER 1
歯周病の発生

p.12 1. 歯周病の発症

- 13 ❶ 感染因子・歯周病菌
  - 13 口腔微生物叢
  - 13 歯周病菌メンバー
  - 15 細菌検査法
  - 16 歯周病菌は常在菌?
  - 16 歯周病菌の口腔内定着時期

- 17 ❷ 歯周病菌と歯周組織の拮抗
  - 17 日和見感染
  - 17 宿主の戦略
  - 20 歯周病菌の戦略

- 21 ❸ バイオフィルムの ecological shiftと病原性変化
  - 21 P. gingivalisの増殖を促すポケット環境
  - 22 バイオフィルムの病原性変化
  - 24 P. gingivalisの血液獲得

- 25 ❹ バイオフィルムの病原化と歯周炎の慢性化
  - 25 バイオフィルムの病原化
  - 26 歯周病菌の細胞内での生息
  - 27 歯周組織破壊への免疫応答
  - 28 歯周組織破壊に関与する宿主因子

- 29 ❺ 歯周病の発症・まとめ
  - 29 歯周病の発症と進行
  - 30 歯周病治療の目標

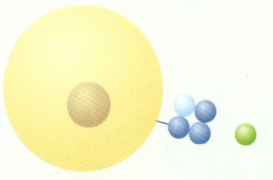

p.33 2. 歯周組織破壊へのロードマップ

- 34 ❶ 口腔内の生体防御機構とバイオフィルム
  - 34 歯周病とバイオフィルムの関係
  - 34 口腔の生体防御基盤とは

- 35 ❷ バイオフィルムと歯周組織における免疫応答
  - 35 歯周病進行と免疫応答の変遷

- 40 ❸ 歯周免疫応答の遷延化
  - 40 歯周病における免疫応答の特殊性
  - 41 歯周組織へのリンパ球の動員・集積による炎症の遷延化

- 42 ❹ 歯周ポケット形成と歯槽骨吸収
  - 42 結合組織の破壊
  - 43 歯槽骨の破壊

p.46 3. 歯周病の多様な臨床像

- 47 ❶ 歯周症から歯周病へ（病因論・診断・治療法の歴史的変遷）
  - 47 病因論・診断の歴史的変遷
  - 54 治療法の変遷

- 55 ❷ 歯周病の分類と診断（病態診断と特徴的臨床像）
  - 55 歯周病の分類
  - 55 歯周病の病態

- 60 ❸ 歯周病の治療（歯周病治療の基本的な流れ）
  - 60 歯周治療の基本
  - 60 治療計画の立案および基本体系
  - 60 歯周基本治療（原因除去療法）
  - 60 歯周外科治療
  - 60 歯周組織再生療法
  - 62 これからの歯周組織再生療法
  - 63 口腔機能回復治療（oral rehabilitation）
  - 63 サポーティブペリオドンタルセラピー（歯周病安定期治療supportive periodontal therapy：SPT）、メインテナンス（maintenance）

CHAPTER 2
歯周病の疫学とリスクファクター

p.66　1.歯周病の有病率とリスクファクター

- 67　❶歯周病有病者率の疫学調査
  - 67　日本と世界の調査の比較
  - 69　古典疫学調査と近年の疫学調査の比較

- 71　❷歯周病の疫学的リスクファクター：細菌因子、宿主因子
  - 71　リスクファクターとは
  - 71　細菌因子
  - 72　宿主因子

- 74　❸歯周病の疫学的リスクファクター：環境因子（喫煙、栄養、飲酒、ストレス）
  - 74　喫　煙
  - 74　栄　養
  - 75　飲　酒
  - 75　ストレス

p.77　2.咬合と歯周病

- 78　❶咬合と歯周病の進行
  - 78　歯周組織破壊のメカニズムについて
  - 79　咬合性外傷が歯周治療や矯正歯科治療に及ぼす影響について
  - 81　歯周炎患者の咬合状態について
  - 82　咬合状態と歯周病進行に関する臨床研究
  - 82　歯周病患者におけるブラキシズムの実態
  - 83　まとめ

- 85　❷咬合調整の方法と時期
  - 85　咬合状態の検査について
  - 86　咬合調整の時期
  - 86　咬合調整の適応症
  - 87　咬合調整に使う器具
  - 87　咬合調整と暫間固定
  - 87　まとめ

- 89　❸歯周病治療の補綴的咬合修復
  - 89　ブラキシズムの診断
  - 89　歯周病患者における補綴治療の開始時期
  - 90　補綴物の清掃性について
  - 90　力のコントロールが可能な補綴物のデザイン
  - 91　メインテナンス
  - 91　まとめ

p.94　3.歯周病と全身疾患の疫学

- 95　❶歯周病と全身疾患の疫学調査概説（ペリオドンタルメディスンの疫学的根拠と妥当性）
  - 95　歯周病がリスクとなる疾患とは
  - 95　ペリオドンタルメディスンのエビデンスレベル

- 99　❷歯周病と糖尿病
  - 99　歯周病リスクとしての糖尿病
  - 101　歯周病が糖尿病の病態に与える影響

- 103　❸歯周病と動脈硬化・虚血性心疾患
  - 103　虚血性心疾患のリスクとしての歯周病
  - 104　歯周炎によるCHD発症のメカニズム
  - 106　歯周病とメタボリックドミノ
  - 107　肥満と歯周病

- 108　❹歯周病と早産・低体重児出産
  - 108　歯周炎はPB/LBWリスクを高めるのか
  - 109　歯周治療はPB/LBW発生の予防に繋がるのか

- 111　❺歯周病と骨粗鬆症
  - 111　骨粗鬆症のリスクとしての歯周病
  - 112　骨粗鬆症は歯周炎の進行に影響を及ぼすのか
  - 114　歯周炎の存在が骨粗鬆症に影響を与えるか

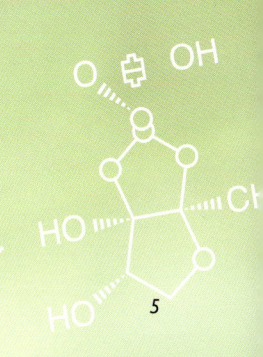

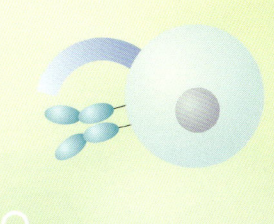

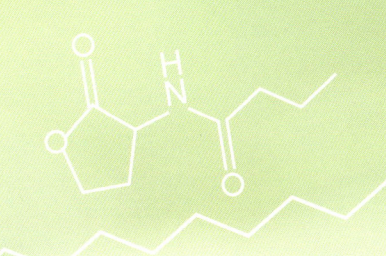

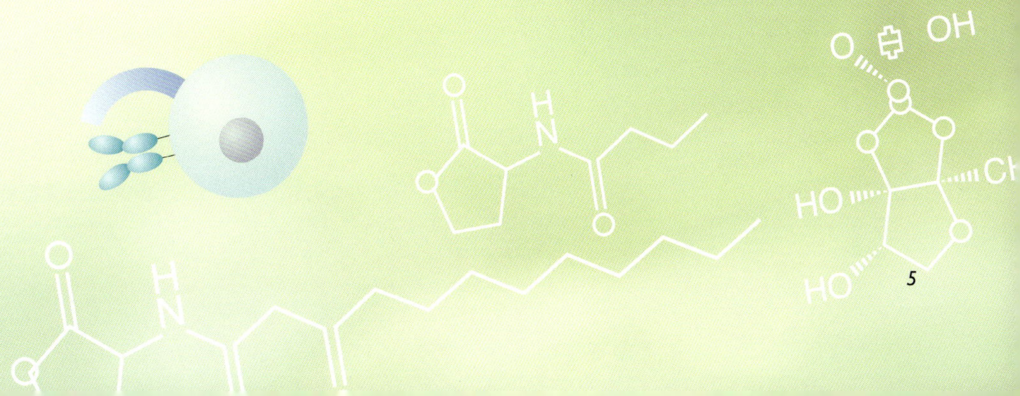

Contents

CHAPTER 3
歯周病病因論・感染因子

p.118　1.バイオフィルムに生息する歯周病菌

- 119　❶ バイオフィルムマトリックス
  - 119　EPSの構造と機能
  - 119　細菌のバイオフィルムからの乖離
- 123　❷ バイオフィルムでの細菌間情報伝達
  - 123　細菌高密度環境下での相互作用
  - 124　クオラムセンシング
  - 128　バイオフィルムの形成過程におけるクオラムセンシングのはたらき
  - 128　新規クオラムセンシング分子
  - 128　宿主-細菌間シグナル伝達機構
- 129　❸ *P. gingivalis*のバイオフィルム形成
  - 129　バイオフィルムvs.プランクトニック
- 131　❹ バイオフィルム細菌の抗生物質耐性獲得戦略
  - 131　細菌の抗生物質耐性獲得機構
  - 133　細菌集団の抗生物質耐性獲得機構
  - 134　バイオフィルムの抗生物質耐性獲得機構
  - 137　歯周病治療における化学療法の限界

p.139　2.歯周組織内に生息する歯周病菌

- 140　❶ 歯周病菌の細胞侵入メカニズム
  - 140　*P. gingivalis*の細胞侵入
  - 142　*P. gingivalis*の細胞侵入メカニズム
- 145　❷ 歯周病菌の細胞傷害メカニズムと歯周病の慢性化
  - 145　歯周病菌による細胞傷害
  - 147　慢性化へのメカニズム
- 150　❸ 歯周病菌の組織内生息戦略
  - 150　*P. gingivalis*の細胞内動態
  - 151　*P. gingivalis*の組織内潜伏

p.155　3.歯周病原細菌red complexの宿主傷害戦略

- 156　❶ *Porphyromonas gingivalis*
  - 156　付着・定着の分子基盤
  - 159　直接的組織傷害因子ジンジパイン
  - 163　間接的組織傷害因子
  - 164　代謝産物
  - 164　免疫補体系からの回避
  - 166　長線毛遺伝子型と歯周病原性
  - 170　*P. gingivalis*外膜小胞の歯周病原性
  - 174　歯周病菌の鉄獲得機構
- 181　❷ *Treponema denticola*
  - 181　構造的特徴
  - 182　定着機構
  - 182　菌体成分による組織・細胞傷害
  - 184　免疫かく乱作用にともなう組織傷害
  - 184　その他のビルレンス因子
- 186　❸ *Tannerella forsythia*
  - 186　細菌学的特徴と歯周病原性因子
  - 187　付着、組織・細胞傷害因子
  - 189　バイオフィルム形成による病原性

p.191　4.歯周病菌の毒素と代謝物質

- 192　❶ 歯周病菌の産生する毒素
  - 195　内毒素：リポ多糖
  - 196　外毒素
- 197　❷ *Aggregatibacter actinomycetemcomitans*の毒素
  - 197　ロイコトキシン（leukotoxin）
  - 199　細胞膨化致死毒素（CDT：Cytolethal Distending Toxin）
  - 201　CagE
- 202　❸ 細菌代謝物、短鎖脂肪酸（酪酸を中心に）
  - 203　白血球に対する作用
  - 203　上皮細胞に対する作用
  - 203　歯肉線維芽細胞に対する作用

p.206 5.口臭の発生と原因物質

207 ❶ 口臭の発生（口臭症の分類と発生機序）
- 207 口臭症の分類
- 208 口臭の発生機序

210 ❷ 口臭症の原因物質と検査・診断
- 210 原因物質
- 212 検査・診断

214 ❸ 口臭症の治療
- 214 真性口臭症の治療
- 217 仮性口臭症、口臭恐怖症の治療

p.219 6.歯周病菌のゲノム科学と臨床応用

220 ❶ 歯周病菌のゲノミクス‐プロテオミクスと分子標的治療戦略
- 220 歯周治療における分子標的治療の期待

222 ❷ 疾病活動診断細菌検査と標的分子同定の戦略
- 222 将来の歯周病細菌検査

224 ❸ 分子標的治療の戦略
- 224 分子標的治療としての免疫療法とゲノム創薬

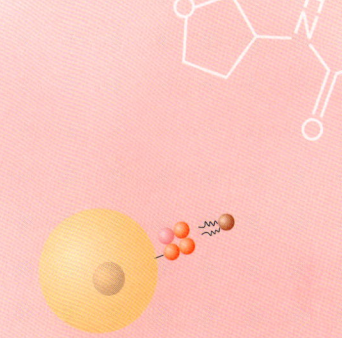

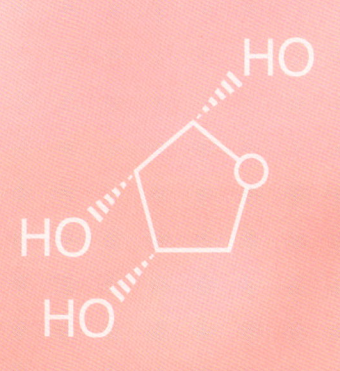

CHAPTER 4
歯周病病因論・宿主因子

p.230　1. 宿主免疫と歯周組織破壊

231　❶ 歯周組織における自然免疫
- 232　物理・化学的バリア
- 232　細胞成分
- 233　抗菌性ペプチド
- 233　自然免疫におけるToll様受容体の役割

235　❷ 歯周組織における適応免疫
- 235　抗原提示細胞
- 235　ヘルパーT細胞
- 237　Th17
- 237　細胞傷害性T細胞
- 238　制御性T細胞
- 239　ナチュラルキラーT細胞（NKT細胞）

240　❸ 適応免疫における抗原認識
- 240　T細胞
- 240　B細胞・抗体

242　❹ 歯周組織破壊とサイトカイン
- 242　病変の進行と免疫応答

245　❺ 歯周病原細菌による免疫応答のかく乱

p.247　2. 歯槽骨吸収の分子機構

248　❶ 骨の構造と代謝
- 248　解剖学的および組織学的構造
- 248　骨の吸収・添加（骨リモデリング）の分子基盤
- 249　骨リモデリングに関与する細胞

253　❷ 歯周病の歯槽骨吸収と破骨細胞

254　❸ 破骨細胞の特異的阻害剤ビスフォスフォネート
- 254　有用性
- 255　ビスフォスフォネート関連顎骨壊死
- 256　ビスフォスフォネート関連顎骨壊死への将来展望

p.258　3. 歯周病の遺伝的背景

259　❶ 遺伝体質と歯周病感受性

260　❷ 遺伝子関連疾患にみられる歯周病の病態
- 260　好中球減少症
- 260　Papillon-Lefèvre症候群
- 262　Down症候群
- 262　Ehlers-Danlos症候群
- 262　Chédiak-Higashi症候群
- 263　低ホスファターゼ症

264　❸ 歯周病の発症と進行に影響を与える遺伝子多型
- 264　遺伝子多型とは何か
- 264　遺伝子多型と病気との関連
- 265　歯周病と遺伝子多型
- 266　薬物性歯肉増殖症と遺伝子多型

p.268　4. 歯周病と全身疾患の病因論

269　❶ Periodontal Medicineの科学的分子基盤
- 269　歯周病は全身的に影響を及ぼしうる感染症か？
- 269　歯周病とメタボリックシンドロームの関連を説明する科学的分子基盤・マクロファージー脂肪細胞相互作用説の関与の可能性
- 270　歯周病と低体重児出産の関連を説明する科学的分子基盤

272　❷ 歯周病と糖尿病の関連
- 272　糖尿病がインスリン抵抗性を惹起する想定機序

274　❸ 歯周病と動脈硬化・虚血性心疾患
- 274　歯周病による軽微な炎症の影響

276　❹ 歯周病と低体重児出産
- 276　歯周病原性細菌の直接的な関与の可能性
- 276　炎症性サイトカイン等の液性因子の関与の可能性

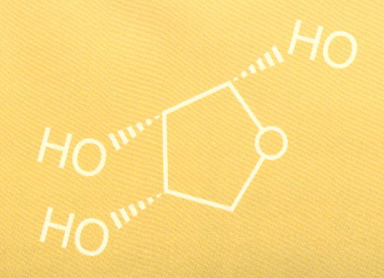

p.280 5.歯と歯周組織が制御する組織修復

281 ❶ 歯と歯周組織の関係
- 281 歯と歯周組織：その喪失と再生の関係

286 ❷ 歯周炎の病態像と治癒像
- 286 治癒のパターン

288 ❸ 臨床例からみる治癒像
- 288 治癒の実際
- 294 治癒へと導く王道

p.295 6.歯周組織再生療法

296 ❶ 歯根膜の生物学
- 296 歯根膜とは
- 297 幹細胞の保管庫（reservoir）としての歯根膜
- 298 遺伝子発現から知る歯根膜の特徴
- 300 新規遺伝子PLAP-1（periodontal ligament associated protein-1）の発見

301 ❶ 歯周組織再生療法の変遷
- 301 歯周組織再生療法とは
- 302 歯周組織再生医工学（periodontal tissue engineering）
- 304 歯周組織再生療法の現状
- 304 現状の歯周組織再生療法に関する科学的根拠

305 ❸ サイトカイン療法の可能性
- 305 PDGFを用いた歯周組織再生療法
- 306 PDGFからGEM21®
- 307 FGF-2とは
- 307 FGF-2の歯周組織再生誘導効果の検討
- 309 FGF-2による歯周組織再生誘導のメカニズム
- 309 サイトカインを用いた歯周組織再生療法の将来展望

311 ❹ 細胞移植治療の可能性とperiodontal tissue engineeringの未来
- 311 細胞移植による歯周組織再生療法の必要性
- 312 移植細胞の選択
- 312 まとめ

CHAPTER 5 病因論の臨床へのサイエンストランスファー

p.318 1.病因論を臨床にどう生かすか？

319 ❶ 長期症例を病因論から分析する
- 319 臨床に生かす3つのキーワード
  - CASE1 軟組織に侵入した歯周病菌のコントロールにより再発を10年間予防
  - CASE2 優れたSRPの技術にて菌の好む環境を改善し14年間良好
  - CASE3 喫煙は長期的には最大のリスクファクター
  - CASE4 重度歯周炎でもSRPと歯周外科により歯周病菌と宿主の均衡を20年間維持
  - CASE5 病因論をふまえた治療の重要性
- 330 歯周治療は長い年月を患者と歩むもの
  - CASE6 発症予防自体が歯周治療である

334 用語解説

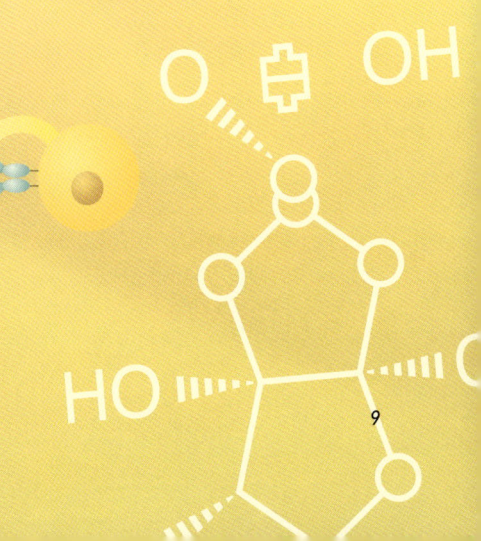

著者一覧

CHAPTER 1	1	天野敦雄	大阪大学大学院歯学研究科　口腔分子免疫制御学講座　予防歯科学分野　教授
	2	村上伸也	大阪大学大学院歯学研究科　口腔分子免疫制御学講座　口腔治療学分野　教授
		野崎剛徳	大阪大学大学院歯学研究科　口腔分子免疫制御学講座　口腔治療学分野　助教
	3	和泉雄一	東京医科歯科大学大学院医歯学総合研究科　生体支持組織学講座　歯周病学分野　教授
		荒川真一	東京医科歯科大学歯学部附属病院　歯周病外来　助教
CHAPTER 2	1	森田　学	岡山大学大学院医歯薬学総合研究科　予防歯科学分野　教授
	2	坂上竜資	福岡歯科大学　口腔治療学講座　歯周病学分野　教授
	3	島内英俊	東北大学大学院歯学研究科　口腔生物学講座　歯内歯周治療学分野　教授
CHAPTER 3	1	久保庭雅恵	大阪大学大学院歯学研究科　口腔分子免疫制御学講座　予防歯科学分野　講師
	2	天野敦雄	大阪大学大学院歯学研究科　口腔分子免疫制御学講座　予防歯科学分野　教授
	3-1	天野敦雄	大阪大学大学院歯学研究科　口腔分子免疫制御学講座　予防歯科学分野　教授
	3-2,3	石原和幸	東京歯科大学　微生物学講座　教授
	4	小松澤　均	鹿児島大学大学院医歯学総合研究科　発生発達成育学講座　口腔微生物学分野　教授
	5	於保孝彦	鹿児島大学大学院医歯学総合研究科　発生発達成育学講座　予防歯科学分野　教授
	6	安孫子宜光	日本大学松戸歯学部　生化学・分子生物学講座　教授
		平塚浩一	日本大学松戸歯学部　生化学・分子生物学講座　准教授
		柴田恭子	日本大学松戸歯学部　生化学・分子生物学講座　講師
CHAPTER 4	1	山崎和久	新潟大学研究推進機構超域学術院・新潟大学大学院医歯学総合研究科　口腔保健学分野　教授
		多部田康一	新潟大学研究推進機構超域学術院　准教授
		中島貴子	新潟大学研究推進機構超域学術院・新潟大学医学総合病院歯科総合診療部　講師
	2	米田俊之	大阪大学大学院歯学研究科　口腔分子免疫制御学講座　生化学分野　教授
	3	永田俊彦	徳島大学大学院ヘルスバイオサイエンス研究部　歯周歯内治療学分野　教授
	4	西村英紀	広島大学大学院医歯薬学総合研究科　顎口腔頸部医科学講座　健康増進歯学　教授
		曽我賢彦	岡山大学病院　医療支援歯科治療部　副部長・助教
	5	月星光博	愛知県　(医)月星歯科クリニック
	6	村上伸也	大阪大学大学院歯学研究科　口腔分子免疫制御学講座　口腔治療学分野　教授
CHAPTER 5	1	岡　賢二	大阪府(医)岡歯科医院

CHAPTER
1

歯周病の発生

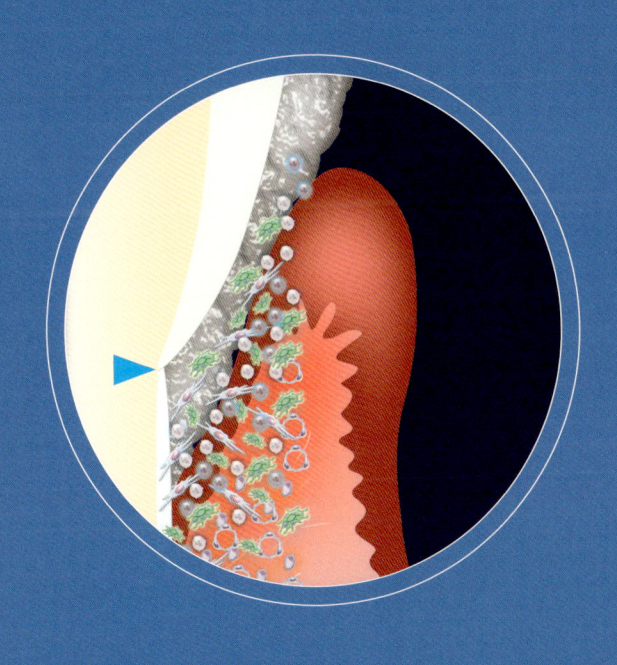

1 歯周病の発症

1-1

感染因子・歯周病菌

口腔微生物叢

　微生物が外界から宿主のいずれかの部位に侵入、定着し、宿主の栄養や機能を利用しながら定常的に増殖を行い、ときには発症に至るまでの一連の過程を感染という。消化管の最前端であると同時に、鼻腔と並んで呼吸器の門戸ともなっている口腔は、感染から逃れられない器官である。口腔から肛門へと続く消化管は人体を貫通するパイプであり、外界と通じたこのパイプ内面には、生後まもなくからさまざまな微生物が感染し、ひとつの生態系である微生物叢（フローラ）が形成される。とくに口腔と腸管では豊富な細菌種による高密度のフローラが観察される。人の一生をとおして、フローラは質的量的に絶え間なく変化し、一定のものではない。しかし、いったん常在菌となり生態系構成メンバーとなった微生物は、容易には排除されない。常在菌の菌量の変化や新規細菌種の参入などによるフローラのかく乱は、しばしば各種の病気の原因となり、あるいはその結果ともなる[1]。とはいうものの、フローラ構成メンバーの全容はいまだ明確ではない。なぜならフローラの構成菌種には、酸素を含む大気中で増殖できる好気性細菌に比べ、大気中で増殖できないため、分離培養が困難な嫌気性細菌がはるかに多いためである[2]。

歯周病菌メンバー

　かつて、口腔には300種の細菌種が生息するとされていたが、今では800種を超えると言われており、9割以上は嫌気性細菌であると考えられている。これら細菌種より構成される口腔フローラは、歯周組織、舌、頬粘膜や、義歯表面、歯科用インプラント、根管充填用ガッタパーチャといった歯科材料・生体医療材料の表面に形成されるオーラルバイオフィルムである。う蝕や歯周病の原因であるデンタルプラークはデンタルバイオフィルムと呼ばれることもある。オーラルバイオフィルムに生息し、歯周病を発症させる細菌種は何かを見極めるため、過去40年間にわたり、歯周病原性をもつ細菌種の同定が精力的に行われてきた。1970年代に口腔細菌学は長足の進歩を遂げ、う蝕の原因がミュータンス・レンサ球菌（*Streptococcus mutans*と*Streptococcus sobrinus*）であることが明らかにされた[3]。そして、1970年代後半より、一部の黒色色素産生性グラム陰性桿菌が主たる歯周病原性細菌である根拠が得られ始め、歯周病の感染メカニズムが世界中で模索され始めることとなった。

　1980年代に入って、歯周病は、*Porphyromonas gingivalis*（*P. gingivalis*）をはじめとし、歯周病患者デンタルバイオフィルムから高頻度で分離される十数種のグラム陰性嫌気性桿菌による複合感染症である、と考えられるようになった。これらの細菌種は、口腔内に感染後、歯周組織の状態変化による環境因子や共生細菌種などに影響を受けながら、ある一定の法則に従って多数の細菌種の共生集団（microbial complex）を形成し、集合体としてのフローラを形成する。1998年にSocranskyら（Forsyth Dental Center, Boston）は、慢性歯周炎患者と歯周病をもたない成人の歯肉縁下フローラを、DNAプローブ（☞用語解説）を用いて解析し、microbial complexを形成する菌種の組み合わせと、その存在部位とポケットデプスとの関連を報告した[4]。

　図1に示すように、microbial complexはyellow、green、orange、purpleそしてredの5グループに色分けされた（後にblueが加わり、6グループとなっ

た）。歯周ポケットが深くなるに従い、存在頻度が高くなる microbial complex の細菌種は、*P. gingivalis*、*Tannerella forsythia*（*T. forsythia*）、*Treponema denticola*（*T. denticola*）である。*Prevotella* 種、*Fusobacterium* 種や *Campyrobacter rectus* なども深いポケットから高頻度で検出されている。これらはいずれもグラム陰性の桿菌で、偏性嫌気性ないし通性嫌気性菌のカテゴリーに属する。いずれも、歯周ポケットが深くなることにより、ポケット内の酸素分圧が減少し、低〜無酸素状態となった嫌気的環境下での生育を好む。この中でもっとも歯周病原性が高いのは、red complex である。PCR 法（☞用語解説）などの最新の細菌検査法を用いた報告でも、おおむね重篤な歯周病ともっともよく関連して検出される細菌種は red complex であり、これら"要注意"3菌種は歯周細菌検査のターゲットとなっている。3菌種の中でも *P. gingivalis* がとくに歯周病原性が強いとされ、歯周治療後の歯周状態の改善と、歯肉縁下プラーク中の *P. gingivalis* 菌数の大幅な減少には明らかな相関があることが報告されている[5]。

一方、red complex の3菌種は、互いの病原性を高め合う性質をもち、細菌の代謝産物が他の細菌種の病原遺伝子の発現を促進し、相乗効果を発揮していると考えられている[5]。しかし、そのメカニズムはいまだよくわかってはいない。

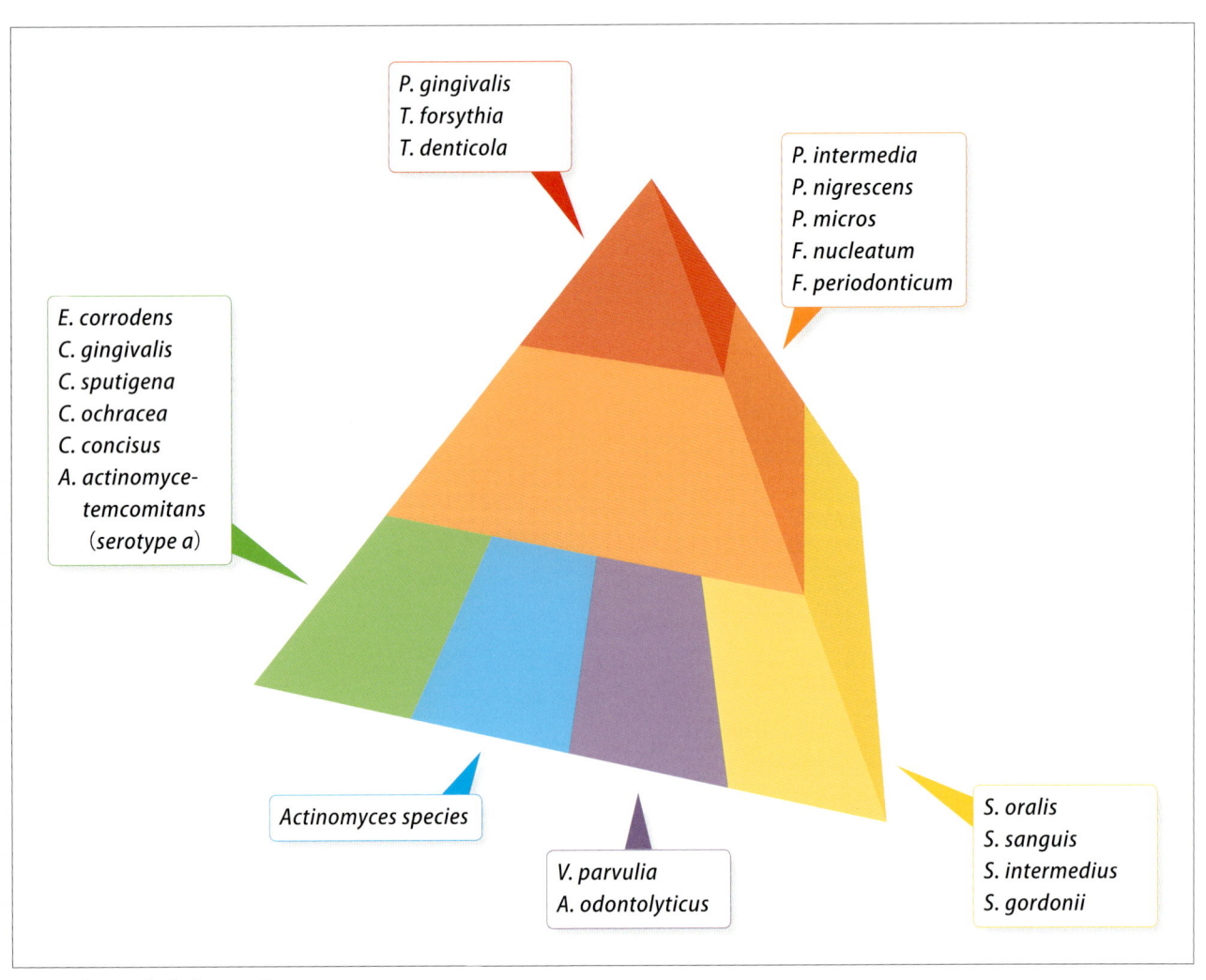

図1　プラーク細菌ピラミッド。
　歯肉縁下プラーク細菌種は他の細菌種との共生集団（microbial complex）を形成し、集合体としてのフローラを構成している。6つに色分けされた共生群の分布は、ポケットデプスなどの環境変化の影響を受ける。プラーク細菌は病原性により3階層に区分される。最下層：善玉菌と弱毒菌。中層：日和見菌。最上層：red complex と称される悪玉歯周病菌。年齢とともにピラミッドの階層が増え、10代半ば頃から最上層が構築され、20歳頃にピラミッドは完成する。

細菌検査法（表1）

　1990年代前半までの歯肉縁下細菌叢検査は主に培養法であった。プラーク試料中の細菌を寒天プレート上で培養し、生育した菌の生化学的検査を経て細菌種が同定された。しかし、操作中の酸素曝露は避けられないため、嫌気性細菌の検出精度は低いものであった。そのため、健康な歯周組織に歯周病菌が定着していても、菌数が少ないため検出は容易ではなかった。

　一方、歯周病局所には十分量の歯周病菌が存在するため、歯周病菌は歯周病患者からのみ検出されると見なされたり、あるいは同一の口腔でも歯周病が進行した部位からのみ検出された。また、青年期（15〜24歳）の口腔からの検出も非常に低い頻度であったため、歯周病菌は壮年期（25〜44歳）の成人に外来性感染し、一定の潜伏期を経て歯周病を発症させる、と結論づけられた[5]。しかし、20代半ばまで口腔に定着しなかった菌が、どこから、どうやって壮年期に感染するのか？　感染経路の疑問に対する答えは示されなかった。

　1990年代半ば、細菌検査法に革新が起きた。細菌のDNAをターゲットとする検査法が登場したのである。新規検査法により、予想よりはるかにたくさんの健康な、そして若い口腔から歯周病菌が見つかった。現在汎用されている検査法は、DNAプローブ法とPCR法である（表1）。これらの方法は高感度であるだけではなく、操作中に死んでしまった菌でも検出できる利点があり、また、培養困難な細菌の検出も可能である。DNAプローブ法は細菌種に特異的な標識DNA断片を調整し、プラーク試料より抽出した細菌由来の染色体DNAとのハイブリダイゼーション（混合反応）を行うことにより、細菌種の同定を行う。細菌数の半定量性を有するが、PCR法に比べ検出感度が劣る。

　PCR法は、プラーク試料中の細菌数が10〜100個程度でも検出可能な、鋭敏な感度を有することが大きな特徴であるとともに、操作が簡便である。定量性に劣るのが難点であったが、リアルタイムPCR法が臨床検査にも用いられるようになったため、高感度定量も可能となった[6]。本法においてもっとも重要であるのが、菌種特異的に設計されたプライマー（☞用語解説）である。種々の歯周病原性細菌に対する特異的プライマーの設計が発表されてはいるが、おおむね、菌種特異的な16S rRNAをターゲットとしたプライマーは特異性が高い。PCR法、リアルタイムPCR法（☞用語解説）ともに、国内外の検査会社で受注検査を行っているため、特別な装置をもたない歯科医院などでも、診断の一助として利用できる。酵素活性測定法は所要時間が短いため、チェアサイドでの検査に有用である。いくつかの種類の検査キットが市販されているため、簡単な細菌検査に適している。

表1　各種細菌検査法の比較。

検査法	利点	欠点	検出感度	所要時間
培養法	抗菌薬の感受性試験が可能	煩雑な培養操作 検出感度が悪い 生菌のみ検出	細菌数： $10^4 \sim 10^5$以上	1週間以上
特異抗体法	所要時間が短い 生菌, 死菌ともに検出可	検出感度が悪い 交叉反応の可能性あり	細菌数： 10^4以上	30分〜数時間
DNAプローブ法	所要時間が短い 細菌の生死にかかわらず検出可能	交叉反応の可能性あり	細菌数： 10^3以上	1〜3時間
PCR法	所要時間が短い もっとも高い検出感度 高い菌種特異性 生菌, 死菌ともに検出可	増幅器などの機器が必要	細菌数： 10〜100	2時間程度
酵素活性測定法	所要時間がもっとも短い チェアサイドでの検査可	死菌の検出不可 検出感度が悪い 検出できる細菌種が少ない	細菌数： 10^5以上	15分程度

歯周病菌は常在菌？

前述のように、細菌検査の検出感度が飛躍的に向上した結果、red complex は予想されていたよりはるかに健康な、そして若い歯周組織に感染していることがわかった。報告により大きくばらつくが、15～40歳の健康な歯周組織からの red complex の検出率は20～50%程度である。近年の細菌検査法の精度の向上につれ、健康な歯周組織からの red complex 検出率はさらに上昇した。

この結果から、現在では、red complex は口腔常在菌と考えられるようになっている。歯周病菌が常在菌であるという事実には大きな意味がある。感染を受けていても発症しない人が少なからずいるということである。red complex は歯周病のリスクファクターではあるが、口腔内に red complex が定着しているからといって、必ずしも歯周病になるわけではないのである。実際、2010年に行われた中国人民解放軍・航空医学研究所の職員468人を対象とした調査では、歯周病患者の85.8%から P. gingivalis が検出されたが、62.2%の非歯周病患者からも検出された。

T. forsythia については、歯周病患者の76.9%、非歯周病患者の77.3%から検出されている。「疾病の発症には特定病原体の感染が認められる」というコッホの条件を、歯周病は満たさないのである。細菌検査法の精度は今後さらに向上するであろう。もしかすると将来、「red complex は人類の大多数の口腔に定着している」という報告がなされるかもしれない。

歯周病菌の口腔内定着時期

歯周病菌、とくに red complex はいつの間にわれわれの口腔内に定着したのであろうか。15歳から40歳までの年代では、非歯周病患者からの red complex の検出率に大きな差がなく、20～50%程度である。しかし、12歳以下での red complex の検出率は大幅に減少し10%以下となる。大阪大学歯学部附属病院・小児歯科を受診した100人を超える小学生からの P. gingivalis 検出率は1%以下であった[7]。red complex が口腔内に定着する時期は、いまだはっきりとはしないが、少年期に口腔内に定着する可能性は低く、思春期以降に口腔常在菌となる可能性が高いようである。嫌気性細菌である歯周病菌は、幼・少年期の口腔内に侵入しても、歯肉溝が浅い歯周組織には容易には定着できないのかもしれない。

歯周病菌はどこからやってくるのか？ この疑問に対する答えはまだ見つかっていない。う蝕原因菌 Streptococcus mutans は母親の唾液を介した垂直感染により幼年期の口腔内に定着する[3]。一方、両親からの垂直感染により歯周病菌が口腔内に定着したと推測されるケースは半分に満たないと言われている[5]。歯周病の高い罹患率は有史以来知られてはいるが、その感染経路は謎に包まれており、思春期以降の唾液感染であろうと推測されるのみである。

1-2

歯周病菌と歯周組織の拮抗

日和見感染

　一般に感染症では、病原体が特定の侵入門戸から固有の侵入経路を経て、感染部位に十分な数が定着した結果、感染が成立する。感染後は大きく分けて3通りの転帰に至る。まず、防御機構側が病原体に打ち勝ち、病原体が体内から排除される場合（感染症の治癒）。2つ目は、生体防御機構が病原体を排除できず、防御機能が破綻してしまう場合（感染症の進行・悪化、宿主の死亡）。そして3つ目は、感染は持続するが、宿主と病原体の平衡関係が維持され、症状が出現しない状態、いわゆる不顕性感染である。歯周病感染も不顕性感染に該当する。歯周病菌の感染成立後も長期にわたって症状は現れない。

　歯周病は日和見感染（内因感染）であり[9]、歯周病菌は絶えず宿主の状態を日和見している。宿主は発症を防ぐために、片時も気を緩めず歯周病菌との拮抗状態を保ち続けなければならない。一方、歯周病菌も宿主からの排除を避け、常在菌であり続けなければならない。宿主と歯周病菌はそれぞれ特有の戦略を用いて、静かな戦いを長期にわたり継続し、拮抗状態を保っている。

宿主の戦略

①上皮バリア

　われわれの身体を侵入者から守る免疫システムは、自然免疫と獲得免疫の2種類があり、両免疫系が状況に応じて適切にはたらくことで、日々の健康を維持している（本章2項で解説）。自然免疫とは、われわれが生まれたときからもっている免疫で、病原体共通の構造パターンを細胞表層のToll-like receptor（TLR：以下、Toll様受容体）（☞用語解説）が認識して、免疫応答を発動するサイトカイン（☞用語解説）を細胞から分泌させる免疫システムである[10]。補体系やNK細胞、マクロファージや顆粒球なども、自然免疫システムに含まれる。自然免疫のもっとも初期段階で生体を感染から守る障壁（バリア）は、皮膚を代表例とする上皮バリア（epithelial barrier）である[11]。口腔粘膜や歯肉を覆う上皮細胞が形成する上皮バリアも、われわれが歯周病菌との拮抗状態を維持するために重要な役目を果たしている。歯肉上皮バリアは、デンタルバイオフィルムから歯周組織を守る物理的障壁であるとともに、細菌の栄養素となる成分が、歯周組織から歯周ポケット内に滲出するのを防いでいる。また、上皮細胞表面にはToll様受容体が発現しており、細菌刺激によってサイトカインを分泌している。この歯肉上皮バリアが機能している段階では、P. gingivalis（図2）をはじめとする歯周病菌と歯周組織との拮抗状態は維持されており、歯周炎の発症には至らない。

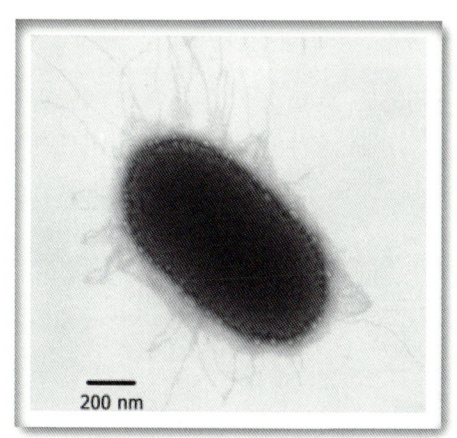

図2　*Porphyromonas gingivalis* ATCC33277株の透過型電子顕微鏡写真。
　P. gingivalis は嫌気性グラム陰性桿菌で、黒色色素産生性、非運動性である。菌体表層には、本菌の宿主への付着・侵入に不可欠な線毛構造が豊富に観察される。嫌気性細菌であるが、数十分〜1時間程度の酸素曝露には耐えうる。

②上皮バリアの抗菌性ペプチド

上皮バリアは物理的障壁としてはたらくだけではなく、生化学的な防御機能も発揮する。皮膚や呼吸管がβ-defensinとよばれる抗菌性ペプチドを分泌するように、口腔上皮細胞も表2に示すような抗菌性ペプチドを産生し、微生物のバリアへの侵入を防いでいる[12]。これらペプチドは刺激をうけて数時間のうちに細菌、糸状菌、被囊性ウイルスに作用する。しかし、この殺菌性は十分なものではなく、抗菌性ペプチドだけで上皮バリアに立ち向かってくる微生物を撃退することは困難である。しかし、これらペプチドは抗菌性のみならず、いくつかのケモカインやToll様受容体との相互作用により、自然免疫と獲得免疫とのクロストークを仲介し、免疫担当細胞の作用を調節し、過剰な免疫反応による歯周組織の傷害を防いでいる。さらには、上皮細胞の増殖、創傷治癒の促進、前炎症性サイトカインの発現調整、血管新生やケモカイン産生の誘導、白血球の遊走促進、肥満細胞からのヒスタミンの放出（脱顆粒）誘導などの作用を発揮する。この生化学的な作用が歯周組織の防御に役立っていることは確かであるが、上皮バリアの抵抗性にどの程度貢献しているかは、はっきりとはしていない。しかし、歯周病予防の生物学的手段としての応用に期待は集まっている。

口腔上皮バリアから産生される代表的な抗菌性ペプチドはβ-defensinとLL-37である。さらに、β-defensinと協調するペプチドとして、S100 proteins（☞用語解説）（calprotectinやpsoriasin）、adrenomedullin（☞用語解説）、secretory leukocyte protease inhibitor、neutrophil gelatinase-associated lipocalinなどが知られている[12]。

a. β-defensin

現在、28のhuman β-defensin遺伝子が存在することが知られているが、その機能は十分には解明されていない。口腔内のhuman β-defensinには、つねに発現されているβ-defensin 1 (hBD-1)と外部からの刺激を受け産生されるβ-defensin 2 (hBD-2)とβ-defensin 3 (hBD-3)が知られている。

hBD1とhBD2は歯肉重層扁平上皮上層に発現しているが、歯根との接合上皮面には見られない（P.31図16参照）。一方、hBD3は歯肉重層扁平上皮下層と接合上皮面に発現していることから、免疫担当細胞とのクロストーク役を果たしていると推測されており、白血球などの遊走を引き起こすケモカインとしての作用も報告されている。また、接合上皮部に遊走してきた多形核白血球からはα-defensinが産生されているという報告がある。

これらdefensinはグラム陽性菌、グラム陰性菌、糸状菌に対する幅広い抗菌性を有しているが、P. gingivalisへの抗菌作用は乏しい[12]。その理由は、P. gingivalisの産生するタンパク質分解酵素であるジンジパインが抗菌性ペプチドを分解するためであると考えられている[13]。

表2　ヒト細胞産生性抗菌性ペプチド。

抗菌性ペプチド	一般名	産生細胞
hBD-3	β-defensin	上皮細胞，角化細胞
LL-37	cathelicidin	上皮細胞，角化細胞，好中球，単球（マクロファージ）
adrenomedullin	calcitonin gene-related peptide family	上皮細胞，血管内皮細胞，滑膜細胞，マクロファージ
calprotectin(MRP-8/14)	S100 calcium binding proteins	上皮細胞，角化細胞，好中球，単球（マクロファージ），骨格筋細胞
psoriasin	S100 calcium binding protein A7	角化細胞，種々のがん細胞
secretory leukocyte protease inhibitor (SLPI)	N-terminal transglutaminase domain substrate and two WFDC (whey acidic protein four disulfide core domains)	上皮細胞，マクロファージ
neutrophil gelatinase-associated lipocalin (NGAL)	eight β-strands that form a β-barrel defining a calyx (lipocalin superfamily)	上皮細胞，好中球，肝細胞

b. LL-37

LL37は陽イオン性両親媒性ペプチドである[14]。歯周病菌の産生するlipopolysaccharide (LPS)が陰イオン性であることから両者の電気的結合により、LPSの毒性が減じられる。また、LPS-結合性タンパクとLPSとの結合を阻害することにより、Toll様受容体を介した免疫反応を制御すると考えられている。

たとえば、LL-37はマクロファージが産生するinterleukin-8 (IL-8; CXCL8)（☞用語解説）や単球走化タンパク質（monocyte chemoattractant protein; CCL2)、また、腫瘍壊死因子（tumor necrosis factor-α; TNF-α）の産生抑制効果も有する。また、上皮細胞の産生するIL-8の産生抑制効果も報告されている。これら作用は、自然免疫系の過剰な反応を防ぎ、歯周組織での拮抗状態を維持するために役立っている。

③唾液成分

口腔表面のすべてを覆う唾液は、抗菌成分や歯石沈着を抑制するなど、さまざまな生理活性物質を含んでいる[15]。

図3に示すように、シスタチン、ヒスタチンは殺菌作用を示し、涙、母乳にも含まれているリゾチームは、細菌成分を分解するタンパク分解酵素である。ペルオキシダーゼは抗菌作用（細菌の増殖阻害）を有しており、鉄結合性タンパク質であるラクトフェリンは、リゾチームのはたらきを助ける。また、分泌型IgAも含まれている。

このほか、殺菌性のあるチオシアン酸塩や、抗菌性を有するタンパク質が含まれている。唾液の細菌凝集作用は、口腔細菌を凝集塊とし、口腔外への排泄を助ける。再石灰化促進作用を有する成分は、歯石沈着を阻害する作用もある。

一方、抗プロリンタンパク質をはじめとする、いくつかの唾液成分は歯周病菌の付着因子のレセプターとしてはたらき、病原菌の定着を助けていると考えられている。

唾液分泌量は加齢により顕著に減少するため、唾液成分による防御機能の減少と歯周病の発症とには関連があると考えている研究者もいる。

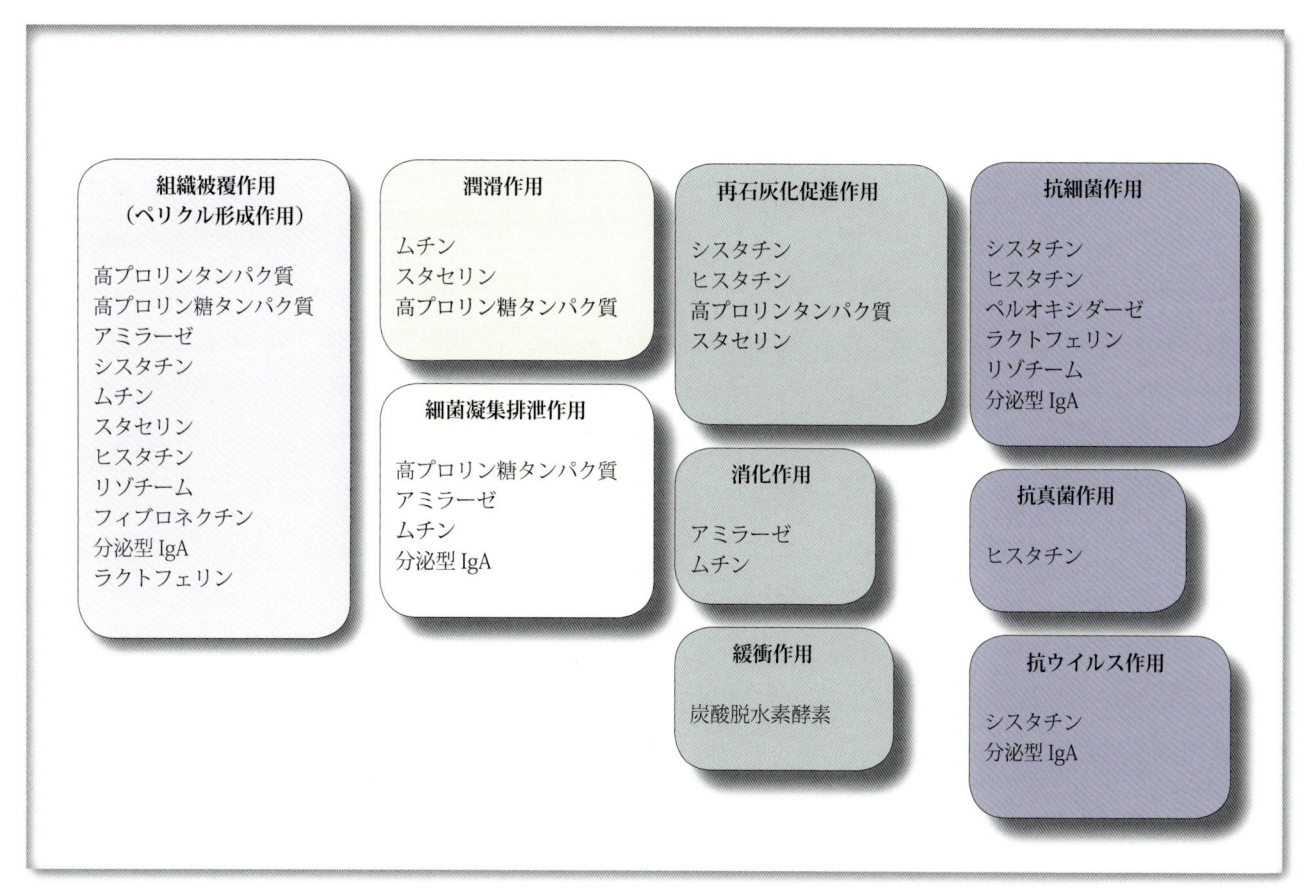

組織被覆作用（ペリクル形成作用）	潤滑作用	再石灰化促進作用	抗細菌作用
高プロリンタンパク質 高プロリン糖タンパク質 アミラーゼ シスタチン ムチン スタセリン ヒスタチン リゾチーム フィブロネクチン 分泌型IgA ラクトフェリン	ムチン スタセリン 高プロリン糖タンパク質	シスタチン ヒスタチン 高プロリンタンパク質 スタセリン	シスタチン ヒスタチン ペルオキシダーゼ ラクトフェリン リゾチーム 分泌型IgA

細菌凝集排泄作用	消化作用	抗真菌作用
高プロリン糖タンパク質 アミラーゼ ムチン 分泌型IgA	アミラーゼ ムチン	ヒスタチン

緩衝作用	抗ウイルス作用
炭酸脱水素酵素	シスタチン 分泌型IgA

図3 唾液タンパク質のもつ多様な生理活性。

歯周病菌の戦略

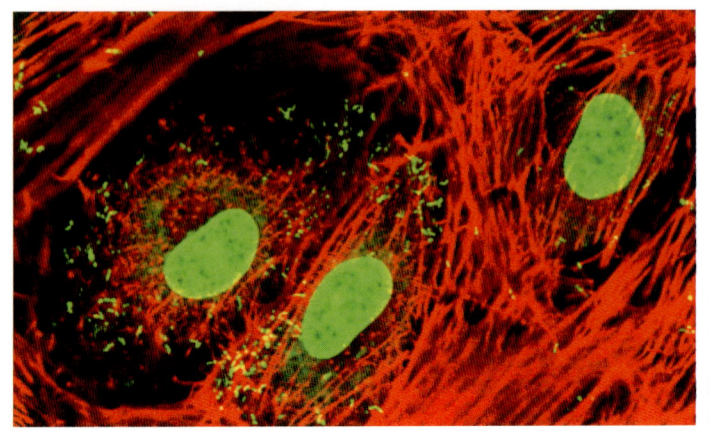

図4　*P. gingivalis* の骨芽細胞への感染・侵入（共焦点レーザー顕微鏡像）。
　骨芽細胞の核（卵状の大きな緑）と *P. gingivalis*（小点状の緑）。骨芽細胞の骨格（赤）。*P. gingivalis* に侵入された骨芽細胞の骨格は破壊されている。

①デンタルバイオフィルム

　一般的な感染症とは異なり、歯周病菌は生体外に開放された場所で、歯根表面に付着した凝集菌塊・デンタルバイオフィルム（以下、バイオフィルム）として存在するために、免疫系のはたらきでこれらを完全に駆逐することは困難である。歯周ポケット内で歯周病菌が浮遊状態で存在していれば、マクロファージの恰好の標的となって、容易に貪食を受けるであろうし、歯周ポケットの薬液洗浄だけで、治療効果が得られる。

　しかし、歯周病菌はバイオフィルムを形成し、歯周組織にしっかりと付着している[16]。バイオフィルムは、細菌が産生する接着性・粘着性に富む菌体外重合体物質（extracellular polymeric substance）で囲まれた細菌の集合体で、口腔内では歯や軟組織などの生体表面や義歯、歯冠補綴物やインプラント体などの非生体表面、その他医療器具では、カテーテルや人工関節などの表面に付着し細菌が増殖するにつれ、秩序だった構造体を構築し、多種多様な細菌種がコミュニティを形成する。バイオフィルムの中には、貪食細胞はもちろん、薬液の侵入も期待できない。バイオフィルムについては第3章で詳説するが、歯根面に付着した歯周病菌は、他の菌種と凝集（共凝集）したり、自分たちが凝集（自己凝集）する能力を発揮して、経時的にバイオフィルムの厚さと密度を増加させる。成熟にともない、内部は外部からの攻撃に対してより高い安全性を得るとともに、高い嫌気性を獲得し、歯周病菌の生存に適した環境がつくり上げられていく。歯周治療はバイオフィルムとの戦いであるといわれる由縁である。

②歯　石

　歯肉縁下・縁上歯石ともに、以前は起炎因子であるとされ、歯周病の主たる病因因子と考えられていた。しかし、現在では歯石付着により、歯周組織の根面への再付着が妨げられるとともに、粗糙な歯石表面はバイオフィルム形成の恰好の場所となるため、歯周病菌の生息を助けていると考えられている[16]。その他、不適合修復物・補綴物、義歯、矯正装置、歯列不正、食片圧入などもバイオフィルム形成の促進因子である。

③組織・細胞内侵入

　20年前は、歯周病菌が歯周組織の細胞に侵入しているなどと推測した研究者は稀有であった。20世紀末、共焦点レーザー顕微鏡の登場によって、細胞内に侵入した細菌が三次元的に観察できるようになった。その結果、歯周病菌は歯周組織だけではなく、細胞内部に侵入していることが明らかにされた。red complex をはじめ、主だった歯周病菌が歯周病患者の歯肉上皮、歯肉線維芽細胞、頬粘膜細胞から検出され、しかも、生菌の検出も報告された。われわれも培養歯肉上皮細胞や骨芽細胞において同様の観察結果を得ている[17]（図4）。

　細菌にとって細胞内に生息することの大きなメリットは、宿主免疫（抗体やマクロファージなど）から逃れることができ、適度な温度と水分、大気からの遮断、さらに細胞内にある十分な栄養素を利用できることである。この詳細は第3章2項で詳説する。

1-3 バイオフィルムのecological shiftと病原性変化

▎*P. gingivalis*の増殖を促すポケット環境

① *P. gingivalis* と鉄

　P. gingivalis は強力な歯周傷害性をもつ代表的な歯周病菌であるが、弱点は多い。空気中の酸素に曝露されたり、pH 6以下の酸性状態である環境では生育できない。また、栄養素として鉄分とタンパク質が必須である。鉄分は、ほぼすべての微生物の成育に不可欠な要素であり、ヒトと同様に細菌も鉄を体内で生産することはできないため、外部から取り込まなければならない。ところが、ヒト体内の鉄は遊離の鉄イオンとして存在しておらず、トランスフェリン、フェリチン、ラクトフェリン、ヘモグロビンなどの鉄結合性タンパク質と結合した状態で代謝あるいは保存されている。

　これは細菌に鉄を奪われないための人体の知恵である。体重60 kgの成人男性では、体内に約4,000 mgの鉄を有しており、そのうち2,700 mgが赤血球のヘモグロビンと結合し、1,000 mgが肝臓細胞や網内系マクロファージにフェリチンと結合した状態で貯蔵されている。末梢血の血漿に存在する鉄は3～4 mgにすぎず、主にトランスフェリンに結合した形態で存在する。ある種の細菌、糸状菌、放線菌などは、三価の鉄イオン(Fe^{3+})と強い親和性をもつシデロフォアという物質を産生する[18]。シデロフォアは遊離鉄やトランスフェリン、ラクトフェリンといった宿主の鉄結合性タンパク質から鉄イオンを奪い、鉄と錯体を形成し、鉄を菌体内に取り込む。一方、*P. gingivalis* をはじめ歯周病菌はシデロフォアをもたない代わりに、血液中のヘモグロビンからヘミン（鉄を含むprotoporphyrin IX）を摂取する手段を手に入れている。この手段については、第3章で解説する。

② *P. gingivalis* とヘモグロビン

　P. gingivalis が口腔内に定着しても、血液が存在しない環境下（健康な歯肉溝や出血をともなわない歯周ポケット）では、*P. gingivalis* が利用できるヘモグロビンがないため、ヘミンを取り込むことができない[18]。歯肉上皮バリアが十分に機能し、鉄が乏しい環境下では、*P. gingivalis* をはじめとする常在歯周病菌の絶対数はわずかで、歯周傷害性も限局的であると考えられている。実際、マウスの急性感染モデルを使った実験では、鉄欠乏環境下で培養した *P. gingivalis* の病原性は非常に弱いものであった。

　しかし、歯周局所環境の変化（プラーク過蓄積、歯周細胞抵抗性低下などさまざまな要因）をきっかけに、歯周組織に慢性炎症が生じると、歯根部を取り囲む歯肉溝の上皮付着は破壊され、歯肉溝は3 mmを超えて深くなり、ポケット状の欠損を生じる。この変化に前後して、歯周病の進行に大きな影響を与える出来事が起こる。歯周ポケット内面に潰瘍面が形成されるのである。

バイオフィルムの病原性変化

①歯周ポケットでの潰瘍面形成

歯周ポケットの環境変化による炎症性変化、あるいは細菌成分の直接作用によって、内縁上皮（歯肉溝上皮と付着上皮の総称）を形成する細胞に、自然死（アポトーシス）や壊死（ネクローシス）、あるいは細胞間隙の破壊や細胞外マトリックスの分解などが引き起こされる。その結果、内縁上皮細胞が剥離脱落し潰瘍が形成され、潰瘍面に露出した毛細血管から歯周ポケット内に血液が供給される[11]。プロービング時の出血、あるいはブラッシング時の出血として、歯周病患者に共通して認められる現象である。血液を供給された P. gingivalis などの歯周病菌は、赤血球のヘモグロビンを分解して、ヘミンを菌体内に取り込む[19]。さらに、血液中のさまざまなタンパク質を栄養素として摂取する。豊富な栄養素を得て、歯周ポケット内の P. gingivalis は数百倍から数十万倍に増殖すると考えられている[20]。その結果、歯肉縁下バイオフィルムの病原性は著しく増強してしまう。そして、増強した歯肉縁下バイオフィルムと宿主との長く厳しい戦いが歯周組織を戦場として開始されるのである（図5）。

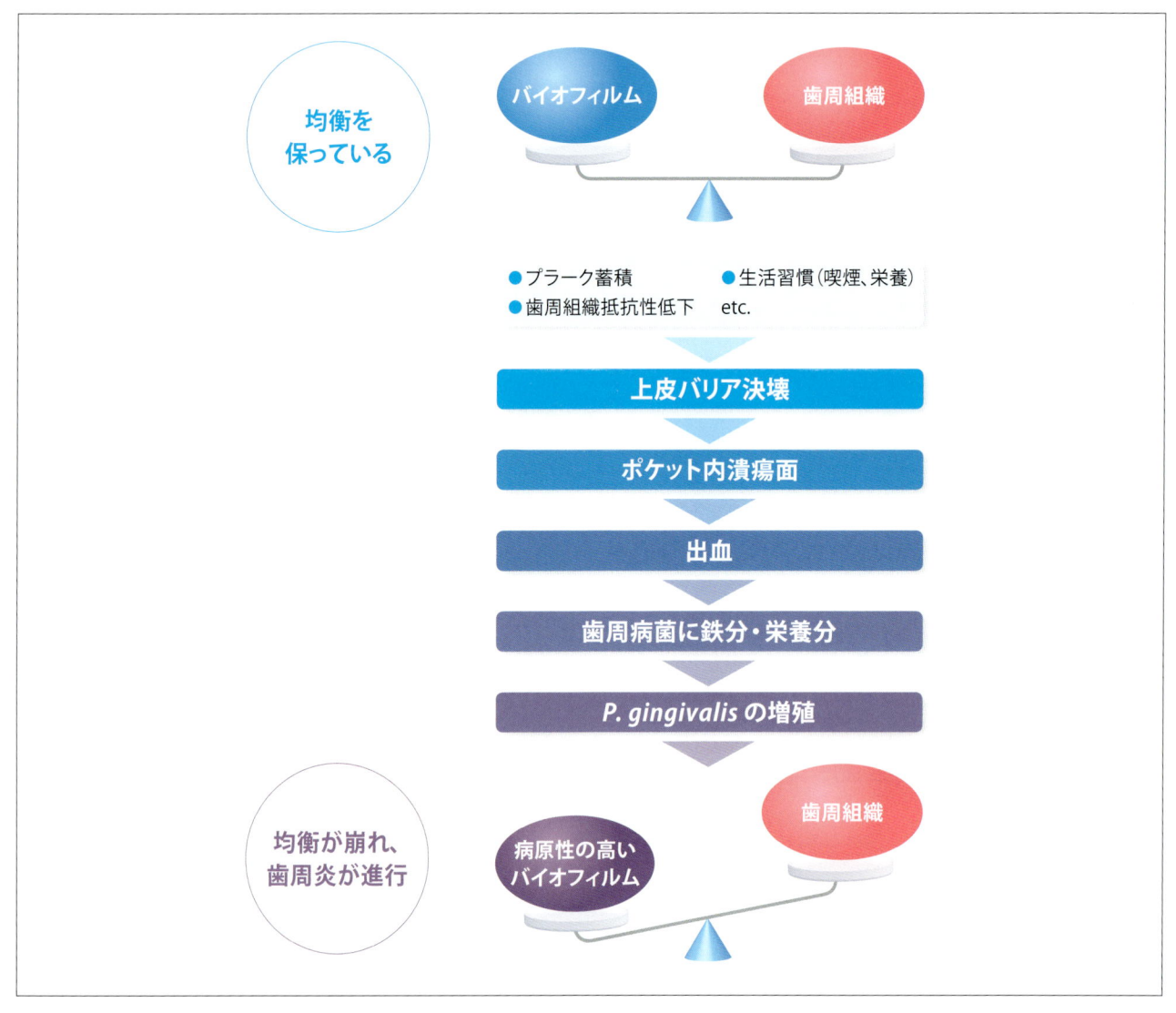

図5　歯周組織破壊への開始。
　歯周組織とバイオフィルムの拮抗が崩れ、上皮バリアが決壊。ポケット内潰瘍面から供給される血液を得て、P. gingivalis は著しく増殖する。その結果、バイオフィルムの病原性は高まり、宿主抵抗力を凌駕し歯周炎が進行していく。

②高病原性バイオフィルムによる炎症反応

歯周病菌は細胞傷害性をもつ細菌因子を武器とし、一方、宿主免疫は自然免疫・獲得免疫を駆使して、歯周病菌を駆逐しようと努める。しかし、この宿主の免疫応答はもろ刃の剣（つるぎ）の様相を強くもち、誘導された炎症性サイトカインによって炎症反応が増強され骨吸収に至る[10]。また、損傷した組織、および炎症部位に浸潤した白血球や肥満細胞、マクロファージなどから放出される炎症性メディエーター（表3）によって、血管透過性亢進、血管拡張、白血球の遊走・浸潤、組織破壊が誘導され、これら免疫応答が慢性的に続く（慢性炎症）ことによって、自らの歯周組織の破壊・歯槽骨吸収もまねいてしまう（図6）。

上皮付着は徐々に破壊され、歯周ポケットは深化し、バイオフィルムが利用できるスペースは拡大し、歯周病菌の絶対数はいっそう増加するという悪循環に陥る。さらに歯周ポケット内の嫌気状態はより高くなり、*P. gingivalis* をはじめとする嫌気性グラム陰性菌が歯肉縁下フローラの3/4以上を占めるようになり、バイオフィルムの病原性はますます高くなる[20]。

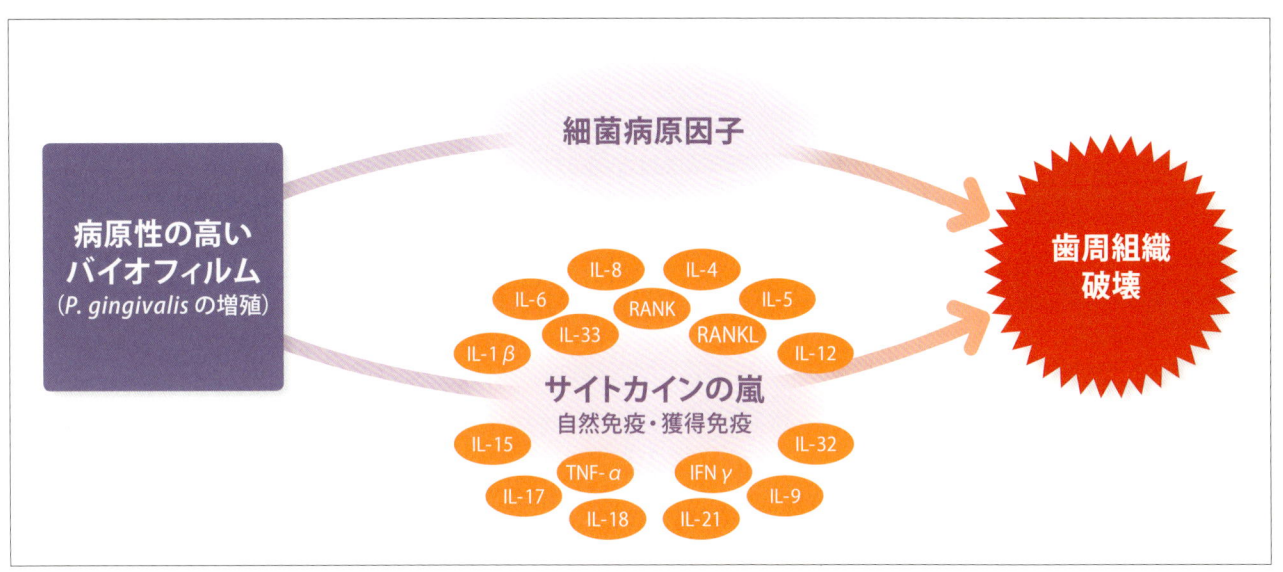

図6　歯周組織破壊への免疫応答。
サイトカインの嵐ともいうべき激しい免疫応答が歯周組織でくり広げられる。慢性的な免疫応答は両刃の剣となり、戦場となった歯周組織は荒廃する。また、タンパク分解酵素などの細菌由来の病原因子は直接歯周組織を破壊するだけではなく、サイトカイン産生も誘導する。

表3　宿主細胞が産生する炎症メディエーター。

	炎症メディエーター	血小板	白血球	マクロファージ	血管内皮	肥満細胞	角化細胞	線維芽細胞
発痛物質	ブラジキニン							
	セロトニン	○				○		
	ヒスタミン	○				○		
プロスタノイド	プロスタグランジン	○	○	○	○	○	○	○
	ロイコトリエン					○		
サイトカイン	インターロイキン-1		○	○	○		○	
	TNF-α			○			○	
	血小板活性化因子		○		○			
フリーラディカル	活性酸素		○			○		
	NO			○				

P. gingivalisの血液獲得

①上皮バリア修復阻害

歯周ポケット内に血液が供給され続けるかぎり、P. gingivalis の増殖は持続し、バイオフィルムの病原性が衰えることはない。しかし、もし血液供給を断つことができれば、状況は大きく変わる。ところが、血液供給の遮断はそう簡単ではない。P. gingivalis は、上皮バリアの再閉鎖を阻害することができるのである（図7）。

P. gingivalis は内縁上皮細胞内に侵入し、細胞の遊走や増殖を制御する細胞内シグナル分子を選択的に分解し、上皮バリアを閉じようとする上皮細胞の遊走を阻害する（細胞を歩けなくする）。われわれは培養細胞による組織修復能評価法（スクラッチ法）を用いて、P. gingivalis の感染により上皮バリアの修復能が失われることを示した[21]。図8に示すように、歯肉上皮細胞を均一単層になるまで培養し、これに人工的な引っ掻き傷（スクラッチ）をつける。その後、細胞はこの引っ掻き傷を埋めるように移動・増殖し、1～2日で細胞は再び均一な単層を形成する（図8、上写真）。しかし、P. gingivalis を感染させた歯肉上皮細胞の組織修復能を評価したところ、感染によって細胞の移動・増殖が顕著に阻害され、引っ掻き傷を埋めるような細胞の移動・増殖がほとんど見られなかった（図8、下写真）。P. gingivalis が上皮バリアの再閉鎖を阻害する有力な証拠である。

②P. gingivalis と再生療法

上記のスクラッチ法による系に、歯周組織の再生に用いられる成長因子・エムドゲインを添加すると、非感染の条件下では明らかに引っ掻き傷の閉鎖を促進する。しかし、P. gingivalis を感染させるとエムドゲインの効果はまったく認められず、引っ掻き傷は修復しなかった[22]。この結果は、細菌学的コントロールが不十分な歯周ポケット内に、再生療法を用いても奏功する可能性は低いことを示唆している。

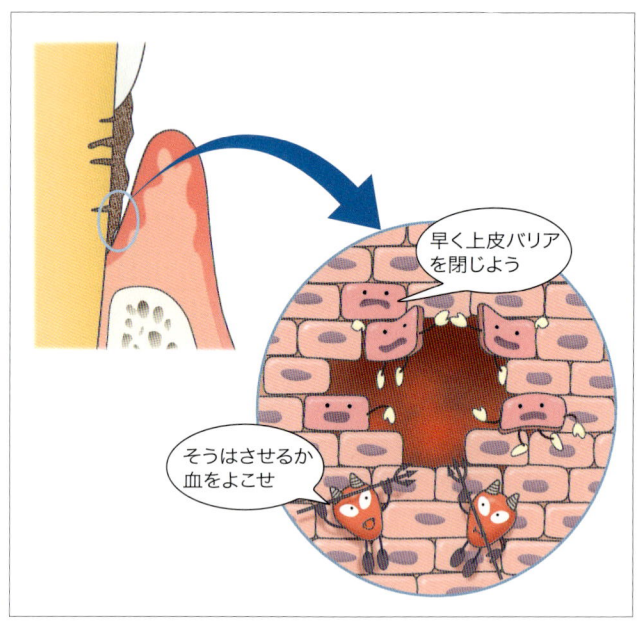

図7　歯周ポケット内の血液をめぐる戦い。
歯肉上皮バリアの決壊箇所（歯周ポケット内潰瘍面）が閉じられれば、歯周病菌への血液の供給は止まり、病原菌の増殖は抑えられ、バイオフィルム病原性は減少する。しかし、そうならないように P. gingivalis も上皮バリアの修復を阻害する。

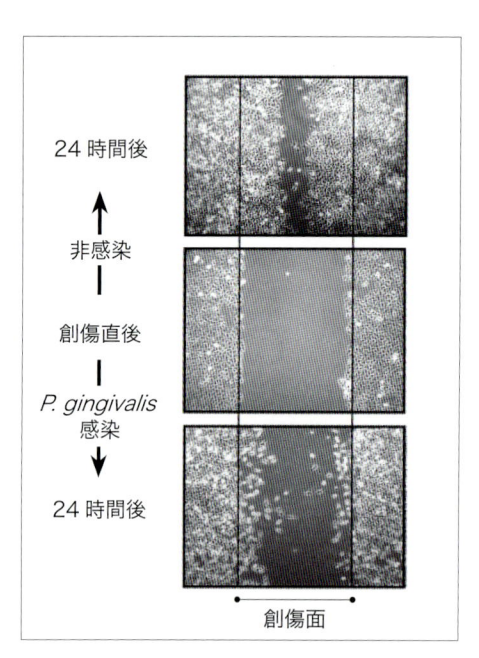

図8　P. gingivalis の歯肉上皮バリア修復阻害[21]。
培養歯肉上皮細胞層の一部を擦過し、人工的に創傷面を作成した（中央写真）。細菌感染がない場合、24時間後には周囲細胞の遊走や増殖により、創傷面（潰瘍面）はほぼ被覆されている（上写真）。しかし、P. gingivalis の感染を受けた場合、近傍細胞による創傷面の被覆は著しく阻害される（下写真）。これは、歯周ポケット内上皮バリアの修復を P. gingivalis が阻害することを示している。

1-4 バイオフィルムの病原化と歯周炎の慢性化

バイオフィルムの病原化

①バイオフィルムの成熟

歯周炎の終着駅は、歯槽骨を含んだ広範な歯周組織の破壊と、それにともなう歯の喪失である。この組織破壊は、歯周組織を舞台としたバイオフィルム vs. 宿主免疫による慢性的な炎症反応が主原因である。バイオフィルムの形成は、唾液中の細菌がペリクルに付着して開始され、その後3日ほどして、歯周病原性を発揮するバイオフィルムとなり、さらに成熟を続ける[23]（図9）。成熟バイオフィルムの大きな特徴は、その内部の酸素濃度、イオン濃度はμmのオーダーで勾配をつくっているため、多様なニッチ（生態的地位）が生み出され、好気性細菌と嫌気性細菌など異なった代謝系をもつ細菌の住み分けが可能となる。

バイオフィルム内では、多種類の細菌が高密度で生息し、互いに代謝産物、エネルギーのやりとりをするほか、遺伝子の交換も行っている。また、クオラムセンシングというメカニズムを使って、細菌間で情報交換を行っている。細菌は自身と他菌種の生息密度を感知して、それに応じて物質の産生をコントロールし、バイオフィルムでの生存や増殖が有利になるよう利用していると考えられている。

この特殊な生態系のはたらきにより、単独の細菌にはない機能や活性が生み出され、集合体としてのバイオフィルムの病原性が高まっていくと同時に、多種多様な環境変化にも対応できるようになる。古いプラークほど強固な付着と高い宿主為害性、そして酸素や薬剤などへの耐性などをもつようになり、歯周炎の慢性化が進む[24]。成熟したバイオフィルムを、宿主免疫が駆逐することは困難であるため、人為的にバイオフィルムを取り除かないかぎり、歯の喪失によりバイオフィルムが除去される

| エナメル質 | ペリクル形成 | バイオフィルム細菌のペリクルへの付着 | バイオフィルム細菌が共凝集・増殖し、菌体外重合体物質を産生 | 成熟したバイオフィルム |

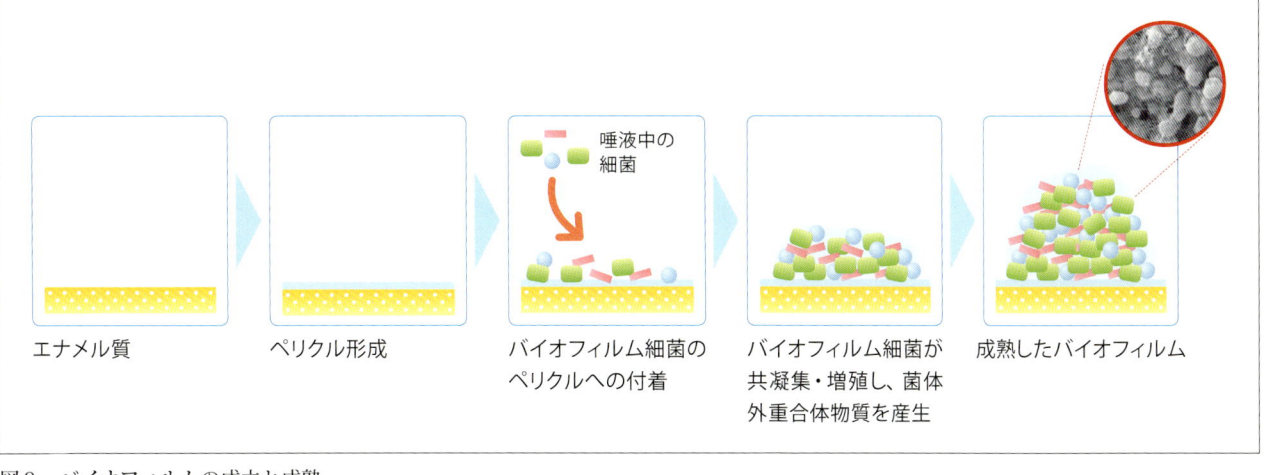

図9　バイオフィルムの成立と成熟。
歯の表面をペリクルが覆うとバイオフィルムの形成がスタートする。唾液中の細菌は、ファンデルワールス力、電気的相互作用、ペリクル成分のレセプターと細菌アドヘジン（付着因子）との結合を利用して、歯の表面に付着する。さらにバイオフィルム細菌が付着あるいは増殖しながら菌体外重合体物質を産生し、バイオフィルムは成熟へと向かう。

まで歯周炎は続く。

②バイオフィルムの抵抗性

成熟につれて、バイオフィルムは厚みを増し、菌体外重合体物質により外界からの刺激に抵抗性を示し、プラーク内部の細菌は強固なバイオフィルム基質により保護される[24]。一般に、抗生物質はバイオフィルム層には殺菌効果を示さない[25]（図10）。殺菌剤クロルヘキシジン、界面活性剤や免疫細胞による食作用、抗生物質療法に対しても、バイオフィルムは強い抵抗性を示す。殺菌を期待してのポケット内の薬液洗浄は"祈り"でしかない。

一方、15員環マクロライド系抗生物質であるアジスロマイシンは、抗菌活性を示さない最小発育阻止濃度以下の濃度でも、P. gingivalis や緑膿菌のバイオフィルムを抑制する[26]。さらに、実験的バイオフィルム中のP. gingivalis はアジスロマイシン耐性を獲得しないことも示されている。アジスロマイシンは歯周病の薬物療法において期待される薬剤である。しかし、成熟バイオフィルムを完全に除去したり、バイオフィルムの奥深くまでの殺菌・静菌効果までは期待できないため、歯周処置をともなわない単独投与での効果は限局的であると考えられる。

歯周病菌の細胞内での生息

①歯周病菌の軟組織からの検出

P. gingivalis をはじめ、多数の歯周病菌が歯周ポケット上皮細胞、歯肉上皮細胞、頬粘膜細胞内から検出されている。歯周病菌を含む多数の口腔細菌は、歯周組織や頬粘膜の組織や細胞に侵入し、生息することがいくつかの臨床研究から示されている[17, 27]（第3章2項で詳説）。これらの菌が細胞内で増殖しているかどうかは不明であるが、ヒト口腔細胞内から検出されるということは、高頻度で口腔細菌が細胞内侵入を果たし、少なくともある程度の時間は細胞内で生き長らえていることを示している。

ポケット内のバイオフィルム細菌は歯肉組織と密接に接触し合っているため、歯周病菌の組織・細胞への侵入は容易であり、かつ頻繁に起こっていると予測される。歯周病菌が歯周組織の細胞内外を自由に行き来する能力をもっているならば、感染源を歯周組織から除去することは容易ではなく、歯周病の再発は避けられないであろう。

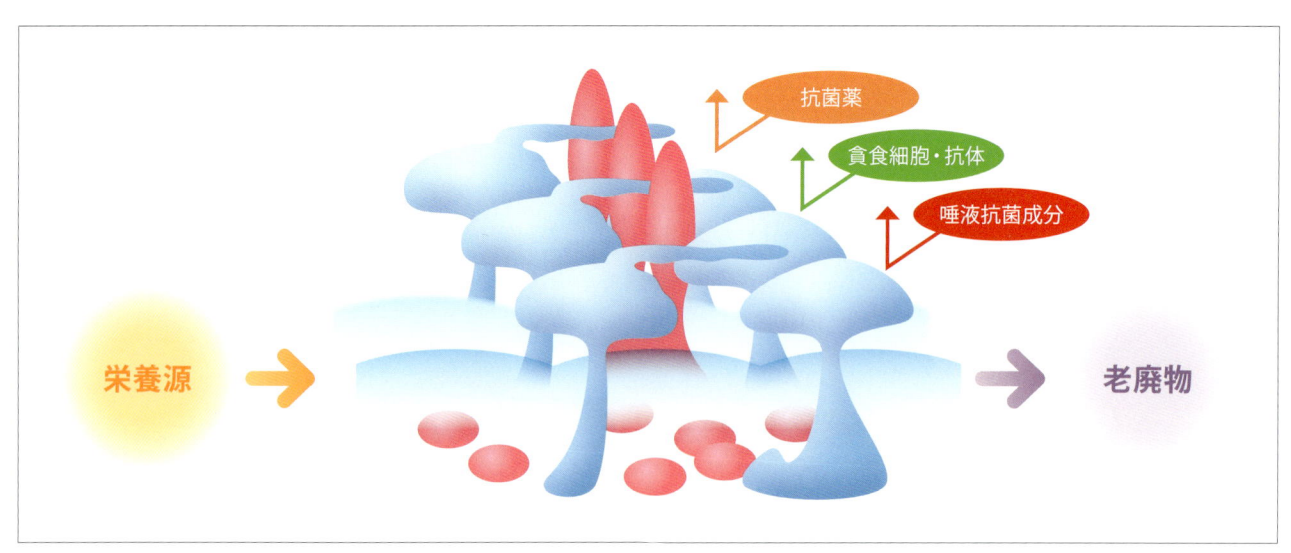

図10　バイオフィルム。
バイオフィルムを形成する細菌塊は階層化された集塊となり、粘着性の高い菌体外重合体物質で強固に構築され、外界から抗菌薬、免疫細胞による食作用に抵抗性を示す。バイオフィルムには内部チャネル (channel) が全体にわたりネットワーク上に分布し、水路の役目を果たしている。このチャネル内ではプラークの液体成分が毛細管現象により、外界とを結びイオン交換、栄養素の供給、老廃物の運搬をしている。

歯周組織破壊への免疫応答

①歯周組織での免疫応答

バイオフィルムからの細菌性刺激に炎症歯周組織では、前項でサイトカインの嵐と呼んだ連続的な免疫応答が慢性的に繰り広げられる[10]。長期の慢性的な細菌刺激により、持続的炎症反応が歯周組織で誘導される。炎症性メディエーターの作用も相まって、図11に示す経路を経て産生されるIL-1βやTNF-αなどの炎症性サイトカインが歯周組織に破壊的な影響を及ぼしていく。活動期と呼ばれる炎症の急性化時期には、より過剰な炎症性サイトカインが産生されるため、組織破壊の進行は加速される。

②歯槽骨吸収

歯槽骨吸収のメカニズムの詳細は第4章に譲るが、炎症性サイトカインのIL-1、細菌成分のリポポリサッカライド（LPS）、炎症性メディエーターのプロスタグランジンE_2（PGE_2）などが骨芽細胞に作用すると、骨芽細胞は破骨細胞分化因子であるRANKL（receptor activator of nuclear factor kappa-B ligand）を発現する[28]。

RANKLは膜結合型サイトカインとして、骨芽細胞をはじめとする破骨細胞形成支持細胞上に発現している。RANKLの受容体RANKは破骨細胞前駆細胞上に発現しており、骨芽細胞と破骨細胞前駆細胞が細胞どうしでコンタクトすることにより、RANKLが破骨前細胞のレセプターであるRANKに結合し、破骨前細胞は破骨細胞に分化し、骨吸収を引き起こす（図12）。

一方、骨芽細胞から分泌されるosteoprotegerin（OPG）は、RANKと同様にRANKLと結合する能力をもっており、RANKLの「おとり」受容体としてはたらくことにより、RANKLのRANK受容体への結合を阻害する。このはたらきにより、OPGは過剰な骨吸収から歯槽骨を保護し、破骨細胞による骨吸収と、骨芽細胞による骨添加が適正なバランスの制御に貢献している[29]。歯槽骨のRANKL発現量がOPGを上回った場合に、過剰な破骨細胞が活性化され、歯槽骨吸収が起こる（図13）。これが歯周病による骨吸収の分子メカニズムである。

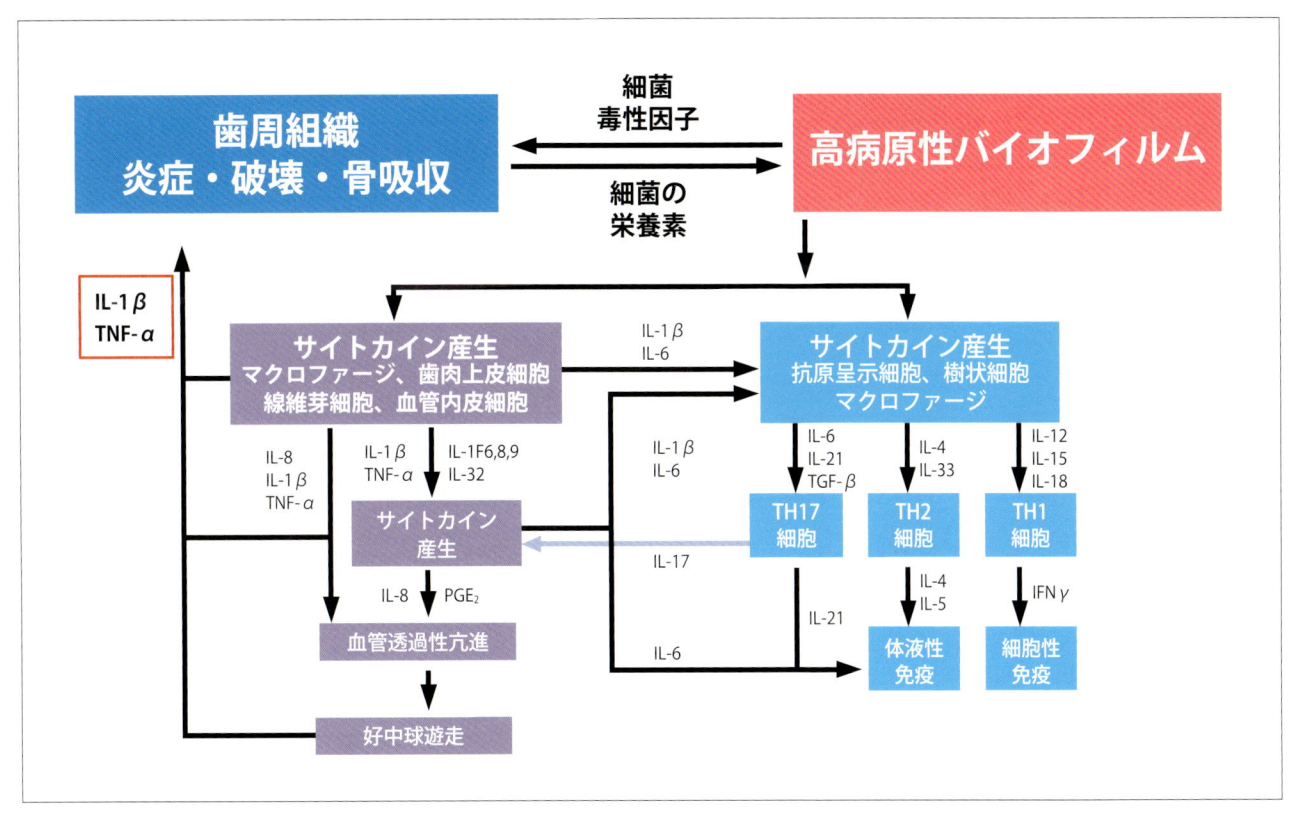

図11 歯周組織破壊への免疫応答[10]。
サイトカインの嵐ともいうべき激しい免疫応答が歯周組織で繰り広げられる。その結果、戦場となった歯周組織の荒廃が引き起こされる。

歯周組織破壊に関与する宿主因子

①マトリックスメタロプロテアーゼ

細菌因子の刺激により、歯周組織を構成する細胞は、IL-1やプロスタグランジンのほかに、マトリックスメタロプロテアーゼ（matrix metalloproteinase: MMP）を産生する。MMPは組織の新陳代謝（リモデリング）を保つため、古くなったコラーゲンやプロテオグリカン、エラスチンなどの細胞外マトリックスを分解する役割をもっている[29]。

さらに、細胞表面に発現するタンパク質の分解、サイトカインなどの生理活性物質の活性化など、その作用は多岐にわたる。これらの機能を利用して、MMPは軟組織や骨のリモデリングや創傷治癒などの生理現象にも関与している。一方、過剰なMMPの産生により組織分解能が亢進すると、組織新生が追いつかず、リモデリングのバランスがくずれ、結合組織線維の付着喪失、歯槽骨の喪失を引き起こす。歯周炎罹患歯肉中においてMMPのmRNA発現が上昇することが知られており、歯周炎における組織破壊にMMPが関与していると考えられている。

②プロスタグランジン

プロスタグランジン（以下PGE_2）はアラキドン酸代謝産物のひとつで、血管透過性の亢進、血管拡張および発痛に関与する炎症性メディエーターである。多くの細胞に定常的に発現するシクロオキシゲナーゼ（COX）-1と、炎症組織において発現が誘導される誘導型のCOX-2によってPGE_2は産生される。炎症時にはCOX-2を介したPGE_2産生が大半を占める。歯周炎局所では、単球や線維芽細胞への細菌成分刺激や、IL-1、TNFの作用によって、PGE_2産生が亢進される。PGE_2はT細胞の増殖を抑制し、IFN-γやIL-2などのTh1タイプのサイトカイン産生を強く抑制する。

これらの因子により、歯周炎は慢性化に向かい、適切な治療が行われないかぎり、無歯顎になるまで疾患の進行は止まらない。

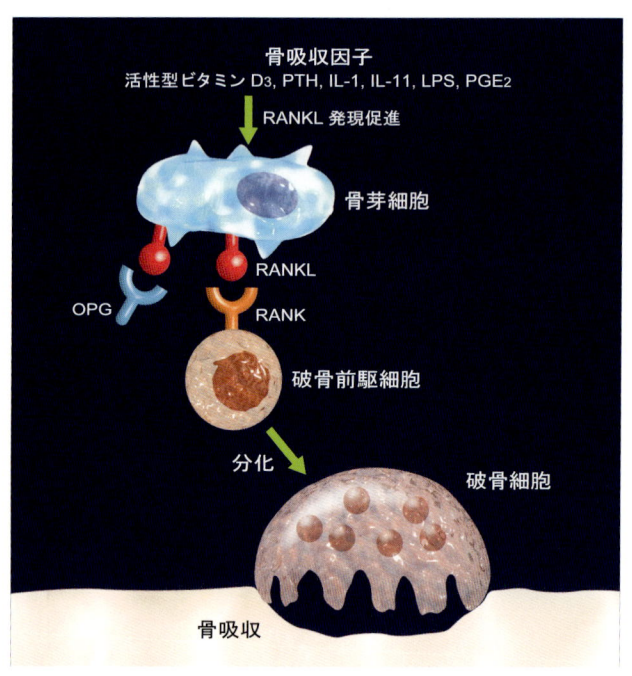

図12　骨吸収を引き起こす破骨細胞。
副甲状腺ホルモン（PTH）、PGE_2、IL-11などの骨吸収因子の刺激を受け、骨芽細胞はRANKLを発現する。このRANKLが破骨前細胞のレセプターであるRANKに結合することにより、破骨前細胞は破骨細胞に分化し骨吸収を引き起こす。OPGは骨芽細胞から分泌され、破骨細胞の骨吸収活性を誘導するRANKLの「おとり」受容体としてはたらき、RANKLのRANK受容体への結合を妨害することにより、過剰な骨吸収から歯槽骨を保護する。

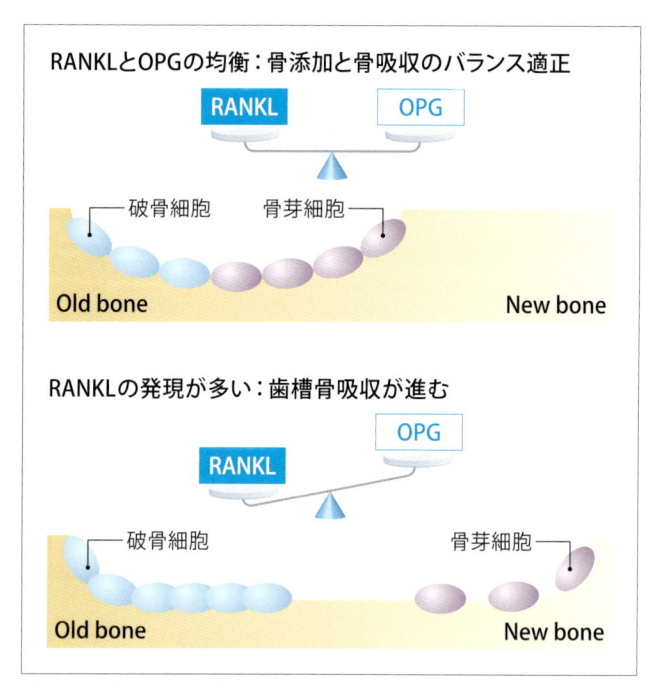

図13　骨添加と骨吸収の均衡。
破骨細胞による骨吸収と、骨芽細胞による骨添加が適正なバランスがとれているとき、歯槽骨は健康状態を保っている。OPGに比べ、歯槽骨のRANKL発現量がOPGよりも多くなったときに、骨吸収が過多となり、歯槽骨吸収が起こる。

1-5

歯周病の発症・まとめ

歯周病の発症と進行

①歯周病発症の瞬間

　感染症の発症機序を細菌学的立場から考えると、感染部位において病原細菌が活発に増殖できる環境が確立された時が発症に至る瞬間である。この10年の研究から、歯周病菌は予想されていたよりもはるかに若い時期にわれわれの口腔内に定着し、不十分な栄養素や嫌気度の環境下にもかかわらず、20年以上の長期にわたり、じっと堪え忍び、歯周組織の環境変化を待って発症を引き起こしている様子が、おぼろげではあるが見えてきた。

　歯周病菌は歯肉溝、あるいは歯周ポケットに供給される血液を得て、鉄分と栄養素を取り込み増殖する。それにともない、バイオフィルムの病原性が高くなり、自然免疫機構が歯周病の発症、進行を誘導する。やがて、初期炎症（開始期病変）を誘導する自然免疫に代わって、獲得免疫が免疫応答に参画するようになり、慢性化病巣が確立され、時おり、活動期（進行期）の病態を呈する。歯周病の進行と終着駅については、次章に解説を譲る。

②歯周炎の進行に関与する因子

　歯周病の発症に関与する細菌性因子と宿主因子を図14にまとめた。歯周炎病巣局所では細菌性刺激への生体応答により産生された炎症性サイトカインが、歯周組織に破壊的な影響を及ぼしていくとともに、細菌因子そのものによる組織破壊も起こる。破骨細胞による骨吸収と、骨芽細胞による骨添加が健康な歯周組織には不可欠である（図15）。適正なバランスの崩壊は自然免疫によって誘導され、その後過剰な破骨細胞が産生され、歯槽骨吸収が起こる（図16）。

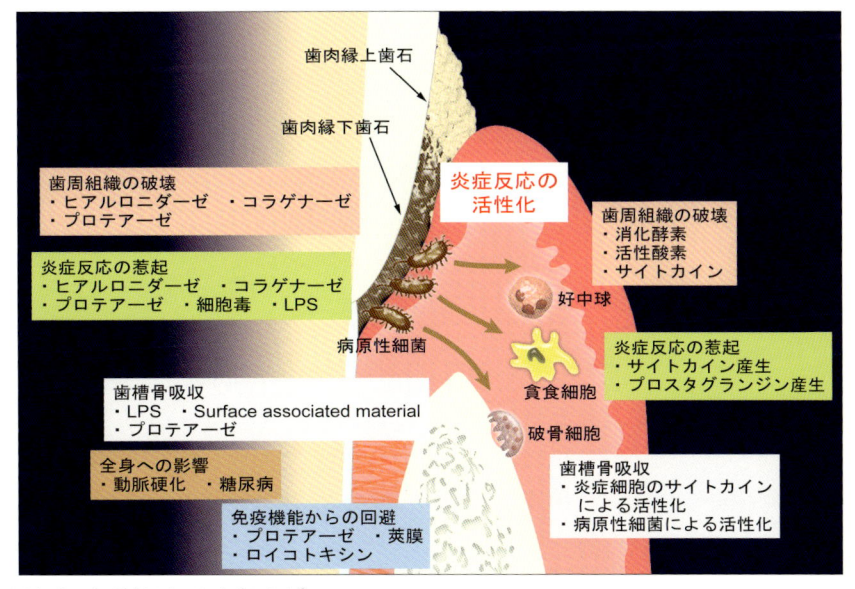

図14　歯周炎の発症に関与する細菌性因子と宿主因子[9]。
　細菌性因子のみならず、細菌性刺激に起因したさまざまな宿主応答が歯周組織を破壊へと導いている。

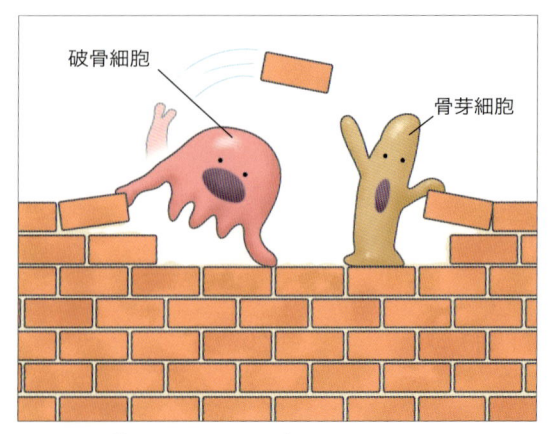

図15 骨惜しみしないリモデリング。
　破骨細胞による骨吸収と、骨芽細胞による骨添加が健康な歯周組織には不可欠である。このバランスがくずれ、歯槽骨吸収のみが亢進している状態が歯周炎である。

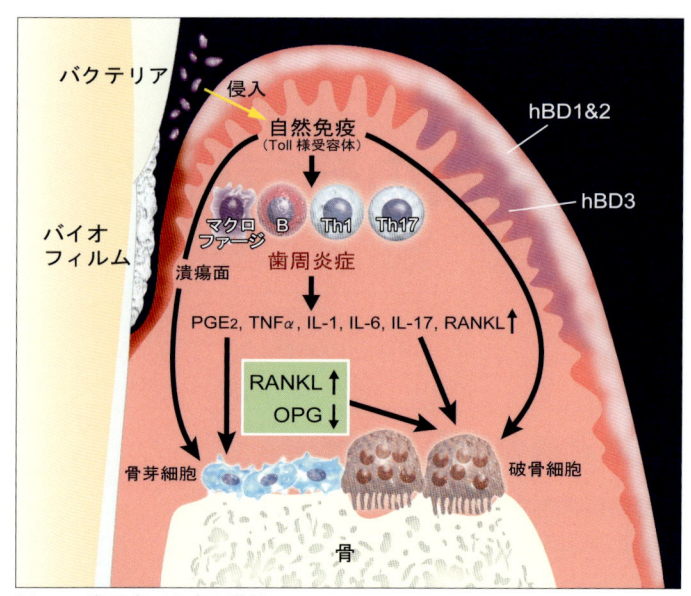

図16 歯周病の発症と進行。
　hBD1とhBD2は歯肉重層扁平上皮上層に発現しているが、歯根との接合上皮面には見られない。一方、hBD3は歯肉重層扁平上皮下層と接合上皮面に発現し、上皮バリアを守る。しかし、歯周ポケット内縁上皮が破られ、潰瘍面が形成されると、バイオフィルムの病原性は一気に高まり、歯周組織を守る免疫反応によって、歯槽骨吸収が誘導される。

歯周病治療の目標

①バイオフィルムの病原性を推測

　歯周治療の効果を評価する指標として、ポケットデプス、アタッチメントレベル、そしてときには骨レベルなどが用いられる。治療前後のこれらの指標を比較することにより、歯周状態の変化と治療効果が評価できる。しかし、これらはすべて宿主側の因子である。病原因子の評価はどうだろうか。プラーク染色による歯肉縁上プラークの有無、付着面積を記録する方法がある。これは歯肉縁上プラークの量的評価、あるいは適切なセルフケア（ブラッシング）を判定するものであり、バイオフィルムの質や病原性を教えてはくれない。

　歯肉縁下細菌叢解析を行えば、細菌叢メンバーの変化や、歯周病菌の定量解析によって、バイオフィルムの病原性を推測することができる。大学などの研究機関では、細菌叢ゲノム解析や、バイオフィルム内で発現しているタンパク質の網羅的解析法であるプロテオーム解析、あるいは口腔細菌の糖代謝関連代謝産物の網羅的解析（メタボローム解析）などを用いて、詳細なバイオフィルムの性状解析が行われようとしている。

　しかし、現段階で現実的な方法はPCR法による細菌叢解析である。歯周治療によって、歯周状態が改善しているのであれば、バイオフィルム細菌叢も変化しているはずである。病的な細菌叢から健康な細菌叢へ変化させるのが、歯周病治療の目標である。

②歯周ポケットの環境変化

　健康な細菌叢を取り戻すために、歯科医師はさまざまな方法を駆使して、歯周ポケットの環境改善に努めている。もっとも望ましい治療成果は、歯周病菌の駆逐である。しかし、歯周病菌が常在菌であるなら、細菌検査の検出感度以下まで菌量を減少させることは可能であるが、完全な駆逐は容易ではない。歯周治療の原則は、本章の2項で挙げた「歯周病菌と歯周組織の拮抗」を取り戻すことである。まず必要なことは、上皮バリアの修復である。そのために、subgingival debridement（バイオフィルム、歯石の機械的除去）を行い、歯根面の汚染除去を行う。次に、軟組織や細胞内に侵入した歯周病菌の除去・減少も必要であろう。歯周ポケット内の軟組織

には、豊富な毛細血管と、侵入した歯周病菌が存在する。とくに、炎症性肉芽組織には、相当量の細菌が侵入し、不良肉芽となっている。細菌学的見地からは、歯周ポケット掻爬術（キュレッタージ）は必要であると考えられる。

　本章の3項で述べたように、上皮バリアの破綻がバイオフィルムの病原性を高める大きな原因となっている。ポケット内の潰瘍面が閉鎖され、血液の供給が絶たれないように、P. gingivalis は上皮バリアの閉鎖を阻害する（図17）。われわれは、歯周治療によって P. gingivalis の菌量を減少させ、上皮バリアの閉鎖を図らなくてはならない。歯周ポケットの環境改善の細菌学的なゴールは上皮バリアの修復、すなわち歯周ポケットからの出血停止である。そう考えると bleeding on probing (BOP) は理に適った検査であると思われる（図18）。

　昔のことになるが、1990年代に、歯周病の疾病活動度の判定に有効な生化学的および分子生物学的指標が国内外で探索された。その結果、BOPを上回る予知性を示した指標は見つからなかった。そのような逸話も勘案すると、BOPと細菌叢解析でバイオフィルムの病原性変化をトレースすることが可能と思われる。

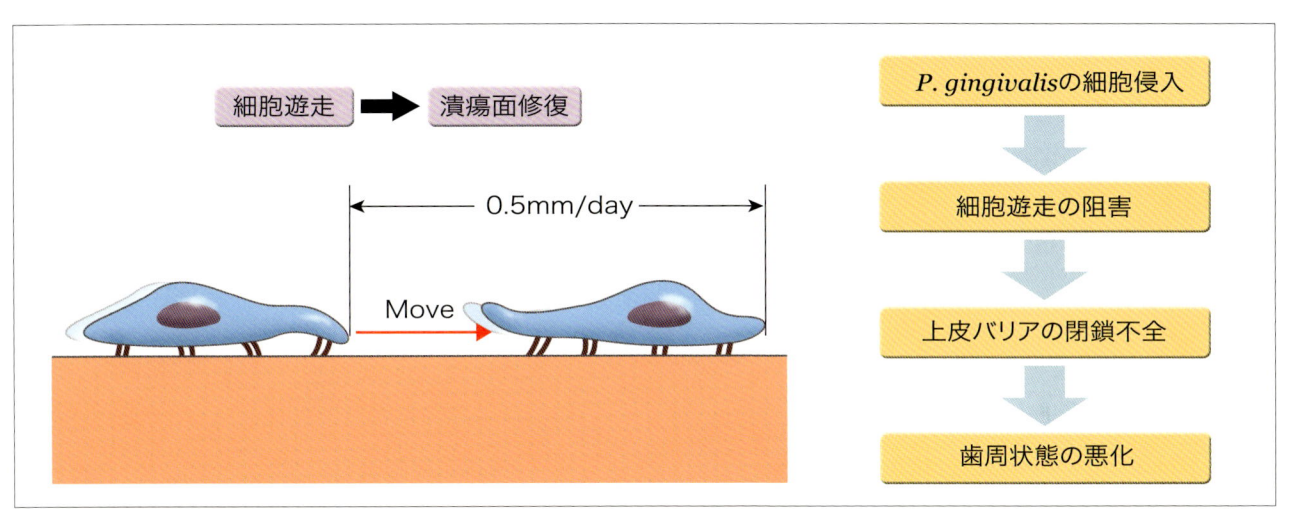

図17　歯周病菌による潰瘍面の修復阻害。
　内縁上皮細胞が潰瘍面に遊走し、上皮バリアが修復される。しかし P. gingivalis は上皮細胞内に侵入し、細胞遊走を制御する分子を分解し、上皮バリアの閉鎖を阻害する（山本浩正．イラストで語るペリオのためのバイオロジー．東京：クインテッセンス出版, 2002:49, 図4-2を引用改変）。

図18　細菌学的見地からの歯周治療の目標。

■参考文献■

1. Pallen MJ, Nelson KE, Preston GM (ed).Bacterial Pathogenomics. Washington DC: ASM Press, 2007.
2. Nelson KE, Masters-Williams CF (ed). Infectious Disease Epidemiology: Theory and Practice. 2nd ed. Washington DC: ASM Press, 2007.
3. 浜田茂幸. ミュータンスレンサ球菌（mutans streptococci）の細菌学的性状とビルレンス因子. 医学細菌学 1989; 4：271-314.
4. Socransky SS, Haffajee AD, Cugini MA, et al. Microbial complexes in subgingival plaque. J Clin Periodontol 1998;25: 134-144.
5. Holt SC, Ebersole JL. *Porphyromonas gingivalis*, *Treponema denticola*, and *Tannerella forsythia*: the "red complex", a prototype polybacterial pathogenic consortium in periodontitis. Periodontol 2000 2005; 38: 72-122.
6. Kuboniwa M, Amano A, Kimura KR, Sekine S, Kato S, Yamamoto Y, Iida T, Shizukuishi S. Quantitative detection of periodontal pathogens using real-time polymerase chain reaction with TaqMan probes. Oral Microbiol Immunol 2004; 19:168-176.
7. Ooshima T, Nishiyama N, Hou B, Tamura K, Amano A, Kusumoto A, Kimura S. Occurrence of periodontal bacteria in healthy children: a 2-year longitudinal study Community. Dent Oral Epidemiol 2003; 31:417-425.
8. Deng T, Wang L, Lv J, Pang J, Liu B, Du Y, Ke J. Association of three bacterial species and periodontal status in Chinese adults: an epidemiological approach. J Clin Microbiol 2011;49:184-188.
9. Heitz-Mayfield LJ, Lang NP. Comparative biology of chronic and aggressive periodontitis vs. peri-implantitis. Periodontol 2000 2011; 53:167-181.
10. Taylor JJ. Cytokine regulation of immune responses to *Porphyromonas gingivalis*. Periodontol 2000 2010;54:160-194.
11. Amano A. Disruption of epithelial barrier and impairment of cellular function by *Porphyromonas gingivalis*. Front Biosci 2007; 12:3965-3974.
12. McCormick TS Weinberg A. Epithelial cell-derived antimicrobial peptides are multifunctional agents that bridge innate and adaptive immunity. Periodontol 2000 2010; 54:195-206.
13. Guo Y, Nguyen KA, Potempa J. Dichotomy of gingipains action as virulence factors: from cleaving substrates with the precision of a surgeon's knife to a meat chopper-like brutal degradation of proteins. Periodontol 2000 2010; 54: 15-44.
14. Komatsuzawa H, Ouhara K, Kawai T, Yamada S, Fujiwara T, Shiba H, Kurihara H, Taubman MA, Sugai M. Susceptibility of periodontopathogenic and cariogenic bacteria to defensins and potential therapeutic use of defensins in oral diseases. Curr Pharm Des 2007; 13:3084-3095.
15. 天野敦雄, 雫石聰. プラーク形成・唾液タンパク質の分子レベルでのかかわり. 歯界展望 1996; 87 (1): 217-227.
16. Kuboniwa M, Lamont RJ. Subgingival biofilm formation. Periodontol 2000 2010; 52:38-52.
17. Amano A, Furuta N, Tsuda K. Host membrane trafficking for conveyance of intracellular oral pathogens. Periodontol 2000 2010; 52: 84-93.
18. Lewis JP. Metal uptake in host-pathogen interactions: role of iron in *Porphyromonas gingivalis* interactions with host organisms. Periodontol 2000 2010; 52:94-116.
19. Kadowaki T, Yamamoto K. Suppression of virulence of *Porphyromonas gingivalis* by potent inhibitors specific for gingipains. Curr Protein Pept Sci 2003; 4:451-458.
20. van Wickelhoff AJ, van Steenbergen TJM, de Graaf J. The role of black-pigmented Bacteroides in human oral infections. J Clin Periodontol 1988; 15: 145-155.
21. Kato T, Kawai S, Nakano K, Inaba H, Kuboniwa M, Nakagawa I, Tsuda K, Omori H, Ooshima T, Yoshimori T, Amano A. Virulence of *Porphyromonas gingivalis* is altered by substitution of fimbria gene with different genotype. Cell Microbiol 2007; 9:753-765.
22. Inaba H, Kawai S, Nakayama K, Okahashi N, Amano A (2004). Effect of enamel matrix derivative on periodontal ligament cells *in vitro* is diminished by *Porphyromonas gingivalis*. J Periodontol 2004; 75:858-865.
23. Jenkinson HF, Lamont RJ. Oral microbial communities in sickness and in health. Trends Microbiol 2005; 13:589-595.
24. 恵比須繁之, 野杁由一郎. オーラルバイオフィルムと骨吸収. CLINICAL CALCIUM 2007; 17:39-44.
25. 天野敦雄 デンタルプラーク. 口腔微生物学・免疫学. In: 浜田茂幸（編）. 東京：医歯薬出版 2000; 245-259.
26. Maezono H, Noiri Y, Asahi Y, Yamaguchi M, Yamamoto R, Izutani N, Azakami H, Ebisu S. Anti-biofilm Effects of azithromycin and erythromycin on *Porphyromonas gingivalis*. Antimicrob Agents Chemother 2011;55: 5887-5892.
27. Tribble GD, Lamont RJ. Bacterial invasion of epithelial cells and spreading in periodontal tissue. Periodontol 2000 2010; 52: 68-83.
28. Udagawa N, Yamashita T, Kobayashi Y, Takahashi N. Osteoclastic bone resorption induced by innate immune responses. Periodontol 2000 2010; 54:235-246.
29. Liu YC, Lerner UH, Teng YT. Cytokine responses against periodontal infection: protective and destructive roles. Periodontol 2000 2010; 52:163-206.
30. Noguchi K, Ishikawa I. The roles of cyclooxygenase-2 and prostaglandin E2 in periodontal disease. Periodontol 2000 2007; 43:85-101.

2

歯周組織破壊への
ロードマップ

2-1

口腔内の生体防御機構とバイオフィルム

歯周病とバイオフィルムの関係

　歯周病の原因がデンタルプラーク（細菌性バイオフィルム）であることは、直接的あるいは間接的証拠により示されている。すなわち、
①歯周病の罹患状況が口腔衛生状態に相関して増悪すること、②口腔清掃の停止によって実験的歯肉炎が誘発され、清掃の再開によって回復すること、③動物を用いた実験において抗生物質や消毒剤の使用によって歯肉炎が抑制されること、④歯肉縁下に装置を付けて多量のプラークを蓄積させると、歯周組織に炎症が惹起されて組織破壊が進行すること、などが根拠として示されている。

　一方、バイオフィルムから歯周組織を守るために、宿主・生体防御機構が重要な役割を担っていることも事実である。これは、Chédiak-Higashi症候群やLeukocyte adhesion deficiency (LAD) 症候群などの先天的免疫不全症患者、あるいは後天的免疫不全症（AIDS）患者、糖尿病などの易感染性患者において、重篤な歯周病が見られることからも明らかである。現代の歯周病因論は、歯周組織の免疫応答がバイオフィルムに対抗し、歯周組織の恒常性維持と歯周病の発症抑制を担っていることを明確に示している。それゆえ、歯周病を知るためには生体防御機構の理解が欠かせない。

口腔の生体防御基盤とは

　歯根は生体内に位置しセメント質と歯根膜を介して歯槽骨と結合しているが、一方、歯冠は口腔という生体外に露出した状態で機能している。すなわち歯は、上皮性ならびに結合織性の付着を介して歯周組織と接合しながら粘膜を貫通するという、他の組織には見られない解剖学的特徴を有している。このように生体の内外の境界にあって硬組織と軟組織の接合を形成している歯と歯周組織の境界部は、全身の中でも特に細菌の侵襲を受けやすい部位の一つと考えられる。

　口腔は細菌からの侵襲に対する生体防御基盤として、さまざまな防御機構を備えている。口腔粘膜を覆う唾液は、リゾチームやラクトフェリン、ペルオキシダーゼなどの抗菌性タンパクや分泌型IgAを含んでおり、口腔細菌の定着を阻止することに役立っている。また唾液はその緩衝作用によって、細菌の生育に不利な中性のpH環境の維持に努めている。さらに口腔粘膜の表層に位置する上皮は、最表層の上皮細胞が生理的に剥離・脱落を繰り返すことで粘膜表層への細菌の定着を物理的に阻止しているのみならず、β-defensinなどの抗菌性ペプチドを恒常的に産生することで、口腔細菌に抵抗している。

　一方、歯の表面にはこのような防御機構が機能しないため、粘膜面に比べて細菌の定着が生じやすい。歯面に定着した細菌は増殖してバイオフィルムを形成し、菌体外多糖に包まれ保護される。前項で述べたように、バイオフィルムはその粘着性によって他の口腔内細菌の定着をさらに容易にするのみならず、定着した複数の細菌種が互いに代謝系を共有する生態学的共同体を形成するうえで好都合な微小環境を提供するため、水素イオン濃度（pH）や酸素分圧、栄養要求性が異なる多様な細菌の生息を可能にする。そのため、細菌定着の初期の段階ではグラム陽性好気性球菌が細菌叢の主体をなしているが、細菌叢の成熟とともにグラム陽性桿菌が主体となって、歯頸部に沿って帯状に厚い層状のバイオフィルムを形成するようになり、近接した部位の歯肉を非特異的に刺激して、歯肉組織の炎症性変化を引き起こすことになる。

2-2 バイオフィルムと歯周組織における免疫応答

歯周病進行と免疫応答の変遷

　歯肉に近接する歯面にバイオフィルムが形成されると、この中に細菌の菌体構成成分、細胞壁ムコペプチド、脂肪酸および有機酸、硫化水素、アンモニア、インドール、アミン類、ロイコトキシン（☞用語解説）、さらには細菌が放出する酵素類などの、生体に対して潜在的な病原性（ビルレンス）を有する物質が蓄積し、歯周病原性を発揮するようになる。この細菌由来物質による刺激によって歯周組織の炎症性変化が始まり、宿主の生体応答が惹起される。

　歯周組織の炎症性変化の進行にともなってバイオフィルムの病原性も高まっていく（第1章4項参照）。歯周組織の炎症性変化の進行過程を、PageとSchröederは主として動物実験によって得られた病理組織学的所見の特徴に基づいて①開始期、②早期、③確立期、④進行期の4期に分類している。ここではこの分類に基づいて、それぞれの病期において生じている病理組織学的所見と免疫応答を解説し、歯周病が進行する様子を述べる（図1）。

①開始期病変（図1a）

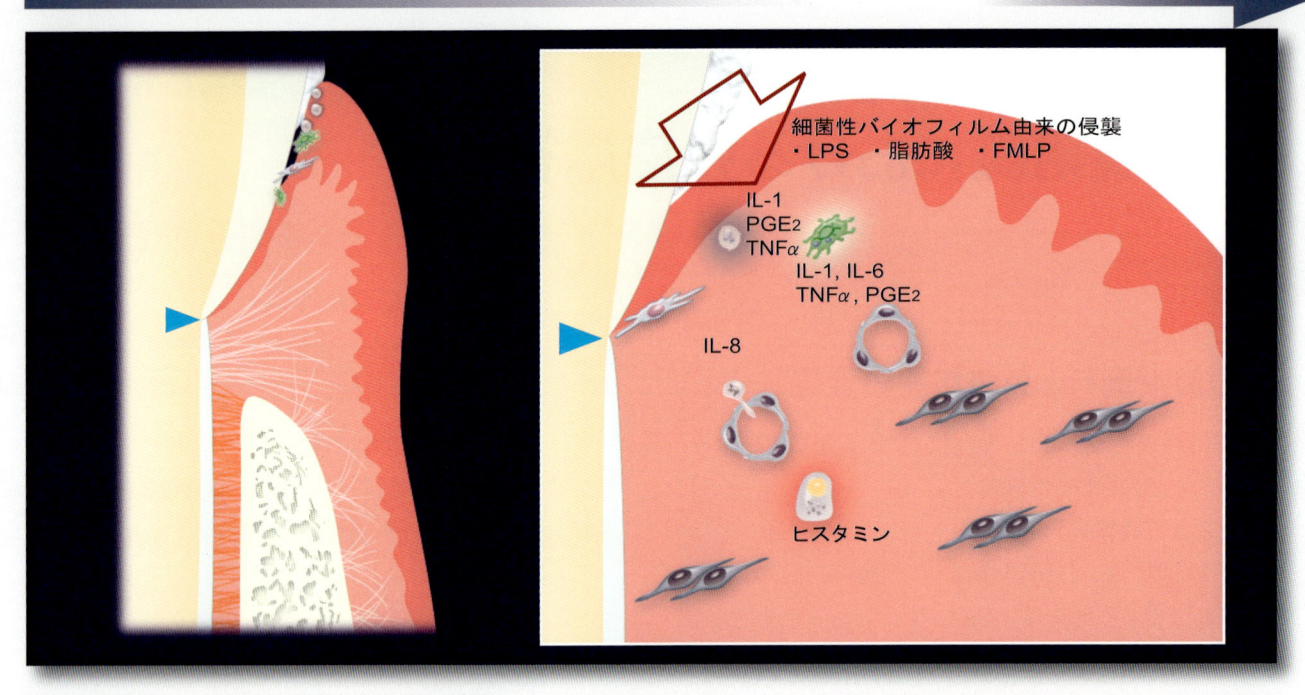

図1a　歯周病における炎症の進行と免疫応答の変遷。
　臨床的に正常と診断される歯肉でも、病理組織学的には炎症性変化が生じていることが多い。歯周組織が細菌性刺激を受けると、組織常在性白血球の活性化によりヒスタミンなどの放出が起こり、炎症反応が開始される。歯肉溝上皮直下には細菌のFMLPや、上皮細胞・ランゲルハンス細胞などが産生するケモカインに導かれた好中球の遊走がみられる。

　臨床的に正常と診断される歯肉でも、その内部では病理組織学的な炎症性変化が生じており、いわゆる開始期病変に相当する場合が多いとされる。

　バイオフィルムに直接的に対峙する接合上皮は、非角化上皮で細胞層が薄い。また細胞間の結合機構であるデスモゾームの数が他の口腔粘膜上皮と比較して1/4と少ないために細胞間隙が広く、バイオフィルムに由来するビルレンス因子や抗原の侵入をゆるしやすい。しかし、この組織学的特徴は、食細胞機能によって細胞性免疫を担う好中球が、歯肉溝滲出液の流れに乗って歯肉溝内に遊走するためには都合が良い構造であるともいえる。

　肉眼的には異常を認めない炎症発生のごく初期においても、歯肉上皮直下には少数の好中球が観察される。バイオフィルムからの細菌性刺激がさらに継続すると、細菌由来の走化性因子であるFMLP（☞用語解説）や、上皮細胞・線維芽細胞が産生するインターロイキン（IL）-8などのケモカイン（☞用語解説）、好中球が産生するロイコトリエンB4、さらには補体C5aなどの走化性因子（☞用語解説）に導かれて、多数の好中球が歯肉上皮直下に遊走・集積し、貪食による生体防御を行う。また好中球に少し遅れて単球・マクロファージも、血管内皮細胞や線維芽細胞が産生するケモカインであるMCP-1（☞用語解説）に導かれて遊走し、上皮直下に観察されるようになる。すなわち、この時期における生体防御の主体は自然免疫である。

　組織内に侵入したバイオフィルム由来の有害な物質を認識し、自然免疫系を活性化する機構においては、微生物の菌体成分に由来する脂質や核酸などを認識する受容体（Toll様受容体）が重要な役割を演じている。ヒトには11種のTLRがあり、それぞれ認識する対象（リガンド）が異なるが、リポ蛋白やペプチドグリカン、P.gingivalis線毛を認識するTLR2と、多くの細菌由来のリポ多糖（LPS）を認識するTLR4が、歯周組織の免疫応答に深く関与すると考えられている。上皮直下に常在する樹状細胞（☞用語解説）（ランゲルハンス細胞）や局所に遊走したマクロファージなどの免疫担当細胞のみならず、歯周組織を構成する歯肉上皮細胞や歯肉線維芽細胞も、その細胞表面にTLRを発現している。

　これらの細胞はTLRを介して細菌性刺激を検知すると、転写因子NF-κB（☞用語解説）の経路を通じてIL-8やMCP-1などのケモカインを産生し、好中球や単球／マクロファージを局所に呼び寄せて生体を防御するとともに、TNF-αやIL-1、IL-6、インターフェロン（IFN）などの炎症性サイトカイン産生を通じて、歯周組織における免疫応答を活性化する。

②早期病変（図1b）

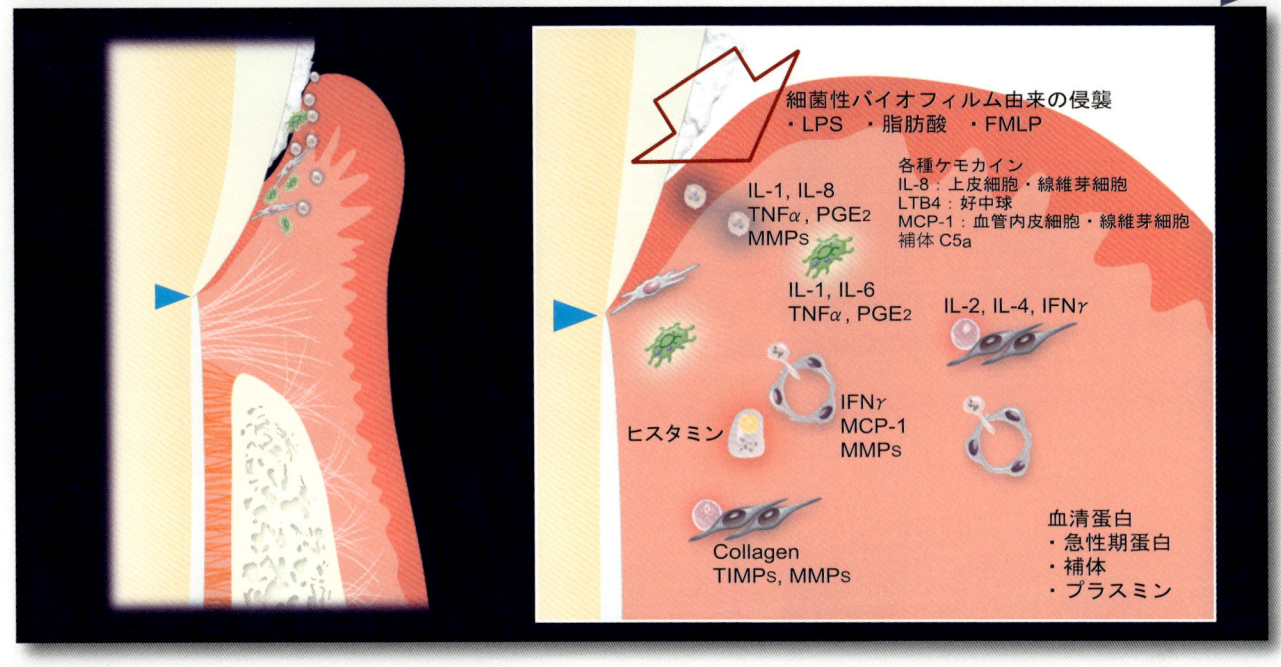

図1b　歯周病における炎症の進行と免疫応答の変遷。
　毛細血管の数の増加とさらなる血管透過性の亢進が生じ、滲出性炎症の所見が顕著になる。歯肉溝上皮直下の好中球・マクロファージの増加に加えて、Tリンパ球の浸潤が認められる。また好中球から放出された酵素による、結合織中の線維構造の破壊が観察されるようになる。

　バイオフィルムが歯肉縁下にも蓄積して歯周組織への細菌性刺激が増大すると、上皮直下に遊走した好中球やマクロファージが産生するIL-1やTNF-αなどのサイトカインやプロスタグランジンE$_2$（PGE$_2$）などの炎症性メディエーターの影響によって、毛細血管数の増加とさらなる血管透過性の亢進が生じ、滲出性炎症の所見が顕著になる。この段階が、臨床的には歯周病の発症時期であり、歯肉の発赤と浮腫性の腫脹や、歯肉溝滲出液量の増加が観察されるようになる。

　早期病変では上皮直下の好中球やマクロファージの数の増加に加えて、Tリンパ球（T細胞）の浸潤が認められるようになり（リンパ球の動員機構は、2-3.「歯周免疫応答の遷延化」の項（次項）で詳述）、生体防御の主体はしだいに自然免疫から獲得免疫へと移行していく。

　ランゲルハンス細胞やマクロファージからの抗原提示を受けて局所に動員されるT細胞は、これらの細胞が産生するIL-1やIFN-γなどのサイトカイン刺激によって活性化し、IL-2、IFN-γなどの炎症性サイトカインを盛んに産生する。そして、そのサイトカインによって自らが活性化する（オートクライン）とともに、近傍のマクロファージや血管内皮細胞、歯肉線維芽細胞なども活性化する（パラクライン）ことになる。

　好中球は上皮直下や歯肉溝内に遊走し、バイオフィルム由来のビルレンス因子を貪食するが、その結果として多くの好中球が死滅し、ライソゾーム酵素を周囲に放出する。そのため結合織を構築するコラーゲン線維の分解が生じ、組織内では線維構造の破壊が観察されるようになる。

　一方、局所に動員されたリンパ球は、好中球のように歯肉溝に向けて遊走することはなく、細胞接着分子（☞用語解説）を介して歯肉線維芽細胞やその細胞間に存在する細胞外基質と接着して炎症巣局所に定着し、歯周組織における免疫応答を慢性化・遷延化することになる。

③確立期病変（図1c）

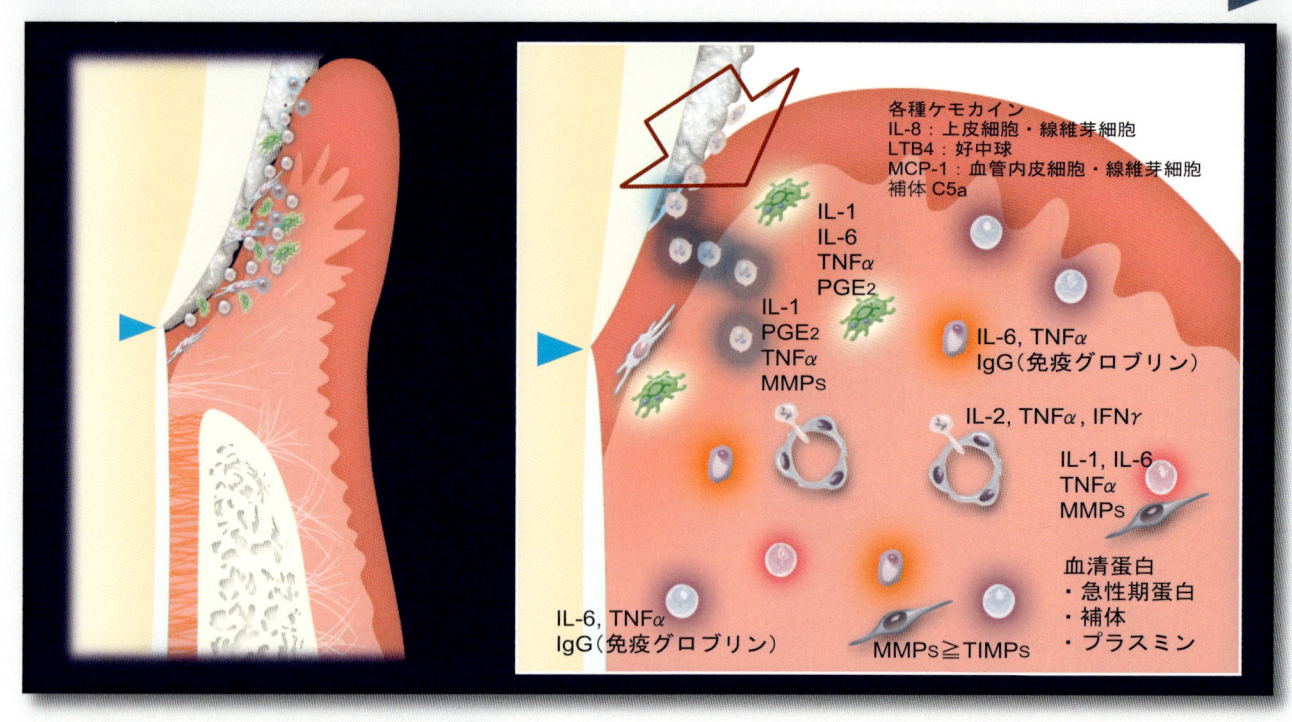

図1c　歯周病における炎症の進行と免疫応答の変遷。
　歯肉は腫脹し、臨床的に仮性ポケットの形成が認められるようになる。好中球の歯肉溝への遊出が著明に増加し、結合織内では線維構造の消失がみられる。接合上皮の根尖側方向への増殖が見られるが、まだ剥離・断裂はみられない。歯肉結合織内の炎症性細胞浸潤の範囲はさらに根尖側方向に拡大して、高度なリンパ球浸潤が認められる。

　炎症の進行にともなって歯肉はさらに強く腫脹し、臨床的に仮性ポケットの形成が認められるようになる。このポケットの深化にともないバイオフィルム内の嫌気度が上昇し、細菌叢に占めるグラム陰性の運動性桿菌やスピロヘータなどの歯周病原性をもつ微生物群の比率が増加する。

　組織学的には、滲出性炎症の進行にともなって好中球の歯肉溝への遊出が著明に増加し、結合織内ではコラーゲン線維のさらなる消失と線維芽細胞数の減少が観察される。また接合上皮の基底細胞層（上皮稜）には根尖側方向への著明な増殖が見られるようになるが、まだ接合上皮内の剥離・断裂はみられない。一方、歯肉結合織内の炎症性細胞浸潤の範囲はさらに根尖側方向に拡大して、高度なリンパ球浸潤が認められるようになる。

　確立期においては、病変部に浸潤するリンパ球の主体が、T細胞から抗体産生を担うB細胞／形質細胞（抗体産生細胞）へと移行していく。これはB細胞が、LPS刺激により非特異的に活性化されるのみならず、バイオフィルムに由来する抗原による特異的な活性化と、T細胞から産生されるIL-4やIL-6などのサイトカイン刺激を受けることによって増殖・分化し、浸潤細胞の多数を占めるようになるためである。その結果として組織像はいわゆるB細胞病変を示し、病変部では大量の抗体が産生されるようになる。

　このB細胞によって産生される抗体（免疫グロブリン：Ig）のクラスは初期にはIgMであり、補体とともに働いて強い溶菌作用を示す。そしてB細胞が形質細胞に分化する過程で起こる遺伝子再構成（クラススイッチ）を経て、バイオフィルム由来の抗原に特異的で親和性の高いIgGが大量に産生されるようになり、抗原の凝集やオプソニン化による好中球・マクロファージの貪食が効率的に行われるようにシフトしていく。このように歯周病原性細菌に特異的な抗体産生が誘導されることは、歯周病患者の血清中に高レベルの抗-*P. gingivalis*抗体が検出されることからも明らかである。

　確立期の病変においては、浸潤細胞のうちに形質細胞が占める割合が10～30%であるが、進行期にはこの割合が増加する。このことから、確立期はバイオフィルム由来の非特異的な刺激に対する炎症反応から始まった生体応答が、歯周病原性細菌由来の特異抗原に対する体液性応答に変化していく過程に相当すると考えられている。

④進行期病変（図1d）

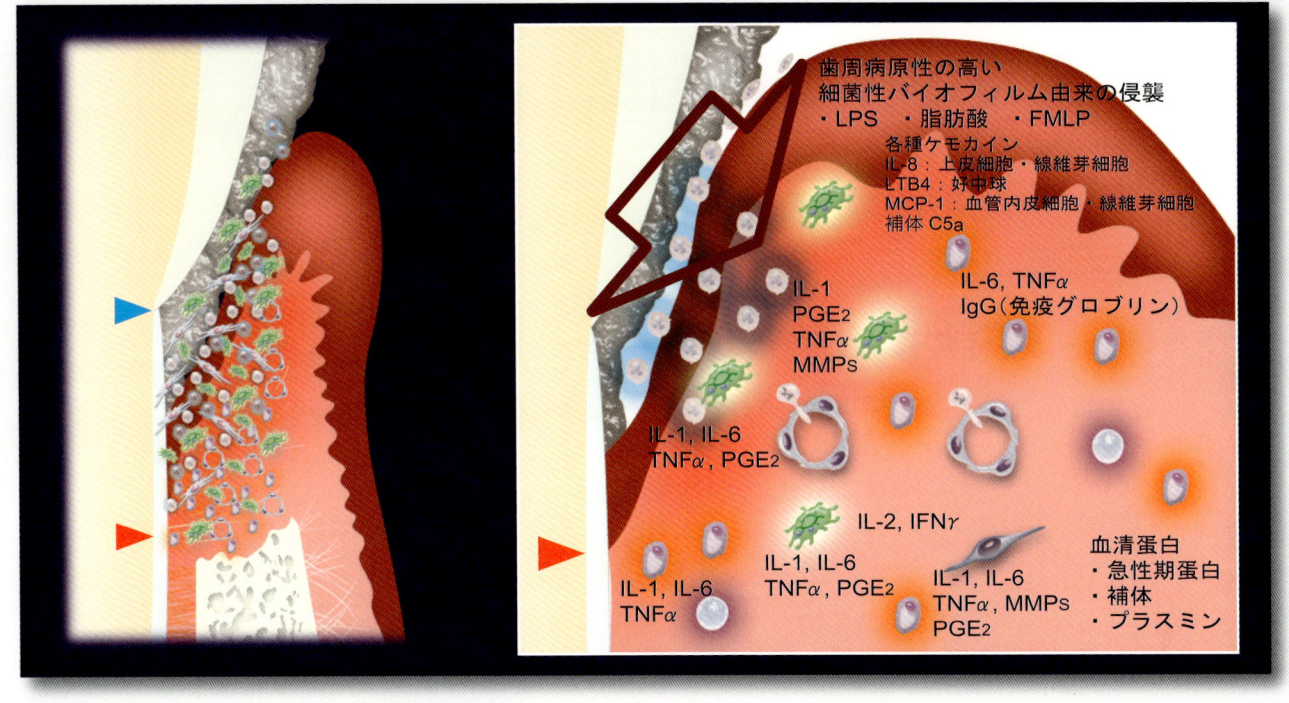

図1d　歯周病における炎症の進行と免疫応答の変遷。
　接合上皮の破壊と根尖方向への下方伸長が生じて真性ポケットが形成され、歯肉炎は歯周炎へと移行する。形質細胞を主体とした高度な炎症性細胞浸潤が根尖方向に波及することでポケットの深化が生じ、結合組織の破壊と歯槽骨吸収が進行する。

　歯周病原細菌に対する特異的な抗体産生を行うことで、生体はより効果的な病因因子の排除を行おうと試みるが、病因の本体である細菌は生体外に位置しており、またバイオフィルムによって保護されていることから防御機構は十分に機能せず、結果として免疫応答はさらに遷延化して進行期へと至る。

　進行期には、ついに接合上皮の破壊と根尖方向への下方伸長、すなわち真性ポケットの形成という、臨床的に重要な変化が生じる。上皮の下方伸長にともなって結合組織内の炎症性細胞浸潤はさらに根尖方向に波及し、広範なコラーゲン線維の損傷と歯槽骨吸収をきたすこととなり、その結果としてポケット（真性ポケット）の深化が生じる。すなわち歯肉に限局していた病変が歯根膜、歯槽骨、セメント質からなる辺縁部歯周組織全体に及ぶこととなり、歯肉炎から歯周炎に移行するのである。通常われわれが歯周炎と診断する病変はこの段階である。

　進行期の病変部には、広範な結合織構造の消失と同部への高度な炎症性細胞浸潤・幼弱な新生血管の侵入所見、すなわち炎症性肉芽組織の形成が認められる。この炎症性肉芽組織でみられる浸潤細胞は確立期と同じくB細胞優位であるが、形質細胞の割合は進行期よりも高い。

　ポケットの深化にともなってバイオフィルムがエナメル-セメント境を越えて根尖側に伸長すると、バイオフィルム内の酸素分圧が低下して、より病原性の高い嫌気性細菌が優位に増殖する環境が形成される。その結果、生体に対する病的刺激がさらに強まると、生体には時として過剰な生体応答が惹起され、さらなる組織破壊をまねくこととなる。すなわち、長期間にわたり組織破壊が進行しない静止期と、破壊が急速に進行する活動期を繰り返しながら歯周病は進行し、最終的には歯の喪失をきたすのである。

2-3

歯周免疫応答の遷延化

歯周病における免疫応答の特殊性

　一般に、感染症は病原性をもつ微生物が生体内に侵入・定着し、さらに増殖することによって発症する。生体はこの微生物の侵襲に対して、局所的・全身的な炎症反応と自然免疫・獲得免疫の活性化によって対抗し、病因因子を中和、もしくは排除して生体を防御する。また病因因子が排除された後には、炎症の進行の結果として破壊された組織を治癒機転によって修復し、生体恒常性を維持する。

　歯周病における主たる病因は、歯肉溝に形成されたバイオフィルムに生息する歯周病原性細菌である。これらの細菌が産生する病原性（ビルレンス）因子に対し、生体は通常の感染症と同様の炎症反応と免疫応答を惹起して、病因因子の排除を行おうとする。しかしながら一般の感染症の場合とは異なり、歯周病原性細菌が生体外に位置していること、バイオフィルムが宿主の生体防御に対して抵抗性を示すことから、免疫系による病因因子の排除機構は十分に機能しえない状況にある。そのためバイオフィルムによる歯周組織への刺激が継続することとなり、歯周組織の免疫応答は遷延化を余儀なくされ、慢性化した炎症反応が継続することとなる。すなわち、歯周病においては、宿主の生体防御機構が、単独ではバイオフィルムに由来する病原性因子を完全に除去できないという特殊性が存在する。

歯周組織へのリンパ球の動員・集積による炎症の遷延化

前述のように、歯周病の早期病変ではT細胞を主体とした、また確立期以降の病変ではB細胞を主体とした炎症細胞浸潤（☞用語解説）が認められる。これらの免疫担当細胞の炎症局所への遊走・定着は、細胞間の直接的接着を媒介する細胞接着分子（cell adhesion molecule）と呼ばれる分子群のはたらきによって制御されている。この細胞接着分子は、ある細胞と他の細胞の細胞間接着、もしくはある細胞と細胞外基質との接着を介在する機能をもった糖タンパク分子群で、種々の細胞の細胞表面上に発現して細胞間接着を行いやすくする機能をもつだけでなく、さらに接着した細胞間でシグナルを伝達し合う機能も備えている。

炎症巣の血管内皮細胞はIL-1やTNF-αなどの炎症性サイトカイン刺激を受けて、血管内腔側に細胞接着分子を発現する。この細胞接着分子が白血球の表面に存在する細胞接着分子と結合することで、白血球は流速を落として血管内の移動を止める。その後、白血球は炎症巣で産生されているIL-8などの走化性因子に導かれて血管内皮細胞間を通過し、能動的に血管外への遊出を果たす。

このようにして炎症歯周組織に動員されたリンパ球は局所に留まって集積することになるが、このリンパ球の集積にも細胞接着分子が関与している。リンパ球と歯肉線維芽細胞は少なくともβ1インテグリン（☞用語解説）、CD44/ヒアルロン酸（☞用語解説）、LFA-1/ICAM-1（☞用語解説）の3経路の接着分子間の結合を介して細胞接着を行いうることが明らかになっている（図2）。すなわち、血管外へ遊走を果たしたリンパ球は、これらの接着分子を介して歯周組織構成細胞や細胞外マトリックスに繋留されることで、炎症歯周組織に永く定着・集積していると考えられる。

さらに、この歯肉線維芽細胞とリンパ球間の異種細胞間接着は、単なる集積機構として働くのみならず、両細胞を相互に活性化する機構としても機能している。それゆえ歯周病をはじめとした結合組織における慢性炎症の成立機序において、このような異種細胞間接着がきわめて重要な役割を演じていると考えられている。

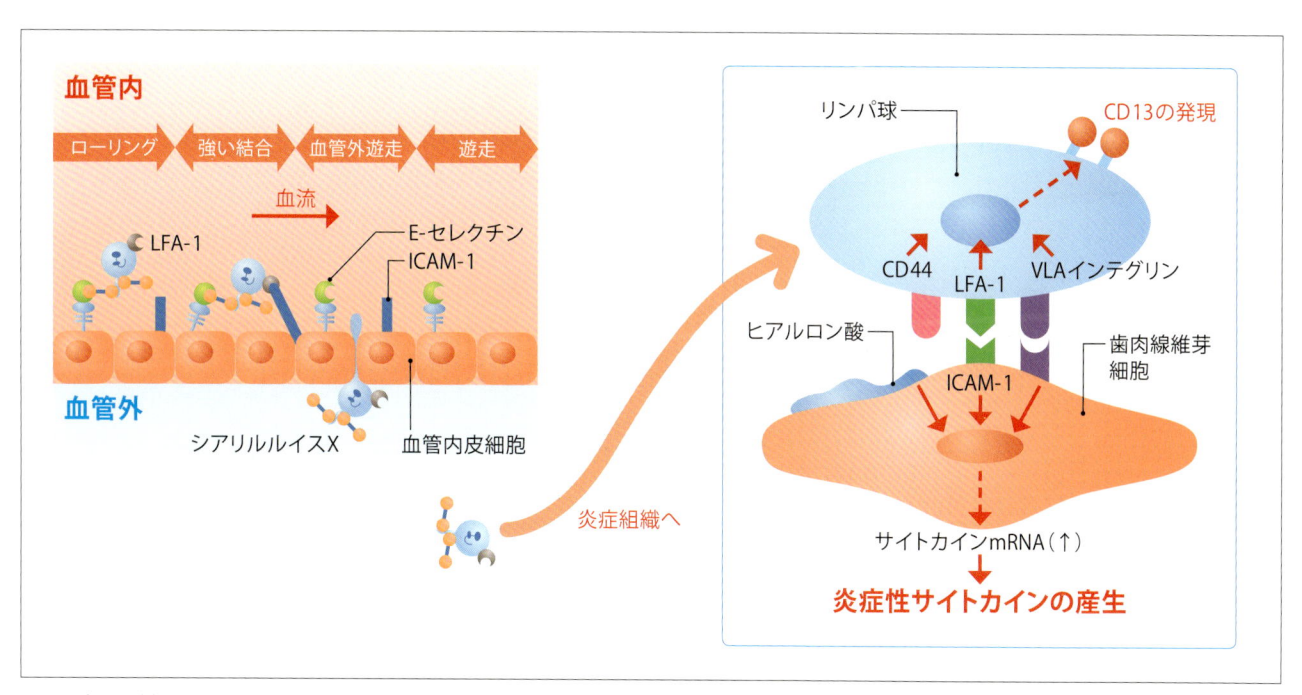

図2 歯周組織へのリンパ球の動員・集積と細胞接着分子。
　血液循環に乗って炎症部位へと移動したリンパ球は、毛細血管内腔側に発現している細胞接着分子の一つであるセレクチンとゆるやかに結合し、流速を落とす。さらにICAM-1 (CD54) と、白血球上のLFA-1 (CD11a) の強い結合によって移動を止める。その後、リンパ球は走化性因子に導かれて血管内皮細胞間を通過し、炎症局所に動員される。
　また、歯肉線維芽細胞とリンパ球間の異種細胞間接着は、単なる炎症局所への集積機構として働くのみならず、両細胞を相互に活性化する機構としても機能しており、歯肉線維芽細胞ではIL-1やIL-6などの炎症性サイトカインの産生が誘導される一方、Tリンパ球も活性化される。さらに、線維芽細胞によるIFN-βなどのサイトカイン産生によってリンパ球が延命を果たすことが、炎症反応の遷延化に寄与しているとのモデルも提唱されている。

2-4 歯周ポケット形成と歯槽骨吸収

歯肉炎といわれる状態は長期間続くことがあり、場合によっては数年以上にわたることがある。この歯肉炎の状態から歯周炎への移行が、どのような時に、何をきっかけとして生じるのかは、まだ十分には明らかになっていない。しかしながら歯周炎への移行によって、それまで歯肉組織に限局していた組織破壊はさらに根尖側へと進行し、歯根膜、歯槽骨とセメント質からなる歯の支持機構（線維性付着）にも破壊が及ぶようになる。

この歯周組織破壊は必ずしも一定の速度で進行するわけではなく、組織破壊が短期間のうちに急速に進行する活動期と、長期間にわたり破壊がほとんど生じない静止期を繰り返しながら進行することや、その活動期の生じる頻度が各個人によって、また一個人の中でも各歯・各歯面によってさまざまであること（ランダムバーストセオリー）が知られている（図3）。このような歯周組織破壊の進行速度の多様性には、細菌の量や組成の違いによる病原性の差異、細菌に対する宿主の反応性の差異を規定する全身的要因（遺伝的要因を含む）、プラーク停滞因子や咬合といった局所的要因、さらには喫煙などの環境要因が、相互に関与していると考えられている。

このように、原因であるバイオフィルムだけではなく、多種多様な因子が歯周病の病態に関与しているということが、病気への理解や対処を困難なものにしている。

結合組織の破壊

歯周組織は硬組織と軟組織から成るが、そのうち軟組織は上皮細胞、線維芽細胞を主とした細胞成分に加え、線維芽細胞が産生するコラーゲン、エラスチンなどの線維構造と、プロテオグリカン、フィブロネクチン、ヒアルロン酸やラミニンなどの細胞外基質によって構築される。歯周病原性細菌の中には、この線維構造や細胞外基質を分解する酵素を産生することで、宿主の組織破壊に直接的に関与するものがある。たとえば P.gingivalis が産生するプロテアーゼの一種（ジンジパイン）は、広範な生体タンパク質を分解・不活性化する酵素活性をもつのみならず、宿主防御機能からの回避や体液性免疫応答の誘導にも関与しうることが知られている。また他の多くの歯周病原性細菌も、コラゲナーゼやトリプシン様酵素、ケラチナーゼなどの多様な酵素を産生し、歯周組織の破壊に直接的に関与していると考えられている。

一方で、バイオフィルムからのさまざまな刺激を受けることにより、歯周組織には炎症反応と免疫応答が引き起こされる。その結果として産生される宿主由来の生理活性物質は、細菌由来の酵素よりもさらに大きく歯周組織破壊に関与していると考えられる。炎症局所にみられる多数の炎症性浸潤細胞のうち、好中球は炎症反応の初期から局所に集積して異物排除にはたらいており、外来性の異物を貪食して細胞内に取り込み、活性酸素や次亜塩素酸のはたらきによって酸素依存的に、またリゾチームやカテプシンG、ディフェンシンなどのはたらきによって酸素非依存的に、取り込んだ異物を殺菌・無毒化する。そして貪食を終えると死滅し、マクロファージにより処理されるか「膿」として排出されるが、その際にカテプシンGなどのセリンプロテアーゼやエラスターゼなどの酵素が不活化されることなく生体内に放出されると、生体自身の構成成分もこれらの酵素により分解されてしまうため、歯周組織の破壊を引き起こす（図4）。宿主免疫がもろ刃の剣といわれるゆえんである。また好中球やマクロファージなどの炎症性細胞のみならず、歯肉線維芽細胞や上皮細胞などの宿主細胞が産生するマトリックスメタロプロテアーゼ（MMPs）も、歯周組織破壊に深く関与している。MMPsは細胞外基質の構成成分であるコラーゲンやプロテオグリカンの分解、生理活

性ペプチドの活性化に際して機能する金属イオン要求性のタンパク分解酵素で、酵素前駆体として産生された後、アミノ基側の一部が酵素によって除去されることで活性化され、酵素活性を示すようになる。これまでに、炎症組織において産生されるTNF-αやIL-1、IL-6などの炎症性サイトカインがMMPsの産生を転写レベルで増強すること、また炎症組織に存在するプラスミンや生体由来・細菌由来のセリンプロテアーゼ、活性型MMPs、活性酸素などが、産生されたMMPs前駆体を活性化することが知られている（図4）。また、MMPsの酵素活性は、4種の内因性阻害因子（tissue inhibitor of metalloproteinases：TIMPs）によっても調節されている。正常な細胞外基質代謝が営まれている組織においては、骨芽細胞、線維芽細胞、血管内皮細胞などが産生する特異的なTIMPsが、MMPsと1：1の比率で結合している。しかしながら炎症歯周組織においては両者の比率に変化が生じることから、軟組織に破壊や線維化が生じると考えられている。

歯槽骨の破壊

歯周病の病変部に動員された免疫担当細胞や歯肉線維芽細胞などの歯周組織構成細胞は、歯周病菌由来の刺激を受けて、また自らや周囲の細胞が産生する生理活性物質の刺激を受けて、炎症性メディエーターやサイトカインを盛んに産生する。これらの生理活性物質は宿主細胞間の相互連携を担っており、各細胞が互いに炎症反応や免疫応答を調節して、ビルレンス因子の効率的な排除と生体の恒常性維持を行ううえで有用にはたらく。しかしながら、その産生が慢性化した場合には、歯周組織破壊の進行に深く関与することとなる。つまり歯槽骨破壊においても、宿主免疫はもろ刃の剣としてはたらいているのである。

骨は生きた組織であり、生理的な状態では破骨細胞による骨吸収と骨芽細胞による添加がバランスよく行われることで、つねに一定の骨量・形態が保たれている。しかしながら、歯周組織に炎症が生じて炎症性メディエーターやサイトカインが過剰に産生されると、そのバランスが崩れ、歯槽骨破壊が進行すると考えられている。たとえば、活性化されたマクロファージやリンパ球はTNF-αやIL-1などの炎症性サイトカインを産生するが、これらのサイトカインは破骨細胞分化因子（RANKL：receptor activator of nuclear factor kappa-B ligand）の発現促進を通じて、破骨細胞分化を促進する。また、プロスタグランジン（PG）合成酵素の1つであるシクロオキシゲナーゼ（COX）-2の発現を誘導するため、強い骨吸収作用をもつPGE_2の産生が上昇することとなり、骨破壊を促進する。一方、単球／マクロファージやリンパ球、線維芽細胞から産生されるIL-6は多様な生理活性を示すサイトカインであるが、間葉系細胞のRANKL発現誘導を介して破骨細胞の分化を促進することや、骨芽細胞による骨形成を抑制すること、またRANKLの誘導作用を有するL-17を産生するT細胞の分化を誘導することで、骨破壊を促進する可能性が示されている（図4）。

前述のように、歯周組織破壊の活動性は個人間、また各歯・部位間でも多様であり、また時々刻々と変化する。現在の歯周病の臨床診断においては、ポケットデプスや歯槽骨吸収量、肉眼的炎症所見などを臨床的指標として用いているが、いずれの指標も過去に生じた歯周組織破壊の履歴を表すものではあるが、今後生じるであろう歯周病の疾病活動性の変化を予見させるものではない。

一方で、これまでに述べた各種生理活性物質（炎症性メディエーターやサイトカイン）の発現量、酵素活性などは、その時々の組織の状態を反映して変化し、その発現プロファイルを変動させるものと想定される。将来的に病態の違いを診断したり、近未来に起こるであろう歯周組織の破壊、歯周治療に対する反応性の高低を予測診断するためには、このような生体由来分子の発現プロファイルのモニタリングが有用であろうと考えられる。

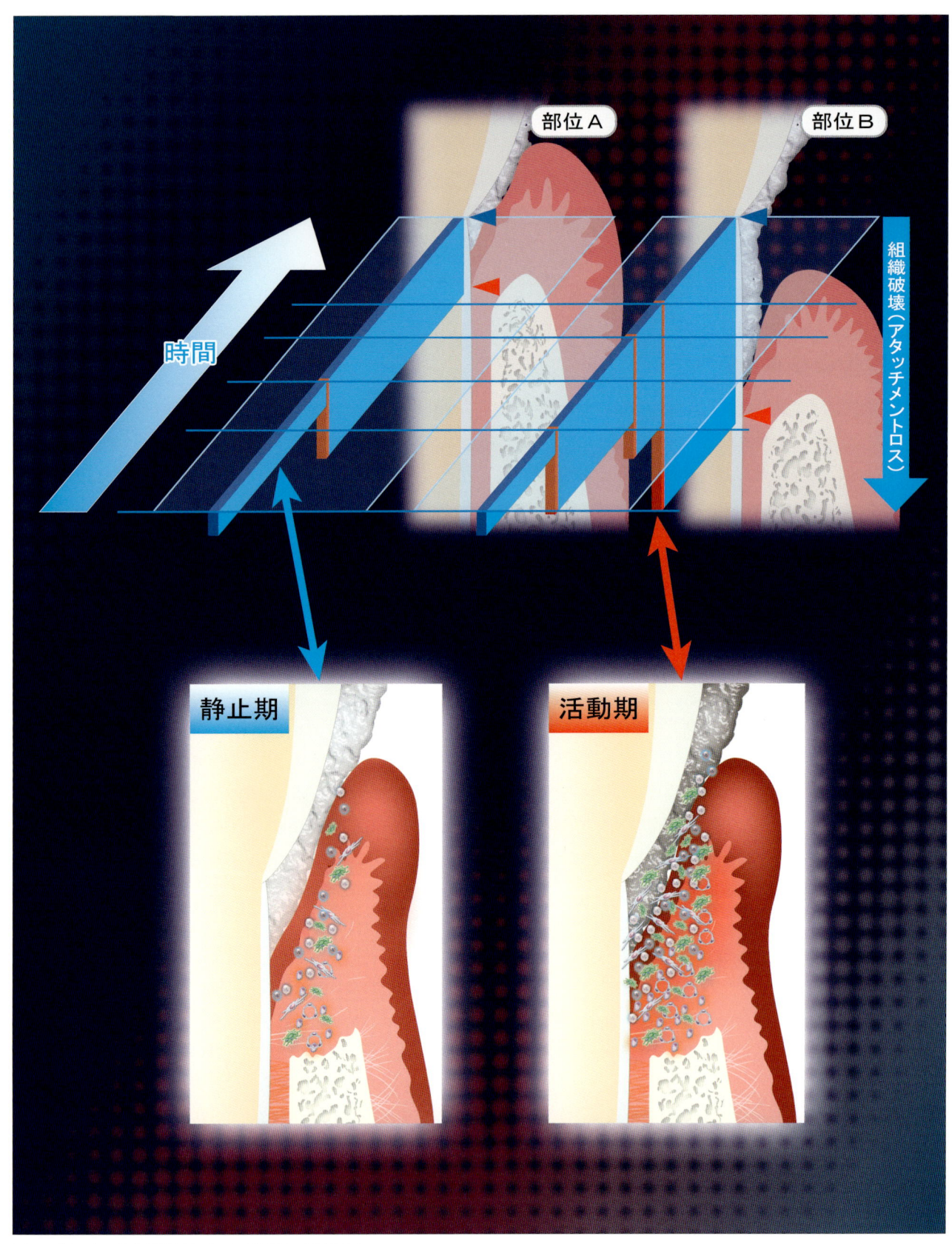

図3 歯周病の疾病活動性と歯周組織破壊の進行速度。
　歯周病による組織破壊が時速的に進行することはほとんどなく、組織破壊が急速に進行する活動期と、破壊がほとんど生じない静止期を繰り返しながら進行することが知られている。この活動期が生じる頻度は、バイオフィルムの病原性や宿主の全身的要因をはじめとした多因子の影響を受けるため、各個人・各歯・各歯面によってさまざまで、この頻度が歯周組織破壊の進行速度を左右すると考えられている。

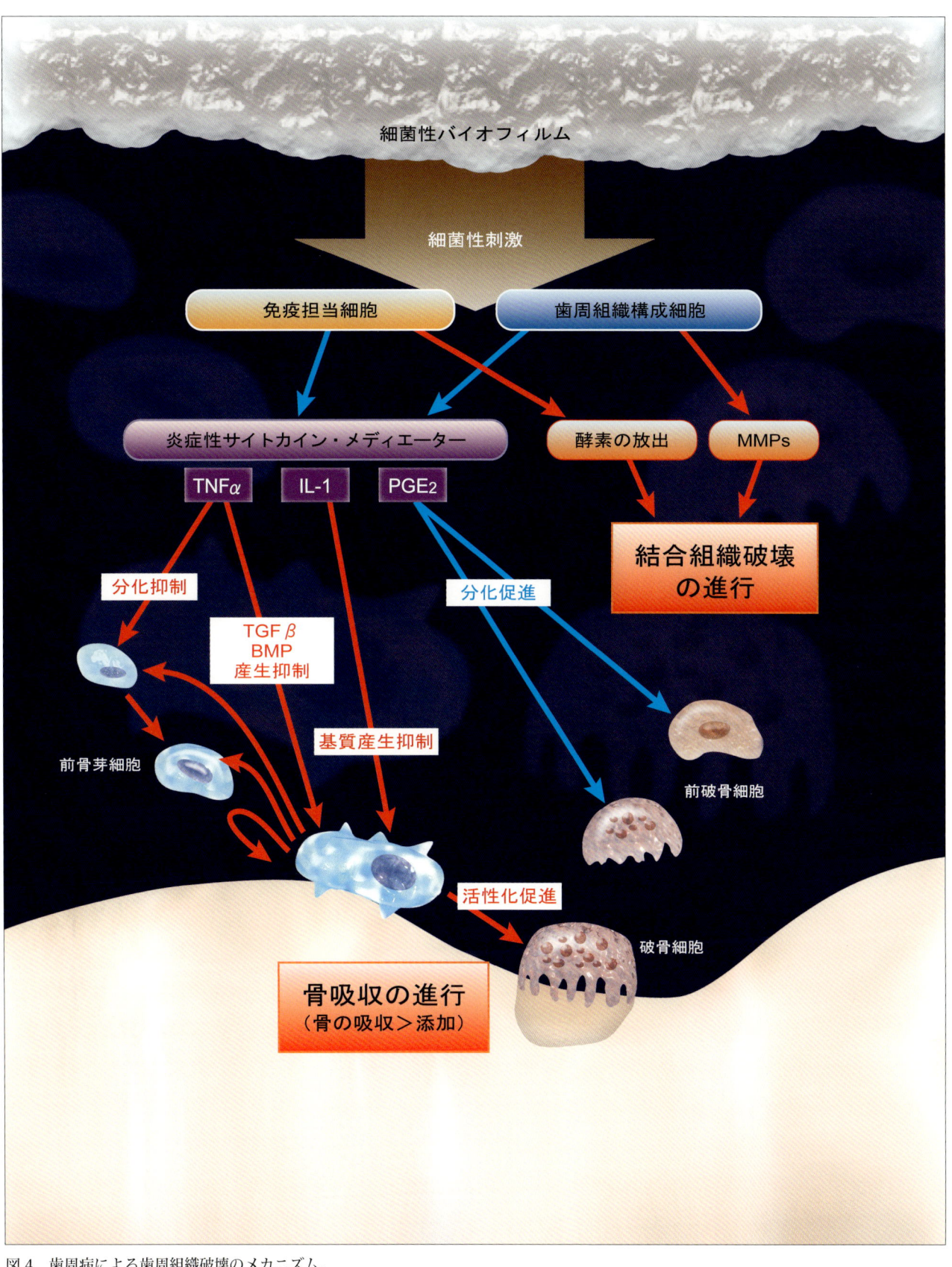

図4 歯周病による歯周組織破壊のメカニズム。
　歯周病による歯周組織破壊は、細菌に由来する酵素やビルレンス因子などの直接的な作用によっても生じるが、むしろその主体をなすのは、生体が細菌由来の刺激に対抗するために局所で産生する酵素や炎症性メディエーター、サイトカインなどの作用を介した組織破壊であると考えられている。結合組織の破壊は主に、好中球のファゴライソゾームに由来するセリンプロテアーゼやエラスターゼ、歯周組織構成細胞が産生するMMPsによって生じる。また骨吸収は、マクロファージや活性化リンパ球、歯肉線維芽細胞によって炎症性メディエーターやサイトカインが過剰に産生された結果、骨の吸収と添加のバランスが崩れることで進行すると考えられている。

3 歯周病の多様な臨床像

3-1 歯周症から歯周病へ（病因論・診断・治療法の歴史的変遷）

歯周病（歯周疾患：periodontal diseases）は、歯周組織に発現するすべての疾患を包括した言葉であり、当該疾患の原因、治療法を体系的に考えていくには適切な分類が必要である。これまでに多くの研究者がそれぞれに歯周病の分類を試みてきた。現在では米国歯周病学会（American Academy of Periodontology：AAP．以下 AAP）、日本歯周病学会が体系的な分類を提唱している。

病因論・診断の歴史的変遷（表1）

①初期の分類

1928年に病理学者Bernhard Gottlieb（1885-1950）は歯周病を局所病原因子による炎症とし、不潔性膿漏（schmutz pyorrhoea）、全身病原因子による歯槽骨萎縮を主症状とする歯周症（periodontosis）、炎症と萎縮の混合型である歯周膿漏（paradental pyorrhoea）の3種に分類した。

当時は歯石が最大の局所病原因子と考えられていたため、プラーク細菌（バイオフィルム）の為害性やブラッシングの効果が認識されていなかった。そのためスケーリング、外科治療のみを行っても完治しなかった。したがって歯周病が再発したとの認識が生まれ、未知の全身病原因子を進行の要因と考えたと推測される。その後、1940年にMcCallは歯周病を炎症性疾患と捉え、歯肉炎と歯周炎に大別し、さらに退行性病変として咬合性外傷を加えた分類を提唱した。

その後も、とくに退行性病変として歯周症の概念が存在し、Glickmanの分類（1972）においても記述されている。Glickmanはその著書[1]の中で「歯周組織の一部あるいはそれ以上の部位に起こる慢性退行性の非炎症性破壊」と定義し、思春期から30歳までの間に罹患していることが多く、原因となる全身因子として、代謝の不均衡、遺伝性のホルモン障害、虚弱症、栄養欠乏、糖尿病、梅毒、高血圧、膠原病、歯原器の劣性遺伝などがあるとしていた。Grant、SternとEverettの分類（1972）においては、病因不明の疾患とされていた。

1961年の世界保健機構（WHO）の歯周病に関する専門委員会がまとめた歯周病の分類では、疾患の経過が病理学的に検討され、炎症性過程、変性過程、新生物過程に分類された。また実際には炎症性過程を歯肉炎と歯周炎に分類し、さらに歯周炎を慢性歯周炎と複合性歯周炎（現在では侵襲性歯周炎）とに分類している。

②細菌感染症としての分類

1960年代にLöeらによって歯肉炎の発症には細菌性プラークが必要であることが明らかにされ、歯周病は細菌感染によって生じる感染症と考えられるようになってきた。1965年までは、構成細菌よりも細菌の量が重要であると考えられていた（非特異細菌説）。

1970年代に入り嫌気培養が可能となり、歯周炎は特殊な細菌が原因となり発症する疾患とされ、特定の細菌と歯周病の病態との関連で分類された（特異細菌説[2]）。Ranneyは歯周症を退行性病変ではなく、感染性の若年性歯周炎と分類した（表2）。

③治療法を考慮した分類

1977年にはAAP、1983年にはLindheが歯周病の進行状態を基準とする分類を行った。これらは他の分類法と異なり、治療法と密接に結びついた分類であり画期的なものであった（表3、4）。

表1 歯周病分類の変遷。

感染症としての歯周病

⟵ 1965　1970 ⟶
非特異的細菌説　特異的細菌説

世界

1928 Gottlieb の分類
不潔性膿漏・歯周症・歯周膿漏の3種に分類
局所因子：歯石
全身因子による歯槽骨萎縮

→ 歯周症 →

1972 Glickman の分類
退行性病変としての歯周症の概念

1961 世界保健機構の分類
病理学的な検討

1940 McCall の分類
歯肉炎と歯周炎の区別
咬合性外傷（退行性病変）

1977 Ranney の分類
歯周症→感染性若年性歯周炎

1977 AAP の分類
歯周病の進行状態を基準とし，治療法と密接に結びついた分類

日本

1966「歯槽膿漏症」の治療の分類
（日本歯科医師会）
治療を視野に入れた分類

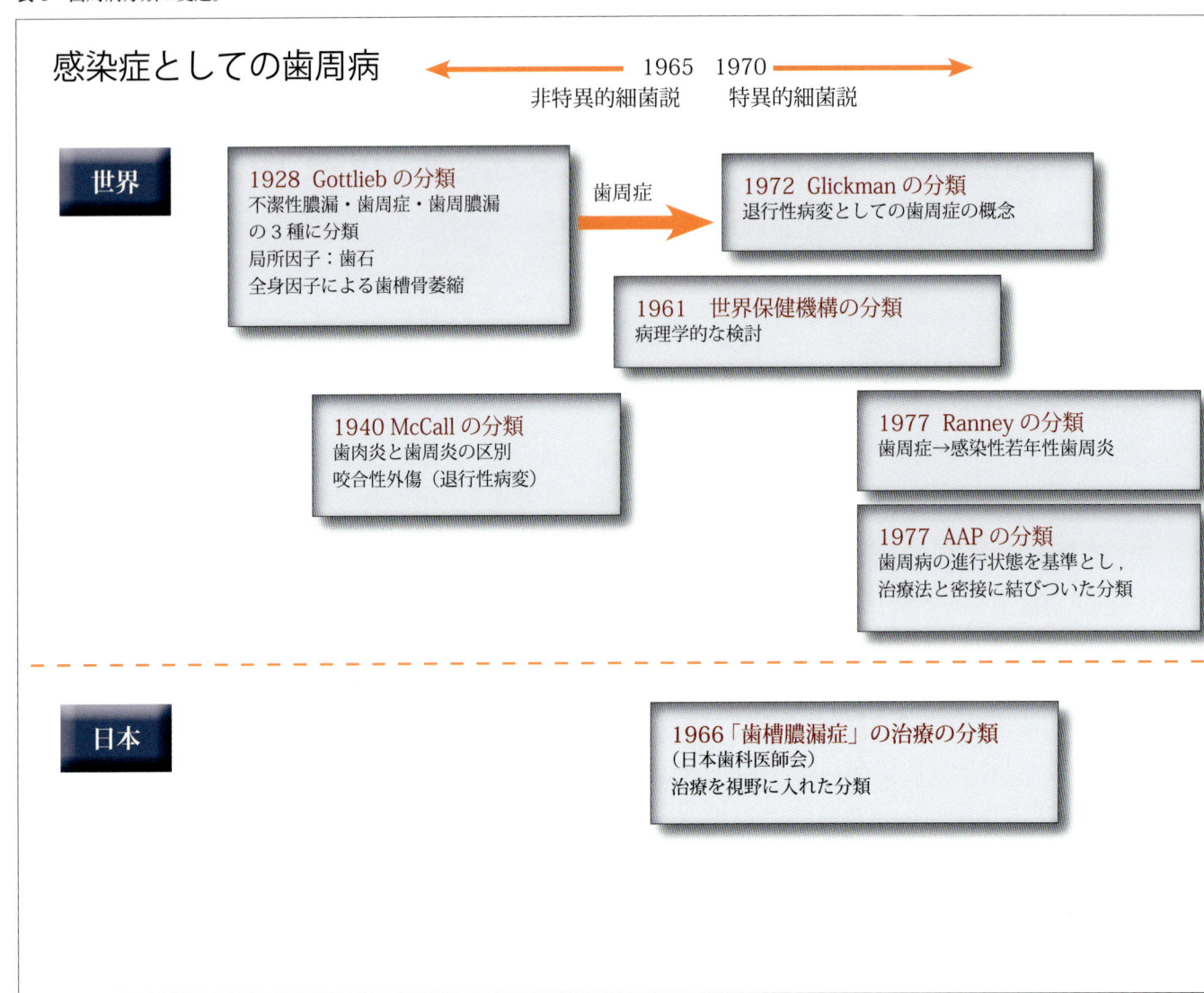

表2 Ranney の分類（1977）。

歯肉炎 - 歯周炎
歯周膿瘍
急性壊死性潰瘍性歯肉炎
若年性歯周炎
咬合性膿瘍
症候性

表3 AAP の分類（1977）。

Type I	歯肉炎
Type II	軽度の歯周炎（エックス線写真上で 10～30% の骨吸収）
Type III	中等度の歯周炎（エックス線写真上で 30～60% の骨吸収）
Type IV	高度の歯周炎（エックス線写真上で 60% 以上の骨吸収）

1999 AAP 歯周疾患の最新分類
発症年齢を重視しない，病態重視の分類
成人性歯周炎→慢性歯周炎
早期発症型歯周炎→侵襲性歯周炎

1982 Page と Schröeder の分類
発症年齢や病因に基づいた分類
歯周病のある病型では宿主の免疫機構の欠陥がその発症にかかわっている

1983　Lindhe の分類
各歯の歯周病の進行程度に基づく分類
個人・歯ごとに感受性・重篤度が異なる

- -

1995 日本歯周病学会と日本歯科医師会による分類
歯周病の原因や進行度を考慮した分類

2006　歯周病分類システム（日本歯周病学会）
2 段階の分類
1. 症状・病態による分類
2. 病原因子（リスクファクター）を基にした分類

表4　Lindhe の分類（1983）。

歯肉炎	支持組織の喪失なし（仮性ポケット）

歯周炎
　levis 型　　　　支持組織の水平的喪失，歯根長の 1/3 未満，BOP ＋
　gravis 型　　　支持組織の水平的喪失，歯根長の 1/3 以上，BOP ＋
　complicate 型　楔骨欠損：歯間部クレーター，骨縁下ポケット，
　　　　　　　　　根分岐部病変 2 度以上

④ 1980年代の分類

1982年、PageとSchröederは発症年齢や病因を基に、歯周炎を前思春期性歯周炎（広汎型・限局型）、若年性歯周炎、急速進行性歯周炎、成人性歯周炎、急性壊死性潰瘍性歯肉炎・歯周炎に分類した。さらに、歯周病のある病型では宿主の免疫機構の欠陥がその発症にかかわっていることが考慮された。

1989年AAPのコンセンサスレポートでは、成人性歯周炎、若年性歯周炎（限局型と広汎型）、壊死性潰瘍性歯肉炎・歯周炎、難治性歯周炎と分類された。さらに、1989年のWorld Workshop in Clinical Periodonticsにおいても新たな歯周病の分類が発表された（表5）。

⑤ 1990年代の分類

1999年にInternational Workshop for a Classification of Periodontal Diseases and Conditionsが開催され、国際的な分類（「AAP歯周疾患の最新分類」）が制定された（表6[3]）。上述のWorld Workshop in Clinical Periodontics（1989）における分類に対して歯肉疾患の増加、成人性歯周炎から慢性歯周炎への変更、早期発症型歯周炎（early-onset periodontitis）を侵襲性歯周炎（aggressive periodontitis）と変更するなどの改変がなされた。国際的には、当分類が広く用いられていると考えられる。

表5　AAPによる歯周病の分類(1989)。

			内容
歯肉炎	a. プラーク関連歯肉炎		
	b. 急性壊死性潰瘍性歯肉炎		b〜eはプラーク関連歯肉炎を修飾して二次的に発症する
	c. ステロイドホルモン性歯肉炎		思春期, 妊娠期, ステロイド剤常用者
	d. 薬物による歯肉増殖		抗てんかん剤, 免疫抑制剤, カルシウム拮抗薬など
	e. 剥離性歯肉炎		
	f. その他の二次的修飾因子		その他の因子として血液障害, 栄養, 口呼吸, ウイルス感染
歯周炎	a. 早期発症型歯周炎		35歳以前で発症し, 組織破壊が急速であり, 宿主の防御機構の欠陥があり, 構成する細菌叢が特殊である
		思春期前歯周炎	乳歯期から発症し, 局所型と広汎型に分類される
		若年性歯周炎	思春期前後に発症し, 家族内集積が認められる. 局所型（第一大臼歯と切歯に発症）と広汎型がある
		急速進行性歯周炎	発症は思春期を過ぎてからで, 多くの場合20〜30代前半までである 歯周組織破壊が急速に進行する. 全顎的に発症し, 多歯が罹患する
	b. 成人性歯周炎		通常35歳以上で発症し, 組織破壊は緩慢である. 宿主の防御機構に異常は認められない
	c. 全身疾患と関連した歯周炎		①Down症候群, ②1型糖尿病, ③Papillon-Lefèvre症候群 ④HIV感染症（AIDS）
	d. 壊死性潰瘍性歯周炎		
	e. 難治性歯周炎		良好な患者の協力が得られ, かつ適切な歯周治療を行ったにもかかわらず改善の認められない症例. また数か所あるいは多数の部位で再発する症例も含む

表 6-1　AAP による歯周疾患と歯周組織異常の最新分類 (1999)。

I. 歯肉疾患

A. プラーク性歯肉疾患*
　1. プラークのみに起因する歯肉炎
　　a. 他の局所関連因子なし
　　b. 局所関連因子あり（Ⅷ. A 参照）
　2. 全身性因子関連性歯肉疾患
　　a. 内分泌系と関連したもの
　　　1) 思春期関連性歯肉炎
　　　2) 月経周期関連性歯肉炎
　　　3) 妊娠期関連性
　　　　①歯肉炎
　　　　②化膿性肉芽腫
　　　4) 真性糖尿病関連性歯肉炎
　　b. 血液障害を伴う
　　　1) 白血病関連性歯肉炎
　　　2) その他
　3. 薬物関連性歯肉疾患
　　a. 薬物の影響による歯肉疾患
　　　1) 薬物の影響による歯肉増殖
　　　2) 薬物の影響による歯肉炎
　　　　　a. 経口避妊薬関連性歯肉炎
　　　　　b. その他
　4. 栄養失調により修飾された歯肉疾患
　　a. アスコルビン酸欠乏性歯肉炎
　　b. その他

B. 非プラーク性歯肉疾患
　1. 特異的細菌に起因する歯肉疾患
　　a. *Neisseria gonorrhea*- 関連病変
　　b. *Treponema pallidum*- 関連病変
　　c. *Streptococcus species*- 関連病変
　　d. その他
　2. ウイルス性歯肉疾患
　　a. ヘルペスウイルス感染
　　　1) 原発性ヘルペス性歯肉口内炎
　　　2) 再発性口腔ヘルペス
　　　3) 水痘 - 帯状疱疹ウイルス感染
　　b. その他
　3. 真菌に起因する歯肉疾患
　　a. カンジダ種感染
　　　1) 広汎性歯肉カンジダ症
　　b. 線状歯肉紅斑
　　c. ヒストプラズマ症
　　d. その他
　4. 遺伝性歯肉異常
　　a. 遺伝性歯肉線維腫症
　　b. その他
　5. 全身状態の歯肉への発現
　　a. 粘膜皮膚疾患
　　　1) 扁平苔癬

　　　2) 天疱瘡
　　　3) 尋常性天疱瘡
　　　4) 多形滲出性紅斑
　　　5) 円盤状紅斑性狼瘡
　　　6) 薬物関連
　　　7) その他
　　b. アレルギー反応
　　　1) 歯牙修復材料
　　　　a. 水銀
　　　　b. ニッケル
　　　　c. アクリル樹脂
　　　　d. その他
　　　2) 1) 以外のアレルギーに関連するもの
　　　　a. 歯磨剤
　　　　b. 洗口剤
　　　　c. チューインガム添加物
　　　　d. 食物とその添加物
　　　3) その他
　6. 外傷性病変 (人為的, 医原性, 偶発性)
　　a. 化学的障害
　　b. 物理的障害
　　c. 熱障害
　7. 異物反応
　8. その他

*アタッチメントロスがない、あるいは進行性でないアタッチメントロスを伴った歯周組織に起こりうる。

表 6-2　AAP による歯周疾患の最新分類 (1999)。

II. 慢性歯周炎**
　A. 限局性
　B. 広汎性
III. 侵襲性歯周炎**
　A. 限局性
　B. 広汎性
IV. 全身疾患の一症状としての歯周炎
　A. 血液疾患関連
　　1. 後天性好中球減少症
　　2. 白血病
　　3. その他
　B. 遺伝性疾患関連
　　1. 家族性および周期性好中球減少症
　　2. Down 症候群
　　3. 白血球粘着不全症候群
　　4. Papillon-Lefèvre 症候群
　　5. Chédiak-Higashi 症候群
　　6. 組織球増殖症候群
　　7. 糖原病
　　8. 小児遺伝性無顆粒球症
　　9. Cohen 症候群
　　10. Ehlers-Danlos 症候群（タイプ IV および VIII）

　　11. 低ホスファターゼ症
　　12. その他
　C. その他
V. 壊死性歯周疾患
　A. 壊死性潰瘍性歯肉炎 (NUG)
　B. 壊死性潰瘍性歯周炎 (NUP)
VI. 歯周組織膿瘍
　A. 歯肉膿瘍
　B. 歯周膿瘍
　C. 歯冠周囲膿瘍
VII. 歯内病変関連歯周炎
　A. 歯周―歯内複合病変
VIII. 先天性および後天性の形態異常
　A. プラーク依存性歯肉炎／歯周炎を修飾あるいは罹患しやすくする局所的歯関連因子
　　1. 歯牙解剖学的因子
　　2. 歯牙修復物, 装置
　　3. 歯根破折
　　4. 歯根頸部の吸収とセメント質剥離
　B. 歯周囲における歯肉歯槽粘膜の形態状態
　　1. 歯肉／軟組織の退縮 (recession)
　　　a. 唇舌側面
　　　b. 隣接面 (乳頭部)

　　2. 角化歯肉の不足
　　3. 口腔前庭の深さの減少
　　4. 小帯 (付着) 異常／筋の位置
　　5. 過剰歯肉
　　a. 仮性ポケット
　　b. 不調和な歯肉辺縁
　　c. 過剰な歯肉露出
　　d. 歯肉肥大 (I. A. 3. と I. B. 4. を参照)
　C. 歯欠損顎堤における歯肉歯槽粘膜形態状態
　　1. 垂直性, 水平性または混合性の欠損
　　2. 歯肉／角化組織の不足
　　3. 歯肉／軟組織の肥大
　　4. 小帯 (付着) 異常／筋の位置
　　5. 口腔前庭の深さの減少
　　6. 色の異常
　D. 咬合性外傷
　　1. 一次性咬合性外傷
　　2. 二次性咬合性外傷

**範囲と重症度に基づいてさらに分類されうる。一般的な指標としては下記のように特徴づけられる。範囲は限局性（病変部位が 30% 以下）、広汎性（病変部位が 30% より大きい）。重症度では臨床学的アタッチメントロス (CAL) の量に基づいて特徴づけることができる。軽度（1 〜 2 mm の CAL）、中等度（3 〜 4 mm の CAL）、重度（5 mm 以上の CAL）。

⑥日本歯周病学会による分類

1966年に日本歯科医師会によって、治療を視野に入れた「歯槽膿漏症の治療」の分類が行われた（表7）。1995年には、日本歯周病学会と日本歯科医師会により歯周病の原因や進行度を考慮した分類が行われた。

さらに2006年、日本歯周病学会により『歯周病分類システム』が上梓され、症状・病態に着目して分類後、さらに病原因子（リスクファクター）を考慮して分類を行うという2段階で行われ、現在使用されている（表8[4]）。しかし、分類とそれに基づいた診断が決定されても基本的な治療法は異なるわけではなく、治療法と関連づけた新しい分類法の確立が望まれる。

表7 歯周病の分類（日本歯周病学会・日本歯科医師会、1996）。

大分類	小分類	説明
歯肉炎	単純性歯肉炎	局所因子（プラーク）により歯肉に炎症が生じた疾患
	複雑性歯肉炎	プラークが初発因子で、全身性あるいは局所の特殊な因子が修飾している．妊娠性歯肉炎、ニフェジピン性歯肉炎、フェニトイン（ダイランチン）性歯肉炎、急速壊死性潰瘍性歯肉炎、慢性剥離性歯肉炎など
	歯肉外傷	物理的な力（歯ブラシ，硬い食物），薬物，高温，医原性因子等が原因となり歯肉に損傷が生じたもの
	歯肉退縮	歯肉がセメント—エナメル境より根尖側に退縮し，炎症が認められないもの
歯周炎	慢性歯周炎	プラークによって歯周組織（歯肉，歯根膜，歯槽骨）に破壊が生じたもの
	軽度 中等度	歯根長1/3以内の骨吸収，歯周ポケット3～5mm程度 歯根長1/3～1/2程度の骨吸収，歯周ポケット4～7mm程度，根分岐部病変1度，軽度の動揺
	重度	歯根長1/2以上の骨吸収，歯周ポケット6mm以上，根分岐部病変2～3度，高度な動揺
	急速性歯周炎	急速に進行する重度の歯周炎．プラークの他に特殊な局所因子（組織破壊力の強い細菌，ブラキシズム）および全身性因子（白血球の機能低下など）に強く修飾されている
	若年性歯周炎 局所型・広汎型	思春期に発症し，急速に進行する．中切歯，第一大臼歯に初発する
	急速進行性歯周炎	20～30歳代に急速に進行した重度の歯周炎
	特殊性歯周炎	遺伝子疾患など特殊な全身因子により，歯周炎が急速に進行した疾患 Papillon-Lefèvre症候群，周期性好中球減少症，Down症候群，前思春期性歯周炎等
咬合性外傷		異常に強力な咬合力や側方圧により，歯根膜や歯槽骨に生じる外傷性の病変．歯肉に炎症は生じないが，歯周炎と合併すると急速に歯周炎を進行させる

表 8-1　病原因子による歯肉炎の分類。

1）プラーク単独性歯肉炎	Gingivitis induced by plaque only
2）全身因子関連歯肉炎	Gingivitis modified by systemic conditions
①萌出期関連歯肉炎	Puberty-associated gingivitis
②月経周期関連歯肉炎	Menstrual cycle-associated gingivitis
③妊娠関連歯肉炎	Pregnancy-associated gingivitis
④糖尿病関連歯肉炎	Diabetes-associated gingivitis
⑤白血病関連歯肉炎	Leukemia-associated gingivitis
⑥その他の全身状態が関連する歯肉炎	Other
3）栄養障害関連歯肉炎	Gingivitis modified by malnutrition
①アスコルビン酸欠乏性歯肉炎	Ascorbic acid-deficiency gingivitis
②その他の栄養不良が関連する歯肉炎	Other

表 8-2　非プラーク性歯肉病変の分類。

1）プラーク細菌以外の感染による歯肉病変	Gingival lesions induced by other infections
①特殊な細菌感染によるもの	Gingival lesions of specific bacterial origin
②ウイルス感染によるもの	Gingival lesions of viral origin
③真菌感染によるもの	Gingival lesions of fungal origin
2）粘膜皮膚病変	Mucocutaneous disorders
①扁平苔癬	Lichen planus
②類天疱瘡	Pemphigoid
③尋常性天疱瘡	Pemphigus vulgaris
④エリテマトーデス	Lupus erythematosus
⑤その他	Others
3）アレルギー反応	Allergic reactions
4）外傷性病変	Traumatic lesions of gingiva

表 8-3　リスクファクターによる歯周炎の分類。

1）全身疾患関連歯周炎	Periodontitis associated with systemic diseases
①白血病	Leukemia
②糖尿病	Diabetes
③骨粗鬆症／骨減少症	Osteoporosis/osteopenia
④AIDS	Acquired immunodeficiency syndrome(AIDS)
⑤後天性好中球減少症	Acquired neutropenia
⑥その他	Other
2）喫煙関連歯周炎	Periodontitis associated with smoking
3）その他のリスクファクターが関連する歯周炎	Periodontitis associated with other risk factors

表 8-4　歯周炎を随伴する遺伝疾患。

1）家族性周期性好中球減少症	Familial and cyclic neutropenia
2）Down 症候群	Down syndrome
3）白血球接着能不全症候群	Leukocyte adhesion deficiency syndrome
4）Papillon-Lefèvre 症候群	Papillon-Lefèvre syndrome
5）Chédiak-Higashi 症候群	Chédiak-Higashi syndrome
6）組織球症候群	Histiocytosis syndrome
7）小児遺伝性無顆粒球症	Infantile genetic agranulocytosis
8）グリコーゲン代謝疾患	Glycogen storage disease
9）Cohen 症候群	Cohen syndrome
10）Ehlers-Danlos 症候群（Ⅲ・Ⅷ型）	Ehlers-Danlos syndrome(Type Ⅲ and Ⅷ)
11）低アルカリホスファターゼ血症	Hypophosphatasia
12）その他	Other

治療法の変遷

　Paleostomatology（☞用語解説）またはpaleopathology（☞用語解説）という学問があり、先史時代の人びとの疾患について研究が行われている。そのなかで、歯科疾患については人びとが古代から歯周病に罹患していたと考えられ、今から約20万年前より3万年前までの時代にヨーロッパや中東アジアに住んでいたネアンデルタール人の口腔内で歯槽骨の吸収が発見されている[5]。

　また、古代エジプト人ミイラで歯槽骨の吸収が認められ、事実、歴代ファラオの死因のなかで事故死や毒物死などを省くと、死因として多かったのがう蝕や歯周病が原因（誘因）となった菌血症、敗血症であると考えられている。

　さらに、紀元前2750年には、歯科領域の外科処置（切開・排膿）の最初の記述がある（オーラルヘルスアトラス）。紀元前3000年頃の古代インドでは予防の概念がすでにあったと考えられ、歯ブラシの原型といえる房楊枝が使用されていた。ギリシャ人Hipocrates（紀元前460年-紀元前377年：医学の父）は、疾患（pathema）は神の罰ではなく自然現象であることを唱え、これが自然科学的な医学への第一歩となった。さらに液体病理学を確立し、歯周病を「歯肉に粘液が貯溜したものであり、歯肉は歯からはがれ、悪臭を発する病気である」とした。

　紀元前384～322年、ギリシャではAristotelesが歯肉炎の治療法を記している。紀元前50～25年、ローマ人の医学ライターAulus Cornelius Celsusは口腔衛生、動揺歯の固定などの治療法を記述している。さらに時代が下り、約1,000年前アラビアの外科医であるAlbucasis（963-1013）は、その著作の中で歯石沈着をともなう歯肉の疾患について述べており、スケーラーを用いた歯石除去の重要性について述べている。

　近代の歯科医学のなかですばらしい業績を残したのがフランスのPierre Fauchard（1678-1761）である。彼は"le Chirurgien Dentiste"（『歯科外科医』）を1728年に刊行し、歯科疾患の診断・治療を著した。さらに第2版で歯周病を「歯の清掃を怠る者は歯の喪失をもたらす慢性疾患にかかる」とし、口腔清掃の重要性を強調した[6]。また、歯周病が壊血病と深い関係があると考え、スケーラーによる歯石除去やハサミを用いての歯肉の切除、術後のパックなどについても述べている。

　その後、英国のJohn Hunter（1728-1793）は著書（The Natural History of the Human Teeth）『人の歯の博物学』の中で、歯石の種類と形成、歯周病や歯槽骨の吸収について記述している[7]。さらに、歯周病は健康な人にも発症するため壊血病は歯周病と無関係であるとし、「歯肉は歯槽骨により支えられているが、歯槽骨破壊の進行につれて歯肉が腫れ歯根も露出し、歯は弛緩動揺し究極的には脱落に至る」と述べている。治療についてはスケーリングや歯面研磨、過剰な歯肉の外科的除去などについて記述している。

　一方、歯周治療の基本は歯周病発症の原因を除去することである。したがって歯ブラシ、タフトブラシ、歯間ブラシなどを用いたプラークコントロールが歯周治療の基本となる。その際、歯科医師と患者との間で信頼関係（ラ・ポール）を築いたうえで、歯周治療に患者をいかに協力させるか、換言すれば患者に対して「自らの健康を自分で守る」ことをいかに自覚させるかがまず重要である（動機づけ）。その確立のうえにスケーリング・ルートプレーニング、歯周外科処置といった原因除去療法が行われる。しかし、これらの治療により歯周病の進行を阻止することは可能であるが、歯槽骨やセメント質の新生をともなった歯周組織の再生を実現することは不可能である。

　21世紀に入り医学界において組織の再生を促進する「再生医療」が脚光を浴び、歯科界においても歯周組織の再生（tissue regenerative therapy）に注目が集まっている。歯周組織の再生療法は、大きく分けて骨移植術とティッシュエンジニアリング（GTR法、エナメルマトリックスタンパク質の応用：エムドゲイン®、多血小板血漿、増殖因子、培養細胞移植）に分類される。このうち骨移植術、GTR法とエナメルマトリックスタンパク質の応用：エムドゲイン®の3つの方法が現在日常の臨床に用いられている。

3-2 歯周病の分類と診断（病態診断と特徴的臨床像）

歯周病の分類

歯周病（periodontal diseases）とは、歯周組織において発症し歯周組織を破壊する疾患の総称であり、①歯肉炎（gingivitis）、②歯周炎（periodontitis）、③咬合性外傷（occlusal trauma）がある。

歯肉炎、歯周炎は、歯頸部に付着したデンタルプラーク（細菌性バイオフィルム）により引き起こされる慢性炎症である。炎症が歯肉組織に限局する歯肉炎は、付着の喪失（アタッチメントロス、attachment loss）や歯槽骨吸収をともなわないが、歯周炎においては歯肉、歯根膜、歯槽骨に炎症が波及し、付着の喪失や歯槽骨吸収が認められる。咬合性外傷は歯肉炎・歯周炎とは異なり、咬合力により引き起こされる歯周組織の外傷性変化であり、歯根膜腔の拡大と歯槽骨の吸収を主症状とする。中等度から重度の歯周炎においては、咬合性外傷をともなう頻度が高い。

2006年、日本歯周病学会により「歯周病分類システム」が提唱され、日本ではこの分類が用いられている（表8）[4]。当該分類は、1999年に決められたAAP歯周疾患の最新分類を基準として、いくつかを改変して制定されたものである。

以下に、AAP歯周疾患の最新分類と比較して本分類の特徴を述べる。

歯肉病変 gingival lesions：歯肉病変はAAP歯周疾患の最新分類ではgingival diseaseとして記載されているが、本分類では、gingival lesionsとされた。

病態の分類として、プラーク性歯肉炎（plaque-induced gingival lesions）、非プラーク性歯肉炎（non plaque-induced gingival lesions）、歯肉増殖（gingival overgrowth）の3つに分類した。とくに非プラーク性歯肉炎においては、プラーク細菌以外の細菌、ウイルス、真菌による感染、遺伝、粘膜・皮膚疾患、アレルギー、外傷を原因とする病変が包含されている。

また、歯肉増殖に関しては"細胞数の増加をともなう結合組織の増大と集積による歯肉の肥大"と定義され、薬物性歯肉増殖症においてはプラークもその発症・増悪に関与するが、薬物を発症の主たる因子としている。

歯周炎 periodontitis：大分類として歯周炎とし、慢性歯周炎（chronic periodontitis）、侵襲性歯周炎（aggressive periodontitis）、遺伝疾患をともなう歯周炎（periodontitis associated with genetic disorders）を包含するかたちとなっている。慢性歯周炎と侵襲性歯周炎はそれぞれ、限局型と広汎型に分別された。さらに病原因子を基準として、糖尿病、骨粗鬆症、AIDSといった遺伝疾患以外の全身疾患が関与する歯周炎、喫煙関連歯周炎、そしてその他のリスクファクターが関連する歯周炎といった3つに二次分類された。

歯肉退縮 gingival recession：歯肉退縮はアタッチメントロスをともなうため、歯周炎としても分類可能であるが、炎症所見をともなわない場合があるため独立させた。

咬合性外傷 occlusal trama：歯周炎の進行に大きな影響を与えるため、大分類とした。

歯周病の病態

PageとSchröederは、歯肉炎・歯周炎はプラークにより誘発されることを明らかにし、かつ病状の進行を①開始期、②初期、③確立期、④進行期（発展期）の4段階に分けた[8]。①〜③が歯肉炎、④が歯周炎に相当する。

臨床的には、歯周病に罹患すると歯周組織に発赤、腫

脹、熱感、疼痛の炎症の4兆候が発現する。現在の歯周病分類システムでは歯肉炎は歯肉疾患というカテゴリーに包含されており、プラーク性歯肉炎、非プラーク性歯肉炎、歯肉増殖に分類されている（表8-5）。

①歯肉疾患に特徴的な臨床症状

歯肉疾患は、炎症とそれにともなう破壊が歯肉に限局している。プラーク性歯肉炎はプラークが原因で、歯肉の腫脹、歯肉からの出血が認められるプラーク単独性歯肉炎が一般的である（図1）。接合上皮下の歯肉結合組織に限局した炎症反応である。歯肉が炎症性に腫脹した結果、歯肉溝が深化し、仮性ポケットが生じる。さらに、二次的因子によって歯肉炎が修飾される。

妊娠関連歯肉炎：全身因子関連歯肉炎の1つとして、妊娠関連歯肉炎がある。妊娠時に歯肉溝滲出液中の卵巣ホルモン（エストロゲン）、黄体ホルモン（プロゲステロン）濃度が増加することによって、*Prevotella intermedia*, *Prevotella nigrescens* の生育・増殖が促進され、結果として歯肉腫脹が起こる（図2）。

その他、血液障害、栄養不足、口呼吸、ウイルス感染、白血病によっても全身因子関連歯肉炎が発症する。また、単純性歯肉炎に妊娠が重なる場合もある。

歯肉増殖：歯肉増殖は、薬物性歯肉増殖症と遺伝性歯肉線維腫症に分類される。

遺伝性歯肉線維腫症：女性に多く発症し、家族内集積がある。高度に歯肉が増殖し、歯冠の大部分を被覆する。表面は平滑で、炎症症状は認められない。乳歯または永久歯の萌出時に発症する。全身的には、多毛症、精神発達遅滞をともなうことがある。

薬物性歯肉増殖症：抗てんかん剤のヒダントイン（フェニトイン、ダイランチン）、免疫抑制剤であるシクロスポリンA、高血圧症患者が服用するカルシウム拮抗剤の

☞**歯肉疾患**

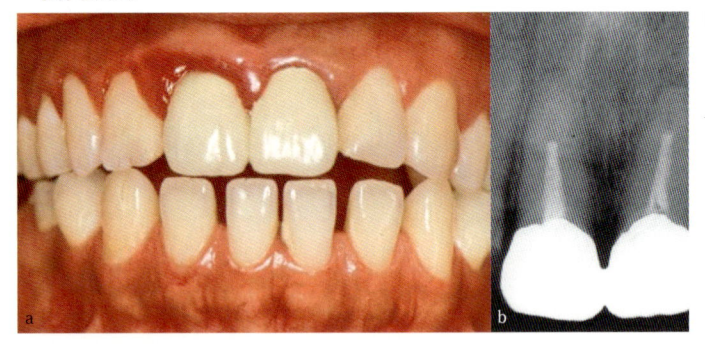

図1a、b　32歳、女性。初診時の口腔内(a)とエックス線像(b)。
歯肉炎は炎症とそれにともなう破壊が歯肉に限局している。プラークが原因で歯肉の腫脹、歯肉からの出血が認められる単純性歯肉炎が一般的である。

☞**妊娠関連歯肉炎**

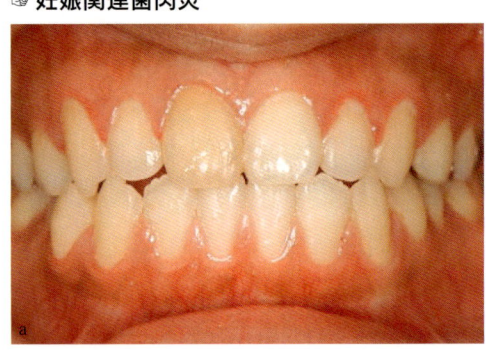

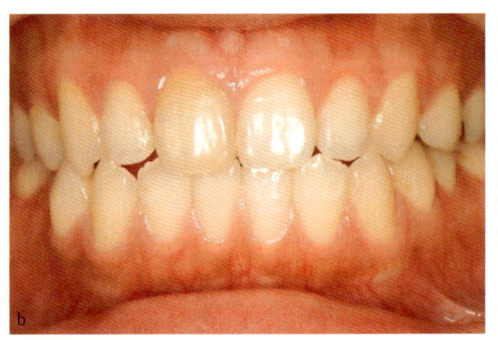

図2a、b　25歳、女性。妊娠8か月。初診時（a）と治療後1週間（b）の口腔内。
妊娠関連歯肉炎：ブラッシング時の出血を主訴として来院。妊娠関連歯肉炎と診断。TBI、歯肉縁上スケーリングを行った結果、緩解した（b）。

☞**歯肉増殖**

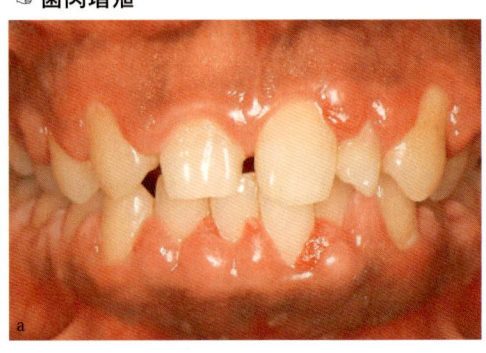

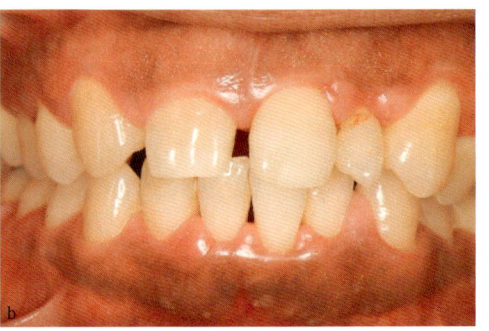

図3a、b　44歳、男性。初診時（a）、歯周基本治療後（b）の口腔内。
薬物性歯肉増殖症：歯肉の増殖、出血を主訴として来院。高血圧にてCa拮抗剤（ニフェジピン）、免疫抑制剤（プログラフカプセル）を服用。歯周基本治療、ニフェジピン服用中止により改善をみた（b）。しかしながら、免疫抑制剤の服用は継続していたため、|12 間の乳頭歯肉に腫脹が認められる。

表8-5　歯周病分類システム。

病態による分類	病原因子（リスクファクターによる分類）	備考
Ⅰ．歯肉疾患　Gingival lesions* 　1．プラーク性歯肉炎 　　Plaque-induced gingivitis**	→　1）プラーク単独性歯肉炎 　　　Gingivitis induced by dental plaque only** 　　2）全身因子関連歯肉炎 　　　Gingivitis modified by systemic conditions** 　　3）栄養障害関連歯肉炎 　　　Gingivitis modified by malnutrition**	表8-1
2．非プラーク性歯肉病変 　　Non plaque-induced gingival lesions	→　1）プラーク細菌以外の感染による歯肉病変 　　　Gingival lesions induced by other infections 　　2）粘膜皮膚病変 　　　Mucocutaneous disorders** 　　3）アレルギー性歯肉病変 　　　Allergic reactions** 　　4）外傷性歯肉病変 　　　Traumatic lesions of gingiva**	表8-2
3．歯肉増殖 　　Gingival overgrowth	→　1）薬物性歯肉増殖症 　　　Drug-induced gingival overgrowth 　　2）遺伝性歯肉線維腫症 　　　Hereditary gingival fibromatosis	
Ⅱ．歯周炎　Periodontitis* 　1．慢性歯周炎 　　Chronic periodontitis** 　2．侵襲性歯周炎 　　Aggressive periodontitis**	→　1）全身疾患関連歯周炎 　　　Periodontitis associated with systemic diseases 　　2）喫煙関連歯周炎 　　　Periodontitis associated with smoking 　　3）その他のリスクファクターが関連する歯周炎 　　　Periodontitis associated with other risk factors	表8-3
3．遺伝疾患に伴う歯周炎 　　Periodontitis associated with genetic disorders**		表8-4
Ⅲ．壊死性歯周疾患　Necrotizing periodontal diseases*, ** 　1．壊死性潰瘍性歯肉炎 　　Necrotizing ulcerative gingivitis** 　2．壊死性潰瘍性歯周炎 　　Necrotizing ulcerative periodontitis**		
Ⅳ．歯周組織の膿瘍　Abscesses of periodontium** 　1．歯肉膿瘍 　　Gingival abscess** 　2．歯周膿瘍 　　Periodontal abscess**		
Ⅴ．歯周‐歯内病変　Combined periodontic-endodontic lesions**		
Ⅵ．歯肉退縮　Gingival recession		
Ⅶ．咬合性外傷　Occlusal trauma** 　1．一次性咬合性外傷 　　Primary occlusal trauma** 　2．二次性咬合性外傷 　　Secondary occlusal trauma**		

* はいずれも限局型（localized）、広汎型（generalized）に分けられる。
** は米国歯周病学会の新分類（1999）と全く同一の疾患名を示す。これ以外については本学会で定義したものである。

ニフェジピン（図3）により歯肉増殖が誘発される。

②歯周炎の臨床症状

歯周炎では上皮付着の破壊が起こり、歯肉での炎症が深部組織に波及し、その結果歯と歯肉との付着が破壊され歯槽骨が吸収し、付着の喪失が引き起こされる。歯と歯肉との溝（歯肉溝）が深化し、歯周ポケット（periodontal pocket）が発生する。したがって、アタッチメントレベルは歯周組織破壊の程度を示すものと考えられる。さらに炎症が進行すると歯槽骨の吸収が認められ、歯の動揺、病的移動が起こってくる。歯槽骨の吸収には、水平性骨吸収（図4a）、垂直性骨吸収（図4b）、混合性骨吸収（図4c）がある。さらにクレーター状骨欠損（☞用語解説）（図5a）、ヘミセプター状骨欠損（☞用語解説）（図5b）も存在する。

歯周ポケットでは歯肉縁下プラークが形成され、細菌、とくにグラム陰性嫌気性細菌が増殖し、細菌の病原因子とそれらに対する宿主側の免疫反応が複合し歯周炎が進行する。

慢性歯周炎、侵襲性歯周炎ともに限局型（病変部の範囲が全部位の30％未満）と広汎型（病変部の範囲が全部位の30％以上）に分類される。

慢性歯周炎：通常35歳以上で発症し、歯槽骨吸収は緩慢で主として水平性の骨吸収であり、骨縁上ポケットであることが多いが、垂直性骨欠損部位では骨縁下ポケットを呈することがある（図6）。プラーク、歯石など局所の病原因子が明らかであることが多い。

侵襲性歯周炎：歯周炎以外には全身疾患は認められないが、急速な歯周組織の破壊（歯槽骨の吸収、アタッチメントロス）が起こる（図7）。家族内集積も特徴の1つである。慢性歯周炎と異なり、一般的にプラーク付着量は少なく10歳から30歳代で発症することが多い。さらに多型核白血球の走化能、殺菌能の低下が認められる、などの特徴がある。

全身疾患が関与した歯周炎：Down症候群、低ホスファターゼ症、Papillon-Lefèvre症候群（PLS）、HIV感染といった全身疾患が関与する歯周炎がある。

壊死性潰瘍性歯周炎：歯肉、歯根膜および歯槽骨の壊死を特徴とした感染による疾患で、歯肉壊死と潰瘍形成を特徴とし重篤な疼痛がある。壊死部には偽膜・出血が認められ、発熱、倦怠感などの全身症状をともなうことがある。また歯槽骨吸収をともなう。

③咬合性外傷の臨床症状

咬合性外傷とは、外傷性咬合（traumatic occlusion）により引き起こされる歯周組織の外傷性変化である。歯根膜腔の拡大と垂直性の歯槽骨吸収を特徴とする。臨床所見としては、咬合時に対合歯と接触した際に歯の動揺（フレミタス）が認められるようになる。さらに、エックス線像上に垂直性骨欠損（図8a）、歯根膜腔の拡大（図8b）、歯槽硬線（白線）の肥厚および喪失が見られる。臨床所見として、早期接触、過度の咬耗、ブラキシズム（歯ぎしり）が挙げられる。

☞**歯周炎**

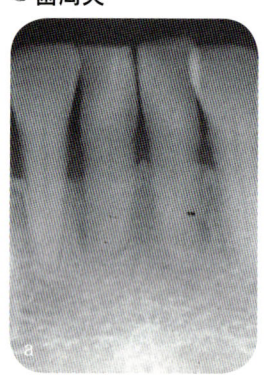

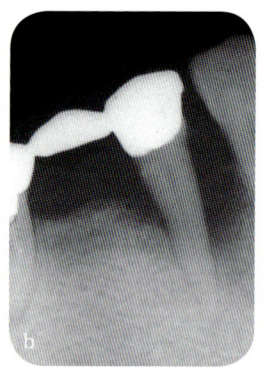

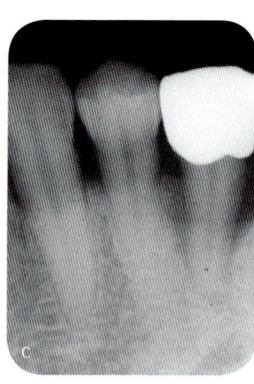

図4a～c 各種の骨吸収のエックス線像。
a：水平性骨吸収
b：垂直性骨吸収
c：混合性骨吸収

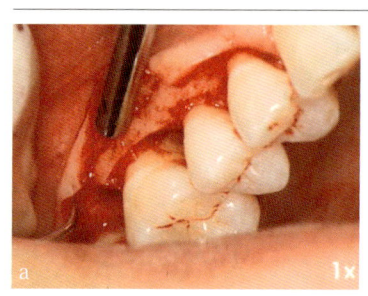

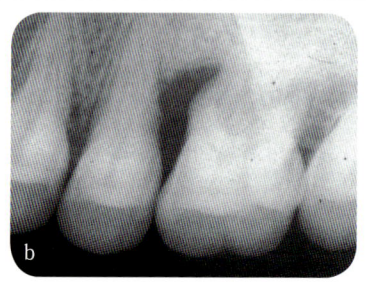

図5a、b 手術時の口腔内：クレーター状の骨吸収が認められる（a）。ヘミセプター状骨欠損を認めるエックス線像（b）。

☞慢性歯周炎①

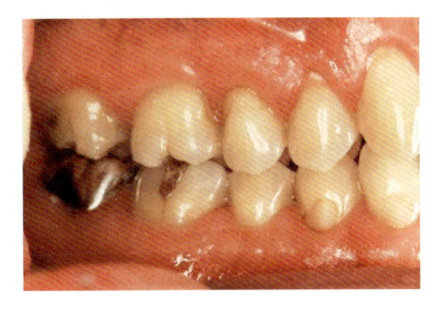

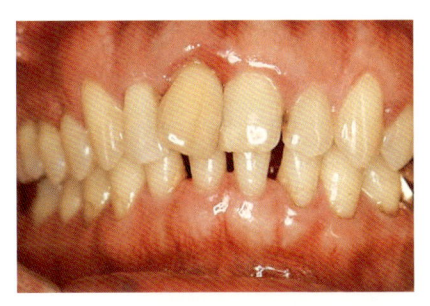

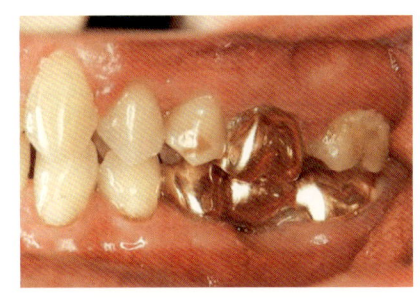

図6 64歳、男性。初診時の口腔内（a〜c）とエックス線像（d）。
　慢性歯周炎：歯槽骨吸収は緩慢で主として水平性の骨吸収であり、骨縁上ポケットであることが多いが、垂直性骨欠損部位では骨縁下ポケットを呈することがある。

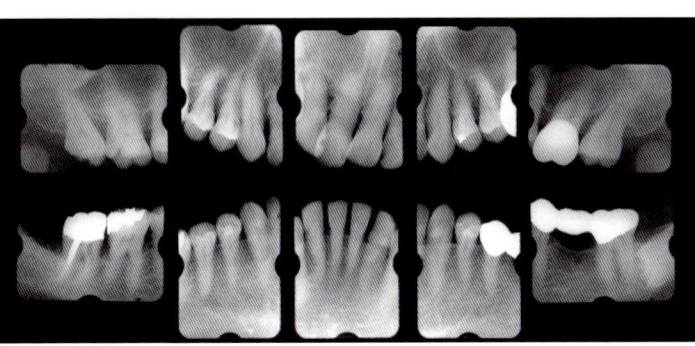

a	b	c
	d	

☞侵襲性歯周炎

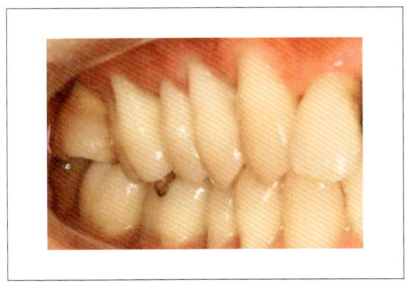

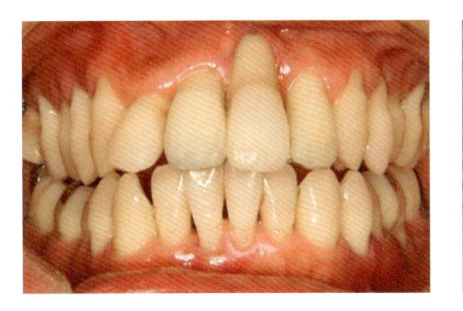

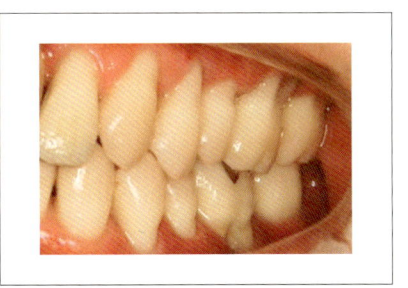

図7 28歳、男性。初診時の口腔内（a〜c）とエックス線像（d）。
　侵襲性歯周炎：歯肉には顕著な炎症は認められないが、重度な歯周組織の破壊（歯槽骨の吸収、アタッチメントロス）が認められる。

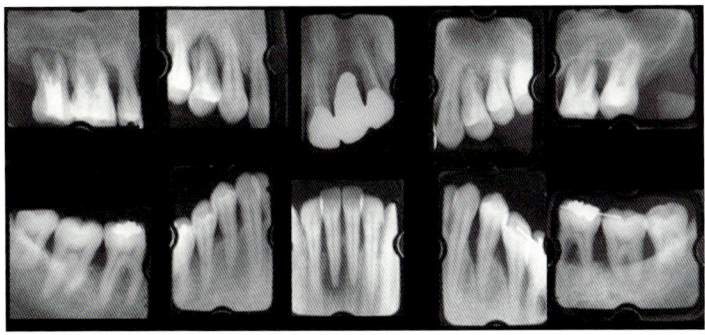

a	b	c
	d	

☞咬合性外傷

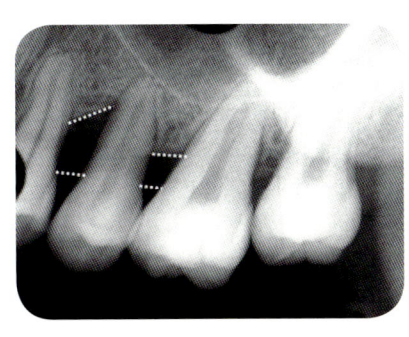

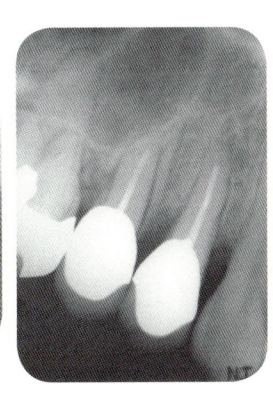

図8 咬合性外傷のエックス線像。
　垂直性の歯槽骨吸収（a）や歯根膜腔の拡大（b）が認められる。
a：5̲ 近心の歯槽骨吸収は、セメント‐エナメル境を結んだラインと比較して鋭角であり、垂直性骨欠損である。遠心部の骨吸収は、セメント‐エナメル境を結んだラインとほぼ平行の水平性骨欠損である。

a | b

3-3

歯周病の治療
（歯周病治療の基本的な流れ）

歯周治療の基本

　歯周治療の基本である原因の除去は、歯周基本治療（initial preparation）と呼ばれる。しかし、急性症状に対する応急処置を行い、さらに日常生活上問題となる機能障害、審美性の問題を緩和することも必要となる。易感染性の原因となる全身疾患に感染しているかなどについて医療面接や医科への照会を行い確認する。歯周病は生活習慣病であるため、治療に対してのコンプライアンスにかかわる社会的要因の有無についても検討する[9]。

治療計画の立案および基本体系

　検査結果に基づき診断し、原因除去、さらには口腔機能回復を含めた治療方針を決定する。治療計画策定にあたっては、大きく歯肉炎から軽度歯周炎（図9a）、軽度から中等度歯周炎（図9b）、中等度から重度歯周炎（図9c）に対する計画に大別することができる。

歯周基本治療（原因除去療法）

　歯周基本治療は、歯周病を発症させる因子（原因因子）およびリスクファクターを除去することにより、歯周組織の炎症を改善し、その後に行う歯周治療の効果を高めるための原因除去療法である。具体的にはプラークコントロール、スケーリング・ルートプレーニング、プラークリテンションファクターの除去、必要であれば咬合調整、暫間固定、抜歯などを行う。この歯周基本治療は歯肉炎、歯周炎患者にかかわらず、すべての歯周病患者を対象とする。

歯周外科治療

　歯周基本治療を行っても治癒しない場合、排除不可能な原因因子や炎症を外科的に排除することを目的に行う。歯肉弁（フラップ）を形成し、器具の到達性を高め、歯周組織を解剖学的、生理学的に良好な状態に再構築することを目的に行う。切除療法、歯周形成手術、組織付着療法に大別される。しかし、原因除去療法のみでは歯槽骨やセメント質の新生をともなった歯周組織の再生を実現することは不可能である。そこで、歯周組織の再生を目的とした歯周組織再生療法（tissue regenerative therapy）も行われている。

歯周組織再生療法

　歯周組織再生療法として臨床実施されているものには、①骨移植術、②GTR法、③根面処理（エナメルマトリックスタンパク質の応用）がある。

①骨移植術
　骨移植術は、歯槽骨欠損部に移植材料を充填することにより、歯周組織の再生を図ることを目的とした治療法

図9a 歯周治療の進め方。歯肉炎・軽度歯周炎*。

```
初 診
  ↓
歯周組織検査
  ↓
診断・治療計画
  ↓
歯周基本治療
(プラークコントロール、スケーリング・ルートプレーニング)
  ↓
歯周組織検査(再評価)
  ↓
治 癒
  ↓
メインテナンス
```

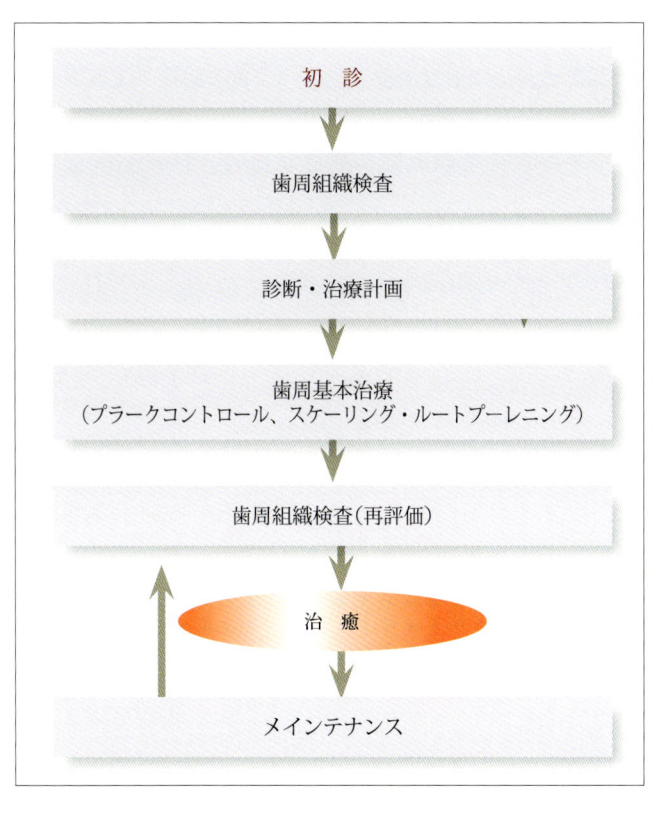

図9b 歯周治療の進め方：軽度・中等度歯周炎（非外科治療）*

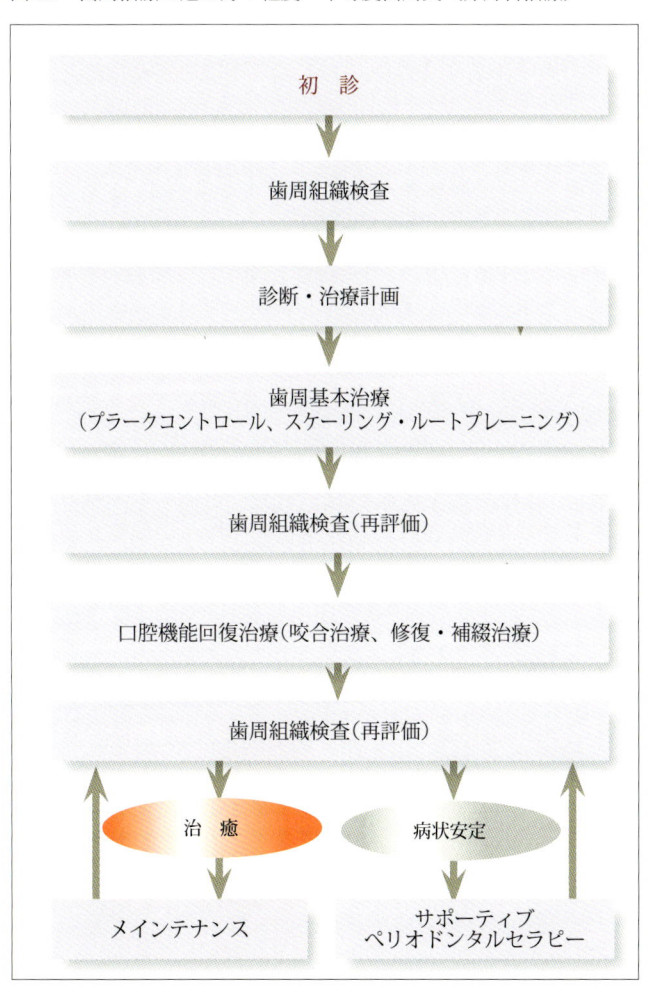

```
初 診
  ↓
歯周組織検査
  ↓
診断・治療計画
  ↓
歯周基本治療
(プラークコントロール、スケーリング・ルートプレーニング)
  ↓
歯周組織検査(再評価)
  ↓
口腔機能回復治療(咬合治療、修復・補綴治療)
  ↓
歯周組織検査(再評価)
  ↓
治 癒        病状安定
  ↓            ↓
メインテナンス  サポーティブ
              ペリオドンタルセラピー
```

図9c 歯周治療の進め方：中等度・重度歯周炎*。

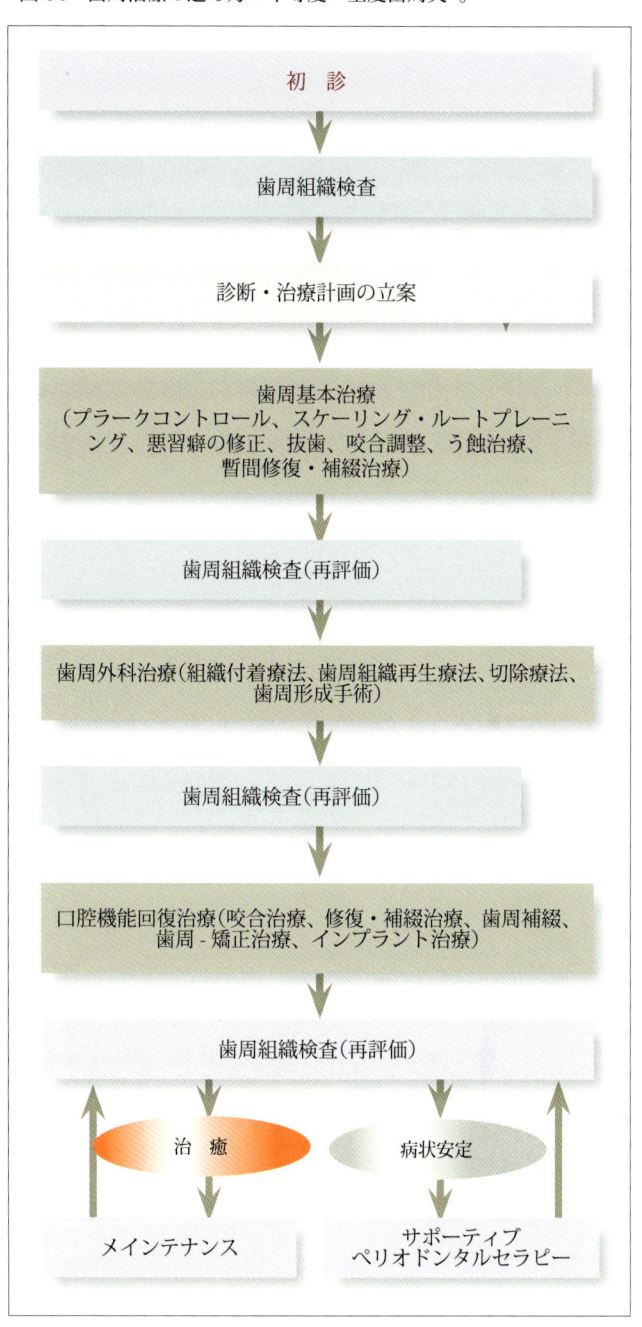

```
初 診
  ↓
歯周組織検査
  ↓
診断・治療計画の立案
  ↓
歯周基本治療
(プラークコントロール、スケーリング・ルートプレーニ
ング、悪習癖の修正、抜歯、咬合調整、う蝕治療、
暫間修復・補綴治療)
  ↓
歯周組織検査(再評価)
  ↓
歯周外科治療(組織付着療法、歯周組織再生療法、切除療法、
歯周形成手術)
  ↓
歯周組織検査(再評価)
  ↓
口腔機能回復治療(咬合治療、修復・補綴治療、歯周補綴、
歯周-矯正治療、インプラント治療)
  ↓
歯周組織検査(再評価)
  ↓
治 癒        病状安定
  ↓            ↓
メインテナンス  サポーティブ
              ペリオドンタルセラピー
```

*：文献8より抜粋。

である。移植材としては自家骨、他家骨（同種骨、異種骨）、人工骨が用いられており、それぞれの利点、欠点を十分に理解したうえで適応することが重要である。これらの中で gold standard として用いられるのは自家骨だが、採取部位や供給量に限界があるため、多量の移植材が必要な場合は他家骨として、牛焼成骨 atelocollagen（Bone-ject®）などをはじめとした異種骨が用いられている。

② GTR 法（guided tissue regeneration procedure）

Nyman ら[10]により報告された GTR 法は、骨欠損開口部に遮蔽膜を設置し、歯肉上皮、歯肉結合組織由来細胞の歯根表面への侵入を防ぐとともに、歯根膜由来細胞を骨欠損部歯根表面に選択的に誘導することにより、歯周組織の再生を図るという予知性の高い治療法である。現在までに非吸収性、吸収性の遮蔽膜が開発され、それぞれに長所・短所がある。適応症を的確に選択すればある程度の予知性をもった結果が得られるが、複数歯にわたる複雑な骨欠損に対しての応用は困難であり、術式の技術的難易度も高い。また GTR 法によって治癒した組織は、本来のセメント質の構造や歯根膜のコラーゲン線維の走行とは異なっていたことが判明し[11,12]、現在では guided bone regeneration (GBR) としての応用が主流をなしているようである。

③エナメルマトリックスタンパク質の応用：エムドゲイン

近年、歯周組織再生促進を目的としてエナメルマトリックスデリバティブ（enamel matrix derivative：EMD）を適用する方法が導入された。本物質は Hertwig's 上皮鞘（HERS）より分泌されるタンパク質である。EMD を適用した歯周組織再生の可能性を Hammarström ら[13]が検討し、Biora 社（スウェーデン）が精製・商品化したのが Emdogain® である。

現在、EMD に生体内吸収性プロピレングリコールアルギネート（PGA）を加えて粘稠度を高め、利便性を高めた prefilled syringe type の Emdogain® gel として使用可能である。エナメルマトリックスデリバティブの単回投与毒性、変異原性、細胞毒性などの各試験で異常は認められず、生物的安全性が高い[14]。この Emdogain® gel の利点として、歯周外科手術時に歯根表面に塗布するだけという術式の簡便さが挙げられる。その適応症は歯周ポケットの深さが 6mm 以上、エックス線像上で深さが 4mm 以上、幅 2mm 以上の垂直性骨欠損（根分岐部を除く）を有する中等度または重度の歯周炎とされている。

これからの歯周組織再生療法

現在用いられている歯周組織再生療法のほとんどが、残存する歯根膜組織中に存在する未分化間葉系幹細胞や欠損周囲に存在する骨芽細胞を利用して、歯周組織の再生を図ることを基本概念として展開されている。しかし、いまだ理想的な歯周組織再生の域に到達していないため、そこで積極的に増殖因子を作用させ、細胞を移植するといった新たな歯周組織再生療法が研究・開発されている。

①多血小板血漿 PRP(platelet-rich plasma)

PRP とは血小板を濃縮した血漿で、PDGF（☞用語解説）、TGF-β1（☞用語解説）、TGF-β2（☞用語解説）、IGF-1（☞用語解説）など多くの増殖因子を含有している。PRP 単独もしくは自家骨や既存の骨充填材料と PRP 併用によるインプラント周囲の骨欠損への応用などについての研究が行われ[15,16]、その優れた創傷治癒や骨再生能が報告されている。適度な硬度をもつゲル状を呈する PRP/thrombin gel に骨芽細胞を播種し、マウス皮下に移植すると石灰化物が形成されたため、移植細胞の担体として応用することも期待される。さらに、現在米国においてβ-tricalcium phosphate（β-TCP）（☞用語解説）＋ platelet-derived growth factor の製剤である GEM 21S®[17]の臨床応用が始められているが、適応症にはさまざまな制限があり、より良い再生療法の開発が待たれている。

②増殖因子

サイトカインの一種の増殖因子（growth factor）は、組織再生の過程で因子が細胞と密接にかかわっている。臨床応用上留意する点として、適切な増殖因子を最適な濃度で作用させることが必要であること、感染性・免疫原性の問題をクリアするためヒト型リコンビナントタンパク質を用いる必要があること、の 2 点が挙げられる。

歯周治療の分野では PDGF、IGF-1、BMP-2（☞用語

解説)、TGF-β、GDF-5(☞用語解説)、FGF-2 など多くの細胞増殖因子の応用が検討されてきた[18-25]。なかでも FGF-2 は未分化間葉系幹細胞に対し、多分化能を保持させたまま細胞増殖を促進する活性をもち、強力な血管新生作用を有している。日本の歯科系大学において臨床治験が終了し、近い将来の臨床応用が期待されている。

③培養細胞移植

歯周組織再生に際して、歯周局所に存在する内在性の細胞（間葉系細胞など）だけではその数に限りがある。そこで、歯根膜線維芽細胞といった歯周組織構成細胞、または上記細胞に分化可能な幹細胞を体外で培養したものを移植し、歯周組織を再生させようとする細胞移植療法が注目されている。自己の細胞を培養すれば、倫理的にも安全上も問題ない。

当該治療の基礎的技術[26]は組織工学（tissue engineering）であり、細胞（cell）、細胞増殖因子（signaling molecule）、足場（scaffold）の3つの要素を駆使し、さまざまな組織を再生させることを目的としている。歯科の分野では、骨などに分化可能な骨髄由来の間葉系幹細胞（mesenchymal stem cell: MSC）を atelocollagen などの担体とともに歯周組織欠損に移植することにより、理想的な歯周組織再生を目指した研究[27]が行われている。しかしながら、移植細胞の調整や安全性の確立など、広く臨床応用されるためには解決すべき問題点が残されている。

口腔機能回復治療（oral rehabilitation）

歯周病により歯が喪失し、歯槽骨が吸収することによって咬合、咀嚼、審美、発音機能などの口腔機能が喪失する。失われた口腔機能を回復するために歯周外科治療後に行う治療を総称して口腔機能回復治療と呼ぶ。具体的には、歯槽骨吸収による動揺歯の固定、欠損部に対するブリッジ、義歯、インプラント治療、顎口腔機能回復のための矯正治療が行われる。

サポーティブペリオドンタルセラピー（歯周病安定期治療supportive periodontal therapy: SPT）、メインテナンス（maintenance）

歯周治療により、歯肉に炎症を認めず、歯周ポケットは3mm以下、プロービング時の出血がない、および歯の動揺度が生理的範囲にある状態を「治癒」という。しかし、患者の全身状態によって歯周外科治療を適用できないなどの理由で、一部に深い歯周ポケットや根分岐部病変、歯の動揺が残存しているが、病変の進行は停止している状態を「病状安定」と呼ぶ。

一方、サポーティブペリオドンタルセラピーは、病状安定となった歯周組織を維持するための治療である。歯周病の再発の危険性が高い患者または部位には、歯科医療従事者による口腔衛生指導、専門的機械的歯面清掃（professional mechanical tooth cleaning : PMTC、あるいは professional tooth cleaning : PTC）、スケーリング・ルートプレーニング、咬合調整、ポケット内抗菌薬投与（local drug delivery system : LDDS）などの包括的な治療が必要となる。メインテナンスとは、治癒した歯周組織を長期間維持するために管理をしていくことである（口腔の健康維持）。患者本人が行うセルフケアと歯科医師・歯科衛生士によって行われるプロフェッショナルケアから構成される。歯周病の再発防止のために、定期的なメインテナンスは非常に重要である。

■参考文献■

1. グリックマン（著），木下四郎，末田武（監訳）．臨床歯周病学．第1版．東京：医学書院，1976．
2. Loesche WJ. Clinical and microbiological aspects of chemotherapeutic agents used according to the specific plaque hypothesis. J Dent Res 1979;58:2404-2412.
3. アメリカ歯周病学会（編），石川烈（監訳）．AAP歯周疾患の最新分類．東京：クインテッセンス出版，2001．
4. 島内英俊，髙柴正悟，西原達次，川瀬俊夫，髙田隆，原宜興，山崎和久，山本松男．日本歯周病学会による歯周病分類システム（2006）．日歯周誌 2007；49：3-12．
5. Carranza F, Shklar G. History of Periodontology. Chicago : Quintessence Pub, 2003.
6. Fauchard P（著），高山直秀（訳）．フォシャール 歯科外科医．東京：医歯薬出版，1984．
7. Hunter J（著），中原泉（解説）／高山直秀（訳）．人の歯の博物学．2nd ed, 1778. 第2版，東京：デンタルフォーラム，1994.
8. Page RC, Schröeder HE. Pathogenesis of inflammatory periodontal disease. A summary of current work. Lab Invest 1976; 33 : 235-249.
9. 日本歯周病学会（編）．歯周病の診断と治療の指針．東京：医歯薬出版，2007．
10. Nyman S, Lindhe J, Karring T and Rylander H. New attachment following surgical treatment of human periodontal disease. J Clin Periodontol 1982 ; 9 : 290-296.
11. Araújo M, Berglundh T and Lindhe J. The periodontal tissues in healed degree III furcation defects. An experimental study in dogs. J Clin Periodontol 1996 ; 23 : 532-541.
12. Araújo M, Berglundh T and Lindhe J. On the dynamics of periodontal tissue formation degree III furcation defects. An experimental study in dogs. J Clin Periodontol 1997 ; 24 : 738-746.
13. Hammarström L. Enamel matrix, cementum development and regeneration. J Clin Periodontol 1997 ; 24 : 658-668.
14. Zetterström O, Andersson C, Ericsson L, Fredriksson A, Friskopp J, Heden G, Jansson B, Lundgren T, Nilveits R, Olsson A, Renvert S, Salonen L, Sjöström L, Winetl A, Östgren A, Gestrelius S. Clinical safety of enamel matrix derivative (EMDOGAIN®) in the treatment of periodontal defects. J Clin Periodontol 1997 ; 24 : 697-704.
15. Marx RE, Carlson ER, Eichstaedt RM, Schimmele SR, Strauss JE and Georgeff KR. Platelet-rich plasma : Growth factor enhancement for bone grafts. Oral Surg Oral Med Oral Pathol Oral Radiol Endod 1998 ; 85 : 638-646.
16. Monov G, Fuerst G, Tepper G, Watzak G, Zechner W and Watzek G. The effect of platelet-rich plasma upon implant stability measured by resonance frequency analysis in the lower anterior mandibles. Clin Oral Implants Res 2005 ; 16 : 461-465.
17. Goto H, Matsuyama T, Miyamoto M, Yonamine Y and Izumi Y. Platelet-rich plasma/osteoblasts complex induces bone formation via osteoblastic differentiation following subcutaneous transplantation. J Periodontal Res 2006 ; 41 : 455-462.
18. Lynch SE, de Castilla GR, Williams RC, Kiritsy CP, Howell TH, Reddy MS and Antoniades HN. The effects of short-term application of a combination of platelet-derived and insulin-like growth factors on periodontal wound healing. J Periodontol 1991 ; 62 : 458-467.
19. Lynch SE, Williams RC, Polson AM, Howell TH, Reddy MS, Zappa UE and Antoniades HN. A combination of platelet-derived and insulin-like growth factors enhances periodontal regeneration. J Clin Periodontol 1989 ; 16 : 545-548.
20. Nakamura T, Yamamoto M, Tamura M and Izumi Y. Effects of growth/differentiation factor-5 on human periodontal ligament cells. J Periodont Res 2003 ; 38 : 597-605.
21. Yoshimoto T, Yamamoto M, Kadomatsu H, Sakoda K, Yonamine Y, Izumi Y. Recombinant human growth / differentiation factor-5 (rhGDF-5) induced bone formation in murine calvariae. J Periodont Res 2006 ; 41 : 140-147.
22. Kadomatsu H, Matsuyama T, Yoshimoto T, Negishi Y, Sekiya H, Yamamoto M and Izumi Y. Injectable growth/differentiation factor-5/ recombinant human collagen composite induces endochondral ossification via sox9 expression and angiogenesis in murine calvariae. J Periodont Res 2008 ; 43 : 483-489.
23. Selvig KA, Wikesjo UM, Bogle GC and Finkelman RD. Impaired early bone formation in periodontal fenestration defects in dogs following application of insulin-like growth factor (II). Basic fibroblast growth factor and transforming growth factor beta 1. J Clin Periodontol 1994 ; 21 : 380-385.
24. Sigurdsson TJ, Lee MB, Kubota K, Turek TJ, Wozney JM and Wikesjo UM. Periodontal repair in dogs : recombinant human bone morphogenetic protein-2 significantly enhances periodontal regeneration. J Periodontol 1995 ; 66 : 131-138.
25. Takayama S, Murakami S, Shimabukuro Y, Kitamura M and Okada H. Periodontal regeneration by FGF-2 (β FGF) in primate models. J Dent Res 2001 ; 80 : 2075-2079.
26. Langer R and Vacanti JP. Tissue engineering. Science 1993 ; 260 : 920-926.
27. Kawaguchi H, Hirachi A, Hasegawa N, Iwata T, Hamaguchi H, Shiba H, Takata T, Kato Y and Kurihara H. Enhancement of periodontal tissue regeneration by transplantation of bone marrow mesenchymal stem cells. J Periodontol 2004 ; 75 : 1281-1287.

CHAPTER 2

歯周病の疫学とリスクファクター

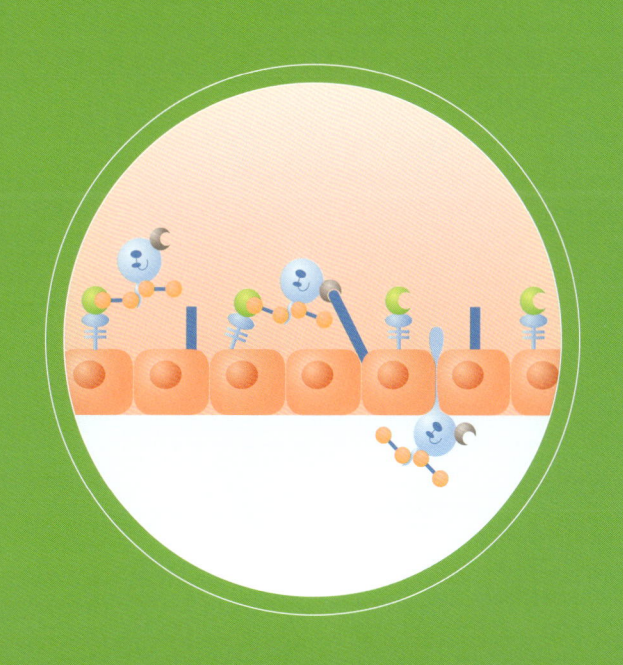

1 歯周病の有病率とリスクファクター

1-1

歯周病有病者率の疫学調査

日本と世界の調査の比較

　歯周病有病者率を国際間で比較するには、WHOが推奨するCPI (Community Periodontal Index、地域歯周疾患指数)[1]を用いるのが適当である。本法は、口腔内を6分画(上顎右側臼歯部、上顎前歯部、上顎左側臼歯部、下顎右側臼歯部、下顎前歯部、下顎左側臼歯部)に分ける。各分画には要抜去歯でない歯が2歯以上あることを前提とする。そして、10歯(上顎は17、16、11、26、27の5歯、下顎は37、36、31、46、47の5歯、FDI方式)を対象に、表1に示す基準で各歯を評価する。最高値を個人の代表値とする。

　1990年以降のデータ[2]を使って、35〜44歳、65〜74歳でCPIコードが3または4と判定された者、すなわち「4mm以上の歯周ポケットを少なくとも1歯以上もっている者」の割合を図1に示す。調査年や調査対象者の抽出法が一定でないため推測の域をでないが、日本も含めた先進国と発展途上国との間で有病者率に明確な差はない。

　一方、米国における全国健康・栄養調査(NHANES: The National Health and Nutrition Examination Survey)ではポケットデプスとアタッチメントレベルの両方を考慮して調査している。たとえば1988〜1994年のNHANES III調査では、上顎、下顎からそれぞれランダムに左右どれか1つの歯列を選択する。そして、第三大臼歯を除くすべての歯を対象に、頬側近心と頬側中央の2点(計28部位)での歯周ポケットとアタッチメントレベルを測定している。Demmer & Papapanou (2010) は、NHANESのデータを基にsevere periodontitisとmoderate periodontitisの有病者率を推定している(表2)[3]。各国の間で際立った違いはなく、加齢とともに重症化し、50歳以上では20〜30%がsevere periodontitisと判定されている。

表1　CPI (Community Periodontal Index) の評価基準。

0	健全
1	プロービング時に出血がある
2	プロービングで縁上または縁下に歯石を検出する
3	4〜5mmの歯周ポケットが存在している
4	6mm以上の歯周ポケットが存在している
X	判定不能(測定対象となる歯が2歯以下/分画)

図1 各国の歯周病疫学調査（CPIコード3以上の者の割合）。

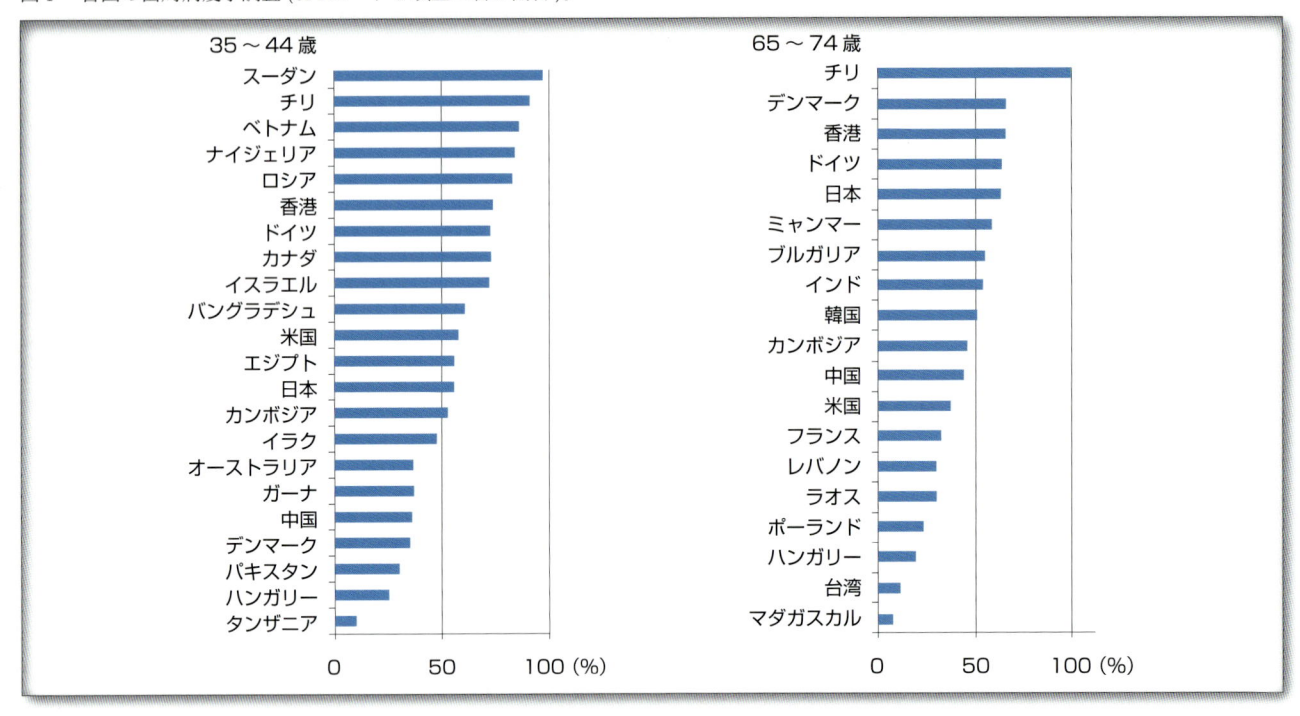

35～44歳: スーダン、チリ、ベトナム、ナイジェリア、ロシア、香港、ドイツ、カナダ、イスラエル、バングラデシュ、米国、エジプト、日本、カンボジア、イラク、オーストラリア、ガーナ、中国、デンマーク、パキスタン、ハンガリー、タンザニア

65～74歳: チリ、デンマーク、香港、ドイツ、日本、ミャンマー、ブルガリア、インド、韓国、カンボジア、中国、米国、フランス、レバノン、ラオス、ポーランド、ハンガリー、台湾、マダガスカル

表2 各国の歯周病有病者率。

国	著者・年	診査方法	年齢（歳）	None/Mild	Moderate*	Severe$
ドイツ	Holtfreter, et al, 2009	HM, 4部位	40～49	37	42	21
			50～59	26	43	31
			60～69	20	47	33
			70～81	26	44	29
ブラジル	Costa, et al, 2009	FM, 4部位	30～45	45	41	14
オーストラリア	Slade, et al, 2007 [†]	FM, 3部位	15～90	71	25	4
	Do, et al, 2008 [†]	FM, 3部位	15～	77	23	NR
米国	Genco, et al, 2007	FM, 6部位	40～54	24	49	28
			55～64	17	54	30
			65～	13	55	33
	Taylor&Borgnakke, 2007	FM, 4部位	40～54	56	28	16
			55～64	29	34	37
			65～	23	46	31
	Dye, et al, 2007 [†] NHANES III 1988-1994	HM, 2部位	35～49	91	9*	4
			50～64	80	20*	17
			65～74	76	24*	29
			75～	71	29*	43
	Dye, et al, 2007 [†] NHANES 1999-2004	HM, 2部位	35～49	95	5*	3
			50～64	89	11*	10
			65～74	86	14*	24
			75～	80	20*	32

（文献3より一部抜粋）

FM: full mouth、HM: half mouth、NR: not recorded
*:moderateとsevereの明確な区分がなされない。
[†]:その国を代表する集団であるとの記載がある。
+: 歯間部に4mm以上のアタッチメントレベルの部位をもつ歯を2歯以上有している、または歯間部に5mm以上の歯周ポケットのある歯を2歯以上有している。
$: 歯間部に4mm以上のアタッチメントレベルの部位をもつ歯を2歯以上有しており、かつ歯間部に5mm以上の歯周ポケットのある歯を1歯以上有している。

古典疫学調査と近年の疫学調査の比較

①米国の場合

　米国では1960～1962年に、18～79歳を対象とした疫学調査が行われている。当時はPeriodontal Index (PI)が評価基準であった[4]。PIはすべての歯を対象に、歯肉の炎症と歯周組織の破壊の程度を評価する。主観的であり、ポケットデプスやアタッチメントレベルは考慮しない。その後、米国の全国調査は表3にあるような変遷をたどっている。Cobb(2009)らは、NHANES Ⅲの変化を参考に、「歯周病の定義は少々異なってはいるが、有病者は減りつつある」と結論している[5]。

②ヨーロッパの場合

　ヨーロッパではノルウェー、スウェーデンで古くから調査されている。スウェーデンでは、1973年ランダムに選ばれた1,000名(3～70歳)が調査され、以後1983年、1993年、2003年と続いている。歯周病の状態は臨床的な歯周ポケット、エックス線による歯槽骨吸収(下顎臼歯の歯間部の歯槽骨のレベル)を評価している。

　Hugosonら(2008)は30年間の歯周病有病者を比較し、重度歯周炎(グループ4、5)の有病者率に大きな変化はないが、健常者(グループ1)が増え、歯肉炎(グループ2)、中等度歯周炎(グループ3)の有病者率が減っていると結論している(図2)[6]。

表3　米国における歯周病有病者率、有病者数の推移。

調査年	報告者,調査名	年齢	有病者率(%)	推定有病者数(万人)	評価基準
1955	Marshall-Day, et al	19～65	87.4	9,297	明確な記載はなし
1960～1962	NHES*	18～79	25.0	2,880	Russell Periodontal Index (PI)
1971～1974	NHANES I**	18～74	25.5	3,423	Russell Periodontal Index (PI)
1981	HRSA/USPHS***	19～	36.0	5,871	4mm以上のポケットデプスをもつ者
1985～1986	NIDR****	18～64	43.8	6,462	3mm以上のアタッチメントレベルをもつ者
1988～1994	NHANES Ⅲ	39～90	35.0	4,897	
1999～2000	NHANES Ⅲ	18～	7.3	1,531	少なくとも4mm以上のアタッチメントレベルを3か所,かつ3mm以上のポケットデプスを2か所以上もつ者
2002～2004	NHANES Ⅲ	18～	4.2	926	

* : National Health Examination Survey
** : National Health and Nutrition Examination Survey
*** : Health Resources and Service Administration/US Public Health Survey
**** : National Institute of Dental Research

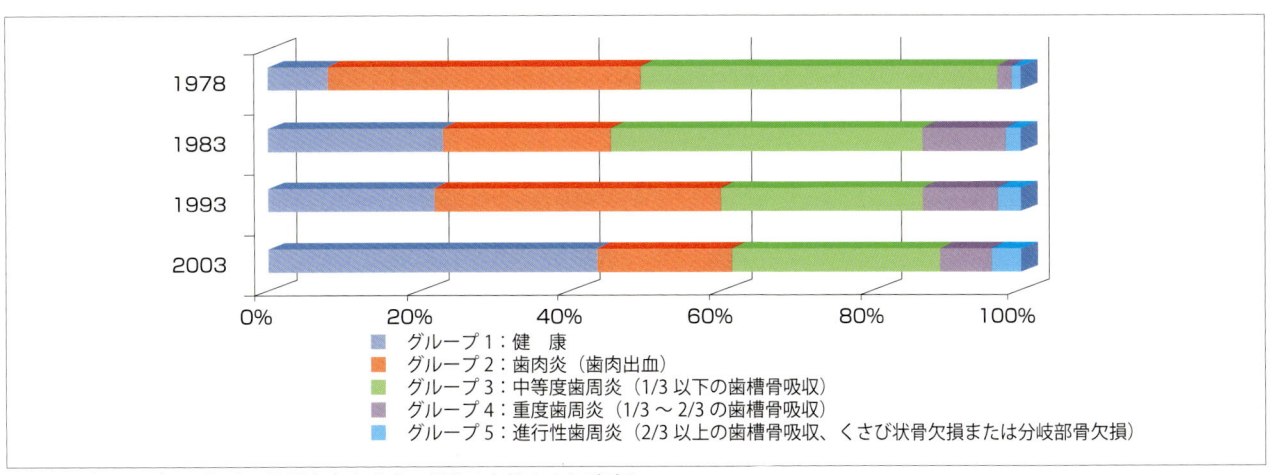

図2　スウェーデンにおける歯周病有病者率の推移(文献6より改変)。

グループ1：健康
グループ2：歯肉炎(歯肉出血)
グループ3：中等度歯周炎(1/3以下の歯槽骨吸収)
グループ4：重度歯周炎(1/3～2/3の歯槽骨吸収)
グループ5：進行性歯周炎(2/3以上の歯槽骨吸収、くさび状骨欠損または分岐部骨欠損)

③日本の場合

日本では第1回の歯科疾患実態調査が1957年(昭和32年)に行われた。以降6年ごと、直近では2005年(平成17年)の結果が報告されている。歯周病(報告書では「歯肉の状況」となっている)の調査は、第2回(1963年;昭和38年)から開始された。また、1999年(平成11年)からCPIによる評価法[1]を採用している。

表4は結果の一部であり、50歳以降の集団の有病者率を表している。測定部位や評価方法が一定でないので、すべてを比較するのは困難である。ただし、仮に55〜64歳においてコード3、コード4と判定された者を歯周病であると仮定すると、有病者率は1987年からこの20年間では45〜50%であり、大きく変化していない。健常者が増えているともいえない。

なお、臨床家の観点からすると、重症の歯周病有病者数が気になるところである。2005年の歯科疾患実態調査でCPIコード4と判定された者の割合(歯周病の専門家を真に必要としている国民の割合と言い換えることが可能かもしれないが)は65〜69歳がもっとも高く14.3%、全体では9.8%である。

歯科疾患実態調査の被験対象者が日本人全体を代表していると想定するならば、約1,200万人が重度の歯周病であると推測される。また、今後の動向は日本の人口構成と各年齢層の有病者率の両方から考える必要がある。仮にこの有病者率のまま人口の高齢化が進み、団塊の世代が65〜69歳を迎える頃、重度歯周病患者はもっとも多くなると予想される。しかし、それ以降は人口減社会が顕著となる。さらに何らかの理由で有病者率が減少することになれば、重度の歯周病患者数は急速に減少すると思われる。

表4 日本における有病者率(歯肉に所見のある者の割合、50歳以降または55〜64歳)。

	年	年齢	有病者率(%)	測定部位	備考(%)
第1回	1957				
第2回	1963	50〜	48.5	31,41 唇側歯肉	
第3回	1969	50〜	60.7	17,21,24,37,41,44	炎症の有無の割合
第4回	1975	50〜	33.7	永久歯列	強度歯肉炎(20.7%), 崩壊性歯肉炎(13.0%)
第5回	1981	55〜64	60.0	永久歯列	発赤, 変形, 動揺, 出血, 排膿, 盲嚢形成の有無
第6回	1987	55〜64	75.3	16,11,26,36,31,46	歯肉炎(31.0), 歯周炎(40.1), 重度歯周炎(4.2)
第7回	1993	55〜64	79.4	16,11,26,36,31,46	歯肉炎(34.5), 歯周炎(39.7), 重度歯周炎(5.2)
第8回	1999	55〜64	85.8	17,16,11,26,27,37,36,31,46,47	コード1(7.5), コード2(28.2), コード3(37.4), コード4(12.7)
第9回	2005	55〜64	84.8	17,16,11,26,27,37,36,31,46,47	コード1(7.5), コード2(27.7), コード3(38.0), コード4(11.7)

1-2 歯周病の疫学的リスクファクター：細菌因子、宿主因子

リスクファクターとは

　Van Dyke & Dave（2006）は、リスクファクターの考え方として「リスクファクターに曝露することで、疾患が起きる可能性が増加する。また、リスクファクターは原因の一つであるかもしれないが、それがあったとしても疾患が必ず発症するとは限らない。」と述べている[7]。

　歯周病のリスクファクターの多くは疫学調査から得られたものである。基本的には有病者集団と健常者（対照）集団を比較したデータを基に、統計学的な有意性を根拠に導き出されたものである。リスクファクターを見つけるための疫学研究デザインはいくつかある。その研究デザインによって、リスクファクターであると判定する根拠の強さが変わってくる。

弱いものから順に case reports、case series、case-control studies、cross-sectional studies、longitudinal cohort studies、controlled clinical trials (interventional studies) である。詳しくは疫学の専門書を参考にされたい。

　リスクファクターには変えることのできる要因（modifiable risk factor）と、容易に変えることはできない要因（non-modifiable risk factor）がある。それぞれを表5に示す。modifiable risk factor は治療法の選択における有用な情報になり、non-modifiable risk factor は将来の進行予測に参考となる。

表5　リスクファクターの分類。

Modifiable risk factor	細菌因子 全身疾患（糖尿病,骨粗鬆症,好中球機能不全,HIV感染,肥満） 環境因子（喫煙,ストレス,飲酒,栄養）
Non-modifiable risk factor(determinant)	全宿主因子（加齢,性,遺伝的要因）

細菌因子

　疫学調査から得られた歯周病関連細菌の代表的なものは、*Porphyromonas gingivalis*、*Tannerella forsythia*、*Aggregatibacter actinomycetemcomitans* である（表6）[8-14]。もちろん歯周病は、菌と宿主との反応の結果発症・進行する。したがって菌量が少なくても起こる場合もあれば、多量にあっても起こらない場合もある。また、国（人種の差、抗菌剤使用状況の差）、プラークのサンプリング方法、同定方法などさまざまあり、細菌の存在でどの程度疾患が発生する確率が増すのかについて、一定の結論を得るには至っていない。

表6 歯周病の疫学的リスクファクター（口腔細菌）。

	報告者・年	手 法	各種細菌の有所見者率
記述的研究*	Sanz, et al, 2000	Culture	スペイン：Aa 3.2%, Pg 64.5%, Tf 64.5%, Pm 58.1% オランダ：Aa 23.3%, Pg 36.7%, Tf 73.3%, Pm 96.7%
	Timmerman, et al, 2001	Culture	Aa 40%, Pg 67%, Pi 66%, Tf 16%, Cr 4%, Pm 6%, Fusobacterium 79%
	va de Velden, et al, 2006	Immunofluorescence	Aa 36%, Pg 66%, Pi 81%, Spirochetes 65%, Motile 60%
	Haffajee, et al, 2004	DNA-DNA hybridization	Pg(%)　Td(%)　An(%)　Cg(%)　Pm(%)　Pi(%) スウェーデン　1.6　　0.8　　8.4　　1.0　　5.0 米 国　　　6.6　　2.3　　27.5　　6.1　　　　　6.8 ブラジル　　7.5　　6.7　　8.4/7.2　　　　　　　6.5
	Cortelli, et al, 2005	PCR	Aa 41.6%, Pg 68.0%, Tf 45.5%, Cr 30.3%, Pi 53.4%
	Yoshida, et al, 2003	PCR	Aa 19.5%, Pg 27.1%
	Choi, et al, 2000	PCR	Pg, Td, Tf> 96%, Pm 82%, Aa 74%, Pi 71%
	報告者	手 法	歯周病の指標とそれに関連する細菌
横断調査	Papapanou, et al, 1997	DNA-DNA hybridization	歯周ポケット：Pg, Tf, Td
	Albandar, et al, 1997	DNA probe	Early-onset periodontitis：Pg, Td, Pi
縦断調査	Haffajee, et al, 1991	DNA probe	アタッチメントロス：Pg, Aa
	Machtei, et al, 1999	Immunofluorescence assay	アタッチメントロス：Tf, Pg, Aa
	Timmermann, et al, 2000	Immunofluorescence assay	アタッチメントロス：Aa
	Tran, et al, 2001	PCR	アタッチメントロス：Tf

*：文献8より一部改変
Aa (Aggregatibacter actinomycetemcomitans)、Pg (Porphyromonas gingivalis)、Tf (Tannerella forsythia)、Pm(Peptostreptococcus micros)、Cr (Campylobacter rectus)、Pi (Prevotella intermedia)、Td (Treponema denticola)

宿主因子

①加齢、性差

図3に、平成17年歯科疾患実態調査における年齢、性別の歯周ポケット保有者率を示す。加齢とともに歯周病が進行している。しかし、加齢とともに進行しやすくなるのか (rate of destruction)、それとも加齢とともに破壊が蓄積していくのか (cumulative destruction) について明確に分けることが実際は不可能であるため、加齢をリスクファクターとして考えることに否定的な意見もある。また、有病者率は男性のほうが女性よりも高い。生物学的な要因、健康行動（口腔清掃習慣、喫煙習慣）の違いがその原因と考えられている。

②糖尿病

糖尿病は今のところ完全治癒する疾患ではないが、コントロール可能である。歯周組織への影響としては、歯周局所の微小循環障害、好中球機能低下、組織修復の機能低下などがあり、強力なリスクファクターである。その結果、歯周病は糖尿病性腎症、網膜症、神経症、大血管障害、小血管障害に続いて第6番目の合併症と位置づけられている。

糖尿病と歯周病との関係についての疫学研究で有名なのは、2型糖尿病の有病者率の高いピマ族インディアン (Pima Indians) を対象とした研究である[15, 16]。2年間の縦断研究によると、糖尿病でない対照群に比べて歯周病進行（歯槽骨破壊）のオッズ比 (OR) が 4.23 (95%信頼区間 1.80～9.92) であった。また、糖尿病コントロールが不良であった者は、健常者と比較して、歯槽骨破壊の OR が 11.4(95%信頼区間 2.5～53.3) であった[16](表7)。

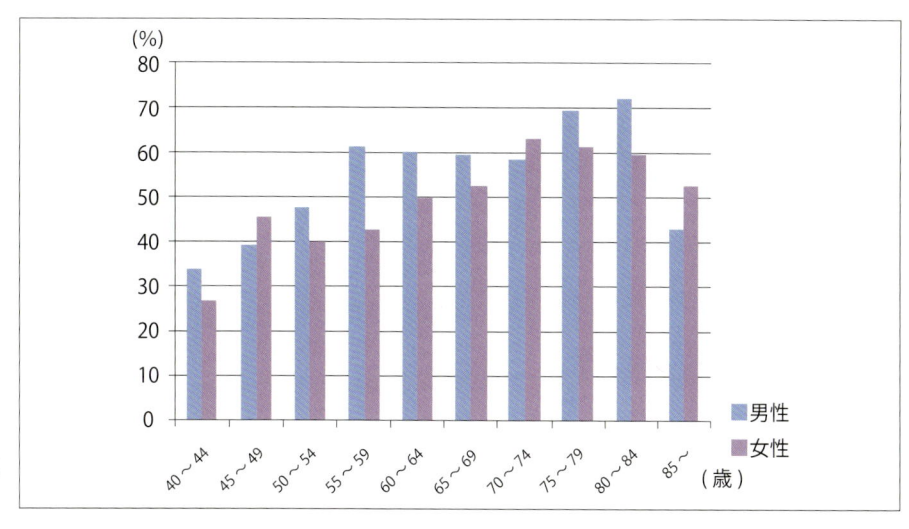

図3 年齢、性別にみた歯周ポケット(CPIコード3&4)保有者の割合（平成17年歯科疾患実態調査より）。

表7 糖尿病、骨粗鬆症と歯周病。

要因	研究・デザイン	報告者・年	観察対象 観察期間	内容
糖尿病	横断診査	Emrich, et al, 1991	1,342名	アタッチメントロスで評価すると糖尿病によるオッズ比(OR)=2.81 (95%信頼区間1.91〜4.13)、骨吸収で評価した場合はOR=3.43 (95%信頼区間2.28〜5.16) であった
糖尿病	縦断調査	Taylor, et al, 1998	2年 326名	歯槽骨破壊で評価した場合，OR= 4.23 (95%信頼区間1.80〜9.92)であり，とくに糖尿病コントロールが不良な場合はOR=11.4 (95%信頼区間2.5〜53.3) となった
骨粗鬆症	横断調査	Ronderos, et al, 2000	11,655名	骨密度が低い女性はアタッチメントレベルが大きかった
骨粗鬆症	横断調査	Weyant, et al, 1999	292名	骨密度と平均アタッチメントレベル，4 mm以上のアタッチメントレベルの部位数，6 mm以上のアタッチメントレベルの部位数，BOP+の部位数，最深のポケットデプスとの間には有意な関連がなかった
骨粗鬆症	縦断調査	Reinhardt, et al, 1999	2年 59名	骨粗鬆症患者群と対照群との間で，2年間のアタッチメントロスに差がなかった
骨粗鬆症	縦断調査	Yoshihara, et al, 2004	3年 4,542名	3年間でのアタッチメントロスと骨密度との間に有意な関連があった

③骨粗鬆症

いくつかの横断研究で、骨粗鬆症患者においては歯槽骨の変化が起きていることが報告されている。しかし、関連を否定する研究もある。また、縦断研究は良・質ともに不十分である[17-20]（表7）。

④その他の全身疾患

好中球の機能不全、たとえばChédiak-Higashi syndrome、Papillon-Lefèvre syndrome、Lazy leukocyte syndrome、Leukocyte adhesion deficiencyなどでは重度の歯周病が起こりやすい。稀な疾患であるので、疫学的な調査までには至っていない。今後のデータの蓄積が望まれる。

1-3 歯周病の疫学的リスクファクター：環境因子(喫煙、栄養、飲酒、ストレス)

喫 煙

　喫煙は環境因子のなかで、もっとも強固なエビデンスが確立されているリスクファクターである[21, 22]。疫学的には、
① 関連の一致性（時間、場所が異なる集団においても関連性がつねにある）
② 関連の強固性（喫煙量が増加するにつれ歯周病の重症度が増加する）
③ 関連の特異性（別の要因の影響を除いたとしても、喫煙と歯周病との関連が認められる）
④ 関連の時間性（喫煙が先行し、それに続いて歯周病が発症・進行する）
⑤ 関連の整合性（喫煙と歯周病との関連性が科学的に説明できる）
以上5つの関連性が証明されている。喫煙の歯周組織に対する為害性は、歯肉の微小循環機能阻害、免疫担当細胞の機能障害、歯根膜線維芽細胞の機能障害などが指摘されている。

栄 養

　米国のコホート研究（NHAINES III）ではwhole-grain（全粒粉）摂取量と歯周病との間に負の関連を見い出している[23]。Whole-grainは小麦の表皮、胚芽、胚乳をすべて粉にしたものである。胚乳だけを用いる通常の小麦粉と比べ栄養価が高く、薄力粉と比較して3倍程度の食物繊維や鉄分を含む。また、抗酸化物質を多く含んでいる。消化が遅く、血清中ブドウ糖量の低い状態が長く続く。
　脂肪（不飽和脂肪酸）は脂肪酸と異なり血圧を下げ、悪玉コレステロールLDLを低下させ、善玉コレステロールHDLを高める作用がある。疫学的には魚類の摂取が心疾患を低めるようであるが、魚類にはmega-3不飽和脂肪酸を多く含み、歯周病の炎症プロセスを抑制することが知られている。しかし、この点についてはいまだ動物実験で確かめられているにすぎない。
　脂肪の過剰摂取は肥満につながる。肥満細胞はTNF-αを産生し、ひいては歯周組織の歯槽骨吸収やマクロファージの機能低下を引き起こす。肥満者に歯周病有病者が多いというSaitoら(1998)[24]の研究はそれを強く支持する。
　栄養と歯周病で近年注目されてきたのは抗酸化物質(antioxidant)の摂取である。antioxidantは体内で過剰に産生されたROS (reactive oxygen species)を中和させる。そしてビタミンCとEは酸化による組織破壊を防御する抗酸化物質である。NHANES IIIの報告でもビタミンC摂取と歯周病は負の相関を確認している[25]。また、ビタミンDは免疫反応を調節するので、歯周病への感受性を低下させるとも言われている。

表8 歯周病の疫学的リスクファクター：環境因子（喫煙、栄養、飲酒、ストレス）。

要因	研究デザイン	報告者・年	観察対象観察期間	内容
喫煙	縦断研究	Bostrom, et al, 1998	5年 101名	非喫煙者や過去喫煙者の歯周状態は安定しているが，喫煙者の歯槽骨吸収は進行していた
	縦断研究	Paulander, et al, 2004	10年 259名	喫煙による歯槽骨吸収の相対危険度は3.2であった．調査開始以前に禁煙した者は歯周病の進行がなかった
栄養	縦断研究	Merchant, et al, 2006	14年 34,160名	Whole-grainをもっとも多く摂取する群は，もっとも摂取量の少ない群と比較して，歯槽骨の吸収があることを歯科医師から指摘される割合が少なかった(相対危険度0.77, 95%信頼区間0.66～0.89)
	横断研究	Saito, et al, 1998	241名	BMI <20に対するオッズ比(OR)はBMIが20～24.9でOR=1.7 (95%信頼区間0.7～3.8), BMIが25-29.9でOR=3.4(同1.2～9.6), BMIが30以上でOR=8.6(同1.4～51.4)であった
	横断研究	Nishida, et al, 2000	12,419名	ビタミンCの摂取量が少ないと歯周病(平均アタッチメントレベル≧1.5mm)と判定される割合が高かった(OR=1.19, 95%信頼区間1.05～1.33)
飲酒	縦断研究	Pitiphat, et al, 2003	12年 39,461名	非飲酒者と比較して，歯周病となる相対リスク(RR)は摂取量が0.1～4.9 g/dayの場合RR=1.24 (95%信頼区間1.09～1.42), 5.0～14.9 g/dayの場合 RR=1.18 (同1.04～1.35), 15～29.9 g/dayの場合RR=1.18 (同1.01～1.38), >30g/dayの場合RR=1.27 (同1.08～1.49)であった
	縦断研究	Ogawa, et al, 2002	2年 436名	飲酒とアタッチメントロスとの間に有意な関連はなかった
ストレス	横断研究	Genco, et al, 1998	1,426名	経済的ストレスが重度の歯周病であることと関係していた
	横断研究	Aleksejuniene, et al, 2002	681名	精神的なストレスは歯周支持組織(periodontal support)の量と関係していなかった

飲 酒

飲酒が肝臓に障害を及ぼし、宿主の防御機構を低下させる可能性があることから、飲酒、アルコール中毒と歯周病との関連が調査されているが、関連するといった報告[26]、と関連しないといった報告[27]が混在している。

ストレス

古くは壊死性潰瘍性歯肉炎(ANUG)とストレスとの関連が指摘されていた。ここ最近では、ストレスによって免疫系が影響されることから、一般的な慢性歯周炎との関連が調査され、横断研究ではその関連が確認されている[28,29]（表8）。

■参考文献■

1. World Health Organization. Oral health surveys basic methods. 4th ed, Geneva : World Health Organization, 1997 ; 36-38.
2. Periodontal country profiles : (http://www.who.int/oral_health/databases/niigata/en/ index. html)
3. Demmer RT, Papapanou PN. Epidemiologic patterns of chronic and aggressive periodontitis. Periodontol 2000 2010 ; 53 : 28-44.
4. Russel AL. A system of classification and scoring for prevalence surveys of periodontal disease. J Dent Res 1956 ; 35 :350-359.
5. Cobb CM, Williams KB, Gerkovitch MM. Is the prevalence of periodontitis in the USA in decline? Periodontol 2000 2009 ; 50 : 13-24.
6. Hugoson A, Sjödin B, Norderyd O. Trends over 30 years, 1973-2003, in the prevalence and severity of periodontal disease. J Clin Periodontol 2008 ; 35 : 405-414.
7. Van Dyke TE, Dave S. Risk factors for periodontitis. J Int Acad Periodontol 2005 ; 7 : 3-7.
8. Rylev M, Kilian M. Prevalence and distribution of principal periodontal pathogens worldwide. J Clin Periodontol 2008 ; 35 : 346-361.
9. Papapanou PN, Baelum V, Luan WM, Madianos PN, Chen X, Fejerskov O, Dahlén G. Subgingival microbiota in adult Chinese : prevalence and relation to periodontal disease progression. J Periodontol 1997 ; 68 : 651-666.
10. Albandar JM, Brown LJ, Löe H. Putative periodontal pathogens in subgingival plaque of young adults with and without early-onset periodontitis. J Periodontol 1997 ; 68 : 973-981.
11. Haffajee AD, Socransky SS, Smith C, Dibart S. Relation of baseline microbial parameters to future periodontal attachment loss. J Clin Periodontol 1991 ; 18 : 744-750.
12. Machtei EE, Hausmann E, Dunford R, Grossi S, Ho AvDavis G, Chandler J, Zambon J, Genco RJ. Longitudinal study of predictive factors for periodontal disease and tooth loss. J Clin Periodontol 1999 ; 26 : 374-380.
13. Timmerman MF, Van der Weijden GA, Abbas F, Arief EM, Armand S, Winkel EG, Van Winkelhoff AJ, Van der Velden U. Untreated periodontal disease in Indonesian adolescents. Longitudinal clinical data and prospective clinical and microbiological risk assessment. J Clin Periodontol 2000 ; 27 : 932-942.
14. Tran SD, Rudney JD, Sparks BS, Hodges JS. Persistent presence of Bacteroides forsythus as a risk factor for attachment loss in a population with low prevalence and severity of adult periodontitis. J Periodontol 2001 ; 72 : 1-10.
15. Emrich LJ, Shlossman M, Genco RJ. Periodontal disease in non-insulin-dependent diabetes mellitus. J Periodontol 1991 ; 62 : 123-131.
16. Taylor GW, Burt BA, Becker MP, Genco RJ, Shlossman M, Knowler WC, Pettitt DJ. Non-insulin dependent diabetes mellitus and alveolar bone loss progression over 2 years. J Periodontol 1998 ; 69 : 76-83.
17. Ronderos M, Jacobs DR, Himes JH, Pihlstrom BL. Associations of periodontal disease with femoral bone mineral density and estrogen replacement therapy: cross-sectional evaluation of US adults from NHANES III. J Clin Periodontol 2000 ; 27 : 778-786.
18. Weyant RJ, Pearlstein ME, Churak AP, Forrest K, Famili P, Cauley JA. The association between osteopenia and periodontal attachment loss in older women. J Periodontol 1999 ; 70 : 982-991.
19. Reinhardt RA, Payne JB, Maze CA, Patil KD, Gallagher SJ, Mattson JS. Influence of estrogen and osteopenia/osteoporosis on clinical periodontitis in postmenopausal women. J Periodontol 1999 ; 70 : 823-828.
20. Yoshihara A, Seida Y, Hanada N, Miyazaki H. A longitudinal study of the relationship between periodontal disease and bone mineral density in community-dwelling older adults. J Clin Periodontol 2004 ; 31 : 680-684.
21. Boström L, Linder LE, Bergström J. Influence of smoking on the outcome of periodontal surgery. A 5-year follow-up. J Clin Periodontol 1998 ; 25 : 194-201.
22. Paulander J, Wennström JL, Axelsson P, Lindhe J. Some risk factors for periodontal bone loss in 50-year-old individuals. A 10-year cohort study. J Clin Periodontol 2004 ; 31 : 489-496.
23. Merchant AT, Pitiphat W, Franz M, Joshipura KJ. Whole-grain and fiber intakes and periodontitis risk in men. Am J Clin Nutr 2006 ; 83 : 1395-1400.
24. Saito T, Shimazaki Y, Sakamoto M. Obesity and periodontitis. N Engl J Med 1998 ; 339 : 482-483.
25. Nishida M, Grossi SG, Dunford RG, Ho AW, Trevisan M, Genco RJ. Dietary vitamin C and the risk for periodontal disease. J Periodontol 2000 ; 71 : 1215-1223.
26. Pitiphat W, Merchant AT, Rimm EB, Joshipura KJ. Alcohol consumption increases periodontitis risk. J Dent Res 2003 ; 82 : 509-513.
27. Ogawa H, Yoshihara A, Hirotomi T, Ando Y, Miyazaki H. Risk factors for periodontal disease progression among elderly people. J Clin Periodontol 2002 ; 29 : 592-597.
28. Genco RJ, Ho AW, Kopman J, Grossi SG, Dunford RG, Tedesco LA. Models to evaluate the role of stress in periodontal disease. Ann Periodontol 1998 ; 3 : 288-302.
29. Aleksejuniené J, Holst D, Eriksen HM, Gjermo P. Psychosocial stress, lifestyle and periodontal health. J Clin Periodontol 2002 ; 29 : 326-335.

2 咬合と歯周病

2-1 咬合と歯周病の進行

　歯周病における歯周組織破壊で中心となっているのはデンタルプラークによる炎症性破壊であるが、重度の歯周炎では咬合性外傷が重要な役割を果たしているのではないかと考えられている[1,2]。しかし、過去に英文で発表された多くの動物実験・臨床実験の結果は、必ずしも咬合性外傷が組織破壊に及ぼす影響を明瞭に示していない[3]。本項では歯周病による歯周組織破壊に咬合性外傷が与える影響、役割について考えてみたい。また、咬合性外傷を引き起こす原因として注目されているブラキシズムについても検討する[4,5]。

歯周組織破壊のメカニズムについて

　「咬合性外傷」とは、歯と歯周組織に加わる過剰な外傷力の結果として起こる病態であり、「咬合性外傷」を引き起こす外傷力を「外傷性咬合」と呼んでいる。いわば「外傷性咬合」が原因、「咬合性外傷」が結果の関係になっている。

　咬合性外傷は「一次性咬合性外傷」と「二次性咬合性外傷」に分類することができる。一次性咬合性外傷とは、歯周炎による支持組織の喪失がない時に、過大な外傷力が負荷される状態である。一方、二次性咬合性外傷とは、歯周炎の進行によって支持組織の喪失がある時に、外傷力がはたらく状態であり、支持組織の喪失のため通常の咬合力であっても外傷力として作用する。

　今日では咬合性外傷は、単独では歯周ポケットの形成やアタッチメントロスを生じないことが認められている。歯周組織に炎症がない状態で一次性咬合性外傷が加わった場合には、歯槽骨とセメント質の吸収、歯根膜腔の拡大、歯根膜の変性などの変化を生じるが、歯の動揺度の増加や歯の移動をともない、やがて歯周組織は適応する。

　二次性の咬合性外傷では、すでに生じている歯周組織の破壊を加速するという考え方と加速しないとする考え方がある。1970～80年代には、炎症と合併した場合でも咬合性外傷はアタッチメントロスを生じないとする説をPolsonらが発表し[6,7]、歯槽骨支持の減少した歯に揺さぶり力が加わった時にはアタッチメントロスを起こすとするLindheら[8,9]と論争になった。

　畢らは、炎症と外傷の程度の差が結果の違いを生じる理由であると考え、炎症と外傷の程度を変えて動物実験を行った[10,11]。サルの臼歯歯頸部に綿糸結紮を行って強い炎症を起こすとともに、近遠心方向の強い揺さぶり力を与えた。その結果、炎症と外傷が合併し、しかもその両者が強いほど歯槽骨の吸収とアタッチメントロスは増加し、残存する骨縁上線維の幅は減少した（図1）。

　この実験でわれわれが着目したのは、骨縁上線維の細菌感染に対する"組織バリア"としてのはたらきである。Glickmanは骨縁上線維を隔てて、歯冠側に歯周組織の破壊のメカニズムを細菌感染に起因する"zone of irritation"と、根尖側に外傷力が合併して垂直性骨吸収を発生する"zone of codestruction"という2つのゾーンに分けて病態を説明した[12]。その後Waerhaugにより咬合性外傷がなくとも垂直性骨吸収が生じることは示されたものの[13]、Glickmanが提唱した咬合性外傷の発症メカニズムに関する概念は今日も生きている。

　畢の結果は、骨縁上線維の破壊をともなっている場合には、細菌感染による炎症性の変化と外傷性の変化とが合併してより大きな組織破壊像を示していた。筆者らは骨縁上線維の破壊の有無がPolsonとLindheの実験結果の差となったのではないかと推測している。骨縁上線維が強い炎症により破壊され減少すると、外傷力によってさらに線維の断裂や血管の圧迫出血が生じ、炎症性細胞が浸潤しやすくなり、アタッチメントロスが進行するのではないかと考えられる。

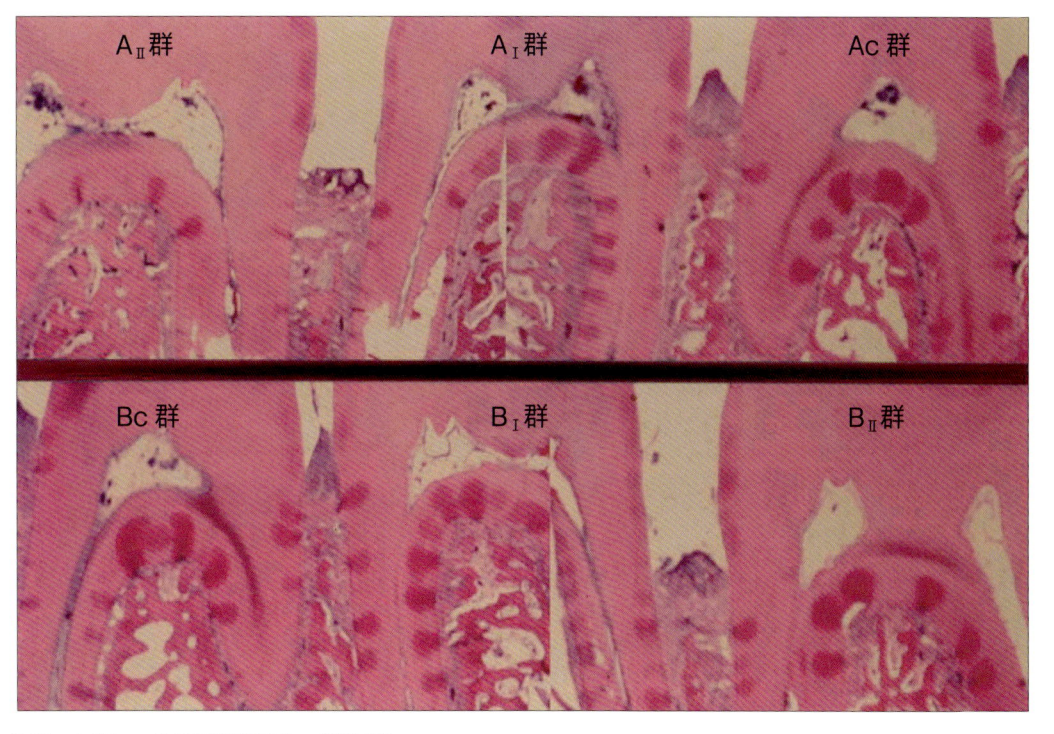

図1　炎症と外傷の合併による歯周組織破壊の病理写真。
　上段は軽度炎症群で、綿糸結紮10週を行った後、A₁群は5週にわたって一方向からの外傷力を付与し、A₁₁群は5週にわたって2方向からの揺さぶり力を加え、Ac群は未処置とした。下段は重度炎症群で、綿糸結紮20週を行った後、B₁群は5週にわたって一方向からの外傷力を付与し、B₁₁群は5週にわたって2方向からの揺さぶり力を加え、Bc群は未処置とした。Ac群とBc群はアタッチメントロスは少なく、外傷を合併させたA₁群、B₁群、揺さぶり力を加えたA₁₁群、B₁₁群ともアタッチメントロス、歯槽骨吸収とも進行していた。

咬合性外傷が歯周治療や矯正歯科治療に及ぼす影響について

　藪田らは、歯周治療が終了した後にも咬合性外傷が加わり続ける状況において、組織の治癒に外傷力が及ぼす影響を調べる目的で、サルを用いた動物実験を行った。まず垂直性骨吸収をともなう歯周炎を惹起した後、スケーリングとルートプレーニングを行って炎症の除去を行った。その後咬合性外傷を継続的に加えると、垂直性骨吸収がいつまでも残存するとともに、付着の回復が遅延した[14]（図2、3）。これらのことから、歯周治療の際には炎症のコントロールとともに外傷力のコントロールが重要であることが示唆された。

　さらに王らは、歯周炎が存在する状態で矯正歯科治療を行った場合に、どのような歯周組織の変化をもたらすかを調べる目的で、ネコを用いた動物実験を行った[15]。その結果、歯周炎が存在する状態で歯に矯正力を加えると、歯周組織の破壊が急速に進行した。また矯正歯科治療中に歯の移動により咬合性外傷が加わる状態を想定して、矯正方向と反対方向の力を加えて揺さぶり力を加えたことで、破歯細胞が増加し歯周組織の破壊がいっそう進行した。この実験から、矯正歯科治療の前には縁下プラークの除去を中心とした徹底した歯周治療が必要なことが明らかになった。

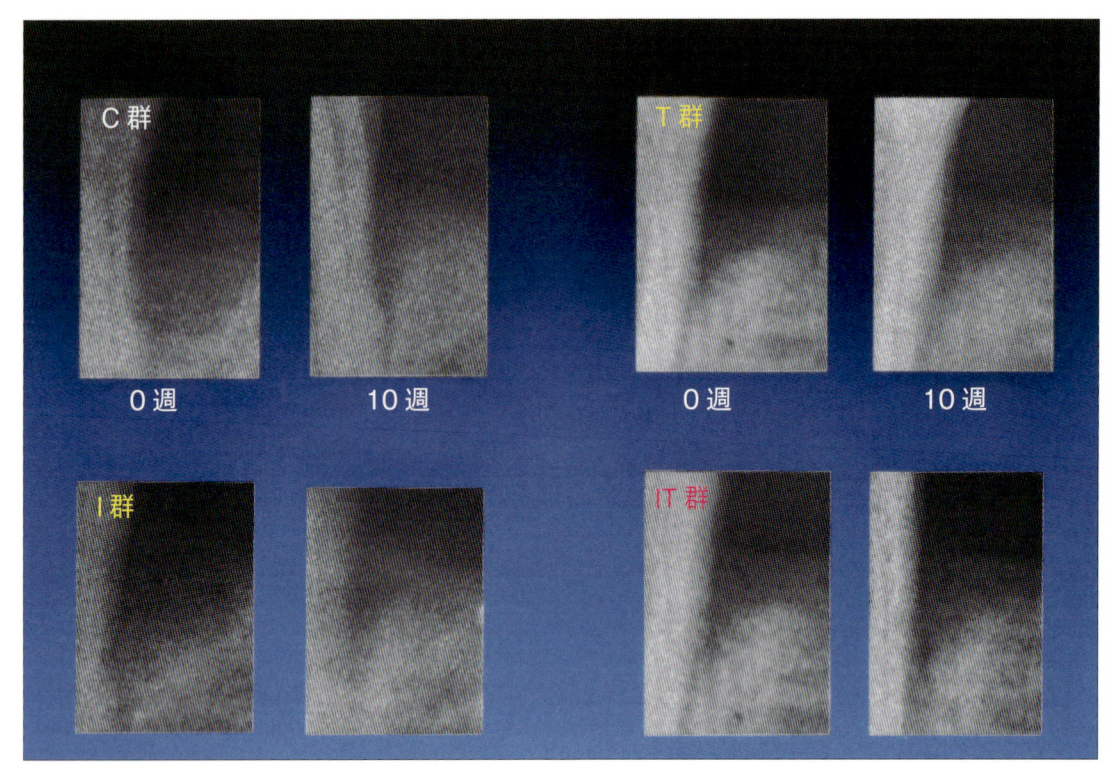

図2 咬合性外傷が歯周治療に及ぼす影響を示すエックス線像。
　サルに垂直性骨欠損を外科的に作成後、歯周炎を誘発させ、4週後にスケーリングとルートプレーニングを行った。その後グループを、口腔清掃を行うC群、綿糸結紮によりプラークを沈着させて炎症を惹起するI群、高いクラウンを装着し外傷力を加えるT群、炎症と外傷をともに加えるIT群に分けた。10週後のエックス線像では、C群とI群ではほとんど垂直性骨吸収が修復されていたが、T群とIT群では垂直性骨吸収が残存していた。

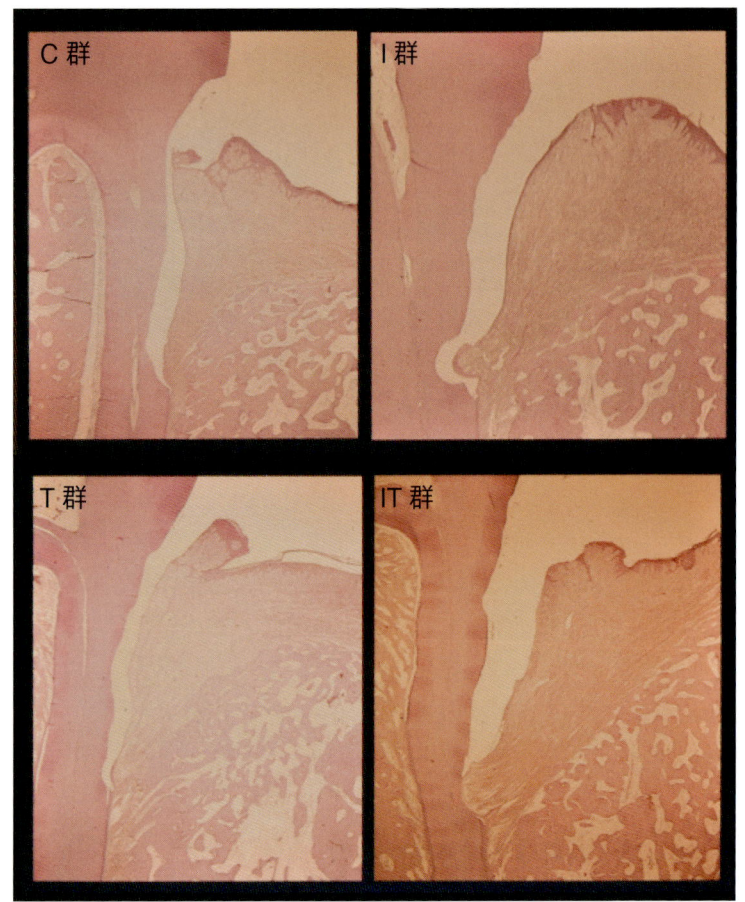

図3 咬合性外傷が歯周治療に及ぼす影響を示す病理写真。
上：炎症のみを惹起し、咬合性外傷をコントロールしたI群。骨の再生状態はC群と類似していた。歯肉は炎症性細胞浸潤が著明で、上皮層は厚くなりポケット上皮に類似した形態であった。
下：炎症、外傷の両者が加わったIT群。骨再生はC群、I群よりも少なく、垂直性骨吸収は修復されずに残存していた。IT群では根尖方向に骨吸収が進行していた。

歯周炎患者の咬合状態について

筆者らは、歯周炎患者の咬合状態に何らかの特徴があるかどうかを知る目的で、軽度、中等度、重度の歯周炎患者、計40人の咬合状態、顎運動、筋活動状態をＫ6ダイアグノスティックシステムを使って詳細に調べた[16]（図4）。その結果、重度の歯周炎患者では安静位から咬頭嵌合位へ閉口する顎運動路が不安定で、咬頭嵌合位が一致しないことが多いこと、終末位速度（咬頭嵌合位に咬み込む直前の運動速度）が低下していること（表1）、さらには最大咬みしめ時の筋活動電位が低下していることが明らかとなった（表2）。

これらの所見から、歯周炎患者においては、たとえ残存歯数や対咬状態が同じであっても中心咬合位が安定していないこと、無意識下に咬み込む速度を調整したり、咬みしめ時の力を制御することにより歯に加わるストレスを軽減していることが推察された。

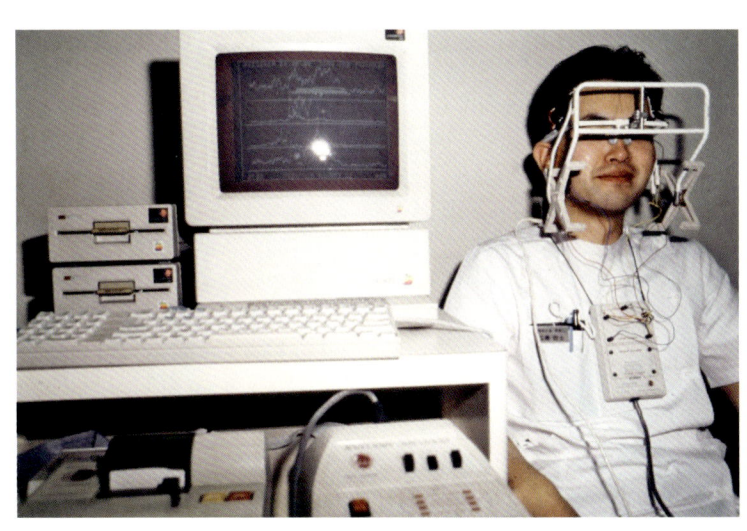

図4　Ｋ6ダイアグノスティックシステムによる顎運動、筋活動状態の診査。

表1　Ｋ6ダイアグノスティックシステムによる顎運動の検査結果。

垂直方向速度の結果 (mm/s)			
	患者群		
	軽度歯周炎	中等度歯周炎	重度歯周炎
最大開口速度	167.3 ± 87.6	159.1 ± 72.6	162.8 ± 59.1
平均開口速度	91.5 ± 42.4	85.4 ± 29.6	82.5 ± 25.4
最大閉口速度	209.0 ± 104.7	218.0 ± 125.9	183.6 ± 81.8
平均閉口速度	113.8 ± 62.3	108.7 ± 55.7	93.9 ± 36.6
終末位速度	58.1 ± 64.1*	62.3 ± 41.2†	32.1 ± 26.5*†

*,† Anovaにより有意差あり（P<0.05）

年齢、性別、残存歯数、対合状態をマッチさせた各群11名の軽度、中等度、重度歯周炎患者について調べたところ、開口および閉口速度には有意差はなかったが、終末位速度は重度歯周炎患者で有意に低下していた。

表2　Ｋ6ダイアグノスティックシステムによる筋活動電位の検査結果。

筋活動電位の結果			
	患者群		
	軽度歯周炎	中等度歯周炎	重度歯周炎
安静時の筋活動電位			
側頭筋（μV）	3.6 ± 2.2	3.9 ± 2.6	3.3 ± 2.4
咬筋（μV）	2.4 ± 0.7	2.4 ± 0.7	1.9 ± 0.5
咬みしめ時の筋活動電位			
側頭筋（μV）	99.0 ± 50.2	129.4 ± 101.4*	85.1 ± 71.4*
咬筋（μV）	117.1 ± 74.3†	102.4 ± 66.1	80.9 ± 54.5†

*,† Anovaにより有意差あり（P<0.05）

安静時の筋活動電位に有意差は認めないものの、最大咬みしめ時の筋活動が重度歯周炎患者では、軽度歯周炎患者や中等度歯周炎患者に比べて有意に低下していた。

咬合状態と歯周病進行に関する臨床研究

咬合状態と歯周病進行の関係を解明する目的では、ヒトにおけるコントロールされた前向き研究は著しく難しい。咬合力がどのような条件で破壊的にはたらき、どのような条件で適応的にはたらくのかは、いまだ結論が得られていない。

しかし、初診時の咬合状態と歯周病パラメーターの関係、初診時の咬合状態と咬合治療にともなう歯周病進行の関係が 2001 年に Harrel らにより報告されている。後ろ向き研究ではあるものの、中心位、中心咬合位における早期接触、側方前方運動時における作業側・平衡側接触がある歯では、ない歯に比べて、

①初診時の歯周ポケットが深いこと
②初診時のデータに基づく予後判定が悪いこと
③経年的に歯周ポケットが増加すること
④咬合治療を併用することで経年的に歯周ポケットが改善すること

を示した。研究手法の厳密さにおいて批判はあるものの、現状においては咬合治療を正当に評価する臨床研究とみなされている[17, 18]。

歯周病患者におけるブラキシズムの実態

ブラキシズムは上下の歯を異常に強い力でぎりぎりと擦り合わせる異常習癖であり、歯の疼痛、破折、修復物の脱離、歯周組織の破壊、筋肉や顎関節の障害などさまざまな症状をもたらす[19-21]。しかし、ブラキシズムの発生のメカニズムはいまだ科学的に十分解明されておらず[22-24]、従来の臨床的診査や、問診による自覚症状の有無では適切な診断は困難である。

池田らは患者の口腔内にオクルーザルスプリントを装着させ、その摩耗程度から診断する方法を報告している[25]（図5）。大森らはこの方法を応用して、ブラキシズム習癖のある患者においては統計的にみて根分岐部病変がより悪化することを報告した[26]。筆者は、スプリントによる診断法に加えて、計測機器を用いることによりブラキシズムをより多角的に診断し、ブラキシズムと歯周病

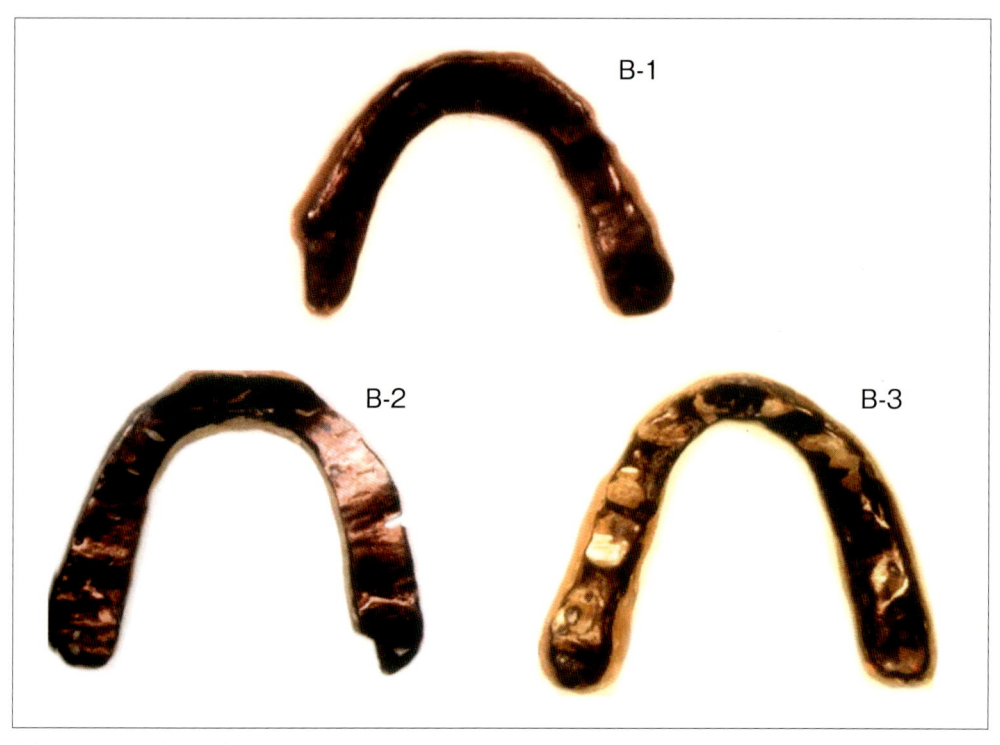

図5 患者の口腔内にオクルーザルスプリントを装着させ、その摩耗程度から診断する方法（池田ら）。
B-1 よりも B-2、B-2 よりも B-3 のほうがスプリント表面の摩耗が激しい。

との関連を明らかにして歯周病患者の治療方針に組み込むことを目指している（図6）。

筋電計を用いるブラキシズム研究は、もともとは患者を研究室に寝泊りさせて厳密な条件下でデータを採取することが多かった[27, 28]。しかし、患者の睡眠条件が変わるために睡眠障害が生じたり、時間と手間がかかるなどの欠点があった。筆者らが最初に開発したシステムでは、装置を患者の自宅に持ち帰ってもらい、睡眠中の一晩分のブラキシズムデータをカセットテープレコーダーに記録し、後日テープを大学に持ち帰って再生して自動分析した[29, 30]（図7〜8）。

さらに、より簡便に正確なデータを採取する目的で、携帯型ブラキシズム記録装置を開発した[31, 32]。試作機は改良を重ね、株式会社モリタ製作所との共同開発によって小型軽量化され、今日では装置内にマイクロプロセッサとメモリとを搭載するに至った[35]（図9）。測定部位も従来の咬筋から側頭筋へと変更することにより、睡眠時に測定用のコードがじゃまになって眠りにくいといった欠点を補うことができた[36]。今後、さらに簡便なブラキシズム診断装置の開発が望まれている。

まとめ

歯周病の進行において咬合性外傷が果たす役割について述べた。動物実験からは、咬合性外傷が細菌性プラークによる炎症と合併した場合には組織破壊をさらに進めることが明らかになった。しかし臨床においては、歯周組織の破壊に咬合性外傷やブラキシズムが強く関与していると思われる症例に遭遇しても、その関与の度合いを科学的に示すのは難しいのが現状である。今後は、咬合性外傷が加わっている歯の診断法を確立し、記録装置によって患者のブラキシズムを判定し、炎症と咬合性外傷の程度による歯の予後判定を行い、的確な治療方針の立案に役立てる方向への研究の発展が望まれる。

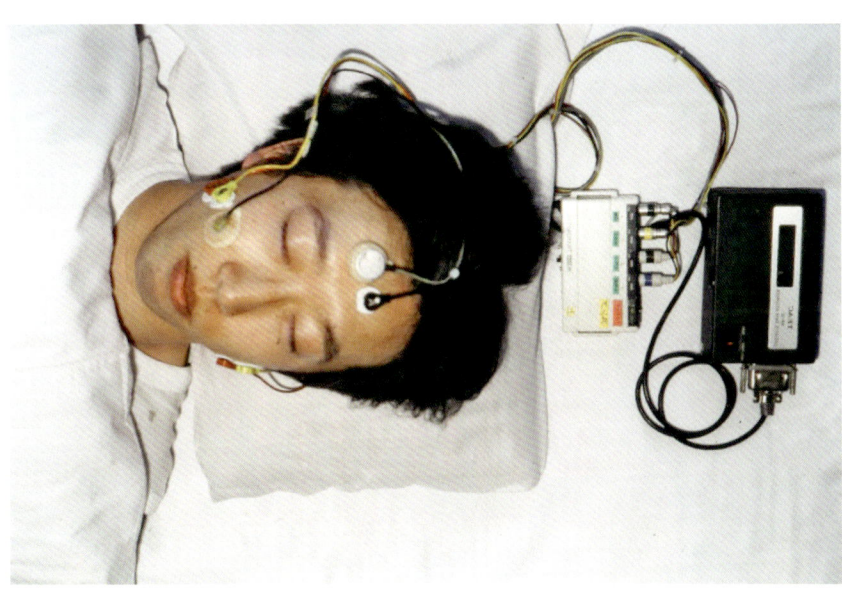

図6　ブラキシズム記録装置装着時の就寝状態。
　患者が自宅に持ち帰り、装置を自ら装着する。カセットテープに記録したデータは、後日大学に持ち帰ってもらい分析する。

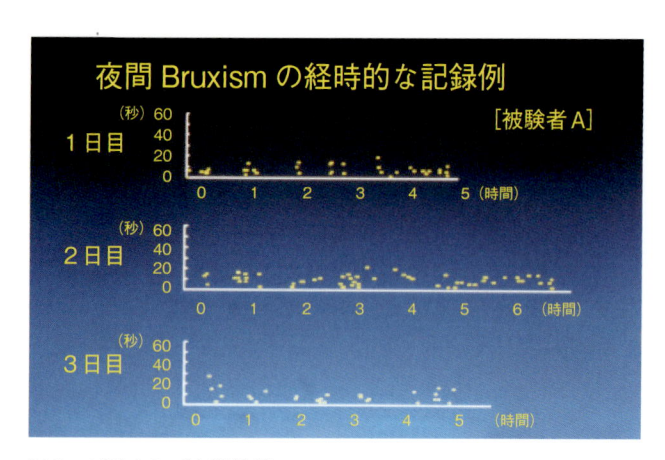

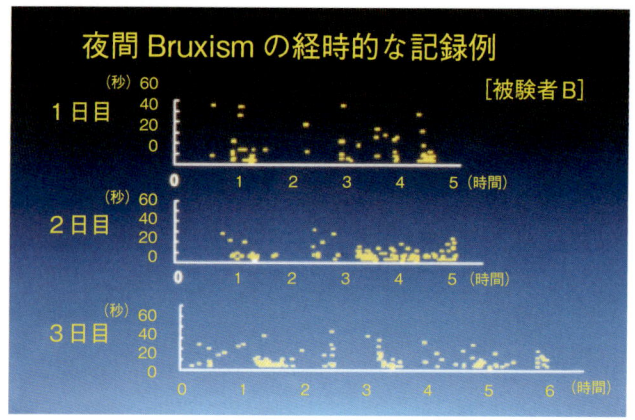

図7 ブラキシズム記録例。
　図の一つひとつのドットが1回のブラキシズムを示す。左図に示す被験者Aではブラキシズムは散発的に見られるだけであったが、右図の被験者Bでは1回あたりの時間も長く、ドットが密集しブラキシズムをたくさん行っている箇所が観察された。

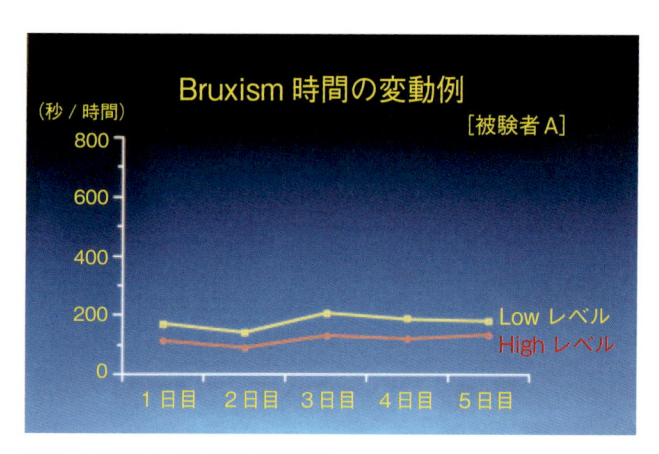

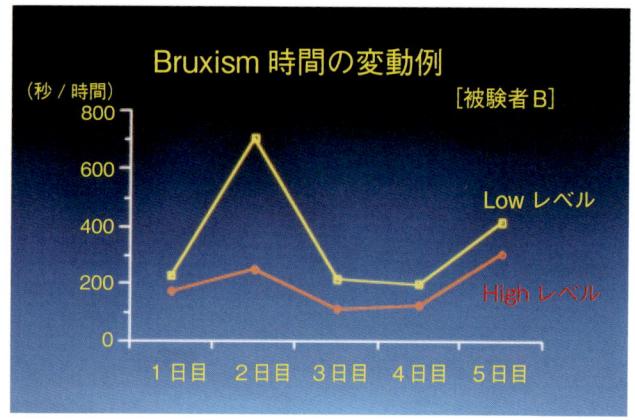

図8 ブラキシズム時間の変動例。
　図7と同じ被験者の5日間連続のデータ。左図に示す被験者Aに比べて、右図の被験者Bでは、より長時間のブラキシズムが見られ、日による変動も大きいのが観察された。

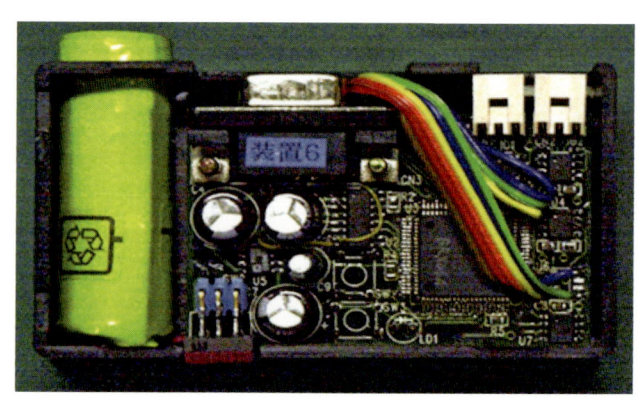

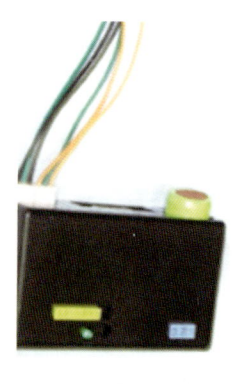

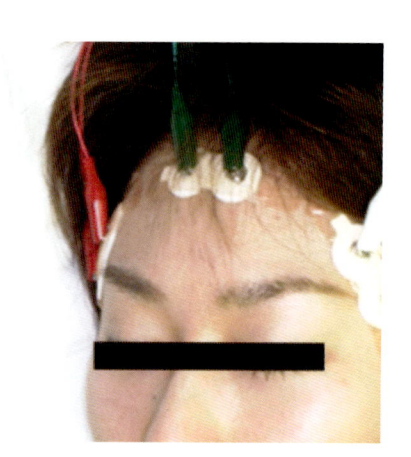

図9a、b 携帯型ブラキシズム記録装置。
　筋活動電位の測定部位を側頭筋とすることで、咬筋で測定するよりも被験者の違和感を軽減できる。

2-2 咬合調整の方法と時期

歯周病治療においては、炎症のコントロールのみならず咬合性外傷のコントロールが重要である。この理由は、歯周病の進行により歯周組織の支持を失った歯においては、通常の咬合力であっても二次性咬合性外傷力として作用し組織破壊を起こすためである。また歯周病が進行すると、歯の動揺、傾斜や移動、欠損などが生じて咬合位が不安定となり、特定の歯に強い咬合力がかかる。さらに舌習癖やブラキシズムなどの異常習癖が合併している場合には、より強い外傷力が歯に作用することになる。

まず口腔内と口腔外の検査、患者への聞き取りを十分に行って、異常習癖の有無を確認することが重要である。歯周病患者の咬合治療にあたっては、咬合調整、暫間固定、ナイトガードの装着、歯周補綴処置などを行って咬合性外傷力をコントロールし、歯周組織へのダメージを最小限に抑える必要がある。本項では、歯周病患者における咬合治療のうち、とくに咬合調整の基本的な考え方を述べる。

動揺度の大きな歯では、動揺度の少ない歯に比べて歯周ポケットが深いことが多くの論文によって示されている[37, 38]。しかし、歯周治療に咬合調整を併用することによって歯周組織の状態が改善するとした論文はわずかしかない[18, 39]。臨床的には咬合調整の必要性を認めない論文もあるものの[40]、咬合治療は経験則によって日常的に行われている。動揺の大きな歯では、咬合調整を行うことによって二次的に歯の挺出を図ることも可能であり、歯周ポケットの減少や骨形態の改善が期待できる。

歯周病患者における咬合調整の目的は、2つに大別することができる。一つは、顎運動の機能障害が生じている患者に対して障害を取り除くことを目的としたもの、もうひとつは、1本1本の歯に加わる力をコントロールすることによって、歯への外傷力の緩和を目的としたものである。本項ではとくに後者に焦点を当てる。

咬合状態の検査について

口腔内の検査では、ポケットデプスと歯の動揺度とともに、咬合歯列と咬合の状態を確認する。天然歯列における理想的な咬合は犬歯誘導、またはミューチュアリープロテクテッドオクルージョン（☞用語解説）である。これらの咬合様式では作業側でのガイドが犬歯によって達成され、偏心運動時には臼歯部の離開が生じる。歯の動揺が少ない時には大きい時よりもストレスが集中するので、歯の咬耗やアブフラクション（☞用語解説）が生じやすいと考えられる（図10）。

咬合の検査においては、実際に顎運動を行わせて視診を行うとともに、触診による突き上げ（fremitus）の検査を行う（図11）。突き上げの検査では、術者の人差し指を患者の口腔内に挿入して上顎の2、3本の歯に指の腹を当て、中心咬合位および側方位における歯の動揺を触知する。動揺歯においては咬合紙を使った検査ではインクの印記が薄いため、触診による突き上げの観察が欠かせない。

咬合の検査には、口腔内での検査のみならず研究用模型を用いての検査を行う。模型による検査では、咬合面のファセットがより観察しやすいこと、前方向のみならず後方向（咽頭方向）からの観察も可能となること、顎運動をシミュレーションできることに大きなメリットがある。

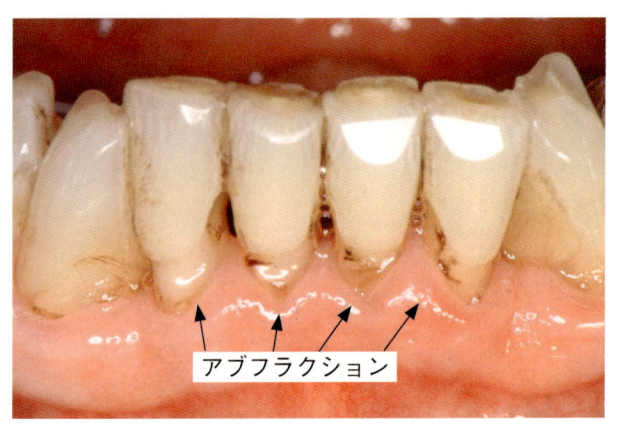

図10　アブフラクション。

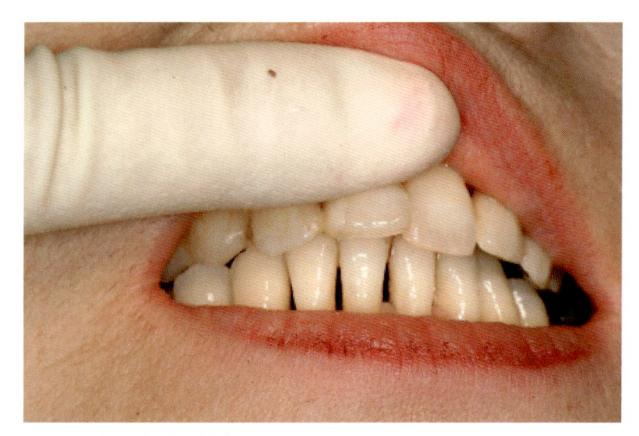

図11　突き上げの検査。
上顎歯に指の腹を当て、咬合時の歯の動揺を触知する。

咬合調整の時期

　歯周病患者において咬合調整を行う時期は、患者の口腔清掃指導とスケーリング・ルートプレーニングが終了した後である。なぜならば、歯周基本治療によって歯周組織の炎症がなくなると、歯肉浮腫によって挺出していた歯が歯槽内に戻り早期接触が消失し、歯肉線維が再生されるために歯の動揺が減少するからである[41]。したがって初診時に咬合調整を行うのは、患者が咬合時の強い痛みや違和感を訴える時のみである。その後も治療途中で咬合状態が変化するので、随時必要に応じて咬合調整を行う。一方、メインテナンスで数か月ぶりに来院した患者においては、次回来院時まで数か月の期間が空くので外傷力のコントロールはとくに重要と考えられ、外傷部位への咬合調整が欠かせない。

咬合調整の適応症

　咬合調整の方法は、ほぼすべての日本の歯周病学の教科書に掲載されている。その中、中心咬合位において機能咬頭の外斜面を削り、作業側ではBULL（Buccal Upper Lingual Lower）の法則に従うとされている。しかし、この方法がルールどおりに行われる前提条件は、歯の位置が頬舌的にも垂直的にもほぼ適正に位置していることである。もしも咬合平面よりも挺出している場合には、歯冠形態の修正が必要である。歯が著しく挺出している場合には、抜歯処置が必要となる場合もある。

　歯周病学の教科書にでてくるような歯の位置不正がほとんどない場合の咬合調整では、中心咬合位、作業側と非作業側、前方位、後方位の順に作業を進める。中心咬合位での削合は面接触を避け、点接触とすることを目標とする。さらに機能咬頭の外斜面を削ることによって咬合面を小さくするが、この際咬合高径を落とさないことが肝心である（図12）。ただし、咬合時の沈下をともなう強い垂直性の動揺が生じている歯では、対合歯との接触状態が維持されるかぎりにおいて高さを減じても差し支えない。

　つぎに、作業側での咬合調整をBULLの法則に従って行う。この方法は、中心咬合位での接触部位を削らずに残すことが基本であるため、このルールに忠実に従えば咬合高径を失う危険がない（図13）。作業側での咬合調整では、犬歯や小臼歯部において作業側でのガイドとなっている歯をむやみに削ってしまわないよう注意すべきである。

　前歯部における咬合調整は、中心咬合位では下顎の切縁を削り、前方位では上顎の舌側面を削る。上顎前歯部舌側面を上顎小臼歯部頬側咬頭内斜面、下顎前歯部唇側面を下顎小臼歯部頬側咬頭外斜面としてイメージを拡大して考えると、前方運動における咬合調整は作業側における咬合調整との共通性があることがわかる（図14）。

　非作業側における咬合調整は上下の歯が互いに干渉している部分を削る。干渉する部位は、上顎では口蓋咬頭内斜面、下顎では頬側咬頭内斜面となるが、どちらを削っても差し支えない。

最後に、下顎を中心咬合位から後方位へと誘導し、この間の動きがスムーズにできるようにする。上顎の咬頭の近心斜面か、下顎の咬頭の遠心斜面のどちらかを削る。もしも左右のどちらか片側のみでの接触がある場合、左右均等に当てることにより咬合位を安定化できる。ちなみに、中心位から中心咬合位への動きを中心滑走とよぶが、この間の動きがスムーズに行えるようにする。ただし、後方位の咬合調整は、患者の訴えがとくに強いとき以外には積極的に行わなくてもよいとする考え方もある。

咬合調整に使う器具

咬合調整に当たっては、咬合紙とつぼみ状のダイヤモンドバーか、カーボランダムポイントを用いることが多い。咬合接触状態の確認に馬蹄形の咬合紙を使うと、左右同時に印記ができるので便利である。側方位と前方位を青、中心咬合位を赤で印記すると、どのように咬合接触しているかを明瞭に示すことができる。

動揺歯における咬合調整では、突き上げの検査とともに、オクルーザルインディケーターワックスを用いた検査が有効である。この検査では、上下顎の咬合接触状態を三次元的に確認することができる（図15）。

さらに、ワックスを口腔内から取り外すことなしに、ワックスが抜けた部位をつぼみ状のダイヤモンドバーで直接削合することが可能で、容易に正確に咬合調整が行えるという利点がある（図16）。

咬合調整と暫間固定

咬合調整が、1本1本の歯に加わる外傷力を除去する目的で行われるのに対して、暫間固定は二次性咬合性外傷が生じている歯に対して、歯の動揺を抑える目的で行われるという違いがある。暫間固定によって、咬合時に沈下していた歯の移動量が減るため、暫間固定後に咬合調整が必要となる場合がある。動揺の大きな歯の暫間固定を行うと、十分な固定効果が得られないばかりか、臨在歯にとって負担過重となる場合がある。

フラップ手術の後には、歯が挺出し動揺度が増加した状態となる。歯の動揺度が手術前の状態まで回復するには長い期間がかかり、この間は咬合関係をよく観察して咬合調整や暫間固定を行って適切に対応する。歯周治療を行っても、治癒期間に咬合性外傷力が加わり続けると垂直性骨欠損は回復しない（図2、3参照）。とくに再生療法を行う場合には、咬合性外傷を排除して歯槽骨の再生を促す配慮が不可欠である。

まとめ

咬合調整は、1本の歯の咬合性外傷を除去する目的ではもっともやさしく確実な方法である。しかし、多数歯が動揺しているような症例では、たとえ咬合調整を行って1本の歯の負担を軽減して動揺を抑えたとしても、隣在歯の動揺をきたすだけになる。

削る（咬合調整）以外にも、つなげる（暫間固定）、盛り上げる（ガイドの付与）、動かす（矯正歯科治療）、力を弱める（ナイトガードの装着）など、いくつもの選択肢があることを認識する必要がある。とくに臼歯部において、非作業側（平衡側）の早期接触がある場合には、反対側（作業側）のガイドが十分にあるかどうかを確認する。もしも作業側のガイドがない場合には、矯正歯科治療や補綴治療にてガイドの付与ができないかどうかを検討する。

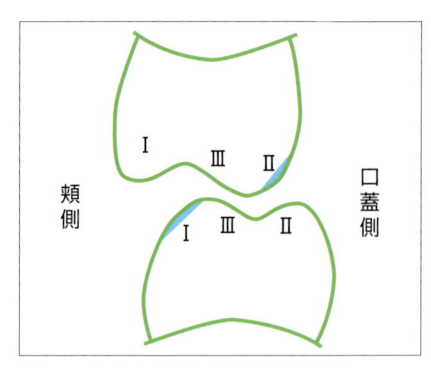

図12 中心咬合位における咬合調整。
　Jankelsonの分類に従って削合する。
　Ⅰ級：下顎頬側咬頭外斜面
　Ⅱ級：上顎口蓋側咬頭外斜面
　Ⅲ級：機能咬頭の内斜面（上下顎のどちらでも可）

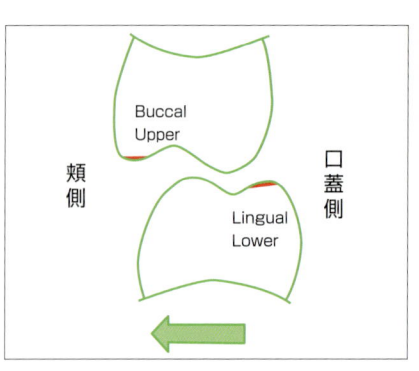

図13 作業側における咬合調整。
　BULLの法則に従って削合する。

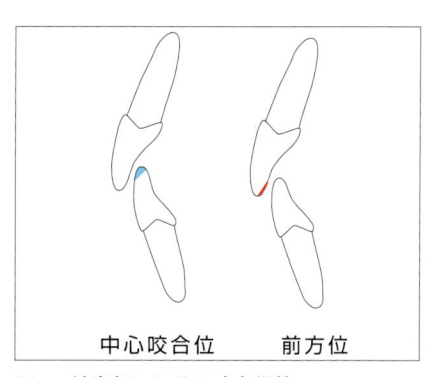

図14 前歯部における咬合調整。
　中心咬合位では下顎の切縁、前方位では上顎の口蓋側を削合する。

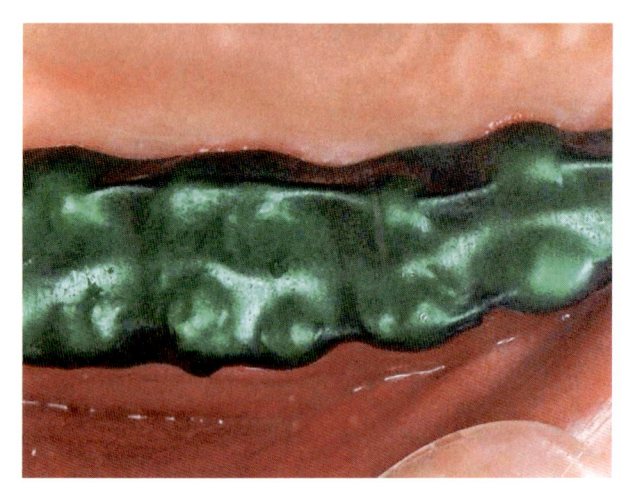

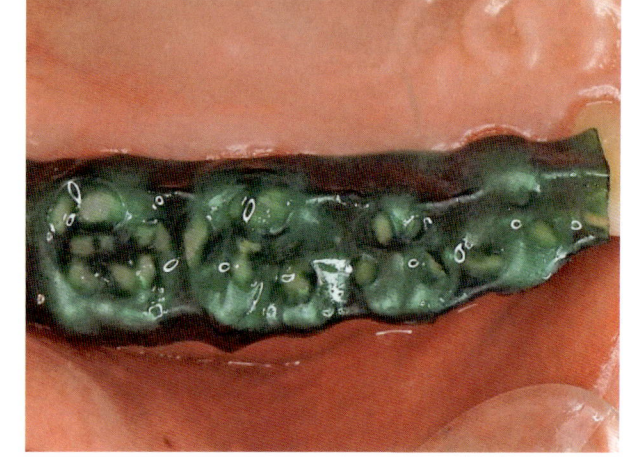

図15a,b オクルーザルインディケーターワックス (Occlusal Indicator、KERR社製)。
　光沢面を上顎歯の咬合面に圧接した後、ワックス面を水で濡らす。

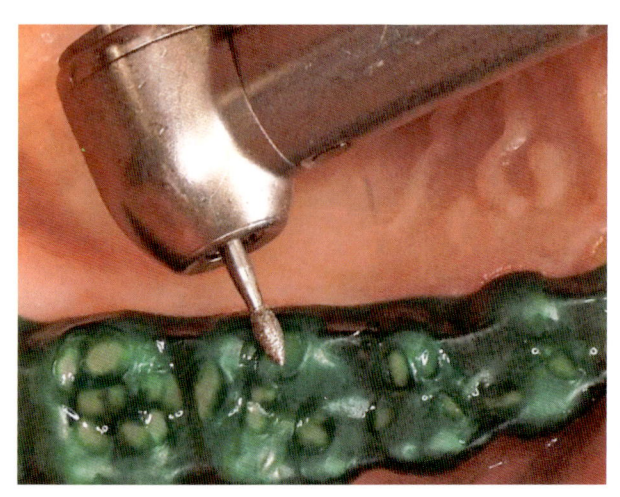

図16 オクルーザルインディケーターワックスを用いた咬合調整。
　咬合接触によりワックスが抜けた状態。このまま咬合調整を行う。

2-3 歯周病治療の補綴的咬合修復

歯周病患者の補綴的咬合修復においては、歯周病学的に健康な患者の場合に比べて考慮すべきことが多い。歯周病患者の咬合治療にあたっては、1本1本の歯について歯周病の重症度を診断すること、全顎的な最終治療計画を早い段階で立案すること、患者のブラキシズムの有無を診断することが重要である。この項では、歯周病患者の補綴的咬合修復処置における開始時期と歯周組織の炎症の改善目標、補綴物の具備すべき要件などについて記す。

ブラキシズムの診断

ブラキシズムの有無は、歯周病患者の治療の予後に大きな影響を与える。患者のブラキシズムを聞き取りと臨床診査により把握し、ブラキシズムによる外傷性咬合の影響を最小限とする必要がある。昼間の無意識や夜間の睡眠時に強いブラキシズムを繰り返して行う人をとくにブラキサーと呼ぶ。

ブラキサーでは昼間にも無意識に強いクレンチングを行っている者がおり、咬耗、歯の動揺度の増加、補綴物の破折や脱離、原因不明の咬合痛などがでることがある。ブラキサーは、夜間睡眠中の1回当たりの継続時間が30秒以上に及び、昼間の最大咬みしめ時よりもさらに強い筋力でグラインディングやクレンチングを繰り返す（図7、8参照）。このため、起床時に筋肉のこわばり、顎関節や歯の痛みとして自覚する者も多い。ブラキサーに対しては、習癖を自覚させるとともに、夜間のブラキシズムに関しては自己暗示療法、ナイトガードの装着などにより対応する。

歯周病患者における補綴治療の開始時期

歯周治療の成功のためには、歯周組織の炎症のコントロールが重要である。したがって歯周病患者における補綴治療は、歯周病原性のプラーク細菌が減少し、歯周組織の炎症のコントロールが達成され、中長期的に付着の喪失が抑止できている状態が達成されてから行われる。

この時期は、歯周炎患者においてはスケーリング・ルートプレーニングの終了よりも後となる。歯周組織の炎症を十分に取り除かない状態で補綴処置のみを行うと、歯周炎の進行により残存歯の喪失をまねくことになる。深い歯周ポケットや根分岐部病変のために清掃が困難な場合には、補綴処置よりも前に歯周外科処置を行って、歯石・プラークを完全に除去するとともに、歯周ポケットを浅くしておく必要がある。

ただし比較的早期に残存歯に対する咬合負担を分散したい場合には、早期に補綴治療を行ったほうが好ましい場合もある[42]。通常は最終補綴物が装着されるまでの期間には、暫間補綴物が装着される。暫間補綴物は、最終的な補綴物の機能、審美性、清掃性を検討するための一助となる。

補綴物の清掃性について

歯周病の原因はプラークであるので、補綴物のプラークコントロールはとくに重要である。自浄性のある材質を用い、歯ブラシや補助的清掃具を用いて清掃しやすく、かつ自浄性のある形態にする。

具体的には、マージン部でのオーバーハングがない、カントゥアが大きすぎない、鏡面研磨がされている、歯頸部や歯間部に適切な清掃具が挿入できるなどの条件を満たすことが必要となる。またブリッジなどでは、支台歯とポンティックとの間に歯間ブラシが適度に入るスペースをつくる必要がある。

1度から2度の根分岐部病変を生じている歯に補綴修復処置を行う場合には、マージンラインを露出した根分岐部の形状に沿わせて設定し、分岐部の入り口に歯ブラシが届きやすくする場合がある。この方法は清掃状態の良い患者にはとくに有効である。また、上顎大臼歯におけるルートリゼクション、下顎大臼歯におけるヘミセクションの後に歯冠修復を行う際には、オーバーカントゥアとなりやすいので、患者にとって清掃しやすい歯冠形態となるように配慮する。

歯周病患者において、冠のマージンを歯肉縁下に設定することは、マージンの適合性が良ければ問題が生じない。しかし、適合性の確認は歯肉縁上よりも難しく、審美性が問題となるような部位でなければ、歯周病学的には歯肉縁上でのマージン設定が望ましい。また、歯肉縁下深くにマージンラインを設定すると、生物学的幅径を障害する可能性がある。骨縁上に十分な歯質を確保できないこのような症例では、歯の矯正的な挺出か臨床的歯冠長延長術を行って生物学的幅径を確保する必要がある。

補綴物周囲の付着歯肉は、歯周組織の健康が維持できていれば必要がないとする考え方もあるが、臨床的には付着歯肉の幅をつくることにより、患者の口腔清掃状態が改善することもあるので個別の対応が迫られる。補綴物のマージンが歯肉縁下になる時には歯肉退縮をきたす危険性があるため[43]、付着歯肉幅を確保したほうがよいとする考え方もある。

力のコントロールが可能な補綴物のデザイン

力のコントロールが可能な補綴物製作のためには、咬合状態および歯周病の罹患状態を客観的に診断し、補綴物のデザインを決定することが必要である。とくにポステリアサポート（臼歯部での咬合負担）とアンテリアガイダンス（前方・側方運動時における作業側でのガイド）をどのようにして獲得するかが重要である。前歯部の開咬などによりアンテリアガイダンスが得られない症例では補綴的方法のみならず、矯正歯科治療を併用することも考慮する。

補綴物の設計にあたっては、クラウンブリッジやインプラントなどの固定性補綴物が可能な場合には、義歯よりも優先される。義歯の製作にあたっては、残存歯の保護と患者の満足度の観点から、できればリジッドサポートの形態とし、支台歯には連結固定やミリング処置を施す。支台歯のレスト座は欠損側から遠い側に付与して、義歯沈下による鉤歯へのダメージを減らすとともに、隣接面板を付与して義歯を安定させる。

重度の歯周炎に罹患し、ほとんどすべての歯に動揺があったとしても、左右の歯列弓を連結したブリッジ（クロスアーチスプリント）によって対応できる症例もある。多数歯にわたる連結性の補綴修復物が入る場合、歯冠形成時に歯頸部にマージンラインを設定すると支台歯が細長くなってしまう。これを避けるためには冠のマージンを高めに設定するか、ポストコアを装着して支台歯の方向性を修正する。

ポストコアの形成に当たっては、歯根破折やポストごとの補綴物の脱離を避けるためにできるだけ歯質のフェルール（☞用語解説）を残すことが重要である。歯質のフェルール部を冠が覆うことで歯に箍（タガ）をはじめる作用を生じ、歯の破折や、補綴物の脱離などのトラブルを減少することができる。状況によっては臨床的歯冠長延長術を行って歯肉縁上の歯質を確保する。

アタッチメントロスが進行して動揺度が大きくなった歯と、動揺度が小さい歯をブリッジや連結クラウンによって固定する際には、動揺度の小さな歯がかえってダメージを受けないように注意を払う必要がある。

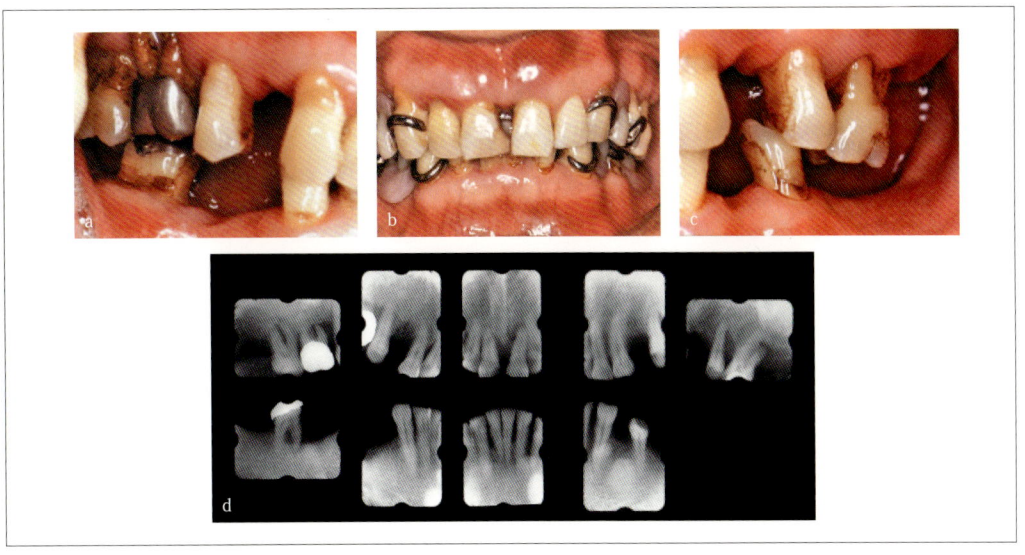

図17a〜d　歯周病患者の初診時。

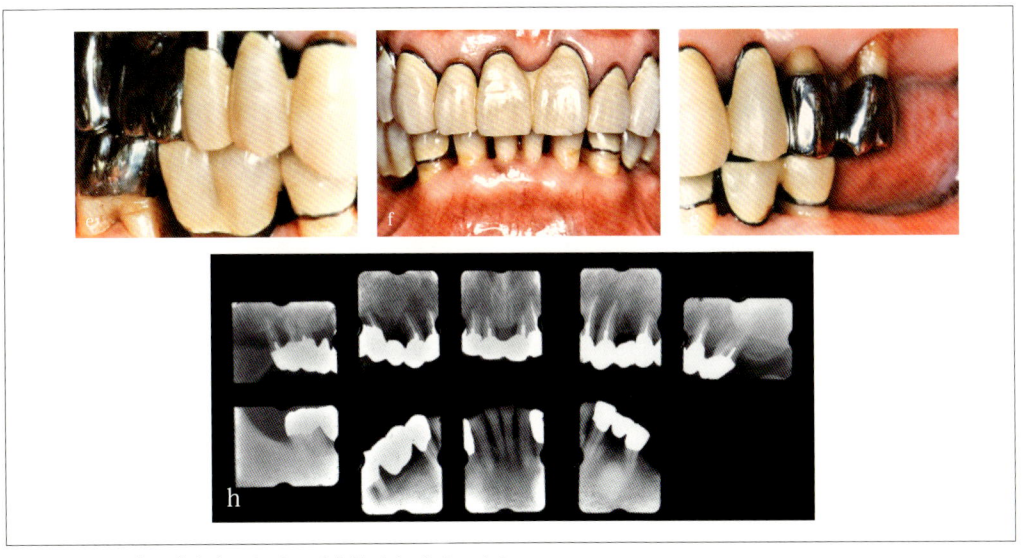

図17e〜h　歯周病患者における咬合治療とメインテナンス。
　初診時（a〜d）に認められた 5| の遠心の骨欠損は、GTR法によって完全に骨に置き換わっている。11年後（e〜h）に骨添加は著明に認められる。

メインテナンス

　当然のことながら最終補綴物を入れることが治療のゴールではない。すべての患者において、その後も定期的メインテナンス処置を行って良い状態を維持することが治療の目指すところである（図17）。来院した患者については、口腔内清掃を評価するとともに、咬合状態を検査し、再度の動機づけと指導を行う。さらに歯肉縁上と縁下に付着した細菌のデブライドメントとともに、必要に応じた咬合調整を行う。

まとめ

　歯周病患者の治療においては、炎症のコントロールとともに外傷のコントロールが必要なこと、さらに補綴修復処置はこの両者に密接にかかわっていることを述べた。治療にあたっては、歯周組織の状態を精査し、1本1本の歯の予後を判定し最終補綴物に関する治療計画を立案する。歯周病患者の補綴的治療計画を立てるにあたっては、歯科医師がベストと思う治療方針といくつかの代替案を患者に提示するが、最終的には患者の自己決定権に委ねることになる。

■参考文献■

1. 加藤熙, 坂上竜資. 咬合性外傷の成因と臨床診断. 日本歯科評論 1994 ; 619 : 87-103.
2. 加藤熙, 坂上竜資, 畢良佳, 王佳敏, 小西秀和, 的場一成, 池田雅彦, 谷口威夫. 歯周炎と咬合性外傷の合併による歯周組織破壊のメカニズムの解明. とくにBruxismによる歯周組織の破壊について. 日歯医誌 2000 ; 19 : 81-86.
3. Hallmon W. Occlusal trauma : effect and impact on the periodontium. Annals of Periodontology / Am Acad Periodontology 1999; 4(1) : 102-108.
4. 加藤熙. 歯周治療における咬合治療, ブラキシズムの処置. In : 最新歯周病学. 東京 : 医歯薬出版, 1997 ; 247-282.
5. 加藤熙, 坂上竜資, 本郷興人. 歯ぎしり. In : 泉廣次, 腰原好. 斎藤毅(編). 歯科診療の実際. 下顎運動障害. 東京 : 医歯薬出版, 1995 ; 122-128.
6. Kantor M, Polson A, Zander H. Alveolar bone regeneration after removal of inflammatory and traumatic factors. J Periodontol 1976 ; 47 : 687-695.
7. Polson A, Zander H. Effect of periodontal trauma upon intrabony pocket. J Periodontol 1983 ; 54 : 586-591.
8. Lindhe J, Svanberg G. Influences of trauma from occlusion on progression of experimental periodontitis in the Beagle dog. J Clin Periodontol 1974 ; 1 : 3-14.
9. Ericsson S, Lindhe J. The effect of longstanding jiggling on experimental marginal periodontitis in the beagle dog. J Clin Periodontol 1982 ; 9 : 497-503.
10. 畢良佳, 加藤熙. 歯周組織の炎症と咬合性外傷が合併した時のサル歯周組織の変化. 炎症の程度と咬合性外傷の強さの影響について. 日歯周誌 1996 ; 38 : 385-399.
11. 畢良佳, 李虹, 坂上竜資, 川浪雅光, 加藤熙. 炎症と咬合性外傷が合併したときの根分岐部歯周組織の変化. 日歯保誌 1999 ; 42 : 507-519.
12. Glickman I, Smulow J. Effect of excessive occlusal forces upon the pathway of gingival inflammation in humans. J Periodontol 1965 ; 36 : 141-147.
13. Waerhaug J. The Infrabony Pocket and its Relationship to Trauma from Occlusion and Subgingival Plaque. J Periodontol 1979 ; 50 : 355-365.
14. 藪田英司, 坂上竜資, 加藤熙. サルの垂直性骨欠損に伴う人工的歯周炎に咬合性外傷と歯肉の炎症が与える影響. 日歯周誌 2000 ; 42 : 282-297.
15. 王佳敏, 坂上竜資, 加藤熙. 歯周炎罹患歯に矯正力を与えた場合の歯周組織の変化. 日歯保誌 2000 ; 43 : 1225-1235.
16. Sakagami R, Kato H. The relationship between the severity of periodontitis and occlusal conditions monitored by the K6 Diagnostic System. J Oral Rehab 1995 ; 23 : 615-621.
17. Nunn M, Harrel S. The effect of occlusal discrepancies on periodontitis. Ⅰ. Relationship of initial occlusal discrepancies to initial clinical parameters. J Periodontol 2001 ; 72 : 485-494.
18. Harrel S, Nunn M. The effect of occlusal discrepancies on periodontitis. Ⅱ. Relationship of occlusal treatment to the progression of periodontal disease. J Periodontol 2001 ; 72 : 495-505.
19. Carlsson G. Clinical Management. In : Zarb GA, Carlsson GE, Sessle BJ & Mohl ND. Temporomandibular Joint and Masticatory Muscle Disorders. Copenhagen : Munksgaard, 1994 ; 529-548.
20. 畢良佳, 池田雅彦, 菅原哲夫, 坂上竜資, 川浪雅光, 加藤熙. 咬合性外傷に関する研究. 外傷力による歯根吸収及び歯牙破折について. 日歯周誌 1998 ; 40(秋季特別号) : 150.
21. Seligman D, Pullinger A, Solberg WK. The prevalence of dental attrition and its association with factors of age, gender, occlusion, and TMJ symptomatology. J Dent Res 1988 ; 67 : 1323-1333.
22. 菅原哲夫, 池田雅彦, 加藤熙. 夜間のブラキシズムに与える咬合性因子と中枢性因子の役割に関する研究. 日歯保誌 1994 ; 43 : 1220-1227.
23. Kampe T, Edman G, Bader G, Tagdae T, Karlsson S. Personality traits in a group of subjects with long-standing bruxing behaviour. J Oral Rehabil 1997 ; 24 : 588-593.
24. Rugh J(著), 井川雅子(訳). 夜間のブラキシズムに関する見解. the Quintessence 1999 ; 18(3) : 127-134.
25. 畢良佳, 坂上竜資, 菅原哲夫, 池田雅彦, 大森広雄, 加藤熙. オクルーザルスプリントを用いたBruxismの診断. スプリント上のファセットの形状変化について. 日歯周誌 1998 ; 40 (春季特別号) : 185.
26. 大森広雄, 池田雅彦, 加藤熙. 大臼歯の根分岐部病変に及ぼすブラキシズムの影響に関する臨床的研究. 日歯周誌 1997 ; 39(4) : 456-466.
27. Ramfjord S. Bruxism, a clinical and electromyographic study. J Am Dent Res 1961 ; 120 : 21-44.
28. Lavigne G, Rompre P, Montplaisir J. Sleep bruxism: validity of clinical research diagnostic criteria in a controlled polysomnographic study. J Dent Res 1996 ; 75 : 546-552.
29. 戸田郁夫, 加藤熙, 田西和伸, 樋口幸男, 平中良治, 浅野元広, 坂上竜資, 川浪雅光. Bruxismの実態の解明と客観的診断法の研究. 第1報. 睡眠中の筋活動などを自宅記録するシステムの開発. 日歯周誌 1989 ; 31 : 1146-1152.
30. 坂上竜資, 加藤熙, 土田泰之, 吉田幾代, 川浪雅光. ブラキシズム自動解析システムの開発. 日歯保誌 2002 ; 45 : 349-355.
31. 坂上竜資, 加藤熙, 土田泰之, 吉田幾代, 堀井毅史, 井野秀一, 川浪雅光. 覚醒時の意識的クレンチングの筋活動を基準とした睡眠時ブラキシズムの発現状態. 日歯保誌 2002 ; 45 : 356-361.
32. 坂上竜資, 井野秀一, 堀井毅史, 加藤熙, 土田泰之, 吉田幾代, 川浪雅光 : 携帯型ブラキシズム時間計測装置の開発. 日歯保誌 2002 ; 45 : 576-582.
33. 市来利香, 築山能大, 古谷野潔. 携帯型筋電図測定システムの開発と睡眠時咬筋活動の日間変動の観察への応用. 顎機能誌 1999 ; 6 : 67-77.
34. Gallo L, Gross S, Palla S. Nocturnal masseter EMG activity of healthy subjects in a natural environment. J Dent Res 1999 ; 78 : 1436-1444.

35. Sakagami R, Horii T, Ino S, Matoba K, Kato H, Kawanami M. Development of portable bruxism monitoring and analysis device equipped with microcomputer and its practical application. Frontiers Med Biol Engng 2002 ; 11 : 295-306.
36. 堀井毅史, 坂上竜資, 川浪雅光. マイクロコンピュータを備えた携帯型ブラキシズム記録分析装置の開発. 日歯保誌 2002 ; 45 : 1049-1056.
37. Pihlstrom B, Anderson K, Aeppli D, Schaffer E. Association between signs of trauma from occlusion and periodontitis. J Periodontol 1986 Jan ; 57(1) : 1-6.
38. Jin L, Cao C. Clinical diagnosis of trauma from occlusion and its relation with severity of periodontitis. J Clin Periodontol 1992 ; 19 : 92-97.
39. Burgett F, Ramfjord S, Nissle R, Morrison E, Charbeneau T, Caffesse R. A randomized trial of occlusal adjustment in the treatment of periodontitis patients. J Clin Periodontol 1992 ; 19 : 381-387.
40. Ericsson I, Lindhe J. Lack of significance of increased tooth mobility in experimental periodontitis. J Periodontol 1984 ; 55 : 447-452.
41. 村岡宏祐, 久保田浩三, 田代芳之, 横田誠. イヌにおけるルートプレーニングが実験的歯周炎歯の挺出に及ぼす影響. 日歯周誌 2002 ; 44 : 148-158.
42. 石橋寛二, 吉江弘正, 川浪雅光, 池田雅彦, 山森徹雄, 坂上竜資, 池田和博, 角田正健, 安田登, 高柴正悟, 渡邉文彦, 三邉正人, 伊藤創造, 渡辺久, 山田了, 平井敏博.「歯周病患者に対する補綴歯科治療のありかた」に関する提案書. 日歯周誌 2009 ; 51 : 191-212.
43. Ericsson I, Lindhe J. Recession in sites with inadequate width of the keratinized gingival An experimental study in the dog. J Clin Periodontol 1984 ; 11 : 95-103.

3 歯周病と全身疾患の疫学

3-1

歯周病と全身疾患の疫学調査概説
(ペリオドンタルメディスンの疫学的根拠と妥当性)

歯周病がリスクとなる疾患とは

①ペリオドンタルメディスンの概念ができるまで

ペリオドンタルメディスン (periodontal medicine) という用語が使われるようになって早くも15年が過ぎようとしている。最初にこの言葉を用いたのはS. Offenbacher博士で、当初は「歯周組織の健康と全身の健康や疾患との間の関連性を考究していく歯周病学の新たな一分野」を広く意味するものであった[1]。

本書においてもすでに解説されているように、Down症候群や白血球機能異常などの遺伝疾患や、糖尿病のような全身疾患罹患患者においては重篤な歯周組織破壊が進行することから、これらの全身疾患や全身状態は歯周病のリスクファクターと広く認められている。

一方、口腔内の細菌、たとえば根尖性歯周炎の病巣に由来するものが、心内膜炎などのような遠隔臓器の感染の原因となる可能性は古くから指摘されており[2]、「病巣感染 (focal infection) 説」として知られていた[3]。当初、病巣感染はリウマチや腎炎など幅広い全身疾患の原因になると考えられており、このような疾患を有する患者には"無歯療法 (edentulous therapy)"として歯内治療を行った歯をすべて抜歯するという治療も実施された。

しかし、当然この治療に根拠はなく、後にこの説は下火となり、最終的に米国および英国両歯科医師会が、歯内治療を実施した歯というだけで全身疾患に何ら影響を与えないという公式見解を出すに至った[4,5]。現在では病巣感染は人工心臓弁置換患者など易罹患性の者だけに当てはまる現象と最終的に考えられている。しかし、ごく近年になって病巣感染と同じ考え方、すなわち口腔細菌や口腔内の炎症が全身へ影響を及ぼすという臨床研究の結果が数多く報告され、ペリオドンタルメディスン、すなわち「歯周病 (慢性歯周炎) と全身疾患 (状態) との間の双方向性の関係」という概念が定着するに至った。

②その対象となる疾患

では、どのような全身の疾患や状態がペリオドンタルメディスンの対象と考えられているのであろうか。図1は、これまでの臨床研究で歯周病がリスクファクターになる可能性が報告された主な全身疾患や状態を示したものである。これまでに、慢性疾患を中心として実にさまざまな全身疾患 (状態) と慢性歯周炎とのかかわりが明らかになっていることがわかるであろう。糖尿病、心血管疾患 (動脈硬化・虚血性心疾患)、妊娠・出産での有害事象 (低体重児早産) および骨粗鬆症との関係については、以下の項目において詳説する予定である。

ペリオドンタルメディスンのエビデンスレベル

では、これらの歯周病とこれらの全身疾患との関係はどの程度確実な証拠があるのであろうか。表1はごく最近の総説[6]に掲載されたもので、慢性歯周炎と全身疾患との関係についての証明状況をまとめたものである。むろんこの表に示された判断に著者らの主観によるバイアスが入っている可能性を否めないが、いずれにしても、それぞれの疾患との関係がどの程度広く受け入れられるものであるかについては、現在でもなおさまざまな見解がある。

① EBMとは

われわれ、とくに全身疾患との関連の可能性が疑えるような歯周炎患者を眼前にした臨床医は、どのような基準で両者の関連の有意性を判断すべきなのであろ

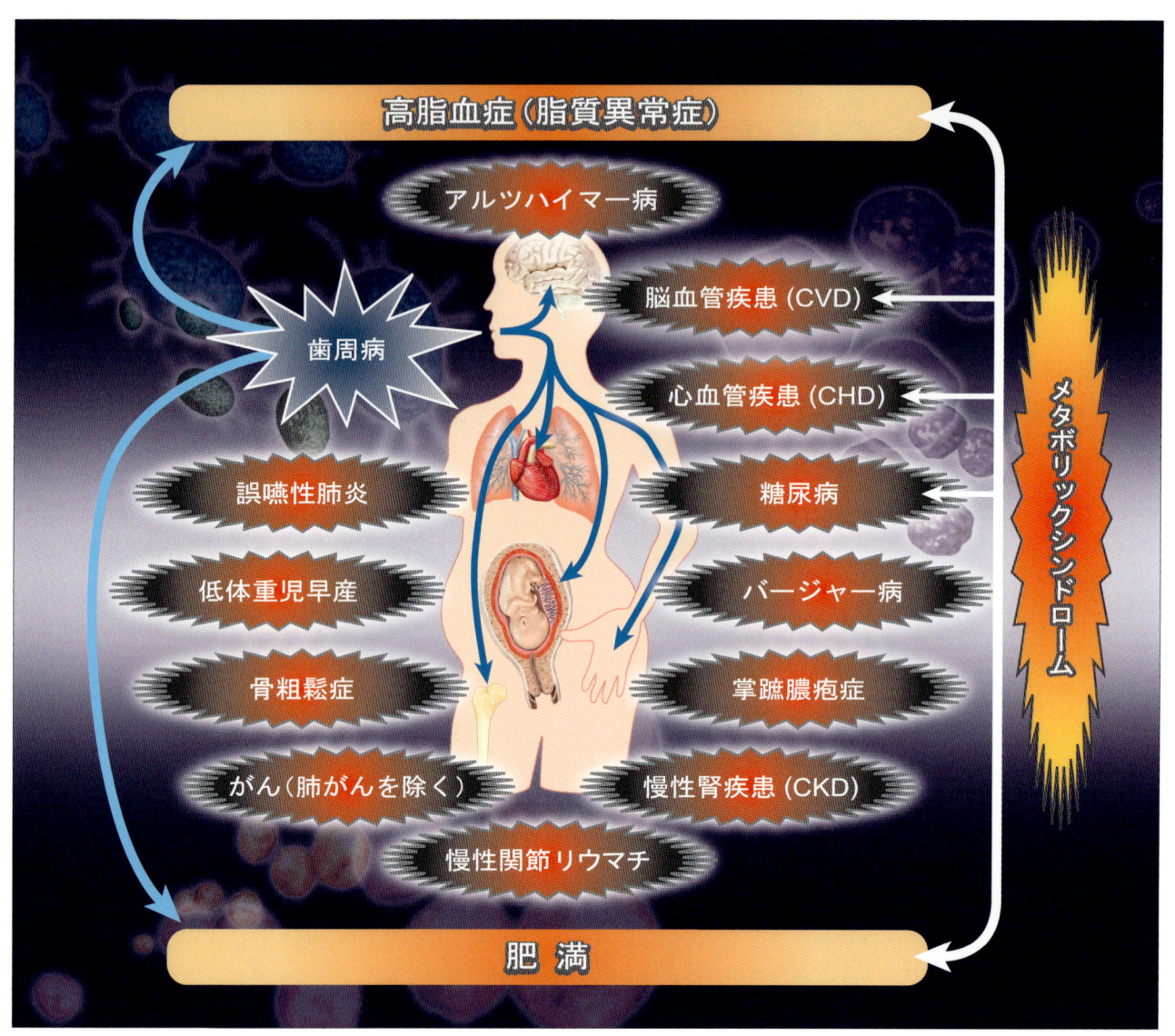

図1 歯周病がリスクになることがこれまでに報告されている主な全身疾患（状態）。

うか。その考え方の基準となるのがevidence-based medicine（EBM）の考え方である[7]。EBMは「科学的根拠に基づいた医療」と訳されるが、実際の医療現場における行動指針を示すものである。すなわち個々の患者に対して、主観を排除して、客観的で信頼度の高い証拠（エビデンス）に基づく判断を基に最良の医療を実践することをいう。

②エビデンスの定義

さてエビデンスの定義であるが、これは動物実験やin vitroの実験から得られた知見を指すのではなく、実際に患者（あるいは集団）を対象として得られた研究（臨床研究や疫学的研究）のデータでなければならない。もう一つ大事なのは、そのデータの信頼性を判断すること

である。そのための指標をエビデンスレベルといい、主に研究のデザインやサンプルサイズなどにより決定される[8]（表2）。さらにEBMの考え方で作成された診療ガイドラインにおいては、得られたエビデンスのレベルを基にさらに推奨度が決められている。

本章では、以降EBMの考え方に基づいて歯周病と全身疾患の関係について、現在わかっていることを述べていく。

③エビデンスレベルと研究デザインの関係

個々の疾患におけるエビデンスを説明する前に、まずエビデンスレベルと研究デザインの関係について説明をしておかねばならない。臨床研究にはさまざまなデザインがあるのは周知の事実であるが、表3に示すように、

表1 全身疾患リスクとしての慢性歯周炎についてのエビデンスの位置づけ。

関連性が確認されたもの	関連性が疑われるもの（議論が必要なもの）
心血管疾患 呼吸器感染症 糖尿病	関節リウマチ 膵臓がん メタボリックシンドローム 慢性腎疾患 アルツハイマー病 妊娠・出産での有害事象 骨粗鬆症

（文献6より一部改変して引用）

表2 エビデンスレベルの判断基準。

レベル	該当する臨床研究のデザイン（種類・サイズ）
1+	水準1の規模を含むランダム化比較試験のシステマティックレビューまたはメタアナリシス
1	十分な症例数（全体で400例以上）のランダム化比較試験
2+	水準2の規模を含むランダム化比較試験のシステマティックレビューまたはメタアナリシス
2	小規模（全体で400例未満）のランダム化比較試験
2-	さらに小規模（全体で50例未満）のランダム化比較試験，クロスオーバー試験（ランダム化をともなう），オープンラベル試験（ランダム化をともなう）
3	非ランダム化試験，コントロールをともなうコホート研究前後比較試験，コントロールをともなわないコホート研究
4	症例対照研究，非実験的記述研究
5	コントロールをともなわない症例集積（10～50例程度）
6	10例未満の症例報告

（文献8より一部改変して引用）

表3 臨床上の疑問（CQ）の種類とそれを解決するのに適した研究デザイン。

臨床上の疑問（clinical question; CQ）の種類	研究デザイン
発生頻度（疾患などの）	横断研究（有病割合），コホート研究（罹患率）
原因・リスク因子	コホート研究，症例対照研究
診　断	比較研究（横断研究），検査特性分析
予　後	コホート研究
治　療	介入研究（前後比較研究，クロスオーバー試験，ランダム化比較試験；RCTなどの臨床試験）
コスト	費用効果分析（cost-effectiveness analysis）など
不確定状況での意思決定	決断分析（decision analysis）

＊いずれの場合でも研究間の知見の統合はメタ分析（meta-analysis）で行う

（文献9より一部改変して引用）

証明したい仮説の種類によってそれに適したものが存在する[9]。では歯周病と全身疾患の間の双方向性の関係はどのような研究デザインを用いて証明されているのであろうか。EBMにおいては、臨床の現場で生じる問題を臨床上の疑問（clinical question：CQ．以下CQ）という言葉で表している。ペリオドンタルメディスンの対象となる双方向性の関係については、主に3つのカテゴリーに属するCQ、すなわち①発生頻度、②原因・リスクファクター、③治療、で表されるであろう。歯周病と糖尿病を例にとって説明すると、まず発生頻度については"糖尿病患者において歯周炎の発症頻度は、非糖尿病患者と比べて増加するか"というCQで、原因・リスクファクターでは"糖尿病の存在は歯周病の臨床症状を悪化させるか"、そして治療に関するCQとして"歯周治療は糖尿病の症状を改善させるか"という質問で、その関連性を問うことができる。実際これらのCQに対する答えを与えるような臨床研究が行われており、その情報が集積されている。記述疫学や分析疫学のみならず、介

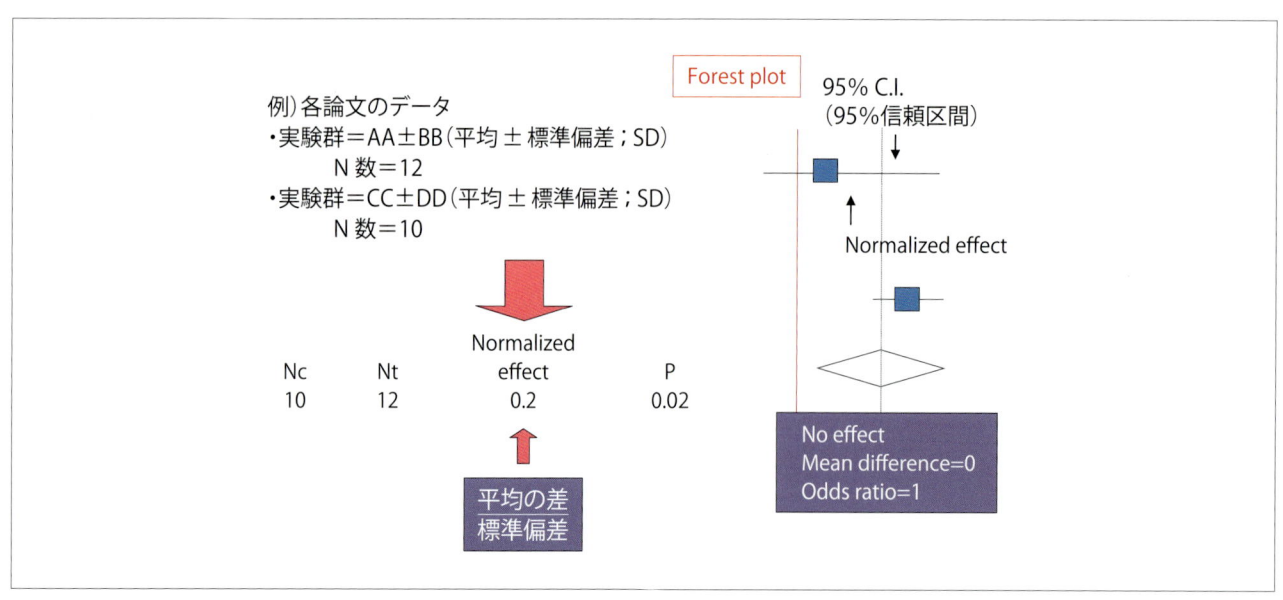

図2 メタ分析の結果の表示方法（フォレストプロット）。
　メタ分析で統合されるデータの指標には、オッズ比、リスク比、平均値の差などがあるが、あわせて有意水準、95%信頼区間が計算される。図右には英国の研究者がよく用いるフォレストプロットの表示方法を示すが、平均値を四角で、95%信頼区間を線で表す。この組み合わせの一つひとつが個々の研究の結果を表すが、四角が大きく線が短いほど信頼性の高い研究となる。研究を統合した結果は菱形で示され、その中心が代表値、大きさが95%信頼区間である。菱形が1あるいは0（図の赤線）をまたいでいなければ有意差ありと判断する。

入研究をも含めた視点で、歯周病と全身疾患のエビデンスを求めていく必要がある。

　これまでに歯周病と全身疾患との関係についての臨床研究は数多く行われており、そのデータや結論はさまざまである。このような場合には、個々の独立した研究で得られたデータの統合を行う必要があるが、それを目的として作成されるのがシステマティックレビュー（systematic review）である。通常のレビュー（叙述的総説；narrative reviewと呼ばれる）では、その著者の見解や意見によってどの論文を取り上げるか、さらにそのデータをどのように解釈するかが影響されるのに対し、システマティックレビューは、できるかぎり著者の主観やバイアスを排して、客観的な真実を明らかにすることを目的として書かれている。そのために行われるのがメタ分析（meta-analysis）という統計学的手法で、複数の臨床試験データのうちまず信頼性の高いものに絞って、それぞれに重み付けをしたうえで統計処理をしていくという。

　メタ分析の結果は、オッズ比（odds ratio）、相対危険度（relative risk）や重み付け平均差（weighted man difference）などで示され、フォレストプロットというグラフ上に95%信頼区間とともに表されることが多い（図2）。すでに歯周病と全身疾患との関係についても数多くのシステマティックレビューをPubMed上で検索することができる。

　しかしながら、同じようにメタ分析を行ったレビューであっても結論が異なる場合がある。この理由として挙げられるのは、まず採択した論文の質の違いで、当然のことながらメタ分析に含むデータはその信頼性が十分に吟味されていなければならない。つぎにレビューが執筆された年代の違いによって、結論に至るキーとなる研究データが一方に含まれていない可能性が考えられる。したがってメタ分析が施されているからといって全面的に結論を信じるのではなく、どのような選択基準で論文が採択されているのかについて、その理由を含めて十分に読み込む必要がある。

　先にエビデンスレベルと研究スタイル・サイズとの関係（表2）を示したが、歯周病と全身疾患の関係については、米国のNHANESなどの国家レベルで行われた大規模調査を除き、まだまだ研究スケールの小さいものが大部分を占めている。以下の項においてはシステマティックレビューも含めて、歯周病と全身の関係についてのエビデンスを個々の疾患別に提示していくが、その妥当性を判断するのはあくまでもそれを用いる者であることを理解していただきたい。

3-2

歯周病と糖尿病

歯周病リスクとしての糖尿病

　日本における糖尿病患者数は、生活習慣と社会環境の変化にともなって急速に増加している。糖尿病はひとたび発症すると治癒することがなく、放置すればさまざまな合併症を引き起こす。また、そればかりでなく、脳卒中や心血管疾患の発症・進展の大きなリスクとなることから、大きな社会的課題として「健康日本21」にも取り上げられている。平成19年に実施された国民健康・栄養調査[10]の結果から、その数は糖尿病が強く疑われる人は約890万人、可能性を否定できない人を合わせると約2,210万人と推測され、平成20年度の全人口1億400万人のおよそ1/5にものぼっている。日本人にもっとも多くみられる糖尿病の病型は、生活習慣が発症要因として大きな割合を占める2型糖尿病であり、この背景には生活習慣の欧米化があるといわれている。

　糖尿病は以前から歯周病の全身的リスク因子と考えられており、患者の口腔内に進行した歯周炎がよく観察されるのは臨床医ならば周知の事実である（図3）。医科においても、歯周病は糖尿病の"第6の合併症"と考えられるようになってきており、たとえば国際糖尿病連合（IDF）の医師・患者向けガイドライン（2009年）[11]の中では歯周病を含む口腔健康管理の推奨事項が定められている。

　しかし、現在日本でも広く用いられている米国AAPの歯周病の新分類（1999年）においては、全身因子に関連した歯肉疾患の一つとして糖尿病関連性歯肉炎（diabetes mellitus-associated gingivitis）が分類に掲げられたものの、歯周炎リスクとしての糖尿病のエビデンスは不十分であるとして糖尿病関連歯周炎は分類されなかった[12]。果たして現在でもエビデンスは同じ状況なのであろうか。

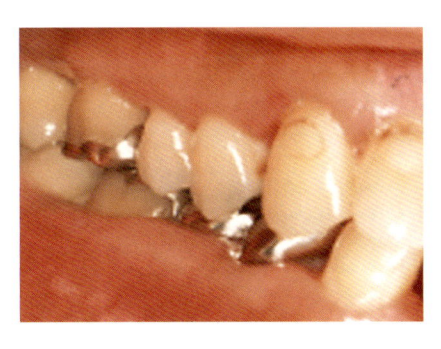

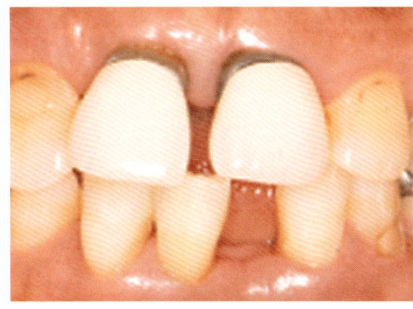

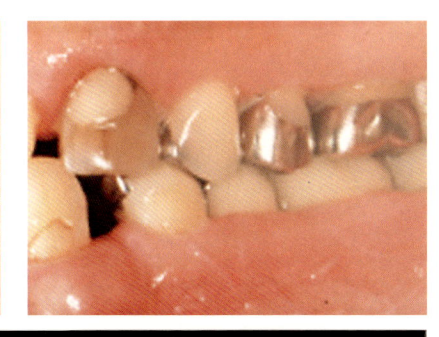

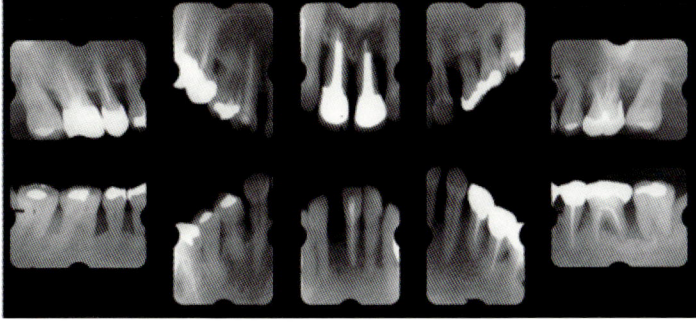

図3a〜d　2型糖尿病患者（52歳、女性）にみられた重度慢性歯周炎（罹病期間は不明であるが内科による診断後3年目に歯科来院。初診時のHbA$_1$c=7.9％、非喫煙者）。

図4に、糖尿病患者と年齢・男女比を一致させたコントロール群間で比較した横断研究[13]の結果を示す。グラフで明らかなとおり、糖尿病患者では歯周病有病者と口腔乾燥のある者の割合が有意に多く、また口腔内でもプラーク付着歯と歯肉からの出血（bleeding on probing；BOP）がある歯面の割合が高い。これ以外にも初期う蝕の保有率が高いことが示され、歯周治療を含む歯科的介入の必要性が指摘される。まさに先ほどのIDFガイドラインの推奨を裏づけるものといえよう。ではより高いレベルのエビデンスを求められないのであろうか。この問題についてシステマティックレビューを検索してみると3編[14-16]が検索される（表4）。たとえば、メタ分析が行われているKhaderらのレビュー[15]の詳細をみると、糖尿病患者は健常者に比べて、プラーク付着（Plaque index; Pl.I: MWD=0.218, 95%CI=0.098-0.337)、歯肉炎症指数（Gingival Index; GI: MWD=0.147, 95%CI=0.012-0.281)、ポケットデプス（PPD; MWD=0.346, 95%CI=0.194-0.498)およびアタッチメントロス（CAL; MWD=0.612, 95%CI=0.462-0.761、図5）が有意に大きく、進行した歯周病が存在するとしている。しかし同年にこの論文に対する論評が公表されており[17]、そのなかで問題点がいくつか指摘されている。

このレビューでは計23の論文のデータが統計処理を行われているが、研究スタイルの相違にかかわりなくデータの統合がされており、個々の論文についての情報提示が不十分であるというものである。したがって、Khaderらの結果は糖尿病が歯周病に与える影響についてごく限られたエビデンスしか提供しておらず、その因果関係を完全に証明したものでないと考えられる。しかしながら表4に示したとおり、糖尿病患者は健常者に比べて歯周組織の健康状態が悪化しており、進行した歯周

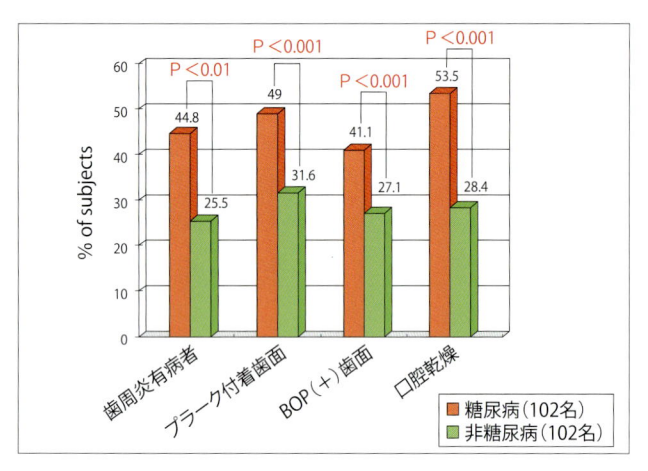

図4　症例対照研究にみる糖尿病患者の口腔内の特徴（文献15より一部改変して引用）。

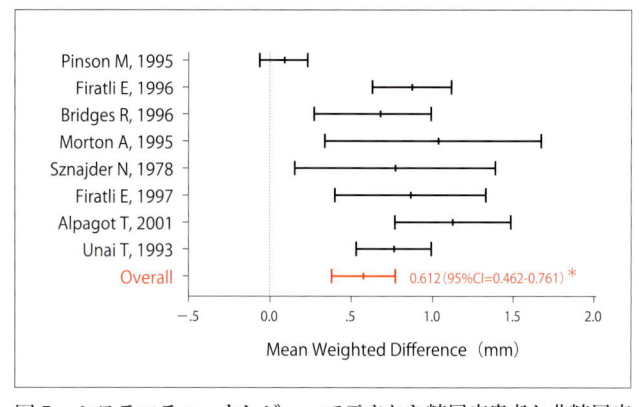

図5　システマティックレビューで示された糖尿病患者と非糖尿病歯周炎患者の臨床的アタッチメントロス（CAL）の差（文献15より一部改変して引用）。
図左に示した研究報告のデータをメタ分析したもの。すべてをまとめた結果（MWD）はoverallとして表示した。
＊は有意差があることを示す。

表4　歯周病リスク因子としての糖尿病に関するシステマティックレビュー。

著者	出版年	採択論文数と内訳	メタ分析	結論の要約
Taylor GW[14]	2001	48 横断研究 41 コホート 7	なし	糖尿病患者(DM)は、健常者(H)に比べて、歯周病の発生頻度，重症度，広がり，進行度が大きい．しかし血糖コントロールの良否による歯周病の進行への影響についてはエビデンスに乏しい（いずれも1型・2型ともに同じ）
Kahder YS, et al[15]	2006	23 横断研究 18 コホート 3 臨床試験 2	あり	1型・2型DM患者はHに比べて，プラーク付着（Pl.I），歯肉炎症（GI），ポケットデプス（PPD）とアタッチメントロス（CAL）が有意に大きい．しかし臨床症状のある部位率には有意差がない
Chàvarry NG, et al[16]	2009	57 横断研究 49 コホート 8	あり	2型DMはHに比べてCAL (MWD=1.00; CI95%=0.15-1.84)およびPPD (MWD=046; CI95%=0.01-0.91)が有意に大きい

病を有するという結論については、すべてのレビューが一致している。以上をまとめると、高いレベルのエビデンスはないものの、糖尿病は間違いなく歯周病の進行に影響を与え、その臨床症状を重症化させるという点では誤りがないと考えられる。

歯周病が糖尿病の病態に与える影響

糖尿病は唯一歯周病との双方向性の関係が知られている疾患である。先に述べたように糖尿病は歯周病を悪化させるが、その一方で進行した歯周炎の存在は糖尿病患者のインスリン抵抗性に影響を与え、血糖コントロールの改善を妨げていることが報告されている。

図6は日本で行われた研究報告[18]のデータであるが、2型糖尿病患者に対して抗菌薬の局所投与（4回）を実施し、その1か月後に血中tumor necrosis factor (TNF)-αとあわせてHbA₁c濃度が術前と比べて有意に低下した。このメカニズムは図7のように考えられている。すなわち、歯周病に罹患した炎症歯肉中では大量のTNF-αを含む炎症性サイトカインが産生されており、それが血行を介して影響を与えてインスリンの作用を妨げるというものである。とくに2型糖尿病患者においては、そ

図6 歯周治療による2型糖尿病患者の血糖コントロールの改善（Iwamoto Y, et al. の論文[18]から一部改変して引用）。

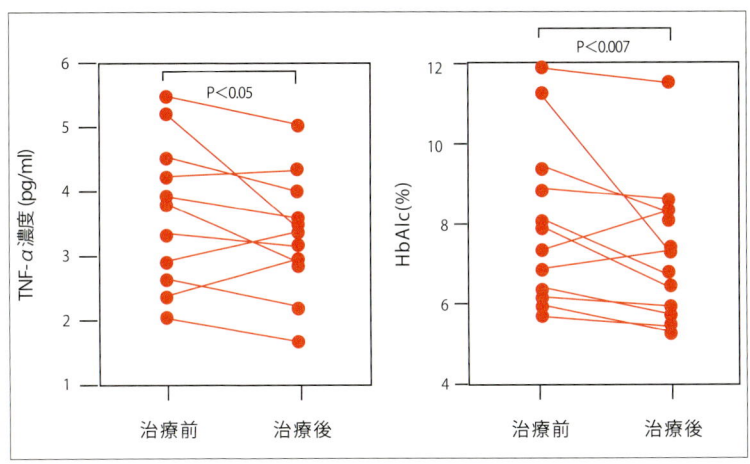

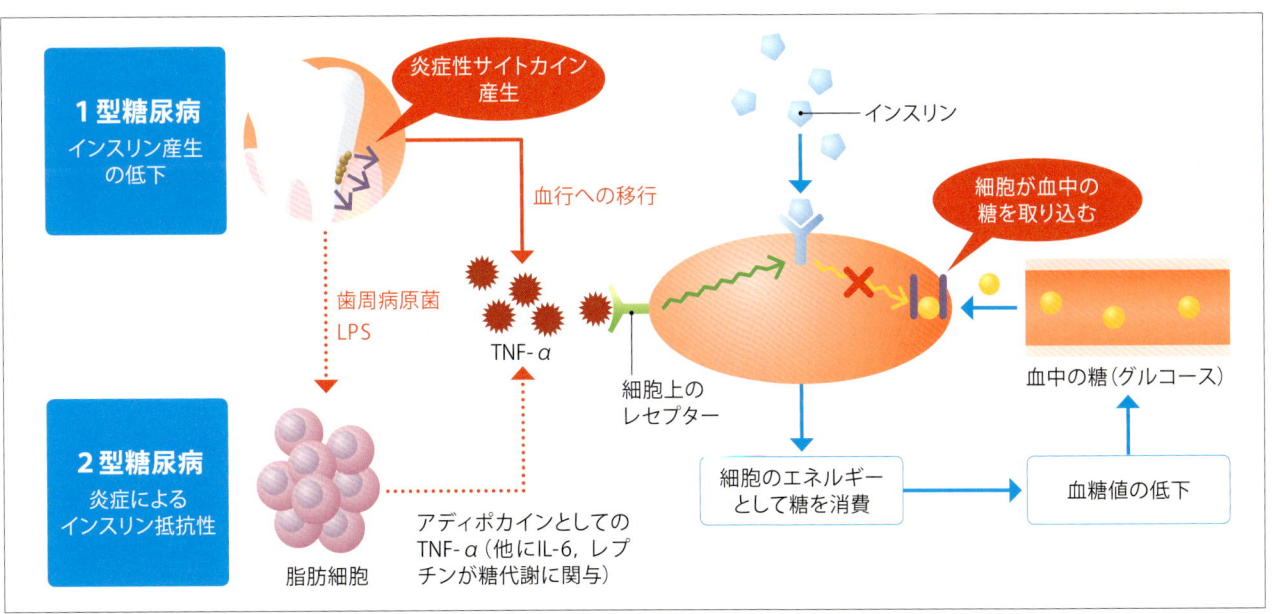

図7 歯周病が糖尿病の進行にかかわるメカニズム（仮説）。
　インスリンが膵β細胞から放出されると、細胞上のレセプターに結合して血中のグルコースを取り込んでエネルギーとして消費することで、血糖値が低下する（青の矢印のサイクル）。血中TNF-αが同じ細胞上のレセプターに結合すると、インスリンレセプターからのシグナルを阻害するために血中の糖が取り込まれず、インスリンの分泌が正常なのに血糖値が下がりにくい状態を生じる（インスリン抵抗性）。

表5 歯周病が糖尿病患者の血糖コントロールに与える影響に関するシステマティックレビュー。

著者	出版年	採択論文数と内訳	糖尿病の病型	結論の要約
Janket SJ, et al[19]	2005	10（RCT 3, 症例対照研究4 およびその他のデザイン 3）	1型 2型	介入行為：SRP のみ, SRP+ 抗菌薬を含む. 研究期間：4〜8週から最長2年間で研究間で差あり. 糖尿病のアウトカム：HbA$_{1C}$ 歯周治療は HbA$_{1C}$ 値を下げる傾向があるも有意差なし（MWD=-0.4%, 95%CI= -1.5to 0.7）. 2型患者, 介入行為を SRP のみに限定しても同じ傾向
Teeuw WJ, et al[20]	2010	5（RCT 2 および症例対照研究 3）	2型のみ	介入行為：SRP のみ 3, SRP+ 抗菌薬 2. 研究期間：3〜18か月. 糖尿病のアウトカム：HbA$_{1C}$ 歯周治療は HbA$_{1C}$ 値を有意に低下させる（MWD=-0.40%, 95%CI=-0.77 to -0.04, P=0.03）
Simpson TC, et al[21]	2010	7（すべて RCT, クロスオーバー研究 2 を含む）	1型 2型	介入行為：SRP のみ, SRP+ 抗菌薬を含む. 研究期間：3/4か月. 糖尿病のアウトカム：HbA$_{1C}$ 歯周治療は HbA$_{1C}$ 値を有意に低下させる（MWD=-0.40%, 95%CI= -0.78% to -0.01, P=-0.04） 抗菌薬の併用の有無では有意差なし

の基盤に肥満があることが多く、脂肪細胞から種々のアディポカイン（生理活性物質の総称）が産生されるが、その中にはやはり炎症性サイトカインが含まれており、インスリンの作用を妨げている（インスリン抵抗性）。そのことが発症・進展のメカニズムとされており、歯周病巣由来のものはこれを増幅しているというわけである。

したがって、歯周治療により炎症が改善されると、サイトカイン産生量の減少にともなってインスリン抵抗性が改善し、HbA$_{1C}$ 値が低下する。先に示した研究以外にも多くの報告があり、この問題についてもやはり、3編のシステマティックレビューを見つけることができる[19-21]（表5）。すべて介入研究のデータをメタ分析したものであるが、1編は有意差なしとしているが、残りの2編はいずれも歯周治療による介入は有意の HbA$_{1C}$ 濃度を有意に低下させるとしている。

この違いについては、メタ分析に採用された論文の質の違いが影響を及ぼしたものと考えられる。まず Janket のレビュー[19] においては、1型と2型糖尿病患者を対象にした研究が含まれており、さらに介入行為としての歯周治療もスケーリング・ルートプレーニング（SRP）単独、あるいは SRP と抗菌療法の併用という非外科処置のみならず外科処置を行ったものがある。一方、Teeuw のものは対象患者を2型糖尿病患者のみとし、介入行為を非外科処置に限定して論文を採択している[20]。

加えて、研究期間についても先のものが4週〜2年と幅広いのに対して、Teeuw のレビューで採択されている研究は3〜18か月とやや期間の幅が狭く、Janket らとの結論の違いについて、HbA$_{1C}$ の変化に要する時間が4週では短かったため有意差がなかったのではないかと考察している。しかし、Janket らは患者タイプ、および介入行為を限定しても結論は変わらないとしており、コクランレビューの一つとして発表された Simpson らのものは研究期間を3/4か月に設定して論文採択を行った結果、歯周治療は血糖コントロールを有意に改善すると結論を示している[21]。

いずれにしても、いかに慎重に論文を吟味して、良質の研究報告を採択するかが問題と思われる。唯一有意差がないとした最初のレビューでも歯周治療は HbA$_{1C}$ 濃度を低下させる傾向があるとしていることを踏まえて考えると、このテーマに関するこれまでの研究成果の結論として、歯周治療は糖尿病患者の病態に影響を与え、血糖コントロールを改善するというのが現時点でのエビデンスといえる。

しかしながら注意すべきは、以上に掲げたシステマティックレビューでメタ分析に用いられた研究報告がすべて小規模なことである。表2に示したエビデンスの判断基準に従えば、現在のレベルは2+と考えられ、今後大規模な RCT による報告が待たれる。

3-3

歯周病と動脈硬化・虚血性心疾患

虚血性心疾患のリスクとしての歯周病

　歯周病が虚血性心疾患（CHD：狭心症や心筋梗塞）のリスクとなるという現象は、ペリオドンタルメディスンとして扱われる全身疾患との関係のうち、マスコミなどを通じて一般にもっともよく知られたものとなっている。この現象が最初に一般に示されたのは"Floss or Die?"というセンセーショナルなフレーズによる歯周病予防啓発のための米国でのキャンペーンであった。

　当時のデータをみると、たとえば1996年のBeckらによるコホート研究[22]では21～80歳の男性1,147名を対象として4年間にわたり調べた結果、歯槽骨吸収をパラメータとした歯周炎の存在はCHD発症、CHDによる死および脳卒中のリスクをそれぞれ1.5倍、1.9倍、2.8倍（いずれもOR）に引き上げるというものであった。

　その後、世界中で数多くの横断研究やコホート研究が行われ、それらのデータがメタ分析されて何報ものシステマティックレビューが現在では書かれている。表6に最近出版された代表的な4編のサマリーを挙げるが、いずれの結論も歯周炎患者では有意にCHD発症リスクが高いというものである[23-26]。コホート研究を統合して計算されたORは1.14～1.34と、1996年当時のデータと比較するとやや低いものではあるが、大規模な研究が数多く含まれることからその信頼性は高いものと考えられる。

表6　歯周病が冠動脈心疾患（CHD）に与える影響に関するシステマティックレビュー。

著者	出版年	採択論文数と内訳	メタ分析に含まれる被験者数	結論の要約
Khader YS, et al[23]	2004	8（コホート6, 横断1, 後ろ向き1）	コホート95,473人（期間6～25年）その他8,400人	歯周炎の存在はCHDリスクを有意に高くする（OR=1.15, 95%CI: 1.06-1.25, P=0.001）
Behaker AA, et al[24]	2007	10（コホート5, 横断5）	コホート86,092人（期間6～14年）横断1,423人	コホート研究：歯周炎患者はCHD発症リスクが有意に高い（OR=1.14, 95%CI: 1.074-1.213, P<0.001）. 横断研究：歯周炎が存在するとCHDリスクが有意に高い（OR=2.22, 95%CI:1.59-3.117, P<0.001）
Humphrey LL, et al[25]	2008	7（すべてコホート）	81,812人（期間8～20年）	歯周炎患者ではCHDリスクが有意に高い（OR=1.24, 95%CI: 1.01-1.51）. 残存歯数＜10としてもCHDリスクは有意に高い（OR=1.34, 95%CI: 1.10-1.63）が、歯肉炎のみでは有意差なし
Braizot A et al[26]	2009	29（コホート7, 横断/症例対照22）	コホート147,821人（期間6～25年）横断16,920人/症例対照1,478人（対照群1,726人）	コホート研究：歯周炎患者ではCHD発症リスクが有意に高い（OR=1.34, 95%CI: 1.27-1.42, P<0.0001）. 横断/症例対照研究：歯周炎が存在するとCHDリスクが有意に高い（OR=2.35, 95%CI: 1.87-2.96, P<0.0001）

歯周炎によるCHD発症のメカニズム

さて歯周炎はいかにしてCHD発症のリスクとなるのであろうか。現在想定されているメカニズムを図8に示す。アテローム性動脈硬化が進行した冠状動脈の狭窄部に、歯周病巣由来の細菌やその菌体物質、局所産生された炎症性サイトカイン、肝臓で作られたC反応性タンパク（CRP）などの急性期タンパクが血行を介して到達すると、その場で単球や血管内皮細胞を活性化させ、さらにアテロームを増悪させて狭窄を強める。

この仮説が成立するには、つぎに示すような条件が成立しなければならない。すなわち
①冠状動脈狭窄部に歯周病原菌が検出される
②歯周炎患者の血中サイトカイン濃度が上昇している
③歯周炎患者のCRP濃度は高くなっている
などである。

さて、これらの条件についてエビデンスは求められるのであろうか。まず歯周病原菌の血管内への侵入については、これまでバイパス手術などで切除した冠状動脈などの動脈血管に生じたプラークをPCR法などで検索した報告が数多くある。少し古いものではあるが表7に1999〜2007年にかけて行われた報告をまとめた[27]。多数例の血管プラークから種々の歯周病原菌が発見されており、これら細菌の血管侵入の可能性が強く示唆されている。

一方、歯周炎患者で病巣歯肉由来の炎症性サイトカイン濃度の上昇が生じているかについてだが、これを否定する報告もあり、また小規模な介入研究（前後比較研究）しか行われていないため、現状では結論づけることは難しい。しかし、この問題は歯周炎によるインスリン抵抗性獲得のメカニズムにもかかわるため、大規模な介入研究によるエビデンスの構築が待たれる。

つぎにCRPについてだが、そもそも血中CRP濃度とCHDイベントに関係性があることは以前から多くの報告があり、これらの結果をメタ分析したシステマティックレビューも出版されている。ごく最近にまとめられ、2010年にLancetに掲載されたものをみると、42の前向きコホート研究の参加者計160,309名のデータ

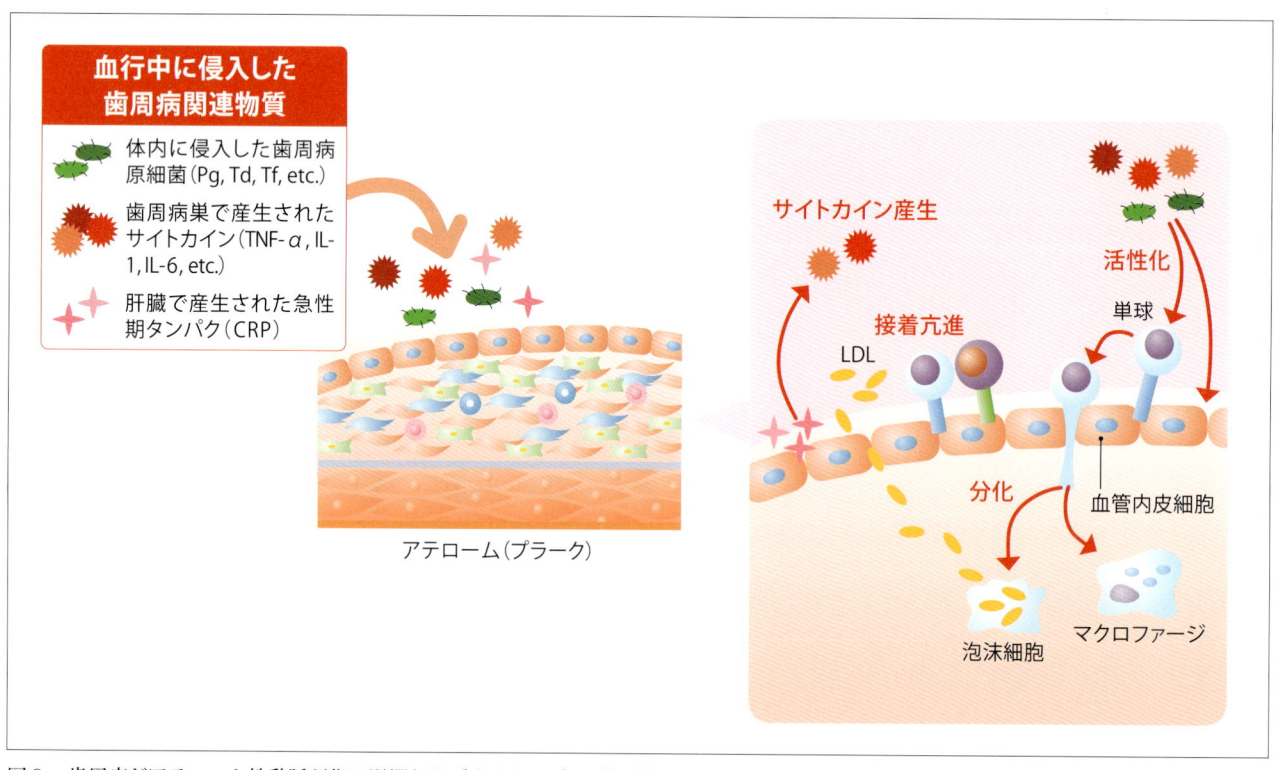

図8 歯周病がアテローム性動脈硬化に影響を及ぼすメカニズム（仮説）。
Pg：*Porphyromonas gingivalis*, Td：*Treponema denticola*, Tf：*Tannerella forsythia*,
CRP：C反応性タンパク、LDL：LDLコレステロールをそれぞれ表す。
血行中に侵入した歯周病関連物質が冠状動脈のアテローム性動脈硬化部（プラーク）に到達すると、単球の活性化を促し泡沫細胞への分化を促進するとともに、血管内皮細胞を活性化してサイトカイン産生を誘導する。その結果、アテロームの形成が促進される。

表7 血管プラークから歯周病原菌など口腔細菌の検出を試みた報告（1999～2007年）。

報告者, 年（誌名）	患者数	検出部位（試料）	検出方法	検出率
Chiu, 1999（Am Heart J）	33名	頸動脈内壁プラーク	免疫染色	*Pg* (+): 42%, *S. sanguis* (+): 12%
Harazhy, 2000 （J Periodontol）	50名	頸動脈内壁プラーク	PCR	*Pg* (+): 26%, *Pi* (+): 14%, *Aa* (+): 18%, *Bf* (+): 30%
Gaeta, 2004 （J Periodont Res）	52名	頸動脈内壁プラーク	PCR	*Tf, Fn, Pi, Pg, Aa* のいずれも検出されなかった
Fiehn, 2005 （J Periodontol）	79名	頸動脈内膜, 大腿動脈内膜	PCR	*Pi* (+): 100%, *Pn* (+): 8.3%, *Pg* (+): 4.2%, *Cr, Tf* はともに (-)
Ishihara, 2004 （J Clin Microbiol）	51名	冠状動脈内壁プラーク	PCR	*Pg* (+): 21.6%, *Aa* (+): 23.3%, *Td* (+): 23.5%, *Tf* (+): 5.9%, *Cr* (+): 15.7%
Paddila, 2006 （J Periodont Res）	12名	頸動脈内壁プラーク	培養＋PCR	*Aa* を2例で検出したのみ
Nakano, 2007 （Oral Microbiol Immunol）	54名	心臓弁置換術切除試料	PCR	*Aa* (+): 31.1%
Puker, 2007 （J Periodontol）	15名	冠状動脈試料（N=15） 内胸動脈試料（N=15）	PCR	冠状動脈試料中 *Pg* (+): 23.3%, *Aa* (+): 26.7%, *Pi* (+): 33.3%, 内胸動脈にはすべて (-)
Aimetti, 2007 （J Periodontol）	33名	頸動脈内壁プラーク	PCR	*Tf, Pg, Td, Pi, Aa* のいずれも検出されなかった

（文献27より引用した表にデータを加えて一部修正）

をメタ分析し、さらに性差、年齢や他のCHDリスクについて調整を行ったところ、CRP濃度高値（正常値の3倍以上）の場合、CHDの相対危険度（RR）は1.23（95%CI=1.07-1.42）となり、有意のリスク因子であることが示されている[28]。

歯周炎患者においてどうかというと、横断研究のみならず歯周治療前後の変動をみた介入研究も数多く報告されており、システマティックレビューも書かれている。まずParaskevasら[29]は、10症例対照研究のデータについてメタ分析を行ったところ、歯周炎患者群では対照群に比べて有意にCRP値が上昇していると報告している（MWD=1.56 mg/l, 95%CI：1.21～1.90 mg/l, P<0.00001）。

一方、歯周治療により患者CRP値が有意に減少するかについては、患者群のみを対象にしたコホート研究やランダム化比較試験（RCT）の報告があるものの、個々の研究間における歯周炎患者の診断基準、介入行為（歯周治療の構成）や期間にバリエーションが大きく、明確な結論を見いだせていない。

たとえば先のParaskevasらは、3つのRCTのデータについてメタ分析を試みたところ、歯周治療後有意にCRP値が減少したとしている（MWD=0.50 mg/l, 95%CI：0.08～0.93 mg/l）。しかしその前年に出されたIoannidouらのレビュー[30]では歯周治療による介入はCRP値を有意に減少しないという逆の結論がだされている。

いずれのレビューにおいても、統計処理に供された研究報告数は3と少なく、かつ被験者サイズがいずれも小さい。したがってこの結論については、より大規模でコントロールされた研究が行われるのを待つ必要がある。しかしながら横断研究の結果から、歯周病巣での炎症が患者血中CRP濃度を上昇させていると考えても良いであろう。

歯周病とメタボリックドミノ

CHDは単独で発症するわけではなく、多くの場合高血圧と動脈硬化が基礎疾患として存在する。これらの基礎疾患は従来から生活習慣病として捉えられている。さらに近年その発症基盤となるのが肥満であることから、糖尿病とあわせて一連の症候群（メタボリックシンドローム）として考えられるようになった（図9）。

すなわち内臓肥満によりインスリン抵抗性が生じ、やがて生活習慣病（高脂血症、高血圧、糖尿病）が進行していき、最終的に動脈硬化から虚血性心疾患で死に至る。この一連の過程をメタボリックドミノと呼ぶことがある[31]。先にも述べたように歯周炎は糖尿病患者のインスリン抵抗性にかかわっており、そればかりか肥満・動脈硬化との関係も指摘されている。

歯周炎と動脈硬化の関係については、図10のようなものがある[32,33]。これらのデータはともに米国で行われたARIC（Atherosclerosis Risk in Communities）研究の参加者を対象としたもので、頸動脈エコーによる血管の内膜中膜複合体（IMT）厚あるいは冠状動脈石灰化（CAC）スコアのいずれかの指標をアウトカムとした場合の、動脈硬化リスク因子としての歯周炎のかかわりをORで表した。いずれの指標がCHDイベントを予測しうるかについては、内科医の間でも議論があるようだが、

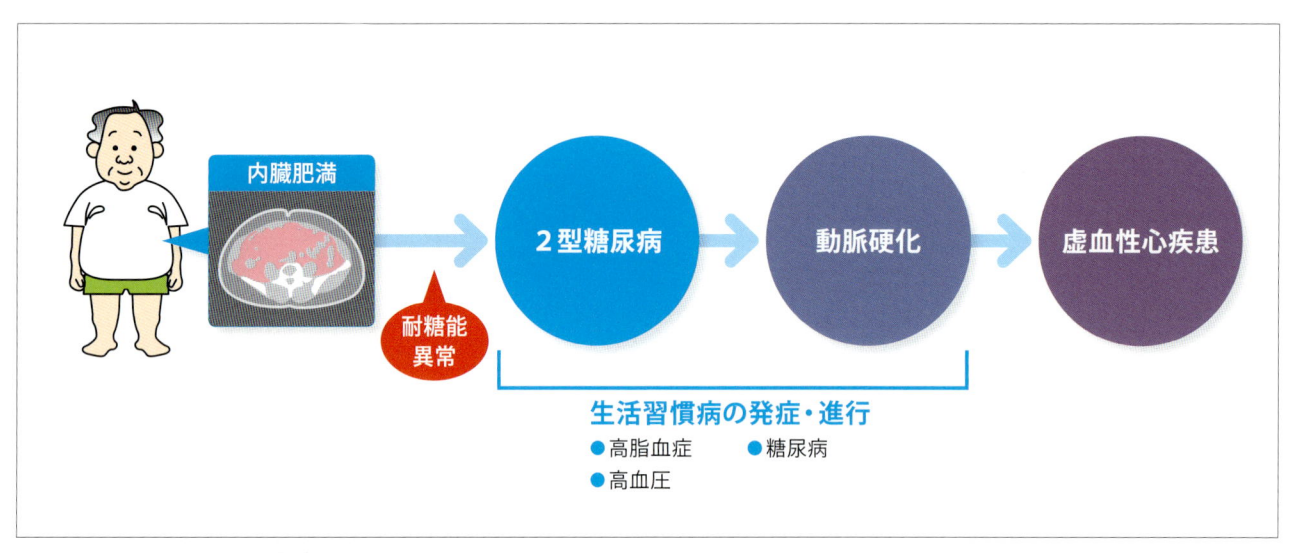

図9　メタボリックドミノの概念。
　メタボリックシンドロームは内臓肥満を基盤として発症し、やがて耐糖能異常（インスリン抵抗性）を獲得することで、生活習慣病（高脂血症、高血圧、糖尿病）が進行していく。その結果、動脈硬化から最終的に虚血性心疾患を引き起こす。この一連の過程がドミノ倒しのように捉えられることから、メタボリックドミノと呼ぶことがある。

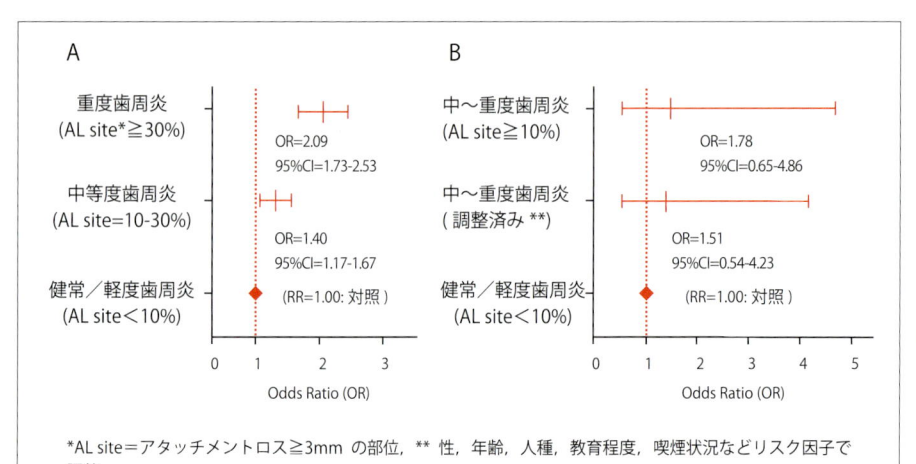

*AL site＝アタッチメントロス≧3mmの部位，** 性，年齢，人種，教育程度，喫煙状況などリスク因子で調整

図10　歯周炎患者の重症度と動脈硬化との関係。
　同じ集団（ARIC研究参加者6,913名）を用い、（A）内膜中膜複合体厚（IMT）≧1mm[32]あるいは（B）カルシウムスコア（CAC）≧100[33]を指標とした場合。

中等度以上の歯周炎はIMT厚を指標とした初期の動脈硬化のリスクを有意に高めるとされている。

また、Mustaphaらのシステマティックレビュー[34]によれば、歯周病原菌特異抗体価の上昇や歯肉縁下細菌叢からの検出を指標として、これらの菌に感染した歯周炎患者においては頸動脈のIMT厚が有意に増加する（WMD= 0.03 mm；95%CI：0.02〜0.04）。したがって、これらの情報を総合して判断すると、高いレベルのエビデンスではないが、歯周炎は動脈硬化進展のリスクを高めるといえそうである。

肥満と歯周病

メタボリックシンドロームの基盤となる肥満と歯周病との関連も示されている。最初のデータ[35]は日本から発信されたもので、Body Mass Index (BMI) < 20（やせ）の被験者を基準とした場合、歯周炎罹患の相対危険度（RR）は標準体型（BMI=20〜24.9）で2.3 (95%CI；1.1〜5.0)、やや肥満の者（BMI=25〜29.9）で5.8 (2.2〜15.3)、そして肥満者（BMI ≧ 30）では11.1倍 (1.9〜16.3) と有意に高まるという結果であった。その後、世界各地から肥満と歯周炎の関係を示すデータが報告され、ChaffeeとWestonのシステマティックレビュー[36]では、肥満の場合1.35倍ORが有意に上昇する（95%CI=1.23〜1.47）というメタ分析の結果が示された。さらにこの傾向は若い成人、女性、非喫煙者で強まるとされている。

その後に出されたSulvanによる最近のレビュー[37]でも同じようなメタ分析の結果が示されたことを考え合わせると、ある程度のエビデンスがあるものと考えられる。しかし、これまでに行われた研究の多くが横断的研究であるため、高いレベルのものではないことに注意せねばならない。

その一方で歯周炎が肥満やメタボリックシンドロームの発症や進行に影響を与えうるかについてであるが、歯周炎患者における脂質異常症（高トリグリセリド、高LDL-Cあるいは低HDL-C）の存在を示す報告が存在する[38,39]。久山町研究の結果でも、女性に限定した場合、歯周炎有病者の血清中にアディポカインのひとつであるレジスチンが有意に高いことが示されている[40]。

これらの結果は、肥満・メタボリックシンドロームと歯周炎の双方向性の関係を示唆するものと考えられるが、先ほどの久山町研究でも同じ被験者の血中アディポネクチンに有意の低下はみられないことが示され、十分に一致した、かつ高いレベルのエビデンスが得られているわけではない。

以上のまとめを図11に示す。歯周病と動脈硬化・心血管疾患の関係を考えるにあたっては、肥満とそれに続発して生じる2型糖尿病と歯周病にも双方向性の関係がある可能性を考慮しなければならない。

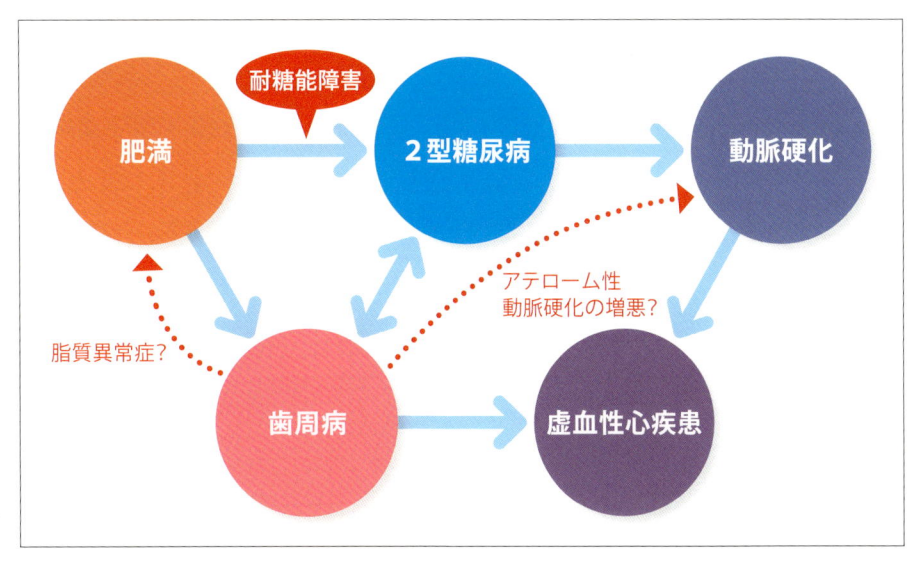

図11 歯周病とメタボリックドミノとのかかわり。

3-4 歯周病と早産・低体重児出産

歯周炎はPB/LBWリスクを高めるのか

歯周病と早産・低体重児出産（preterm birth and/or low birth weight; PB/LBW）についても早くから報告がある。まずPB/LBWの定義であるが、早産（PB）とは妊娠22週以降から37週未満の分娩を指し、一方、低体重児出産（LBW）は出生体重が2,500g未満の新生児出産をいう。

一般的に早産で生まれた新生児は未成熟であり、低体重児であることが多い。分娩のメカニズムにはまだ不明なことも多いが、プロスタグランジン、IL-1、IL-8やTNF-αなどの炎症性物質による子宮収縮と頸管熟化がその機序と考えられている。

歯周病の病巣局所においては、これら炎症性物質が大量に産生されており、それが血流により胎盤や子宮に運ばれることでPB/LBWのリスクとなると考えられている。加えて歯周ポケットから侵入した歯周病原菌やその菌体物質が同じように子宮や胎盤に運ばれ、そこで感染による炎症物質産生が生じる可能性も指摘されている。

PB/LBWリスクとしての歯周炎の関連について初めて報告したのはOffenbacherらであり、彼らは1996年に124名の妊産婦を対象として妊娠期間中と出産後3日以内の歯周組織の評価（CALおよびPD）を実施し、その後のPB/LBW発生との関連を検討した。

その結果、CAL≧3mmの部位が歯列の60％以上存在すると、リスク因子としての年齢、人種、喫煙やアルコール摂取の有無を調整後にPW/LBWリスク（OR）が5.9倍、とくに初産婦では6.7倍になることを示した[41]。

その後、世界各地でさまざまな研究が行われ、現在ではこのテーマについてのシステマティックレビューも2編公表されている（表8）[42,43]。その結論をみると、いずれもが歯周炎を有する妊婦においてはPB/LBWリスクが有意に高まるとしている。現在得られているエビデ

表8 歯周病についての研究報告をまとめたシステマティックレビュー。

著者	出版年	採択論文数と内訳	メタ分析に含まれる被験者数	結論の要約
Khader YS, et al[42]	2005	5（コホート3, 症例対照2）	コホート1,526人 症例対照843人	歯周炎患者ではPBリスク（LBWの有無を問わず）が有意に高い（OR=4.28, 95%CI: 2.62-6.29, P=0.045）．PTLBW*リスクは5.28倍（95%CI: 2.21-12.62）となる
Vergnes AA, et al[43]	2007	17（コホート4, 症例対照11, 横断研究2）	総被験者7,151人（PB/LBWは1,056例）	歯周炎患者におけるPB/LBWリスク（OR）は2.83倍（95%CI: 1.95-4.10, P<0.0001）．PBのみでは2.27倍（95%CI: 1.06-4.08, P<0.05）に対して, LWBは4.03倍（95%CI: 2.05-7.93, P<0.0001）

*PTLBW=低体重出産をともなう早産

図12 歯周治療群と対照群における早産の累積発生頻度（文献48より一部改変して引用）。

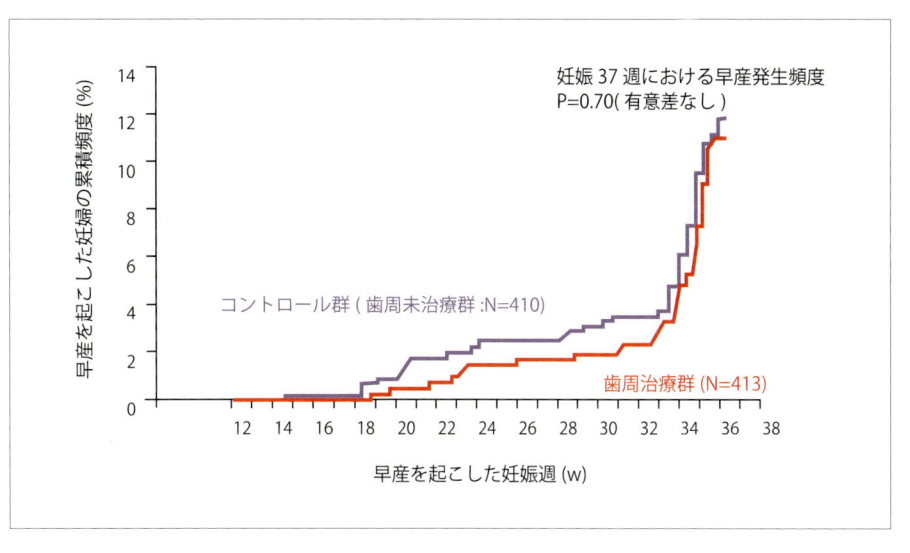

ンスからは、歯周炎はPB/LBWの有意のリスク因子と考えてよい。しかしながら、大規模な記述、あるいは分析疫学研究が見当たらず、その点で今後のさらなる高いエビデンスの蓄積が待たれることも事実である。

さらに注意すべき点がある。それは被験対照群の人種・民族構成で、たとえば先ほどの米国で行われたOffenbacherらの研究[41]の参加者の多くは低所得層の黒人で、非常に歯周炎の罹患率が高い集団でもある。一方、英国で行われたDavenportらの研究[44]はCPITN, PDや出血指数で評価した歯周炎罹患度によるPB/LBWの発生頻度に有意差がないとしているが、この被験者集団はロンドンに住む人種多様な集団（ベンガル人50%、白人30%、黒人は15%以下）である。また100%白人で構成される集団を被験者としたNoackらの報告[45]も歯周炎はPB/LBWの有意のリスク因子ではないと結論づけている。

これらの結果はPB/LBWと歯周炎の関連性について人種や民族差による違いがある可能性を示唆するものと考えられる。早産の発現頻度自体も世界の各地域（アジア15%、北米7%、南米11%、ヨーロッパ4～12%、アフリカ10～12%）で異なることが知られており、このような相違も影響を与えているのかも知れない。日本人における歯周炎とPB/LBWとの関連についてはHasegawaらによる報告[46]があり、切迫早産（37週未満における出産兆候）のあった妊婦では、CAL≧3mm以上の部位率、プロービング時の出血（BOP）部位率、プラーク指数（Pl. I）および歯肉炎指数（GI）が有意に高いことを示している。

歯周治療はPB/LBW発生の予防に繋がるのか

歯周炎の存在がPB/LBWの有意のリスク因子であるとするならば、妊婦に歯周治療を実施することで、その発生頻度を低下させることが可能なのだろうか。この問題についてもこれまでに介入研究が多く行われてきた。しかし、その多くは小規模なものであり、しかも介入行為として行う歯周治療の内容がさまざまであるため、必ずしも一致した結論が得られていない。

Lópezらが2005年に報告したRCTにおいては、歯肉炎を認める妊婦870名を歯周治療群（口腔清掃指導、スケーリングおよび0.12%クロルヘキシジンによる洗口；580名）と対照群（診査のみ；290名）に分けて調べたところ、治療群のPB/LBW発生率が2.14%であったのに対して、対照群では6.71%でありOR=3.26（95%CI；1.56～6.83）と有意に高いことを報告している[47]。

一方、2006年に報告されたMichalowiczらのマルチセンターによるRCT[48]では、歯周治療群（口腔清掃指導およびスケーリング・ルートプレーニング scaling/root planning; SRP）の妊婦407名と対照群405名におけるPB/LBW発生の累積頻度に有意差がないことを示した（図12）。

比較的最近報告されたものとして、2009年の

表9 歯周治療によるPB/LBWの予防効果について示されたシステマティックレビュー。

著者	出版年	採択論文数と内訳	メタ分析に含まれる被験者数	結論の要約
Polyzos NP, et al[50]	2009	11（すべてRCT）	治療群 3,299人 対照群 3,015人	クオリティが高い研究（5）のみをメタ分析すると，歯周治療はPB/LBW発生率を有意に低下しない（OR=1.15, 95%CI; 0.95-1.40, P=0.15）．クオリティの低い研究（6）を対照にすると有意の発生率低下がある
Polyzos NP, et al[51]	2010	7（すべてRCT）	治療群 1,491人 対照群 1,172人	歯周治療を行うとPBリスクは有意に低下する（OR=0.48, 95%CI; 0.35-0.86, P=0.008）が，LBWへの効果は有意ではあるがボーダーライン（OR=0.48, 95%CI; 0.23-1.00, P=0.049）
Uppal A, et al[52]	2010	10（すべてRCT）	治療群 3,199人 対照群 2,943人	高いクオリティの研究（4；参加者の71.2%を含む）のみを対照にした場合，PBに対する治療群のOR=1.082 (95%CI; 0.891-1.314)LBWのOR=1.181 (95%CI; 0.960-1.452)でいずれも有意差なし

Offenbacherらの報告[49]があるが、これもマルチセンターによるRCTで、1,806名の妊婦を歯周治療群（口腔清掃指導およびSRP；903名）と対照群（出産後に歯周治療実施；903名）に分けて検討したところ、治療群と対照群におけるPB/LBW発生率に有意差はなかった（13.1% vs. 11.5%, P=0.316）。この3つの研究のいずれもが実験デザインから判断するとエビデンスレベルは1となる。ではどの結果を採択してEBMを実践すれば良いのであろうか。

このテーマに関しても、近年、RCTを対象としたシステマティックレビューが報告されるようになった（表9）[50-52]。これらのレビューにおける結論をみると、高いクオリティをもつ（バイアスの少ない）研究に限定してメタ分析を行った場合、歯周治療はPB/LBWリスクを有意に低下させないことが示されている。先に示した3つのRCTについては、いずれもハイクオリティと必ずしも判断されているわけではない。これらを勘案して判断すれば、現在得られる最良のエビデンスは、歯周治療がPB/LBWリスクを有意に低下させるという仮説を支持しないと言わざるをえない。今後クオリティの高い大規模研究がさらに積み重ねられることを期待したい。

3-5 歯周病と骨粗鬆症

骨粗鬆症のリスクとしての歯周病

　骨粗鬆症（osteoporosis）とは、骨折のリスクを増すような骨強度上の問題（compromised bone strength）をすでにもっているヒトに起きる骨格の疾患（骨粗鬆症に関する NIH のコンセンサス会議における定義、2000 年）をいう。骨強度は骨の量を示す骨密度（bone marrow density：BMD）ばかりでなく、骨質によっても決定される。

　日本における罹患患者数は 500〜1,000 万人ともいわれ、高齢者の自立を喪失させる大きな原因であり、今後の超高齢社会を迎えるにあたり老人の QOL を維持していくうえで大きな問題となっている。

　骨粗鬆症は全身のみならず口腔にも影響を及ぼすため、その発生は顎骨や歯槽骨の骨量に影響を与える可能性が考えられる。一方、歯周炎は単独でも歯槽骨を破壊していく疾患であり、その存在が顎骨領域の骨粗鬆症の進行に影響を及ぼすか否かという問題も解決しなければならない。2001 年に AAP が主催したシンポジウムでは、歯周病と骨粗鬆症の関係に関して以下のような疑問が投げかけられている[53]。

　疑問 1：口腔の骨量減少は、全身の骨量減少や骨粗鬆症にともなう症状なのか？
　疑問 2：口腔の骨量減少は、歯周炎の進行により生じる所見なのか？
　疑問 3：全身の骨量減少や骨粗鬆症は、歯周炎のリスク因子なのか？
　疑問 4：全身の骨量減少や骨粗鬆症は、歯周炎には関係なく口腔の骨量減少のリスク因子なのか？
　疑問 5：歯周炎は、口腔の骨量減少のリスク因子なのか？

　では、この疑問を解き明かすに十分なエビデンスはその後の 10 年の間に得られたのであろうか。結論から言うと、残念ながら歯周病と骨粗鬆症の関係についての決定的なエビデンスはいまだ得られていないのが現状である。これまでに得られたものについて、以下に解説する。

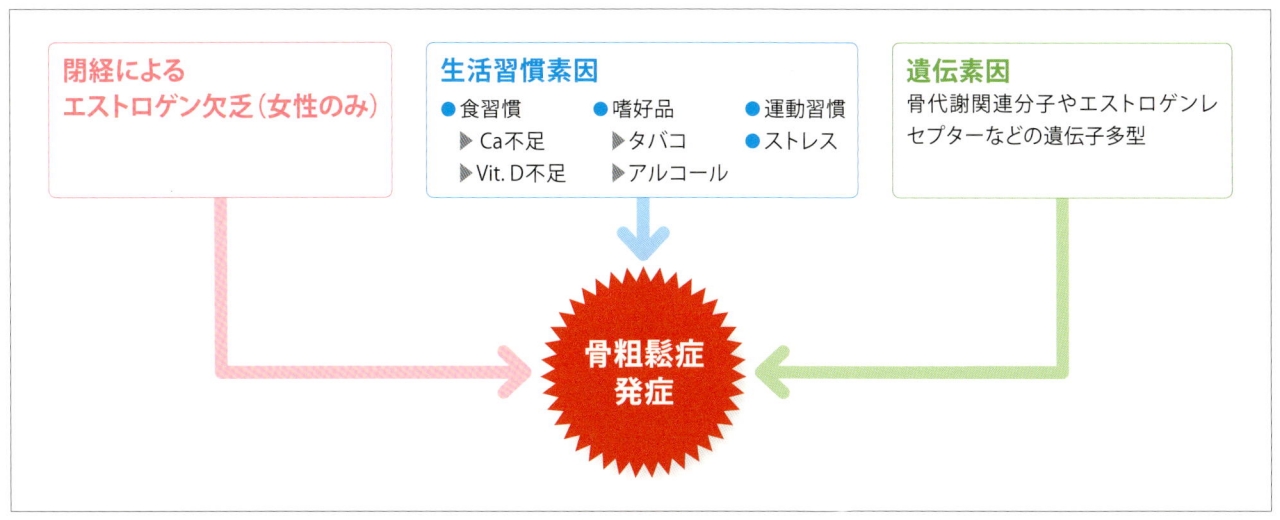

図13　骨粗鬆症発症のリスク因子。

骨粗鬆症は歯周炎の進行に影響を及ぼすのか

　原発性骨粗鬆症には大きく分けて3つのタイプがあり、その発症・進行には多くの遺伝的素因のみならず生活習慣素因がかかわる。女性特有のものとして、出産とその後の授乳などによるカルシウム喪失に加えて、閉経によるエストロゲン欠乏が挙げられる（図13）。

　エストロゲンの欠乏は、① RANKL発現亢進による破骨細胞活性化、②リンパ球活性の上昇、および③ IL-1、TNF-αやPGE$_2$などの炎症性メディエーター産生の増加により骨吸収を増加させるといわれている。実際、女性においては閉経とそれによるエストロゲン欠乏は骨粗鬆症発症の最大リスクで、閉経後5～10年での骨減少量は年間3%以上になる（これは10年間分の累計では20%以上の骨量減少に当たる）。そこで、閉経後の女性を対象として歯槽骨量に関する検討が多く行われている。図14はそのひとつであるが、腰椎BMDで骨粗鬆症と診断された閉経後の女性は歯周炎の有無に関係なく、3年間の歯槽骨吸収量が骨粗鬆症のない群に比べて多く、歯周炎に罹患している者ではさらに吸収量が増加しており、歯周炎と骨粗鬆症は歯槽骨吸収量を相乗的に増加させるという結果が示されている[54]。

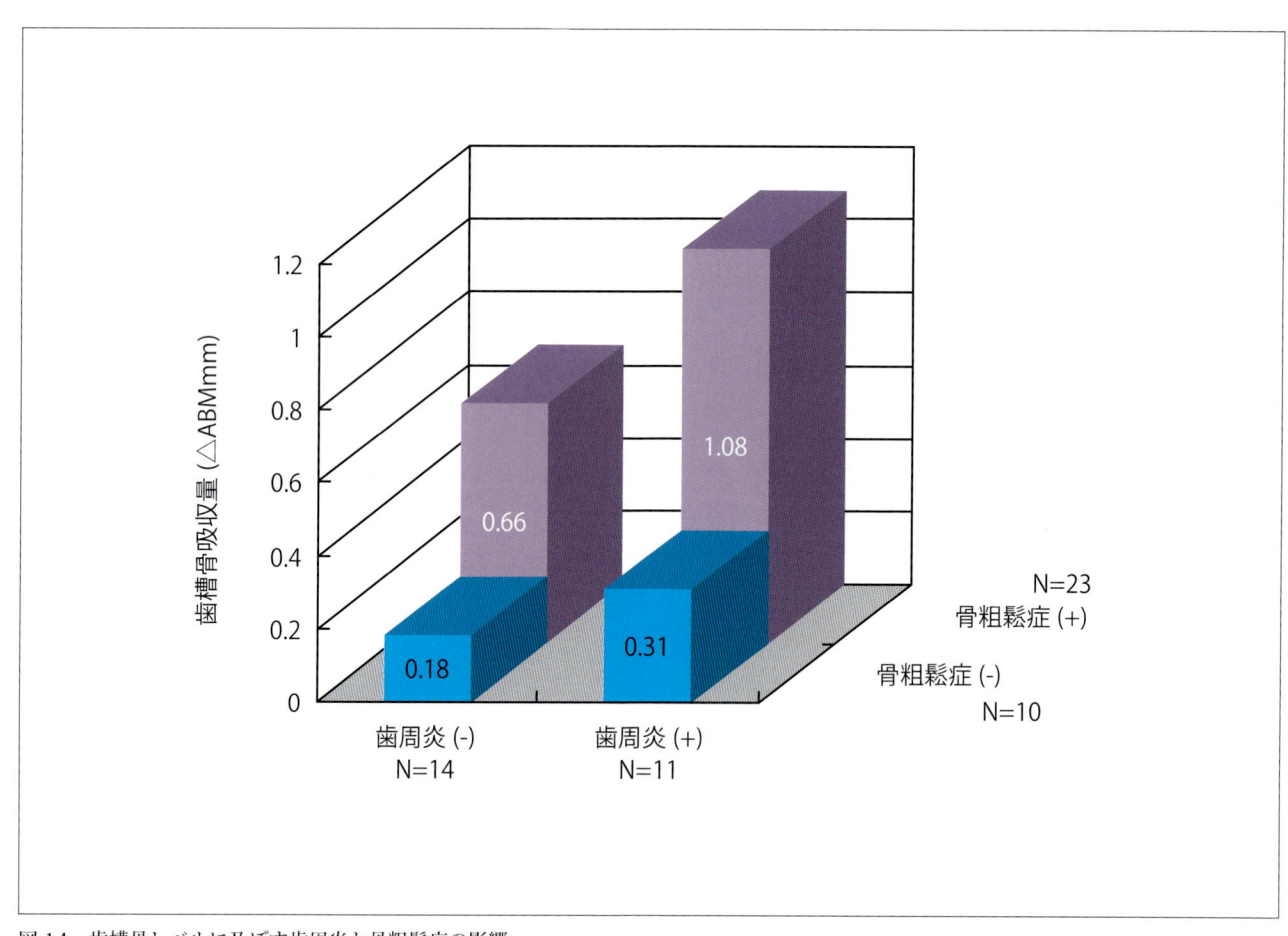

図14　歯槽骨レベルに及ぼす歯周炎と骨粗鬆症の影響。
　閉経後の女性58名を対象に3年間のエックス線像上の隣接面部歯槽骨頂部の吸収量を比較した。骨粗鬆症の有無は腰椎のBMDで判断した（文献54より一部改変して引用）。

表10 歯周炎リスクとしての骨粗鬆症に関する研究（1960年代後半〜2010年）。

結論（カテゴリー）	報告数（研究デザイン別）	
	横断研究	前向き研究
関連性を否定	9	1
どちらともいえない	2	0
関連性あり＊（以下は内数）	13	1
明確な関連性を認める	10	1
弱いあるいは示唆程度	3	0

＊骨密度（腰椎・撓骨・大腿骨）との関係がみられた歯周病臨床パラメータ：下顎骨量：2報告，PPD：3報告，CAL：7報告，ABL：3報告，BOP：2報告（複数関連性がみられたものを含む）

（文献54に記載された表を基にデータを追加後、改変して作成）。

表11 骨粗鬆症の存在が残存歯数に与える影響に関する研究（1994年〜2009年）。

結論（カテゴリー）	報告数（研究デザイン別）		
	横断研究	症例対照研究	前向き研究
関連性を否定（以下は内数）	5	2	0
閉経後女性を対象とした研究	4	0	0
男性を含む研究	1	2	0
関連性あり（以下は内数）	12	0	1
閉経後女性を対象とした研究	6	0	1
男性を含む研究	6	0	0

（文献55の表を改変して作成）

しかしながら、表10に示したようにこれまでの臨床研究の結論をまとめたところ[55]、歯周炎の臨床パラメータに及ぼす骨粗鬆症の影響については、ありとするものとそれを否定するものとの2つが相半ばする状況であり、今のところエビデンスとしては十分といえないようである。

一方、アウトカムとして歯の喪失や歯数を用いた研究も多く行われている。表11にMegsonらがまとめた結果[56]を要約したが、大半の研究が対象者を閉経後の女性に絞って実施されているものの、すべてで一致した結論が導き出されているわけではない。このような論文間での結論の相違の背景として、MegsonらはBMDを測定する骨の相違が与える影響をまず考察しており、腰椎や大腿骨（女性の場合）には結果が混在する傾向があるとしている。

また、被験対象者の影響を無視できず、食事や生活習慣を調べたい場合にはより若い集団を対象とすべきであると述べている。残念ながら、歯の喪失や歯数をアウトカムとした研究で同時に歯周病の臨床パラメータを測定したものはほとんどなく、歯の喪失が歯周炎の進行によりもたらされたものかについては不明のままである。

歯周炎の存在が骨粗鬆症に影響を与えるか

　結論から言うと、現時点において歯周炎が骨粗鬆症のリスクファクターとなるというエビデンスは存在しない。しかしながら2011年に以下のような報告がなされた。Perssonら[57]は、白人788名（女性；52.4％、平均年齢；76.0±9.0歳、年齢範囲62〜96歳）という集団を対象として、骨粗鬆症（踵骨のBMD値を指標）と歯周炎（骨頂部の吸収＞5mmの部位が30％以上）の存在が3年間における腰と手部の骨折に関連性があるかどうかを前向きコホート研究で調べた。その結果、調査期間に骨折を起こすリスクが骨粗鬆症の場合はOR=3.3（95％CI；1.9〜5.7）に対して、歯周炎と診断された者では同じくOR=1.8（95％CI；1.0〜3.3）と有意に高かった。さらに骨粗鬆症と歯周炎の両方を有する者ではOR=12.1（95％CI；3.5〜42.3）となり、非常に高いリスクとなることを示した（表12）。しかしながら、この集団においては骨粗鬆症と診断された高齢者はより重度の歯周炎が認められることが同時に示されている。したがって歯周炎が骨粗鬆症に影響を及ぼして骨折リスクを増したのではなく、逆にこれまで述べてきたように骨粗鬆症患者では歯周炎の進行リスクが高いことを反映している可能性が高い。とはいえ、歯周炎の存在が、骨粗鬆症を有する高齢者における骨折リスクを反映するマーカーとなりうることを示唆する研究と考えられる。

　以上述べてきたように、歯周炎と骨粗鬆症の関連性についてはまだまだ確定的なエビデンスを示した臨床研究は少なく、今後の成果の集積が待たれるのが現状といえよう。

表12　歯周炎と骨粗鬆症の存在が高齢者における腰・手部の骨折の発生に及ぼすリスク。

両疾患の存在状態	調整方法	OR (95%CI)	P値
骨粗鬆症（+）	調整なし	3.3 (1.9-5.7)	P<0.001
	女性のみ	2.6 (1.4-5.0)	P<0.001
	男性のみ	1.9 (0.6-5.3)	P=0.28
	性で調整	2.6 (1.4-4.8)	P<0.001
	年齢で調整	2.4 (1.4-4.8)	P<0.001
歯周炎（+）	調整なし	1.8 (1.0-3.3)	P<0.05
	女性のみ	1.7 (0.8-3.8)	P=0.18
	男性のみ	5.2 (1.7-15.7)	P<0.001
	性で調整	2.9 (1.5-5.5)	P<0.001
	年齢で調整	2.1 (1.1-4.0)	P<0.05
骨粗鬆症と歯周炎が（+）	調整なし	4.6 (2.2-9.9)	P<0.001
	女性のみ	5.3 (1.9-14.4)	P<0.001
	男性のみ	5.1 (1.5-17.4)	P<0.01
	性で調整	2.3 (1.2-4.4)	P<0.01
	年齢で調整	3.6 (1.5-8.6)	P<0.001

骨粗鬆症は、踵骨PIXI値＜1.6をカットオフ値として診断。
歯周炎は、歯槽骨頂部の吸収＞5mm以上の部位率が30％以上を基準として診断。

（文献57の表を改変して作成）

■参考文献■

1. Offenbacher S, Salvi GE, Beck JD, Williams RC. The design and implementation of trials of host modulation agents. Ann Periodontol 1997; 2: 199-212.
2. Miller W. The human mouth as a focus of infection. Dental Cosmos 1891; 33: 689-713.
3. Billings F. Focal infection: its broader application in etiology of diseases. JAMA 1914; 899-903.
4. American Association of Endodontists. Oral disease and systemic health: what is the connection? Endodontics: Coallegues of Excellence; Spring/ Summer 2000.
5. British Dental Association. Endodontic tretment and general health. April 1996.
6. Pizzo G, Guiglia R, Lo Russo L, Campisi G. Dentistry and internal medicine: from the focal infection theory to the periodontal medicine concept. Eur J Intern Med 2010; 21:496-502.
7. Evidence-based Medicine Working Group. Evidence-based medicine. A new approach to teaching the practice of medicine. JAMA 1992; 268: 2420-2425.
8. 日本歯周病学会．糖尿病患者に対する歯周治療ガイドライン．2010.
9. 中山健夫．「他領域からのトピックス」臨床研究から診療ガイドラインへ．根拠に基づく医療（EBM）の原点から．日耳鼻咽喉科学会報 113: 93-100.
10. 厚生労働省．平成19年国民健康・栄養調査結果の概要．2008.
11. International Diabetes Federation. Oral health for people with diabetes. 2009.
12. Armitage GC. Development of a classification system for periodontal diseases and conditions. Ann Periodontol 1999; 4: 1-6.
13. Sandberg GE, Sundberg HE, Fjellstrom CA, Wikblad KF. Type 2 diabetes and oral health: a comparison between diabetic and non-diabetic subjects. Diabetes Res Clin Pract 2000; 50:27-34.
14. Taylor GW. Bidirectional interrelationships between diabetes and periodontal diseases: an epidemiologic perspective. Ann Periodontol 2001; 6:99-112.
15. Khader YS, Dauod AS, El-Qaderi SS, Alkafajei A, Batayha WQ. Periodontal status of diabetics compared with nondiabetics: a meta-analysis. J Diabetes Complications 2006; 20: 59-68.
16. Châvarry NG, Vettore MV, Sansone C, Sheiham A. The relationship between diabetes mellitus and destructive periodontal disease: a meta-analysis. Oral Health Prev Dent 2009; 7: 107-127.
17. Moles DR. Evidence of an association between diabetes and severity of periodontal diseases. Evid Based Dent 2006; 7 : 45.
18. Iwamoto Y, Nishimura F, Soga Y, Takeuchi K, Kurihara M, Takashiba S, Murayama Y. Antimicrobial periodontal treatment decreases serum C-reactive protein, tumor necrosis factor-α, but not adiponectin levels in patients with chronic periodontitis. J Periodontol 2003; 74: 1231-1236.
19. Janket SJ, Wightman A, Baird AE, Van Dyke TE, Jones JA. Does periodontal treatment improve glycemic control in diabetic patients? A meta-analysis of intervention studies. J Dent Res 2005; 84: 1154-1159.
20. Teeuw WJ, Gerdes VE, Loos BG. Effect of periodontal treatment on glycemic control of diabetic patients: a systematic review and meta-analysis. Diabetes Care 2010; 33: 421-427.
21. Simpson TC, Needleman I, Wild SH, Moles DR, Mills EJ. Treatment of periodontal disease for glycaemic control in people with diabetes. Cochrane Database Syst Rev. 2010 May 12;(5):CD004714.
22. Beck JD, Garcia RG, Heiss G, Vokonas P, Offenbacher S. Periodontal disease and cardiovascular disease. J Periodontol 1996; 67 (Suppl): 1123-1137.
23. Khader YS, Albashaireh ZS, Alomari MA. Periodontal diseases and the risk of coronary heart and cerebrovascular diseases: a meta-analysis. J Periodontol 2004; 75: 1046-1053.
24. Bahekar AA, Singh S, Saha S, Molnar J, Arora R. The prevalence and incidence of coronary heart disease is significantly increased in periodontitis: a meta-analysis. Am Heart J 2007; 154: 830-837.
25. Humphrey LL, Fu R, Buckley DI, Freeman M, Helfand M. Periodontal disease and coronary heart disease incidence: a systematic review and meta-analysis. J Gen Intern Med 2008; 23: 2079-2086.
26. Blaizot A, Vergnes JN, Nuwwareh S, Amar J, Sixou M. Periodontal diseases and cardiovascular events: meta-analysis of observational studies. Int Dent J 2009; 59: 197-209.
27. 島内英俊．歯周病と全身疾患のEBM. In：鴨井久一，花田信弘，佐藤勉，野村義明（編）．Preventive Periodontology．東京：医歯薬出版，2007；68-77.
28. Emerging Risk Factors Collaboration, Kaptoge S, Di Angelantonio E, Lowe G, Pepys MB, Thompson SG, Collins R, Danesh J. C-reactive protein concentration and risk of coronary heart disease, stroke, and mortality: an individual participant meta-analysis. Lancet 2010; 375:132-140.
29. Paraskevas S, Huizinga JD, Loos BG. A systematic review and meta-analyses on C-reactive protein in relation to periodontitis. J Clin Periodontol 2008; 35:277-290.
30. Ioannidou E, Malekzadeh T, Dongari-Bagtzoglou A. Effect of periodontal treatment on serum C-reactive protein levels: a systematic review and meta-analysis. J Periodontol 2006; 77: 1635-1642.
31. Itoh H. Metabolic domino: new concept in lifestyle medicine. Drugs Today (Barc). 2006; 42 Suppl C: 9-16.
32. Beck JD, Elter JR, Heiss G, Couper D, Mauriello SM, Offenbacher S. Relationship of periodontal disease to carotid artery intima-media wall thickness: the atherosclerosis risk in communities (ARIC) study. Arterioscler Thromb Vasc Biol 2001; 21: 1816-1822.

33. Nakib SA, Pankow JS, Beck JD, Offenbacher S, Evans GW, Desvarieux M, Folsom AR. Periodontitis and coronary artery calcification: the Atherosclerosis Risk in Communities (ARIC) study. J Periodontol 2004; 75: 505-510.
34. Mustapha IZ, Debrey S, Oladubu M, Ugarte R. Markers of systemic bacterial exposure in periodontal disease and cardiovascular disease risk: a systematic review and meta-analysis. J Periodontol 2007; 78: 2289-2302.
35. Saito T, Shimazaki Y, Sakamoto M. Obesity and periodontitis. N Engl J Med 1998; 339: 482-483.
36. Chaffee BW, Weston SJ. Association between chronic periodontal disease and obesity: a systematic review and meta-analysis. J Periodontol 2010; 81:1708-1724.
37. Suvan J, D'Aiuto F, Moles DR, Petrie A, Donos N. Association between overweight/obesity and periodontitis in adults. A systematic review. Obes Rev 2011; 12: e381-404.
38. Iacopino AM. Periodontitis and diabetes interrelationships: role of inflammation. Ann Periodontol 2001; 6: 125-137.
39. Cutler CW, Shinedling EA, Nunn M, Jotwani R, Kim BO, Nares S, Iacopino AM. Association between periodontitis and hyperlipidemia: cause or effect? J Periodontol 1999; 70: 1429-1434.
40. Saito T, Yamaguchi N, Shimazaki Y, Hayashida H, Yonemoto K, Doi Y, Kiyohara Y, Iida M, Yamashita Y. Serum levels of resistin and adiponectin in women with periodontitis: the Hisayama study. J Dent Res 2008; 87: 319-322.
41. Offenbacher S, Katz V, Fertik G, Collins J, Boyd D, Maynor G, McKaig R, Beck J. Periodontal infection as a possible risk factor for preterm low birth weight. J Periodontol 1996;67(10 Suppl):1103-1113.
42. Vergnes JN, Sixou M. Preterm low birth weight and maternal periodontal status: a meta-analysis. Am J Obstet Gynecol 2007; 196:135.e1-7.
43. Khader YS, Ta'ani Q. Periodontal diseases and the risk of preterm birth and low birth weight: a meta-analysis. J Periodontol 2005; 76: 161-165.
44. Davenport ES, Williams CE, Sterne JA, Murad S, Sivapathasundram V, Curtis MA. Maternal periodontal disease and preterm low birthweight: case-control study. J Dent Res 2002; 81: 313-318.
45. Noack B, Klingenberg J, Weigelt J, Hoffmann T. Periodontal status and preterm low birth weight: a case control study. J Periodont Res 2005; 40:339-345.
46. Hasegawa K, Furuichi Y, Shimotsu A, Nakamura M, Yoshinaga M, Kamitomo M, Hatae M, Maruyama I, Izumi Y. Associations between systemic status, periodontal status, serum cytokine levels, and delivery outcomes in pregnant women with a diagnosis of threatened premature labor. J Periodontol 2003; 74:1764-1770.
47. López NJ, Da Silva I, Ipinza J, Gutiérrez J. Periodontal therapy reduces the rate of preterm low birth weight in women with pregnancy-associated gingivitis. J Periodontol 2005; 76(11 Suppl): 2144-2153.
48. Michalowicz BS, Hodges JS, DiAngelis AJ, Lupo VR, Novak MJ, Ferguson JE, Buchanan W, Bofill J, Papapanou PN, Mitchell DA, Matseoane S, Tschida PA. OPT Study. Treatment of periodontal disease and the risk of preterm birth. N Engl J Med 2006; 355: 1885-1894.
49. Offenbacher S, Beck JD, Jared HL, Mauriello SM, Mendoza LC, Couper DJ, Stewart DD, Murtha AP, Cochran DL, Dudley DJ, Reddy MS, Geurs NC, Hauth JC. Maternal Oral Therapy to Reduce Obstetric Risk (MOTOR) Investigators. Effects of periodontal therapy on rate of preterm delivery: a randomized controlled trial. Obstet Gynecol 2009; 114: 551-559.
50. Polyzos NP, Polyzos IP, Mauri D, Tzioras S, Tsappi M, Cortinovis I, Casazza G. Effect of periodontal disease treatment during pregnancy on preterm birth incidence: a metaanalysis of randomized trials. Am J Obstet Gynecol 2009; 200:225-232.
51. Polyzos NP, Polyzos IP, Zavos A, Valachis A, Mauri D, Papanikolaou EG, Tzioras S, Weber D, Messinis IE. Obstetric outcomes after treatment of periodontal disease during pregnancy: systematic review and meta-analysis. BMJ 2010; 341:c7017.
52. Uppal A, Uppal S, Pinto A, Dutta M, Shrivatsa S, Dandolu V, Mupparapu M. The effectiveness of periodontal disease treatment during pregnancy in reducing the risk of experiencing preterm birth and low birth weight: a meta-analysis. J Am Dent Assoc 2010; 141: 1423-1434.
53. Chesnut CH 3rd. The relationship between skeletal and oral bone mineral density: an overview. Ann Periodontol 2001; 6:193-196.
54. Geurs NC, Lewis CE, Jeffcoat MK. Osteoporosis and periodontal disease progression. Periodontol 2000 2003; 32: 105-110.
55. 稲垣幸司，野口俊英，Krall EA．歯周病と骨粗鬆症の関係をめぐって．In：ライオン歯科衛生研究所（編）．歯周病と全身の健康を考える．東京：医歯薬出版，2004；110-121.
56. Megson E, Kapellas K, Bartold PM. Relationship between periodontal disease and osteoporosis. Int J Evid Based Healthc 2010；8：129-139.
57. Persson GR, Berglund J, Persson RE, Renvert S. Prediction of hip and hand fractures in older persons with or without a diagnosis of periodontitis. Bone 2011; 48: 552-556.

CHAPTER
3

歯周病
病因論・感染因子

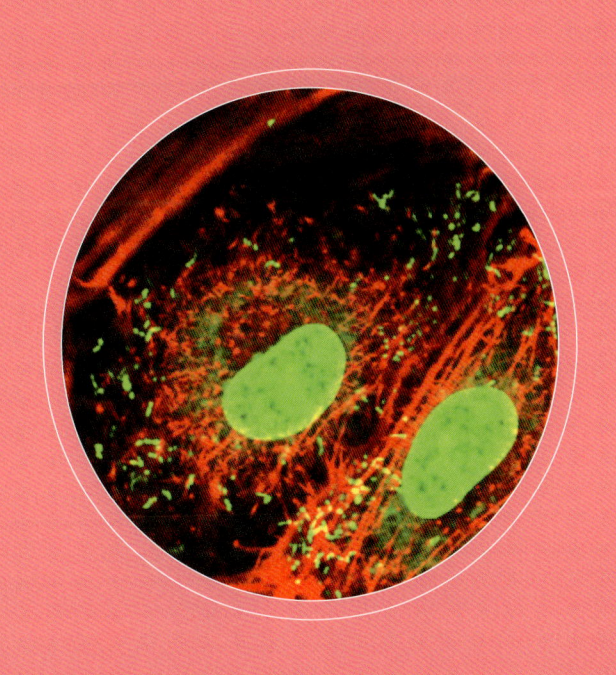

1 バイオフィルムに生息する歯周病菌

1-1 バイオフィルムマトリックス

歯肉縁下プラーク1mg中には10^8から10^9個の細菌が含まれている。この中で、歯周病菌は多種多様な口腔細菌とともに凝集塊を形成し生息している。この歯肉縁下プラークは、細菌凝集塊が菌体外重合体物質（extracellular polymeric substance：EPS．以下，EPS）に覆われることによって形成される典型的な病原性バイオフィルムである。

本項では、まずバイオフィルム特有の病原性を特徴づけるEPSの構造と、その多岐にわたる機能について詳説する。つぎに、細菌がEPSで守られた集落から乖離し、感染を拡大させるメカニズムについて言及する。さらに、バイオフィルム中での細菌間情報伝達がどのように行われ、細菌が集団として統制のとれた振る舞いをとるのかを解説する。

また、個々の細菌の抗生物質耐性獲得機構に加え、バイオフィルムとして集団を形成している細菌特有の抗生物質耐性獲得機構についても言及する。

歯周治療のターゲットはバイオフィルムである。最新の研究成果で構成した本項は、歯周病を科学するために役立つはずである。

デンタルプラークの構成成分は微生物70〜80％、菌体外基質（マトリックス）20〜30％よりなる。プラーク細菌は浮遊細菌とは異なり、マトリックスに被覆されることで慢性感染症を惹起する特異的病原性を獲得する。マトリックスには宿主由来の成分も含まれるが、そのほとんどは微生物が分泌するEPSである。

EPSの構造と機能

バイオフィルムを形成する微生物は、自らが分泌した接着性・粘着性に富むEPSに包まれている。EPSは多糖、タンパク質、核酸、脂質より構成され、バイオフィルムの物理的安定性、固層表面への強固な付着、菌体の一時的な位置固定に役立つとともに、その質と量はバイオフィルムの局所的形状や部位による物理的強度に影響を与える（図1）[1]。さらに、EPSは微生物が菌体外に分泌する酵素類の拡散を防止して貯溜し、システムとしての機能を発揮するなど多彩な役割を果たす（表1）。

細菌のバイオフィルムからの乖離

細菌体のバイオフィルムからの乖離は、流体の剪断力もしくは飢餓・死滅による受動的なものだと考えられていた。しかし、現在は、マトリックスを自ら分解し可動性を高め、空間と栄養の制限を受ける環境からの離脱と新しい生育場所を目指すための積極的移動であると考えられ始めた。

バイオフィルムからの菌体乖離機構には、① 菌体外に分泌された酵素によるバイオフィルムマトリックスの分解、②菌体外に分泌された酵素によるバイオフィルム固着表層物質の分解、③ 線毛の修飾分子による付着能の阻害、④ 細菌の分裂・増殖による離脱、などが挙げられ、乖離シグナル分子を介してこれらの機構が制御されると考えられている。

口腔細菌の具体例を挙げると、*Aggregatibacter actinomycetemcomitans* のディスパージンB（☞用語解説）によるバイオフィルムマトリックス中のポリ-N-アセチル-D-グルコサミン（☞用語解説）の分解、*Streptococcus intermedius* のヒアルロニダーゼ（☞用

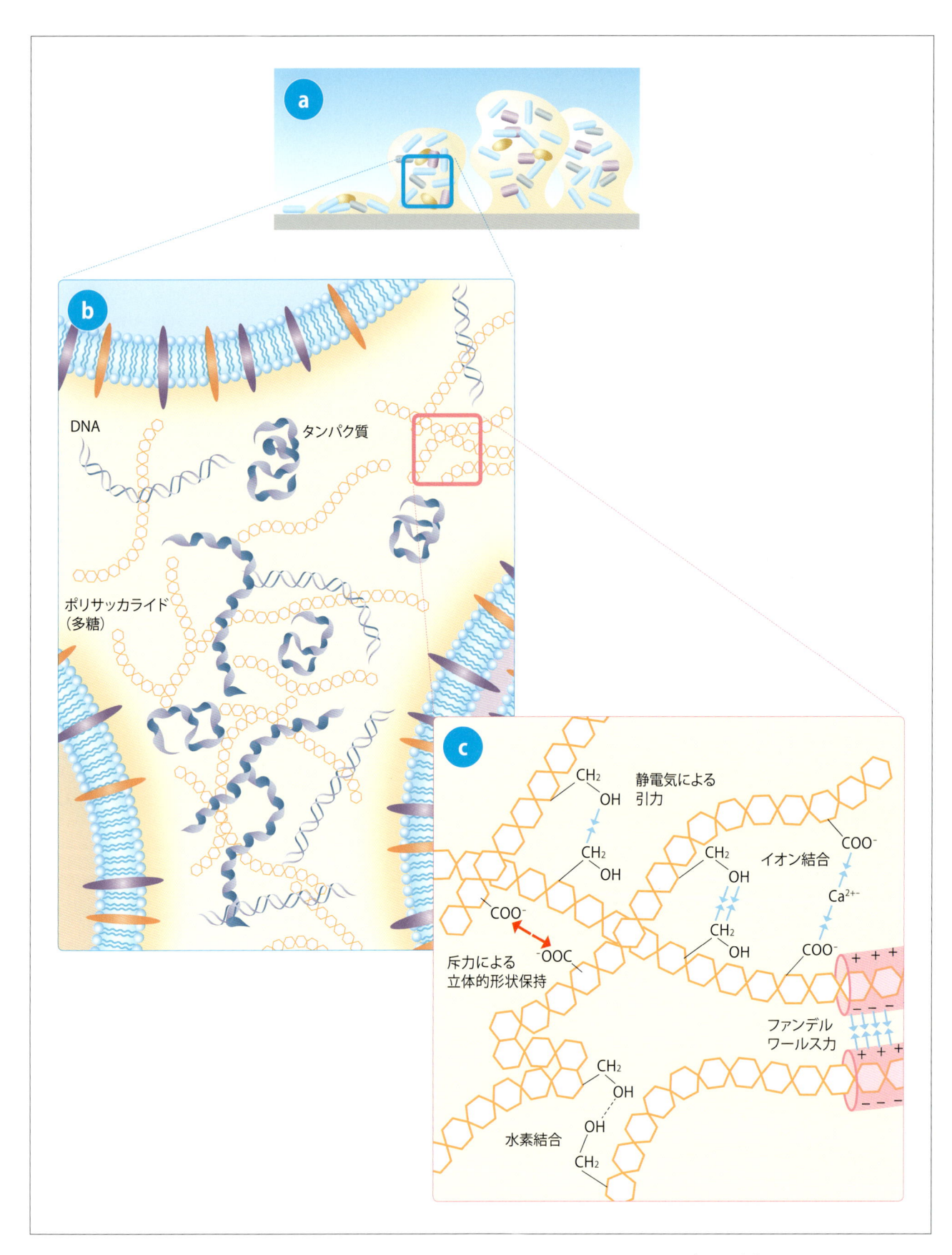

図1　EPSの構造（Flemming HC, Wingender J. The biofilm matrix. Nat Rev Microbiol 2010;8:623-633[1]. より改変）。
a：バイオフィルムのモデル図。
b：EPSのモデル図：マトリックスを構成する多糖、タンパク質、DNAなどは菌体間のスペースに均一には分布しておらず、マトリックスの物性などへ影響を与えている。
c：バイオポリマー間相互作用：EPSマトリックスの安定性を担うバイオポリマーの絡み合いと微弱な物理化学的相互作用の種類を示す。

表1　バイオフィルムにおける菌体外重合体物質（EPS）の役割。

機　能	バイオフィルムにおける役割	関連するEPS構成分子
付　着	物体表層への浮遊細菌のコロニー形成時の第一段階．バイオフィルムの長期間にわたる物体表層への固着	多糖類，タンパク質，DNA，両親媒性分子
細菌の凝集	菌体間架橋，細菌群の一時的な位置固定，高密度細菌群の形成と菌体間相互認識	多糖類，タンパク質，DNA
バイオフィルムの結束作用	多価陽イオンの架橋によるバイオフィルムの機械的安定性提供．水分を含有するポリマーネットワーク形成．莢膜，粘液，鞘状構造などを介してのバイオフィルム構造決定と菌体間情報伝達環境の提供	非荷電／荷電多糖類，アミロイドやレクチン等のタンパク質，DNA
水分保持	水分が保持された環境をバイオフィルム中の微生物に提供．乾燥した環境下での生存率向上	親水性多糖類（タンパク質も関与している可能性あり）
防御バリアー	非特異的／特異的宿主感染防御機構への抵抗性亢進，殺菌剤や抗生物質などの抗菌剤の浸透抑制	多糖類，タンパク質
有機物の吸着	環境中から獲得した栄養の貯蔵，薬物の吸着（この性質により環境の解毒にも関与）	荷電もしくは疎水性多糖類，タンパク質
無機イオンの吸着	無機イオンの吸着による多糖ゲル形成促進，イオン交換，ミネラル形成と有毒金属イオンの蓄積	荷電多糖類，リン酸基や硫酸基などの無機置換基を含有するタンパク質
酵素活性	外来性巨大分子の分解による栄養獲得，菌体外重合体物質の分解による菌体のバイオフィルムからの乖離	タンパク質
栄養源	バイオフィルム中の微生物集団への炭素，窒素，リン含有化合物の供給	菌体外重合体物質を構成するすべての成分
遺伝情報交換	バイオフィルム構成細菌間での遺伝子水平伝播の促進	DNA
電子受容／供与	バイオフィルムマトリックス中での酸化還元反応	線毛等を形成するタンパク質
菌体構成成分の放出	代謝のターンオーバーによる菌体構成成分の放出	核酸，酵素，リポ多糖，リン脂質を含む膜小胞（ベシクル）
過剰エネルギーの貯蔵	バランスの悪い炭素：窒素比の改善に過剰な炭素源を貯蔵	多糖類
分泌型酵素の結合	多糖類との相互作用による微生物由来分泌型酵素類の蓄積，保持，安定化	多糖類，酵素

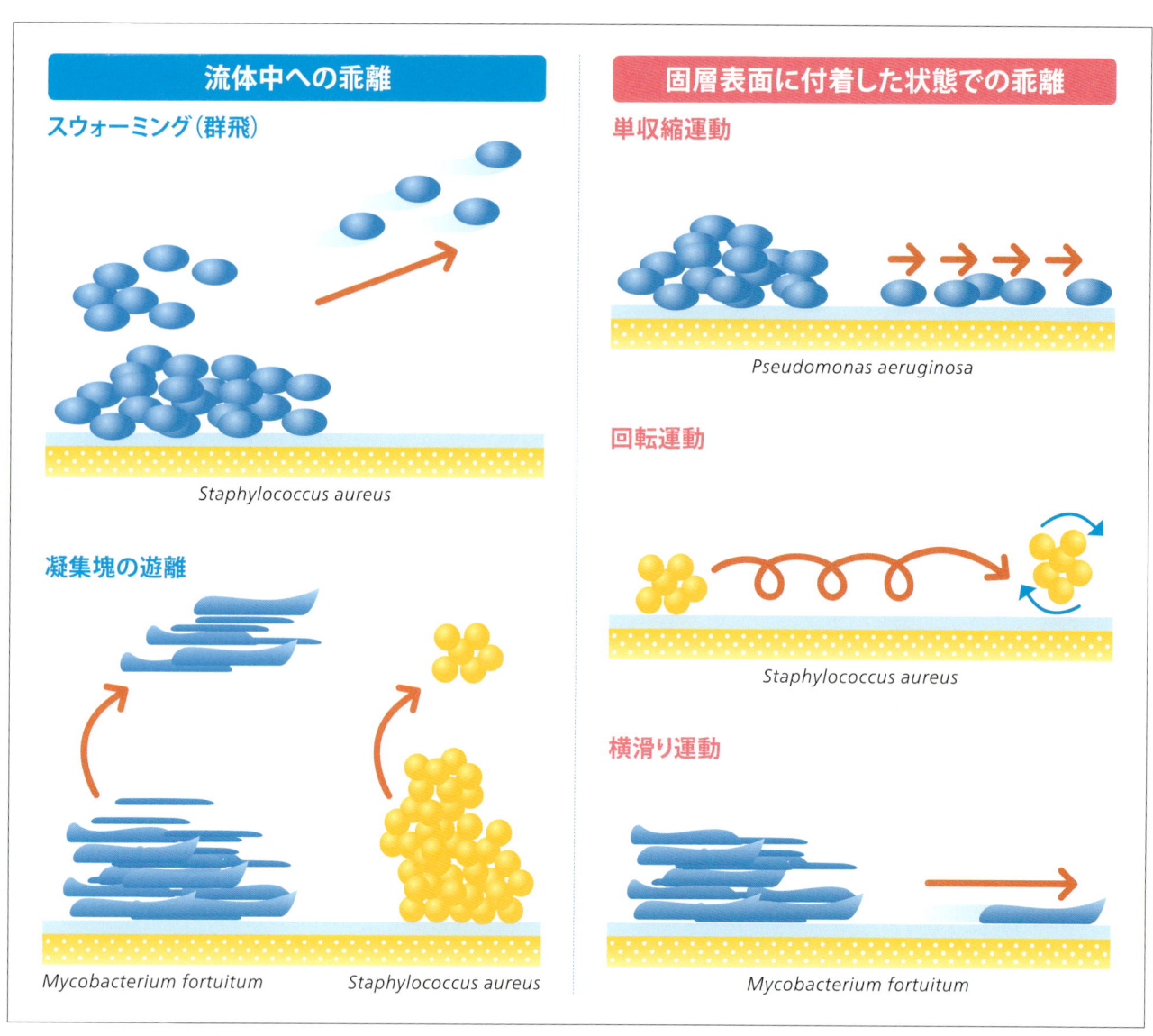

図2 バイオフィルムの感染拡大様式。
　バイオフィルムからの菌体離脱様式は、(i) 流体中への乖離、(ii) 固層表面に付着した状態での乖離、の2つのカテゴリーに大別される。さらに、自らの運動による移動 [swimming（水泳運動）、sliding（横滑り運動）、twitching（単収縮運動）] と、流体による受動的な移動 [clumping（凝集塊の剥離）、rippling（引き裂かれて分離）、rolling（回転運動で分離）] に分類される (Hall-Stoodley L and Stoodley P. Trends Microbiol 2005；13：7-10.[3] より改変)。

語解説）による宿主結合組織中のヒアルロン酸の分解などがバイオフィルムからの菌体乖離と移動に関与している[2]。

　細菌のバイオフィルムからの乖離パターンは大きく3つに分類される。①流体中への凝集塊としての離脱、②流体中へのスウォーミング（群飛）による個別細菌の離脱、③固層表層に付着したままのローリング、もしくはスライディングによる移動、である[3]。

　スウォーミングやスライディングのような運動性細菌の自律的運動は、走化性など目的地への移動が可能であるという利点があるが、その反面バイオフィルム中に生息していた際の、外界からの集団的保護作用は失われる。一方、流力による細菌塊の移動は、方向性をもった移動ではないものの、バイオフィルムマトリックスによる集団的保護作用は有効なままである（図2）。

　感染拡大に際して、既存のバイオフィルムからの乖離と移動、新しい固層表面への付着は優勢菌の入れ替わりのチャンスでもあり、細菌叢の変遷に大きな意味をもつことから、歯周病原性混合菌種バイオフィルムの生活環全体を理解するという見地からも、乖離メカニズムの解明が必要である。

1-2 バイオフィルムでの細菌間情報伝達

　バイオフィルム中で生息する細菌は、浮遊細菌とは明らかに異なる性質をもつ。バイオフィルム中で、個々の細菌は同一菌種間のみならず異なる菌種間においてもコミュニケーションを互いにとり合い、特定の遺伝子発現を制御している。この細菌間情報伝達システムはクオラムセンシング（quorum-sensing）と呼ばれており、バイオフィルムの細菌細胞密度を感知することで制御されている。グラム陽性菌とグラム陰性菌で同一菌種間の会話に用いる言語（シグナル分子）は大きく異なるが、グラム陽性菌と陰性菌の間で通じる共通言語も存在する。また、細菌と宿主間の共通言語が存在することもわかってきた。歯周組織とバイオフィルムが会話をしているなど、かつては考えられなかった概念である。つぎに、バイオフィルム中で繰り広げられているさまざまな相互作用について述べる。

細菌高密度環境下での相互作用

　デンタルプラークのような高密度環境下にあって、細菌‐細菌間もしくは宿主‐細菌間にはさまざまな相互作用が生じている。これらの相互作用により、バイオフィルム中での個々の細菌の空間的位置が決まり、その集落内での栄養や遺伝子のやりとり、優勢菌の移り変わりなどに大きな影響を生じる[4]（図3）。

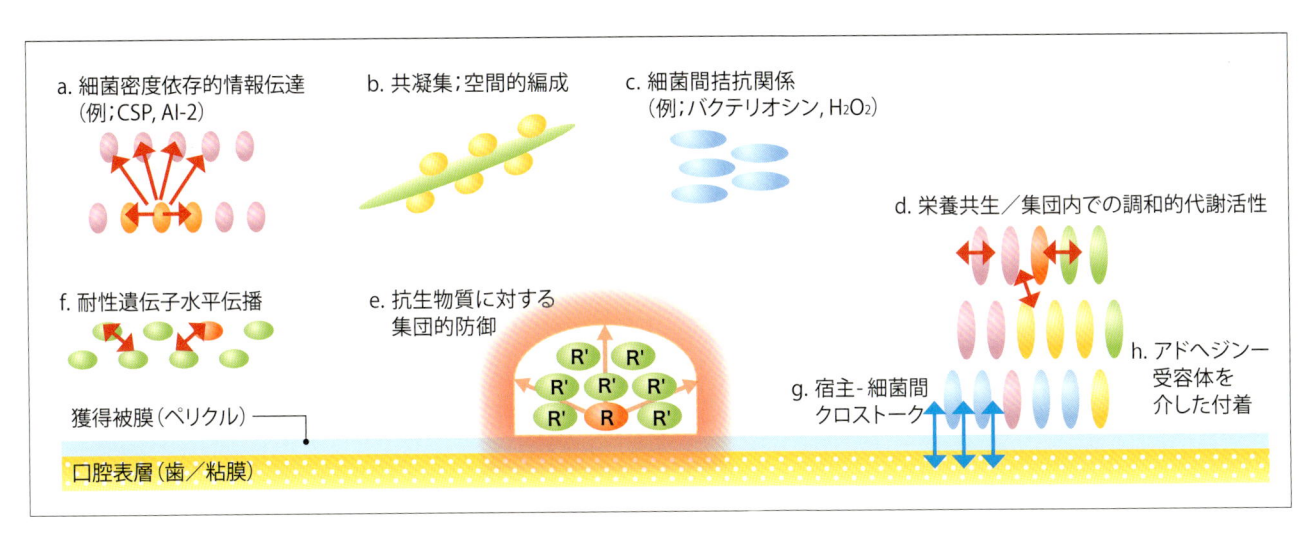

図3　バイオフィルムでの細菌‐細菌間および細菌‐宿主間相互作用。
a：拡散性低分子シグナル伝達物質を介した密度依存的細菌間情報伝達。
b：早期付着菌表層タンパク質へのアドヘジン—レセプター相互作用を介した細菌の付着（共凝集）と三次元的配置。
c：他菌種の生育を抑制する因子の産生による細菌間拮抗作用。
d：菌体外に分泌される代謝産物の相互利用。
e：抗菌薬分解酵素産生菌が産生する酵素のマトリックスへの蓄積による抗菌薬への集団的耐性獲得。
f：耐性遺伝子の水平伝播による抗菌薬への集団的耐性獲得。
g：拡散性低分子シグナル伝達物質を介した細菌—宿主間情報伝達。
h：歯／粘膜表層の被膜を形成する唾液／歯肉溝滲出液由来のタンパク質へのアドヘジン（凝集素）—レセプター（受容体）相互作用を介した細菌の付着。

クオラムセンシング

クオラムセンシングと呼ばれる情報伝達系の分子メカニズムが細菌種を超えて存在し、バイオフィルムにおける細菌の集団挙動を制御している。クオラムセンシングとは、"細胞密度依存的遺伝子発現制御系"と言い換えることができる。

クオラムセンシングは、細菌が産生するオートインデューサー（AI）と呼ばれる伝令物質（シグナル物質）を使って、細菌のタンパク質の合成を促進したり抑制したりする。少数の細菌だけが生息している環境ではオートインデューサー濃度が低くクオラムセンシングは眠っているが、細菌密度が高くなり、オートインデューサー濃度がある一定の値（閾値）を超えると、クオラムセンシングが動きだし、制御遺伝子群の転写が促進・抑制され、特定物質産生が増減する。

クオラムセンシングによって制御されるものは、バイオフィルム形成、病原因子産生、発光、スウォーミング、タンパク質分解酵素の産生、抗生物質の合成、遺伝子受容能（コンピーテンス）の発達、プラスミド接合伝達、そして胞子形成などである。

クオラムセンシングは、①グラム陰性菌型、②グラム陽性菌型、③ハイブリッド型、の3種類に大別される[5]（図4）。

①グラム陰性菌型

グラム陰性菌のクオラムセンシングシステムは、オートインデューサー-1（AI-1）と呼ばれるアシル化ホモセリンラクトン（AHL）、AHL合成酵素（LuxI）、AHL結合タンパクである転写制御因子（LuxR）の3要素よりなる。

オートインデューサーとしてはたらくAHLは菌種によって化学構造が異なっており、菌種特異的に機能できるようになっている。AHLとLuxRの結合体が遺伝子発現を直接制御する（図4-a）。

これまでのところ、グラム陰性菌がほとんどを占める歯周病菌にAI-1を産生する菌種が存在したとの報告はないが、AHLの一種であるN-テトラデカノイルホモセリンラクトンが浮遊状態の P. gingivalis の生育を阻害すること、また、3種類のAHL類似体が P. gingivalis のバイオフィルム形成を抑制するとの報告があることから、同菌にはAHLを結合するLuxR様タンパクが存在している可能性がある。

②グラム陽性菌型

グラム陽性菌のクオラムセンシングシステムは、two component system（二成分制御系）と呼ばれ、オリゴペプチド誘導体シグナル分子と、オリゴペプチドシグナルの受容体（センサーヒスチジンキナーゼ）およびヒスチジンキナーゼによるリン酸化を受けて活性化される転写制御因子（レスポンスレギュレーター）より構成される。

Streptococcus mutans では、competence stimulating peptide（CSP）と称されるオリゴペプチドシグナルが菌体のDNA取込み能／排出能を亢進させることにより、バイオフィルムマトリックス中へのDNA分泌が促進され、マトリックスの物性が強化されるとともに、遺伝子水平伝播が促進される（図4-b）。

歯周病菌との混合バイオフィルム形成能が高い口腔常在菌の Streptococcus gordonii も CSP を産生し、CSP 刺激によって S. mutans と同様にバイオフィルム形成能と外来性遺伝子獲得能を高めること、また、CSP 刺激によってゲノムワイドな遺伝子発現の変化を生じることが、DNAアレイ（☞用語解説）を用いた包括的解析により明らかとなっている[6]。

口腔レンサ球菌属の Streptococcus salivarius、Streptococcus sanguinis、Streptococcus mitis、Streptococcus oralis、S. gordonii の各菌種は、S. mutans CSP の機能を阻害し、同菌のバイオフィルム形成を抑制することがわかっている。

S. gordonii の場合、チャリシンと呼ばれるプロテアーゼを菌体外に分泌することで S. mutans CSP を分解する。CSP の刺激により、S. mutans はバクテリオシンを産生し、近縁種の口腔レンサ球菌を殺して菌体内DNAを放出させることから、他の口腔レンサ球菌による S. mutans CSP の機能阻害は自己防衛の一種であると考えられる。

③ハイブリッド型

グラム陰性菌型とグラム陽性菌型の特徴を兼ね備えたクオラムセンシングシステムであり、Vibrio harveyi や Salmonella typhimurium などの菌種に備わっている。オートインデューサー-2（AI-2）と総称される (4S)-4,5-dihydroxy-2,3-pentanedione（DPD）誘導体シグナル分子、DPD合成酵素（LuxS）、AI-2受容体

a. グラム陰性菌型
LuxI/LuxR／AI-1タイプ

AHLとLuxRの結合により遺伝子発現が制御される

菌種によって異なるAHL（AI-1）分子

[3-O-C12-HSL/LasI]
Pseudomonas aeruginosa

[C4-HSL/RhlI]
P. aeruginosa

[C8-HSL/TraI]
Agrobacterium tumifaciens

[C6-HSL/LuxI]
Vibrio fischeri

b. グラム陽性菌型
オリゴペプチド／二成分制御系タイプ

菌種によって異なるペプチド分子

ERGMT
（非修飾ペンタペプチド）
[CSF/phrC]
Bacillus subtilis

*イソプレニル化トリプトファン
ADPITRQWGD
（イソプレニル化ペプチド）
[comX]
B. subtilis

YSTCDFIM　GVNACSSLF
INCDFLL　YSTCYFIM
[AIP-I-IV]
Staphylococcus aureus

SGSLSTFFRLFNRSFTQALGK
（遺伝子獲得能刺激性ペプチド）
[CSP/comC]
Streptococcus mutans

c. ハイブリッド型
LuxS／二成分制御系／AI-2＋AI-1タイプ

代表的なAI-1、AI-2分子

AHL（AI-1）分子

[3-OH-C4-HSL/LuxM]
Vibrio harveyi

AI-2分子

[AI-2/LuxS]
V. harveyi

[AI-2/LuxS]
Salmonella typhimurium

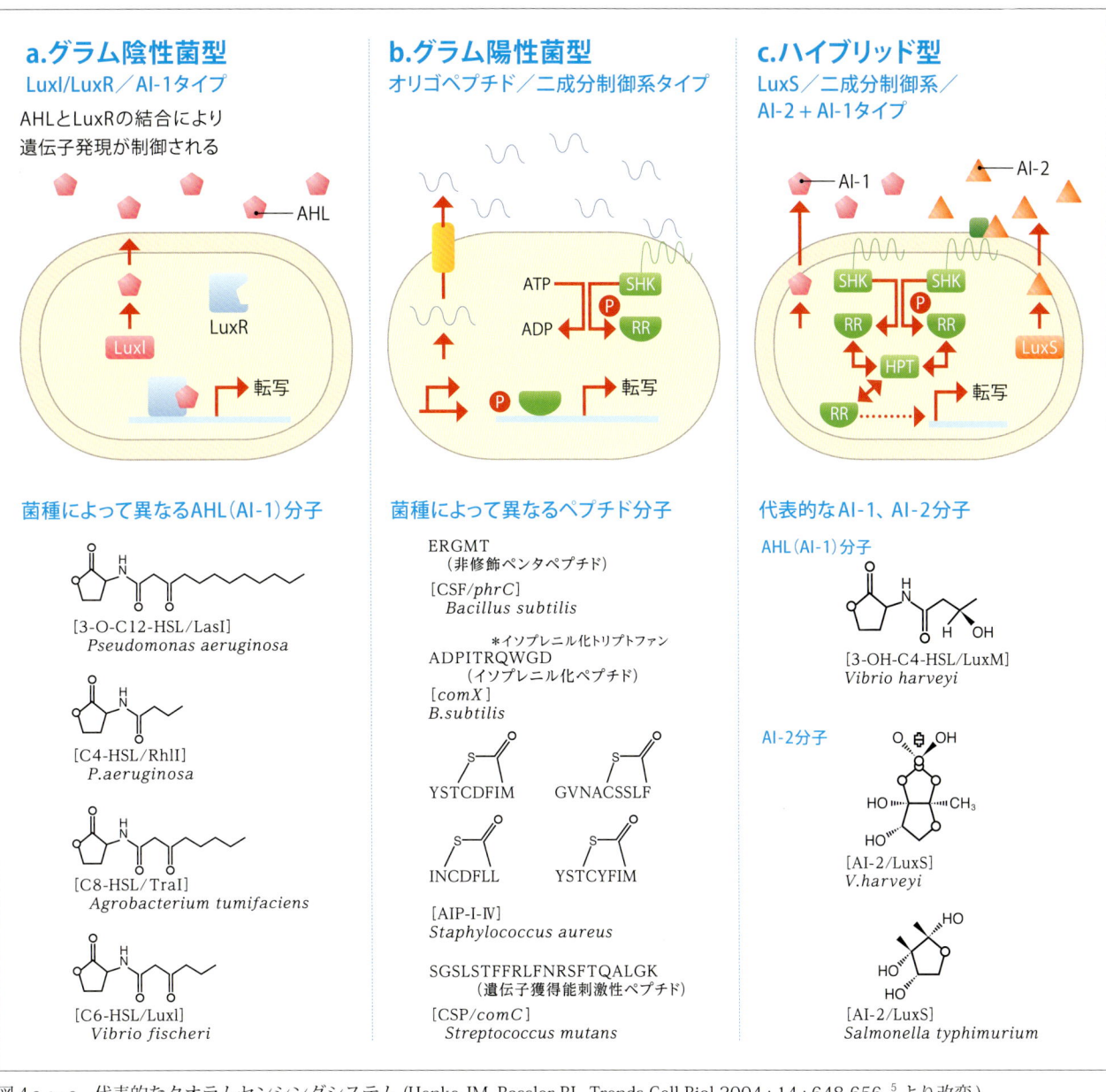

図4a～c　代表的なクオラムセンシングシステム (Henke JM, Bassler BL. Trends Cell Biol 2004 ; 14 : 648-656.[5] より改変)。

のセンサーヒスチジンキナーゼ、ヒスチジンリン酸基転移酵素、およびレスポンスレギュレーターより構成されるAI-2シグナル伝達系と、AHLシグナル分子を介したAI-1シグナル伝達系をもつ（図4-c）。

前述のとおり、AI-1産生能を有する口腔細菌についてはいまだ不明だが、これまでにAI-2産生能をもつことが実験的に確認されている口腔細菌を示す（表2）[7,8]。

AI-2産生能が高い*F. nucleatum*を筆頭に、*P. gingivalis*、*A. actinomycetemcomitans*、*Prevotera intermedia*、*Eikenella corrodens*など多くの歯周病菌と、*S. mutans*、*S. gordonii*、*S. oralis*を含む数種の口腔レンサ球菌、*Actinomyces naeslundii*、*Lactobacillus casei*、*Peptostreptococcus anaerobius*、*Capnocytophaga sputigena*などがAI-2を産生する。

ほかにもデータベース上で約20種の口腔細菌がluxS遺伝子を有することがわかっている。しかしAI-2と結合し、シグナル分子をペリプラズムから菌体内に輸送する役割を担うLsrB/LuxP様タンパクの存在が確認されているのは*A. actinomycetemcomitans*のみである。このことから、口腔細菌には、LsrB/LuxP様タンパクとは異なるAI-2受容体、および輸送システムが存在している可能性が高いと考えられている。

表2 口腔細菌が産生するシグナル分子と機能。

シグナル分子	細菌種	発現調節の対象となる機能†
Autoinducer 2 (AI-2)	Porphyromonas gingivalis	鉄獲得，ストレス反応
		プロテアーゼ活性
		ヘマグルチニン活性
	Streptococcus mutans	バイオフィルム形成
	Streptococcus gordonii	炭水化物代謝
	Streptococcus anginosus	バイオフィルム形成
	Streptococcus intermedius	病原因子
	Aggregatibacter actinomycetemcomitans	バイオフィルム形成
	Eikenella corrodens	バイオフィルム形成
	Porphyromonas gingivalis – Streptococcus gordonii	バイオフィルム形成
	Streptococcus oralis – Actinomyces naeslundii	バイオフィルム形成
	Fusobacterium nucleatum	不　明
	Prevotella intermedia	不　明
	Peptostreptococcus anaerobius	不　明
	Lactobacillus casei	不　明
	Capnocytophaga sputigena	不　明
Competence-stimulating-peptide (CSP)	Streptococcus mutans	バイオフィルム形成 DNA（遺伝子）獲得能 バクテリオシン産生 耐酸性
	Streptococcus gordonii	バイオフィルム形成 DNA（遺伝子）獲得能
	Streptococcus intermedius	バイオフィルム形成
Indole	Porphyromonas gingivalis	不　明
	Fusobacterium nucleatum	バイオフィルム形成
	Prevotella intermedia	不　明
	Prevotella nigrescens	不　明
	Prevotella aurantiaca	不　明
	Prevotella falsenii	不　明
	Prevotella micans	不　明
	Prevotella pallens	不　明

†機能については実験的に確認されたもののみ表記。

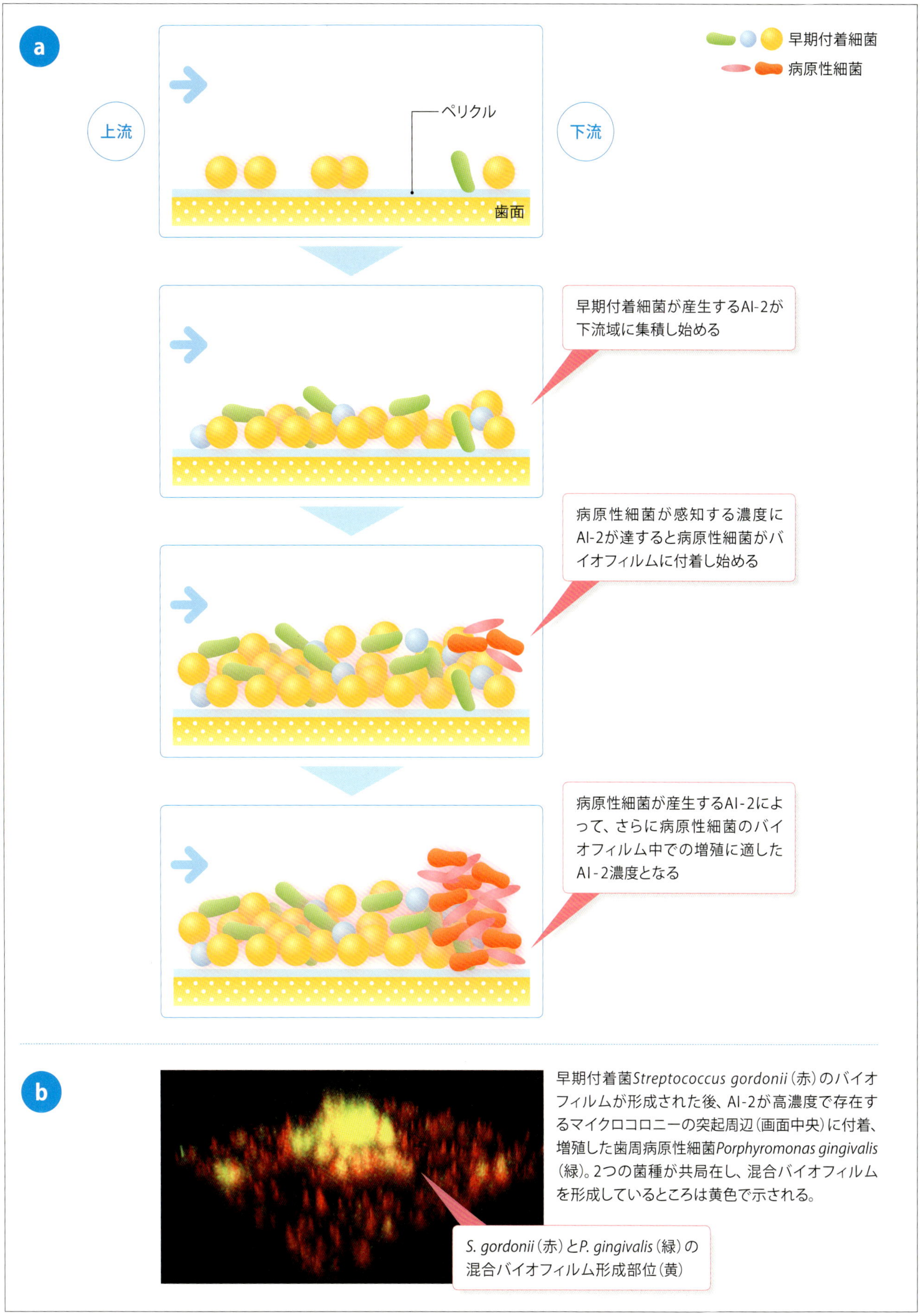

図5 混合菌種バイオフィルム形成機序 (Kolenbrander PE, et al. Nat Rev Microbiol 2010; 8 ; 471-480.[9] より改変)。

バイオフィルムの形成過程におけるクオラムセンシングのはたらき

歯周病原性バイオフィルムの形成過程では、AI-2 を介したクオラムセンシングが重要な役割を果たしている（図5）。清掃直後の歯面にいち早く付着し増殖を開始する Actinomyces 属や Streptococcus 属などの早期付着菌（歯面に早期に付着するプラーク細菌）が AI-2 を感知する濃度と、歯周病菌が感知する濃度は異なる[9]。

早期付着菌が感知する濃度（100 pM 以下）では歯周病菌に変化はない。早期付着菌の増殖によって AI-2 が局所に蓄積し、約 700 pM に達すると、健常プラークから病的プラークへの変遷時に出現する Fusobacterium 属がバイオフィルム中に現れる。

その後 AI-2 濃度が 5 nM を超える濃度に達すると、歯周病菌の生育が顕著となる一方、早期付着菌の生育は抑制される。これは、クオラムセンシングが細菌叢のエコロジカルシフトを誘導し、バイオフィルムを病原性の高いものへと変えていくことを示唆している。この AI-2 現象から、プラークの成熟にともなうバイオフィルムの病原化が説明できる。

新規クオラムセンシング分子

グラム陽性菌、グラム陰性菌を問わずインドール産生能を有する細菌が多く存在することは古くから知られていたが、この分子が有するさまざまな生物学的役割がごく最近報告された。インドールは細菌間シグナル分子として幅広い生理活性をコントロールしており、芽胞形成、プラスミド安定性、薬剤耐性、バイオフィルム形成、病原性亢進などへの関与が示唆されている。口腔細菌では、Prevotella 属や Fusobacterium nucleatum、Porphyromonas gingivalis がインドールを産生するが、その役割はまだはっきりとしていない（表2）。

宿主 – 細菌間シグナル伝達機構

生物分類上の kingdom（界）を超えて宿主 – 細菌間情報伝達にはたらく低分子シグナル分子の存在も明らかとなってきた[11]。緑膿菌のシグナル分子である 3-オキソ-C12-ホモセリンラクトンや 2-ヘプチル-3-ヒドロキシ-4-キノロン（the pseudomonas quinolone signal；PQS）、腸管出血性大腸菌のオートインデューサー3（AI-3；構造不明）である。さらに、これら分子と類似の構造を有するアドレナリン、ノルアドレナリンも宿主 – 細菌間シグナル分子と考えられている。3-オキソ-C12-ホモセリンラクトン（☞用語解説）は 10 μM 以下の低濃度で宿主免疫反応を低下させ、濃度が 20 μM 以上になると逆に宿主細胞の炎症反応やアポトーシス（細胞死）反応を亢進させるというユニークな機能を有する。宿主由来のアドレナリン、ノルアドレナリンは AI-3 と同じく細菌ヒスチジンキナーゼに結合することで、細菌の二成分制御系を活性化させ、病原因子発現の引き金となる。P. gingivalis においてはノルアドレナリンによるジンジパイン RgpB 活性の亢進が報告されている。

1-3 *P. gingivalis* のバイオフィルム形成

　バイオフィルム形成の初期段階である"固層への付着"に重要な役割を果たすのは、長線毛（FimA線毛）である。実験的に形成させた *P. gingivalis* の初期バイオフィルムを共焦点レーザー顕微鏡を用いて観察すると、長線毛欠損変異株は通常菌株に比べて非常に少ない菌数しか表層に付着していないことがわかる（図6）。

　一方、バイオフィルムの成熟期に長線毛欠損変異株が産生するバイオフィルムは、通常菌株よりも多量のEPSを含み、物理的強度は高い[12]。このことは、長線毛はバイオフィルムの強度を抑制していることを示唆している。

　経時的に *P. gingivalis* バイオフィルムでの遺伝子発現状態をDNAアレイ法でモニタリングすると、長線毛遺伝子 *fimA* の初期段階での発現亢進と成熟段階での発現抑制が観察されていることから[13]、*P. gingivalis* はバイオフィルムの発達段階に応じて巧妙に強固なバイオフィルムを構築していることがわかる。

　ジンジパイン（RgpあるいはKgp）欠損変異株は、ぶ厚く密集したバイオフィルムを形成し、バイオフィルムからの菌体の遊離へのジンジパインの関与を示唆している。

　ほかにストレスタンパク質UspA、ClpXP、ClpC、LPSのO糖鎖および菌体外多糖形成に関与するUDP-ガラクトース 4-エピメラーゼGalE、グリコシルトランスフェラーゼGtfB、リステリア菌のインターナリン様タンパク質Inlなどのバイオフィルム形成への関与が示唆されている[14]。*P. gingivalis* は自分の成分の発現量を変化させ、適切なバイオフィルムを作り上げているのである。

バイオフィルム vs. プランクトニック

　DNAアレイを用いたトランスクリプトーム解析や質量分析計を用いたプロテオーム解析などの包括的解析法により、対数増殖期のプランクトニック（浮遊）状態の細菌とバイオフィルム状態の細菌とは、遺伝子発現や菌体構成タンパク質のプロファイルが著しく異なることが明らかになった。

　一方、菌の密度が高くなり増殖を停止したプランクトニック状態の細菌と、バイオフィルム深部に存在する細菌の遺伝子やタンパク質の発現状態が非常に類似していることも報告された。

　両者に共通しているのは、栄養制限と高密度環境が引き金となった休眠状態であり、この状態は細菌の抗生物質耐性獲得に重要な役割を果たしている。休眠状態の細菌は永続伝播型細菌（persister cell）とよばれており、永続伝播型細菌の発生は、病原菌の根絶を困難とし慢性感染の継続につながる（図9bで後述）[15]。

　最近、グルコースやピルビン酸などの特定の代謝的刺激が、ゲンタマイシンなどのアミノグリコシド系抗菌薬による永続伝播型細菌の殺菌を可能にすることが報告された[16]。このことは慢性細菌感染症の治療において、代謝物質を抗生物質の補助剤として投与することで治療効果が上がる可能性を示している。今後、さまざまな抗菌薬の投与方法にこの手法が応用できれば、歯周病の治療にも効果が期待できるかもしれない。

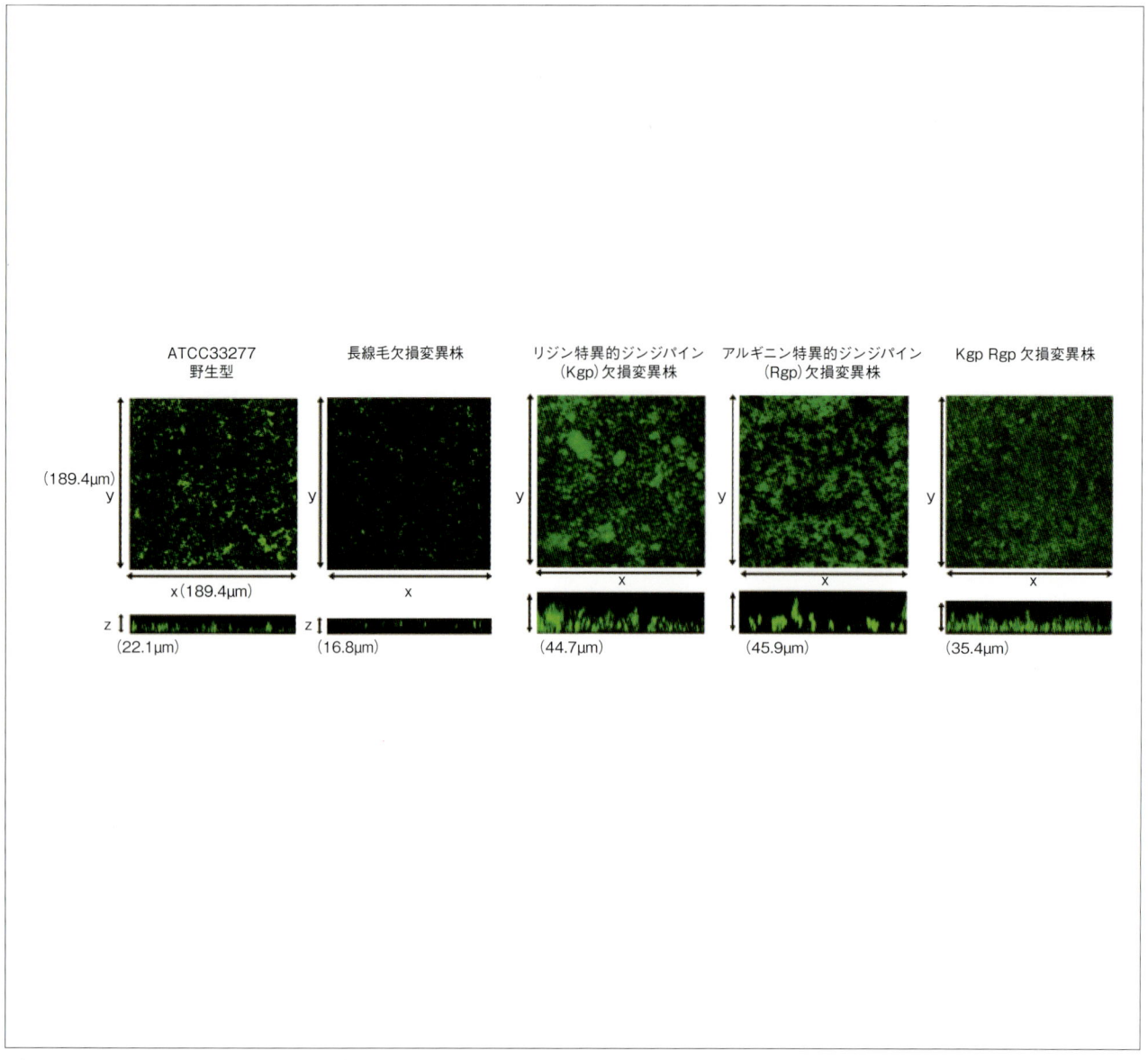

図6 *P. gingivalis* バイオフィルム。

P. gingivalis を CFSE(8µg/ml) で生染色し、1×10⁸cfu を唾液コートしたウエル中で 24 時間培養した後、底面に形成されたバイオフィルムを対物レンズ×40 を使用し共焦点レーザー顕微鏡で観察した。

長線毛欠損変異株ではバイオフィルム形成がほとんどみられないが、プロテアーゼ欠損変異株では、Kgp 欠損変異株、Rgp 欠損変異株、および KgpRgp 欠損変異株とも、野生型よりもバイオフィルム形成量が増加していることがわかる。

1-4 バイオフィルム細菌の抗生物質耐性獲得戦略

細菌の抗生物質耐性獲得機構

個々の細菌の抗生物質への耐性獲得機構として、図7に示す4つのメカニズムがこれまでに知られている。

①分解による抗生物質の無毒化

ペニシリンとセファロスポリンの構造は抗菌活性を有するβラクタム環を共通の特徴としてもつ。抗生物質の無毒化で代表的なものがβ-ラクタマーゼによるβラクタム環の不活性化である。歯周ポケットに存在する細菌種でβ-ラクタマーゼを有するのは、*Prevotella* 種、*Fusobacterium nucleatum*、*Eikenella corrodens*、*Tannerella forsythia* である[17]。

②抗生物質摂取および排出機構の変化

テトラサイクリン感受性細菌は、エネルギー消費を必要としない受動的な輸送方法と、エネルギー消費をともなう能動的な輸送方法の双方によって薬物を菌体内に蓄積する。一方耐性菌は排出ポンプを生じ抗生物質を蓄積しない。口腔細菌でテトラサイクリン耐性を示すものとしては、*Prevotella nigrescens*, *Prevotella denticola*, *Prevotella intermedia*, *Prevotella melaninogenica*, *Prevotella corporis* の一部の菌株、*Porphyromonas levii* および *Bacteroides* 種が挙げられる[18]。

③標的分子の変容による抗生物質の無効化

アジスロマイシンなどのマクロライド系薬は、細胞内でタンパク合成を行う構造体であるリボゾームの50Sサブユニット構成因子である23S ribosomal RNA (rRNA) のドメインV内のアデニン塩基のアミノ基に結合することによってタンパク質合成を阻害する。*Treponema denticola* は、23S rRNA 遺伝子の2058番目の塩基がアデニンからグアニンに点状変異を起こすと、エリスロマイシン耐性を獲得する[19]。また黄色ブドウ球菌や肺炎球菌は、アデニンがメチル化することでマクロライド、リンコマイド、ストレプトグラミンBに対する耐性を一気に獲得する。これは、MLS$_B$-phenotypeと呼ばれる。これらの耐性獲得機構は、標的分子の構造の変化によって抗生物質が結合できなくなることによる。

④抗生物質の標的分子が関与している反応系の迂回による恒常性の維持

サルファ剤やトリメトプリムは、それぞれ葉酸代謝経路のジヒドロプテロイン酸合成酵素とジヒドロ葉酸還元酵素を阻害する。プラスミド獲得によって出現するサルファ剤耐性菌やトリメトプリム耐性菌は、これらの抗菌薬との親和性が低い外来性代替酵素を産生することによって耐性を獲得する。

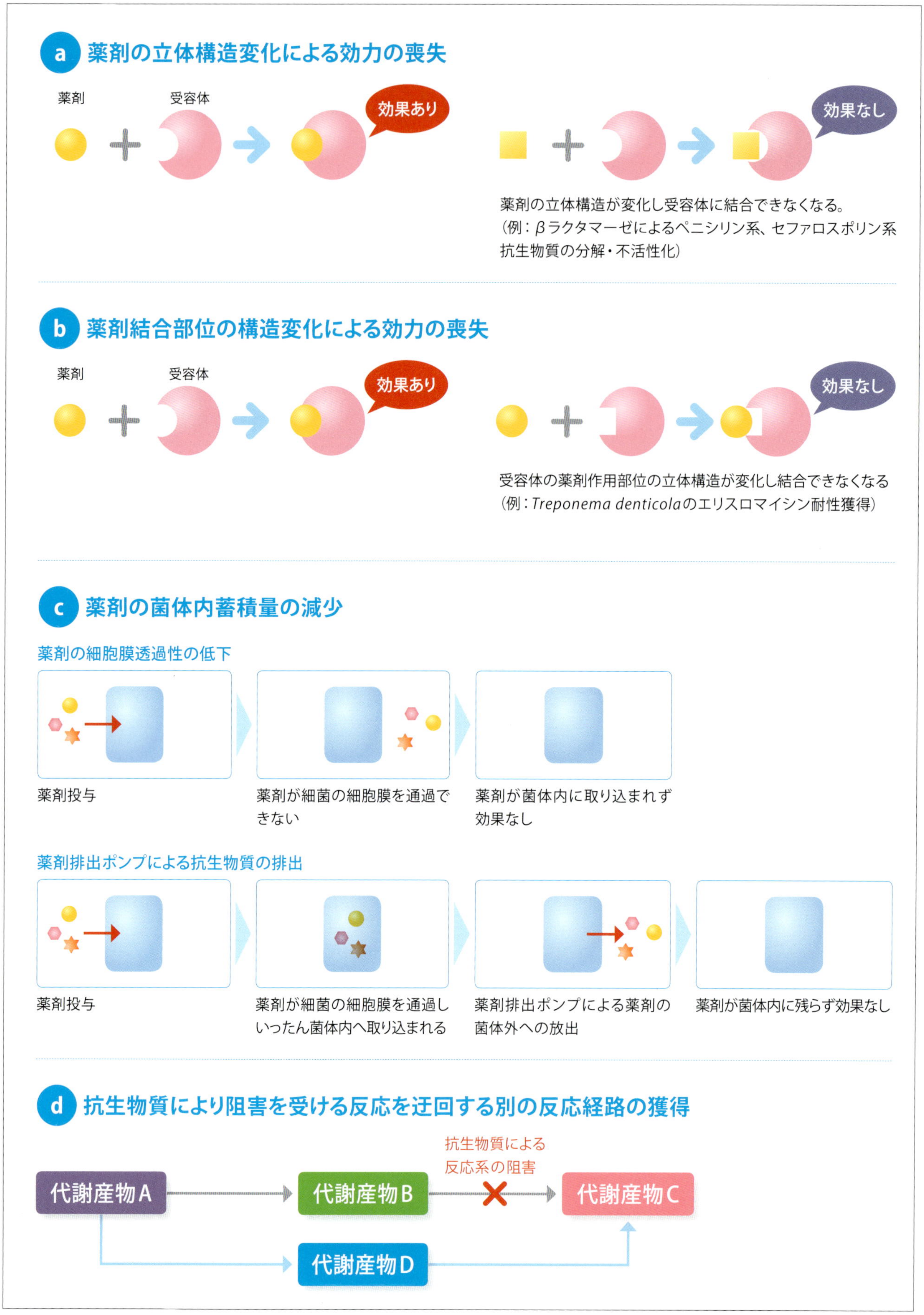

a 薬剤の立体構造変化による効力の喪失

薬剤 + 受容体 → 効果あり

→ 効果なし

薬剤の立体構造が変化し受容体に結合できなくなる。
（例：βラクタマーゼによるペニシリン系、セファロスポリン系抗生物質の分解・不活性化）

b 薬剤結合部位の構造変化による効力の喪失

薬剤 + 受容体 → 効果あり

→ 効果なし

受容体の薬剤作用部位の立体構造が変化し結合できなくなる
（例：*Treponema denticola*のエリスロマイシン耐性獲得）

c 薬剤の菌体内蓄積量の減少

薬剤の細胞膜透過性の低下

薬剤投与 → 薬剤が細菌の細胞膜を通過できない → 薬剤が菌体内に取り込まれず効果なし

薬剤排出ポンプによる抗生物質の排出

薬剤投与 → 薬剤が細菌の細胞膜を通過しいったん菌体内へ取り込まれる → 薬剤排出ポンプによる薬剤の菌体外への放出 → 薬剤が菌体内に残らず効果なし

d 抗生物質により阻害を受ける反応を迂回する別の反応経路の獲得

代謝産物A → 代謝産物B ──✗→ 代謝産物C （抗生物質による反応系の阻害）

代謝産物A → 代謝産物D → 代謝産物C

図7　細菌の抗生物質耐性獲得機構。

細菌集団の抗生物質耐性獲得機構

細菌集団においても"個々の細菌の抗生物質への耐性獲得機構"は機能しているが、細菌が集団として抗生物質耐性を獲得するメカニズムが別個に存在する。これは抗菌薬の長期投与による菌交代現象や抗生物質耐性遺伝子の水平伝播などである（図8）。

細菌の遺伝子は、微生物種間を動き回るためのさまざまな手段をもっている。遺伝子は自然環境中を動き回ることによって広く流布し、病原因子や抗生物質耐性の獲得といった細菌の進化に貢献している。遺伝子水平伝播様式として、バクテリオファージがDNAを運搬する形質導入（トランスダクション）、菌体外遊離DNAの取り込みによって生じる形質転換（トランスフォーメーション）、接合伝達性プラスミドやゲノミックアイランドによる接合（コンジュゲート）が知られている。細胞内の遺伝子の移動や組み換えにはトランスポゾンが重要な役割を果たしている（図8）。

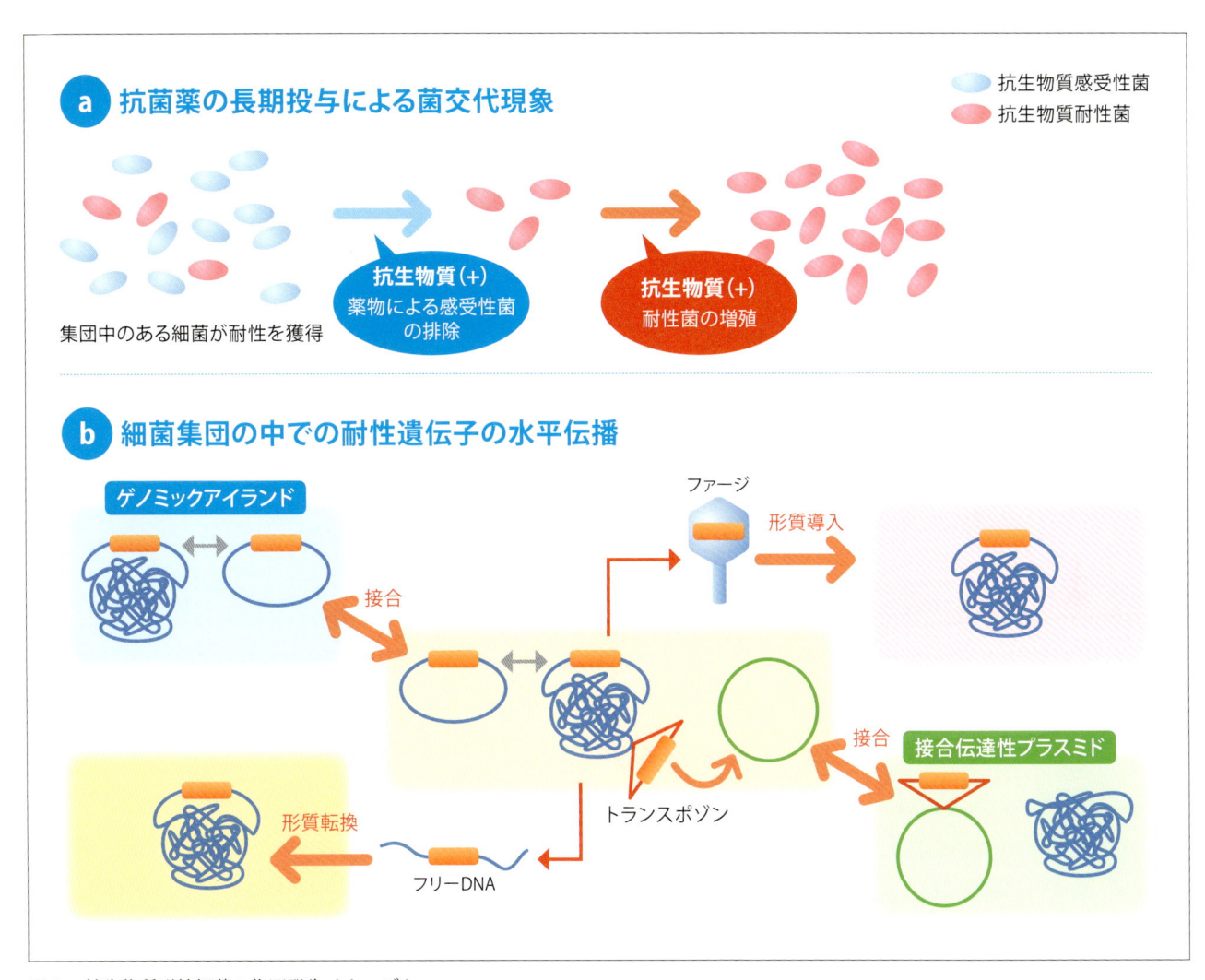

図8 抗生物質耐性細菌の集団発生メカニズム。
ファージ：細菌に感染するウイルスの総称。バクテリオファージともよばれる。ファージゲノム上には細菌由来の外来性遺伝子がみられることが多く、獲得された遺伝子はファージの感染によって別の宿主菌に新しい遺伝形質を付与することになる。
形質導入：ファージを介して遺伝子が受け渡される現象。
トランスポゾン：他のDNA分子上に転移する可動性遺伝因子。
ゲノミックアイランド：細菌染色体上で、ある細菌に特異的な病原遺伝子群や代謝遺伝子群が一塊となって存在する領域。この遺伝子群は部位特異的組み換え酵素が存在することから、一種の可動性遺伝因子であると考えられている。
形質転換：細菌が他の細菌から放出されたDNA断片を直接取り込むことによって遺伝子を獲得し、遺伝形質が変化する現象を形質転換（トランスフォーメーション）とよぶ。
プラスミド：染色体とは独立して複製可能な遺伝単位（レプリコン）のこと。
接　合：Fプラスミドや大型のRプラスミド上に存在する伝達性遺伝子群 tra 遺伝子の存在により、DNA供与菌は特殊な線毛（F線毛、性線毛）を合成し、これを媒介に供与菌と受容菌は一時的な細胞融合、すなわち接合を起こす。

バイオフィルムの抗生物質耐性獲得機構

成熟プラーク内の細菌は、バイオフィルムという住みかの利点を生かし、集団として抗生物質耐性を発揮する。また、高密度・低栄養環境のバイオフィルムでの細菌の生育は遅く、代謝機能も低下する。これらの要因が、バイオフィルムの抗生物質耐性発揮に関与する（図9）。

①バイオフィルムを形成するポリサッカライド等の基質による抗生物質浸透性低下

バイオフィルム特有の構造である基質の存在が歯を守るバリアの役割を果たし、薬剤の菌体への到達を防げる（図9a）。

図9a～d　バイオフィルム構成細菌の抗生物質耐性獲得機構。

a バイオフィルムによる薬剤の浸透阻害

- 抗生物質感受性菌
- 薬　剤
- 抗生物質

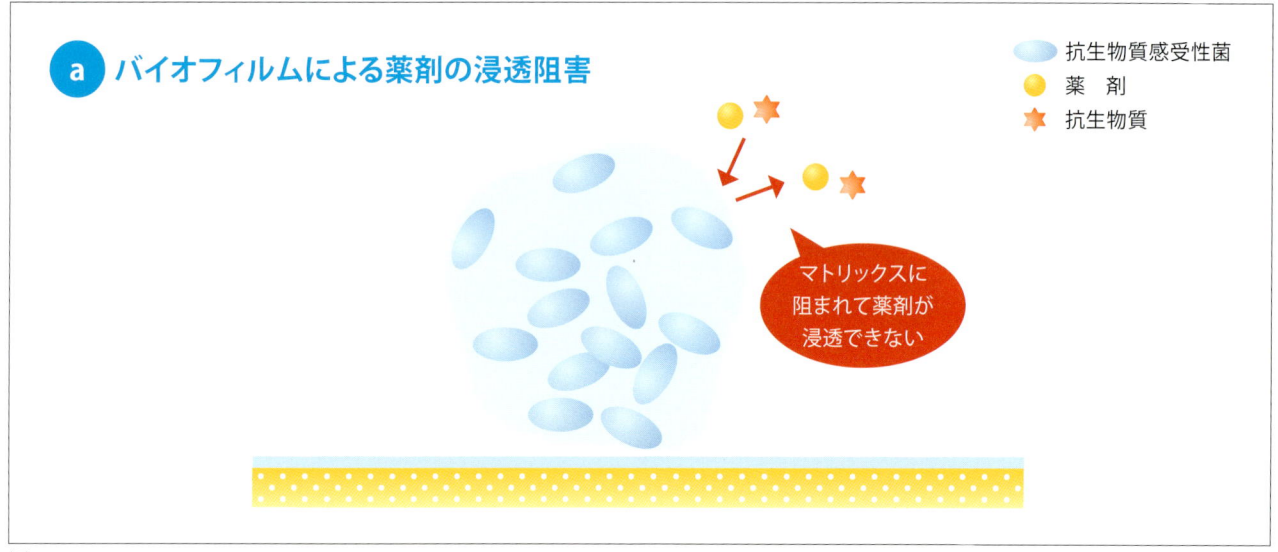

マトリックスに阻まれて薬剤が浸透できない

図9a

②耐性菌株からバイオフィルム基質中に分泌される薬剤分解酵素による抗生物質の無効化

バイオフィルム中に存在するさまざまな菌種のうち、投与された抗生物質を分解する能力のある酵素を産生する耐性菌が存在すると、基質中に分泌・保持された抗生物質分解酵素によってバイオフィルム全体が守られる（図9b）。

b 耐性株からバイオフィルム中に分泌される薬剤分解酵素による抗生物質無効化

- 抗生物質感受性菌
- 抗生物質耐性菌
- 抗生物質分解酵素
- 抗生物質

マトリックス中に保持されている酵素による抗生物質の分解

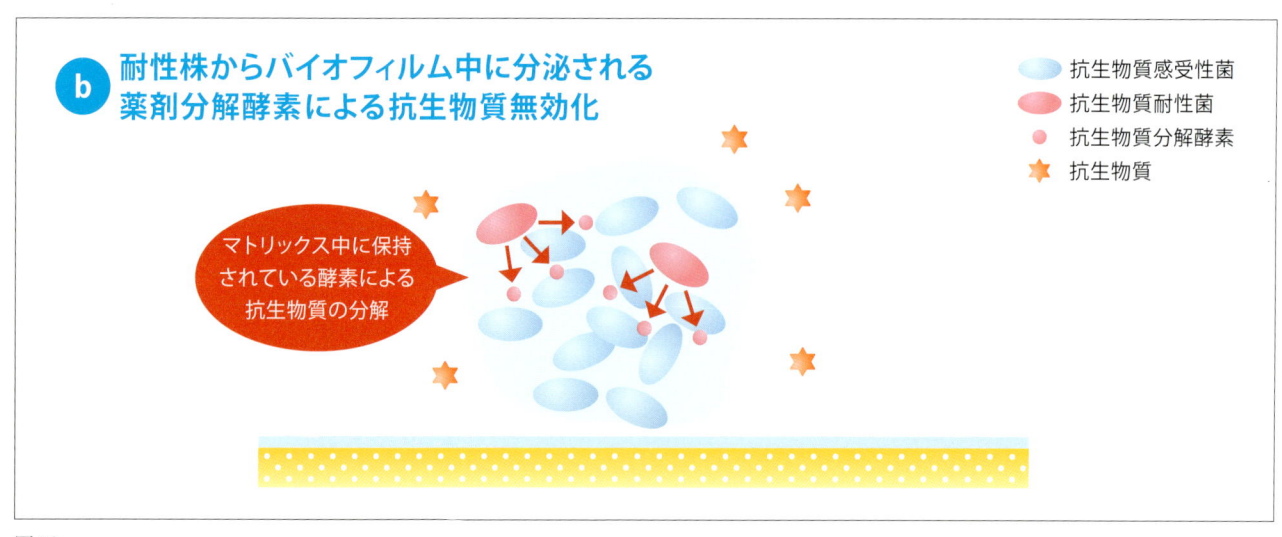

図9b

③バイオフィルムの低栄養条件下での増殖活性低下に起因する抗生物質感受性の低下

　細菌の増殖が活発なとき、タンパク質合成経路やDNA合成経路は活性化するため、そこをねらって合成阻害する抗生物質の効果が上がるが、バイオフィルム中の細菌のように増殖活性が低い状態だと効果が得られにくい（図9c）。

c 低い生理活性に起因する薬剤への低感受性

バイオフィルム状態の細菌＝低栄養条件下で低い増殖活性を示すもの　が多い

凡例：
- 抗生物質感受性菌（生菌：通常の増殖活性）
- 抗生物質低感受性菌（生菌：低い増殖活性）
- 死菌
- 抗生物質

タンパク質合成、DNA合成など増殖に関与する経路を阻害する抗生物質の効果が現れにくい

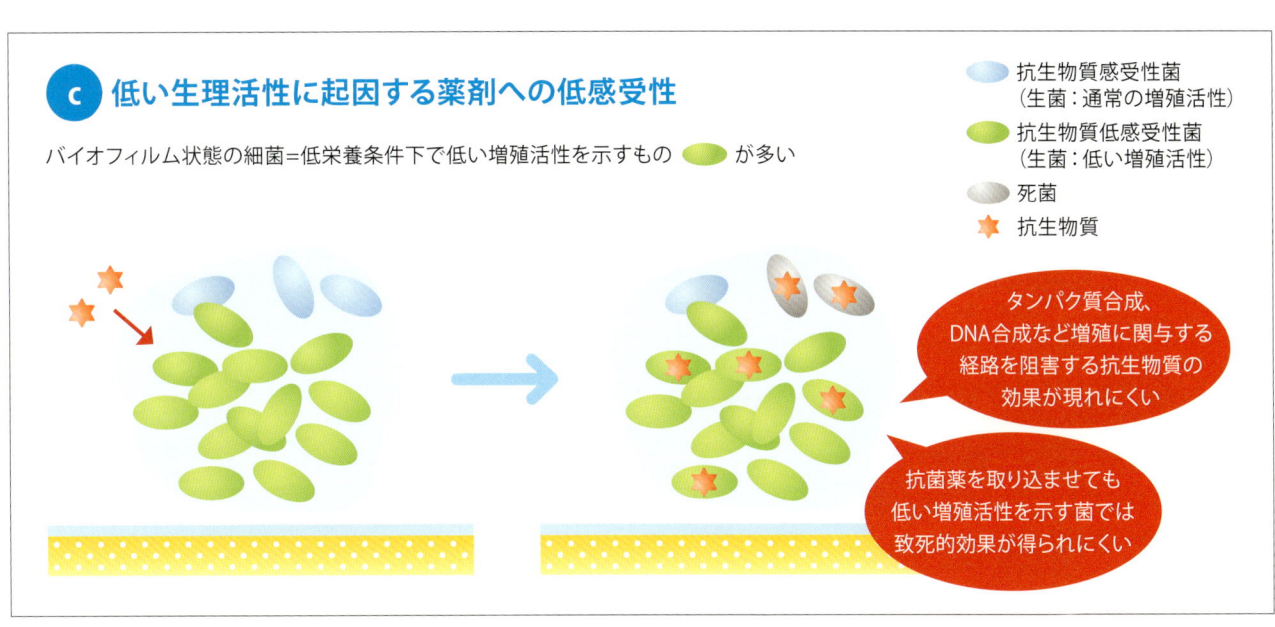

抗菌薬を取り込ませても低い増殖活性を示す菌では致死的効果が得られにくい

図9c

④インドール高産生能を有する菌株から他のバイオフィルム構成細菌へのインドール受け渡しにともなう細菌叢全体の抗生物質耐性の向上

　バイオフィルムを構成する細菌のうち、抗生物質耐性かつインドール高産生性の細菌が存在すると、その細菌が「奉仕活動」をすることで周囲の細菌がインドールを受け取ることができる[20]。インドールは薬物排出ポンプを稼働させるはたらきをするため、集団全体の抗生物質耐性を高める（図9d）。

d 抗生物質耐性変異株による奉仕活動と集団防御

抗生物質耐性を有する変異株がバイオフィルムに存在することで、変異株から産生されるインドールが感受性菌に受け渡され、集団としての抗生物質耐性が向上する。

凡例：
- 生菌
- 死菌
- 抗生物質耐性変異株
- インドール（情報伝達物質）
- 抗生物質

抗生物質（−）

抗生物質（＋）
抗生物質耐性変異株（−）

抗生物質（＋）
抗生物質耐性変異株少数（＋）

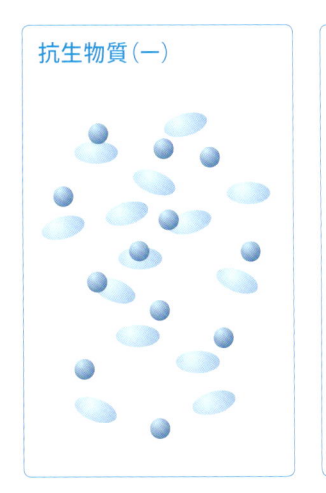

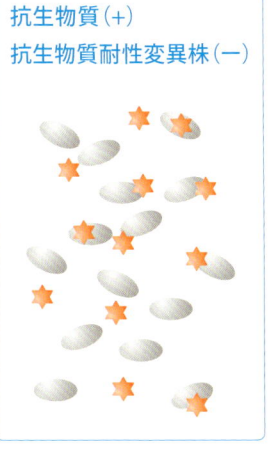

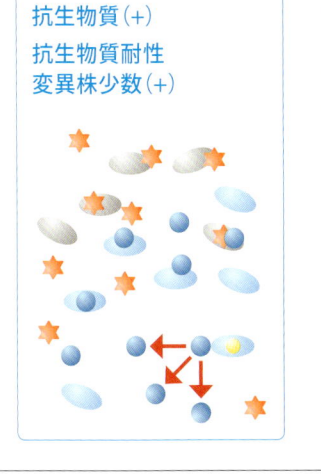

図9d

⑤抗生物質や低栄養状態などのストレスにさらされている細菌集団中に一定の確率で生じる休眠状態の細菌（persister cell：永続伝播型細菌）の生き残りと再活性化

前項の［バイオフィルム vs. プランクトニック］でもふれたが、ストレス条件下において一定の割合で存在する永続伝播型細菌は慢性的および反復的な感染にかかわっており、抗生物質によって根絶されないため臨床上大きな問題となる（図9e）。

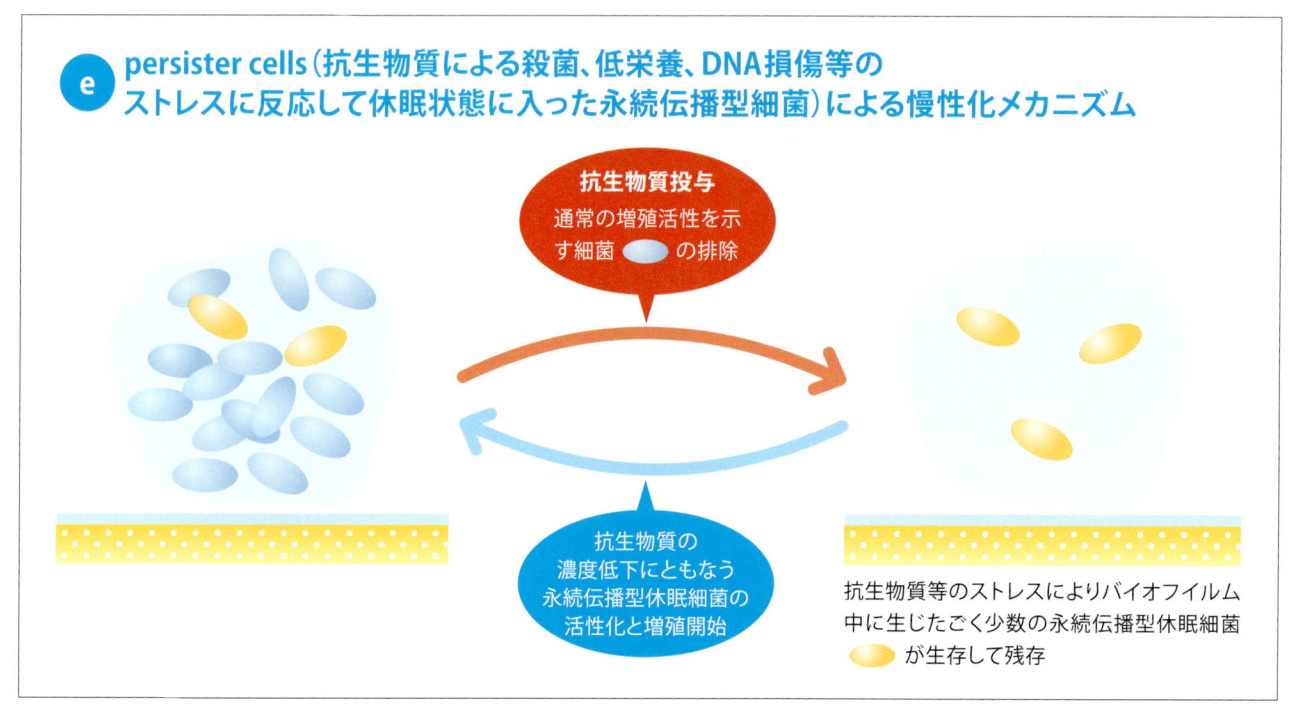

図9e　バイオフィルム構成細菌の抗生物質耐性獲得機構。

⑥バイオフィルム基質中に存在する外来性抗生物質耐性遺伝子の獲得

菌体のDNA輸送能を高め、外来性DNAを菌体内に輸送することで、バイオフィルムマトリックス中のDNA上に存在する他菌由来の抗生物質耐性遺伝子を獲得する（図8参照）。また、抗生物質耐性菌が自らのDNAをマトリックス中に放出することで、さらに抗生物質耐性遺伝子の水平伝播が進む。

歯周病治療における化学療法の限界

歯周病治療は歯周病菌の排除が目標である。その一助として、現在歯周病治療に使用されている内服薬と局所使用薬は、それぞれアジスロマイシンとミノサイクリンである。

① アジスロマイシン

アジスロマイシンは細菌のタンパク質合成を阻害するマクロライド系抗生物質で、急性呼吸器感染症や歯性感染症など、成人の急性感染症に広く適応を有している。他の抗菌薬に比較して、アジスロマイシンはバイオフィルムマトリックス中への浸透能に優れることから、歯周病の化学療法に多用されている。バイオフィルムから*P. gingivalis*が検出される歯周炎患者に、歯周基本治療とアジスロマイシン投与を併用したところ、プラセボ群と比較して有意に6か月後の*P. gingivalis*検出率が低下し、歯周状態も改善したとの報告もある[21]。

② ミノサイクリン

歯肉溝滲出液の流出する歯周ポケット内での滞留性と徐放性を可能にし、長時間抗生物質の有効濃度を維持するため、ローカルドラッグデリバリーシステム（local drug delivery system：LDDS）が開発された。LDDSに用いられる抗菌薬として、ミノサイクリンのほかにオフロキサシン、メトロニダゾールも使われている。歯科領域におけるミノサイクリンの抗菌作用として、バイオフィルム細菌に対する抗菌力や歯周組織破壊と歯周ポケット形成に関与する細菌コラゲナーゼ活性の阻害などが報告されている。

③ 抗菌薬の限界

抗菌薬の多用は耐性菌の発生や、菌交代現象などの医原的問題を引き起こすことがある。また、口腔内を健康に保つためには健全な細菌叢の存在が必要であることから、善玉菌まで殺してしまう長期間の抗菌薬投与は理にかなわない戦略であるといえるだろう。

皮膚や粘膜に細菌感染が起こっている場合、化学療法によって死滅した菌は上皮細胞とともに脱落して消滅する。しかし、歯周ポケット内バイオフィルム細菌は抗菌薬によって完全に殺菌することは困難であり、ポケット内からの排除は容易でない。また、バイオフィルム細菌にさらされているセメント質表層には、細菌の内毒素がこびりついている。内毒素が存在することにより、歯槽骨吸収に至る一連の宿主炎症反応が惹起されうることから、これらを物理的に除去しないかぎり、治癒を期待することはできない。つまり、歯周治療に組み込む化学療法は、歯周治療を効果的にするための補助因子であることを強調しておきたい。

■参考文献■

1. Flemming HC, Wingender J. The biofilm matrix. Nat Rev Microbiol 2010 ; 8 : 623-633.
2. Kaplan JB. Biofilm dispersal: mechanisms, clinical implications, and potential therapeutic uses. J Dent Res 2010 ; 89 : 205-218.
3. Hall-Stoodley L, Stoodley P. Biofilm formation and dispersal and the transmission of human pathogens. Trends Microbiol 2005 ; 13 : 7-10.
4. Marsh PD, Moter A, Devine DA. Dental plaque biofilms : communities, conflict and control. Periodontol 2000 2011 ; 55 :16-35.
5. Henke JM, Bassler BL. Bacterial social engagements. Trends Cell Biol 2004 ; 14 : 648-656.
6. Vickerman MM, Iobst S, Jesionowski AM, Gill SR. Genome-wide transcriptional changes in *Streptococcus gordonii* in response to competence signaling peptide. J Bacteriol 2007 ; 189 : 7799-7807.
7. Jakubovics NS. Talk of the town: interspecies communication in oral biofilms. Mol Oral Microbiol 2010 ; 25 : 4-14.
8. Hojo K, Nagaoka S, Ohshima T, Maeda N. Bacterial interactions in dental biofilm development. J Dent Res 2009 ; 88 : 982-990.
9. Kolenbrander PE, Palmer RJ, Jr., Periasamy S, et al. Oral multispecies biofilm development and the key role of cell-cell distance. Nat Rev Microbiol 2010 ; 8 : 471-480.
10. Lee JH, Lee J. Indole as an intercellular signal in microbial communities. FEMS Microbiol Rev 2010 ; 34 : 426-444.
11. Atkinson S, Williams P. Quorum sensing and social networking in the microbial world. J R Soc Interface / the Royal Society 2009 ; 6 : 959-978.
12. Kuboniwa M, Amano A, Hashino E, et al. Distinct roles of long/short fimbriae and gingipains in homotypic biofilm development by *Porphyromonas gingivalis*. BMC microbiol 2009 ; 9 : 105.
13. Yamamoto R, Noiri Y, Yamaguchi M, et al. Time-course gene expression during *Porphyromonas gingivalis* strain ATCC 33277 biofilm formation. Appl Environ Microbiol 2011.
14. Kuboniwa M, Lamont RJ. Subgingival biofilm formation. Periodontol 2000 2010 ; 52 : 38-52.
15. Lewis K. Persister cells. Annu Rev Microbiol 2010 ; 64 : 357-372.
16. Allison KR, Brynildsen MP, Collins JJ. Metabolite-enabled eradication of bacterial persisters by aminoglycosides. Nature 2011 ; 473 : 216-220.
17. van Winkelhoff AJ, Winkel EG, Barendregt D, et al. beta-Lactamase producing bacteria in adult periodontitis. J Clin Periodontol 1997 ; 24 : 538-543.
18. Arzese AR, Tomasetig L, Botta GA. Detection of *tetQ* and *ermF* antibiotic resistance genes in *Prevotella* and *Porphyromonas* isolates from clinical specimens and resident microbiota of humans. J Antimicrob Chemother 2000 ; 45 : 577-582.
19. Lee SY, Ning Y, Fenno JC. 23S rRNA point mutation associated with erythromycin resistance in *Treponema denticola*. FEMS Microbiol Lett 2002 ; 207 : 39-42.
20. Lee HH, Molla MN, Cantor CR, et al. Bacterial charity work leads to population-wide resistance. Nature 2010 ; 467 : 82-85.
21. Oteo A, Herrera D, Figuero E, et al. Azithromycin as an adjunct to scaling and root planing in the treatment of *Porphyromonas gingivalis*-associated periodontitis: a pilot study. J Clin Periodontol 2010 ; 37 : 1005-1015.

2 歯周組織内に生息する歯周病菌

2-1

歯周病菌の細胞侵入メカニズム

▎ *P. gingivalis* の細胞侵入

①歯周病菌の細胞内での検出

　21世紀の驚くべき発見は、歯周病菌を含む多くの口腔細菌種が歯周組織や頬粘膜の細胞内から検出されたことである[1,2]。細菌にとって細胞内に生息することの大きなメリットは、宿主免疫（抗体やマクロファージなど）から逃れることができ、適度な温度と水分、大気からの遮断、さらに細胞内にある十分な栄養素を利用できることである。

　しかし、細胞の側もエンドソーム・リソソーム系（図1）を駆使して、侵入してきた細菌を殺菌することができるため、宿主細胞内に生息できるのは特別な生存メカニズムを有する特定の急性病原性菌に限られると考えられていた。たとえば感染型食中毒の起炎菌（*Yersinia pseudotuberculosis*、*Salmonella typhimurium*）、赤痢菌（*Shigella flexneri*）、人獣共通感染症であるリステリア症原因菌（*Listeria monocytogenes*）などである。ところが1995年以降、日和見感染症の原因菌がヒト細胞内から検出されるとの報告が相次いだのである。

　1990年代には歯周病菌が歯周組織中に存在することは知られていたが、細胞の中にまで侵入することができるとは予想されていなかった。*Porphyromonas gingivalis*、*Treponema denticola*、*Tannerella forsythia*、というred complex[1]のみならず、*Aggregatibacter (Actinobacillus) actinomycetemcomitans*、*Prevotella intermedia* や *Actinomyces naeslundii* が、歯周ポケット内縁上皮細胞、歯肉上皮細胞、頬粘膜細胞内から検出され[2]、ごく最近ではう蝕原因菌の *S. mutans* さえ口腔細胞内で見つかっている[3]。

　これら細菌種の細胞内増殖の可否ははっきりとはしないが、ヒト口腔細胞内からの検出が意味するところは、口腔細菌は高頻度の細胞内侵入を果たし、少なくともある程度の時間は細胞内で生き長らえていることを示している。ポケット内のバイオフィルム細菌は歯肉組織と密接に接触し合っているため、歯周病菌の組織・細胞への侵入は容易であり、かつ頻繁に起こっていると推測される。

　残念ながら、口腔細菌の細胞侵入に関する解析は遅れている。日米の2～3の研究グループにより *P. gingivalis* の侵入にはかなりの解析が加えられているものの、その他の細菌種ではめぼしい研究成果は報告されておらず、*A. actinomycetemcomitans* でわずかに解析が行われているに留まっている。本項では、*P. gingivalis* の細胞侵入について解説を加えたい。

② *P. gingivalis* の細胞内分布

　P. gingivalis が歯肉上皮細胞内でどのような状態で存在するか、とくにその生死は、われわれ研究者の大いなる関心事であった。一方、歯周ポケットの潰瘍面から毛細血管に侵入した *P. gingivalis* による菌血症が、動脈硬化の誘因である可能性が指摘されているため、血管内皮細胞への *P. gingivalis* の侵入と細胞内動態も、興味深い研究テーマである[2]。

　血管内皮細胞に侵入した *P. gingivalis* は、初期エンドソームから細胞の消化小器官となるオートファゴソームに送られるものの分解は受けず、オートファゴソーム内の栄養を利用して細胞内で生き続ける、という驚くべき説がフロリダ大学の研究グループより2001年に提唱された[4]（オートファゴソームについては、本章2-3.で詳説）。

　非常にインパクトのある報告ではあったが、*P. gingivalis* が細胞内で活発に増殖できるほど病原性が高い細菌であれば、歯周病は急性食中毒や赤痢のように激烈な感染症であってしかるべしなのだが？　と首を傾げる研究者も多かった。日本の歯科医学研究者はほとんど

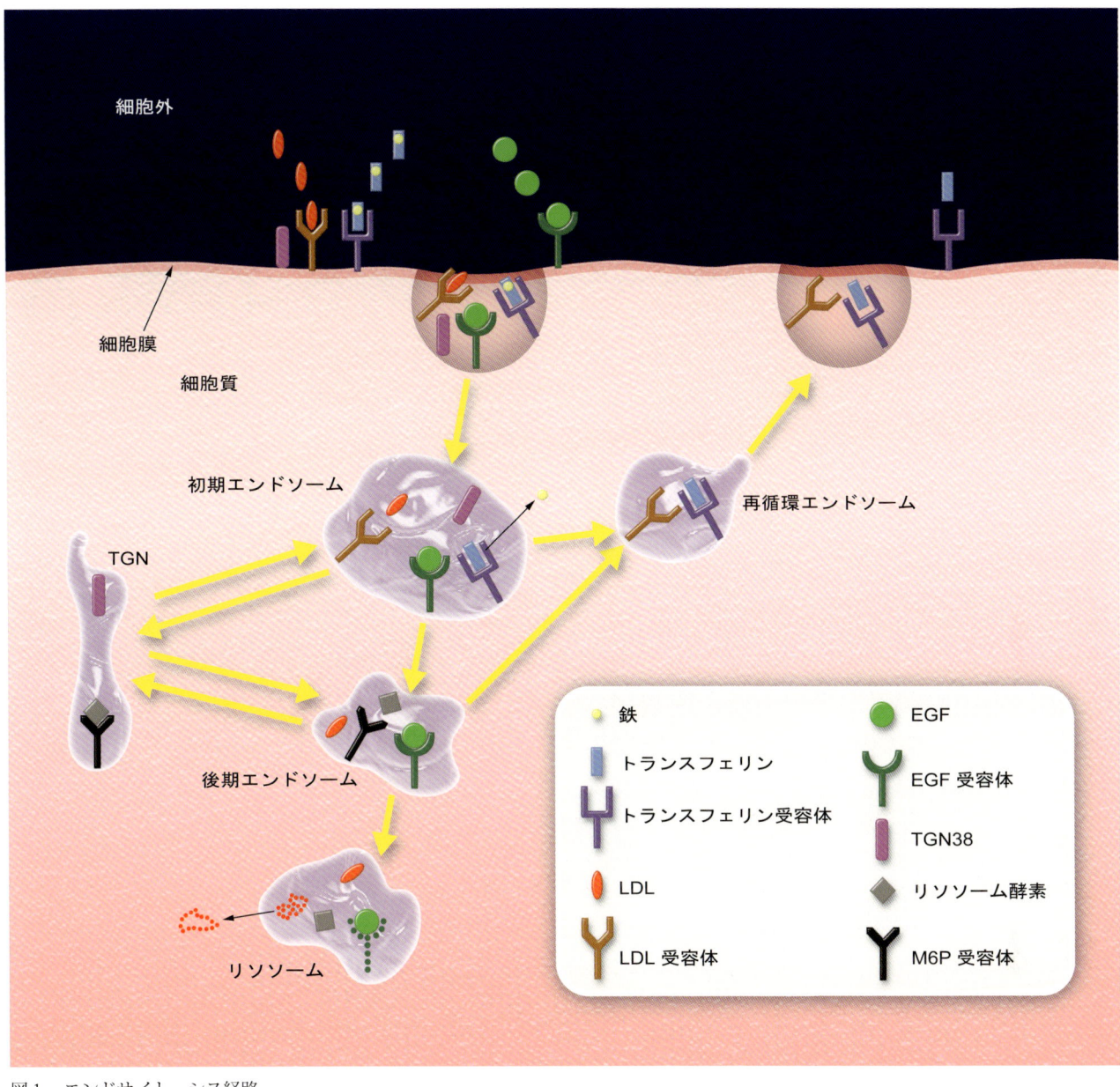

図1　エンドサイトーシス経路。
　細胞はエンドサイトーシスにより細胞外からの物質などを絶え間なく取り込んでいる。エンドソームでは、非常にダイナミックな積み荷の選別と生体膜の循環が行われている。エンドサイトーシスは細部外成分の取り込みのほか、細胞膜表層分子の新陳代謝にも関与している。標準的なほ乳類の細胞1つあたりエンドソームが約200個程度存在し、その合計の表面積は細胞全体の3%程度を占める。1分間に全細胞膜の1%程度がエンドサイトーシスにより細胞内へと取り込まれている。すなわち1時間で60%相当量の細胞膜がその3%程度しか表面積をもたないエンドソームへと、次々と流れ込んでいる。
EGF: 上皮増殖因子、LDL: 低比重リポタンパク質

が歯科医師であるが、米国では様相が異なり、とくに米国・口腔微生物学研究者の大多数は歯科領域以外の出身であるため、歯周病態とかけ離れた推論が導かれがちである。しかしそれ以後、P. gingivalis の細胞内増殖を示唆する報告に見るべきものはなく、歯肉上皮細胞内でのP. gingivalis の動態に関する研究も、2007年までは低調であった。2005年までの理解は、歯肉上皮細胞であろうが血管内皮細胞であろうが、細胞侵入した直後はP. gingivalis はエンドソームに取り込まれる。しかし、歯肉上皮細胞ではいずれエンドソームから脱出し、どのような膜構造にも囲まれず細胞質に存在する。一方、血管内皮細胞では細胞内P. gingivalis はオートファゴソームに包まれ増殖する、であった。この後、現在までの研究の進捗については本章2-3.で解説する。

*P. gingivalis*の細胞侵入メカニズム

①細菌とエンドサイトーシス

　一般に感染症は、病原菌が特有の機構を介して粘膜や皮膚などの表面に付着し、病巣形成部位に定着し増殖する一連の過程を経て成立する。*P. gingivalis*においても口腔内に侵入し定着することが歯周組織破壊への第一歩である。歯や口の軟組織は、すべからく唾液で覆われている。*P. gingivalis*は、菌体表層に発現させた線毛を介して特定の唾液タンパク成分に吸着し（第1章 図3参照）、口腔内への感染を果たす[5]。口腔内に定着した*P. gingivalis*は、バイオフィルムや舌表層に生息するだけではなく、歯周軟組織や頬粘膜組織の深部からも生菌が検出されている[1,6]。近年、歯周組織を構成する細胞のエンドサイトーシス経路を利用して細胞内に侵入することにより、*P. gingivalis*は宿主免疫からの攻撃を回避し、細胞内あるいは組織内増殖を果たしている可能性が示された[2,7]。

　細胞膜は細胞の中と外を区分する重要な仕切り膜であり、また細胞内外の物質交通を制御するはたらきをもつ。イオン、塩などの低分子は膜透過チャンネルを介して行き来する。一方、極性をもつ大きな分子は、疎水性の物質から成る細胞膜を通り抜けることができない。このため、このような分子はエンドサイトーシス(endocytosis)経路により細胞内に輸送される[8]（図1）。

　この輸送はランダムなものではなく、メンブレントラフィックと呼ばれる輸送システムにより、運ばれる対象（積み荷分子＝cargo）と行き先が厳密にコントロールされている。エンドサイトーシス経路に加えて、分泌経路、生合成経路、オートファジー経路が細胞内輸送網の主要路線である。メンブレントラフィックが造るネットワークは外部環境との相互作用を行うための装置として機能している。

　多数の一般細菌種は、エンドサイトーシスを利用して細胞内に侵入している。*P. gingivalis*もエンドサイトーシスを利用する細菌種のひとつである[7,9]（図2）。エンドサイトーシス経路に取り込まれることは、その後、リソソームのはたらきによって殺菌されることにつながるが、一部の細菌はエンドソーム膜を溶かして細胞質に逃れたり、エンドソームの性質を変化させてリソソームとの結合を阻害したり、リソソーム中の活性酸素に抵抗性を示すなどの手法で殺菌から逃れ、細胞内に感染する。これらの細胞内寄生性細菌には、むしろ積極的にエンド

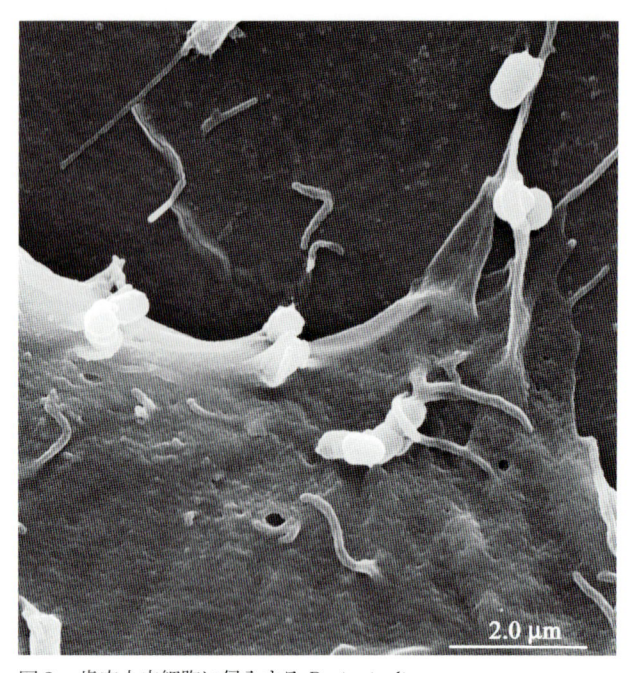

図2　歯肉上皮細胞に侵入する*P. gingivalis*。
　*P. gingivalis*が歯肉上皮細胞に付着すると、上皮細胞は偽足を形成して細菌に巻き付け、その後、エンドサイトーシス経路を利用して細胞内へと細菌を取り込む。

サイトーシスを引き起こすことで、マクロファージや上皮細胞などに取り込まれようとする機構を有するものも見られる。

②エンドサイトーシスにかかわる分子群

　実験室での培養のたびに細菌の性状はいくぶん異なるが、培養細菌の保存はきかない。一方、液体培地中に分泌される外膜小胞(membrane vesicles. 以下、ベシクル)とよばれる成分は、*P. gingivalis*の菌体外膜がちぎれた成分で、菌体外膜そのものであるとともに、安定保存が可能である。そこで、定量的かつ再現性の高い実験手法として、*P. gingivalis*のベシクルを分離・調整し、それを蛍光ビーズにコートしたもの(ベシクルビーズ)を*P. gingivalis*の実験モデルとして用い、細胞侵入機構の解析が行われた[10]。

　*P. gingivalis*は菌体表層の線毛を宿主細胞表層の構造物であるα5β1インテグリンに結合させ、細胞侵入を開始する[10]。図3に示すように、ベシクルビーズの細胞付着は抗α5β1インテグリン抗体で阻害されるとともに、細胞内に侵入したベシクルビーズはα5β1イン

テグリンに取り囲まれている。

通常のエンドサイトーシスは、クラスリンと呼ばれるエンドサイトーシス制御分子の細胞膜への集積に始まり、アクチンの重合により細胞質側に陥入した小胞が形成され、小胞内のさまざまな物質が細胞内へ取り込まれる（図1参照）。しかし、ベシクルビーズは遺伝子工学的にクラスリンをはたらかなくした変異細胞に対しても、野生細胞株と同等の侵入効率を示した。

一方、膜小胞を細胞膜からくびり切るはたらきをもつdynamin 2の変異株には、クラスリンの変異の有無にかかわらずベシクルビーズの侵入は認められず、P. gingivalisの細胞侵入は、dynamin 2依存性クラスリン非依存エンドサイトーシスによるものであることが示された（図4a）。dynamin 2のくびり切りとは、エンドサイトーシスにより形成された小胞の根元に巻き付き、小胞を細胞膜から切り離す作用である。

アクチン重合阻害剤であるcytochalasin Dやlatrunculin Aの添加によりベシクルビーズの侵入はほぼ完全に阻害されたことから、P. gingivalisの細胞内侵入には細胞骨格線維（アクチン、微小管）が関与していることがわかった。

共焦点レーザー顕微鏡下の細胞染色像では、細胞内ベシクルビーズの周囲にアクチンおよび微小管（tubulin）の集束が確認され、P. gingivalisの細胞侵入および細胞内移動にはアクチン、微小管の重合あるいは脱離が必須であると考えられた（図4b）。

③エンドサイトーシスとリピッドラフト

近年、いくつかの病原性細菌が細胞のリピッドラフトを入口として細胞侵入を果たしていることが報告されている[11]。リピッドラフトの主要構成成分であるコレステロールに結合するfilipinおよびnystatinを添加すると、40～50％の侵入阻害活性が認められた。一方、細胞膜からコレステロールを除去する作用をもつmethyl-β-cyclodextrinは、95％の侵入阻害活性を示した[12]。さらにリピッドラフトのマーカーであるガングリオシドGM1およびカベオリン-1のベシクルビーズとの共局在も確認され、リピッドラフトのベシクルビーズの侵入への関与が示された（図4c）。

以上の知見を要約すると、P. gingivalisの線毛が歯肉上皮細胞表層のα5β1インテグリンに結合し、細菌の細胞侵入が開始される。その際にはリピッドラフトと呼ばれる膜ドメインも必要である。図5に示すように、細菌が結合した細胞膜ドメインのアクチンが重合し、細胞質側に陥入した小胞が形成され、小胞内の細菌が細胞内へ取り込まれる。この取り込みにはdynamin 2がはたらいている。さらに微小管が小胞の細胞内移動を助ける。歯周病の発症・進行にかかわる感染経路において、重要なステップであるP. gingivalisの細胞内感染機序の分子機構の概要が明らかになった。

図3　P. gingivalisの細胞侵入への細胞α5β1インテグリンの関与。
a：抗α5β1インテグリン抗体添加によりベシクルビーズ（実験用P. gingivalisモデル；赤）の上皮細胞への付着・侵入が有意に阻害された。
b：上皮細胞に侵入したベシクルビーズの共焦点レーザー顕微鏡像．ベシクルビーズ（青）へのα5β1インテグリン（マゼンタ）の集積が顕著である。Bar：5 mm。

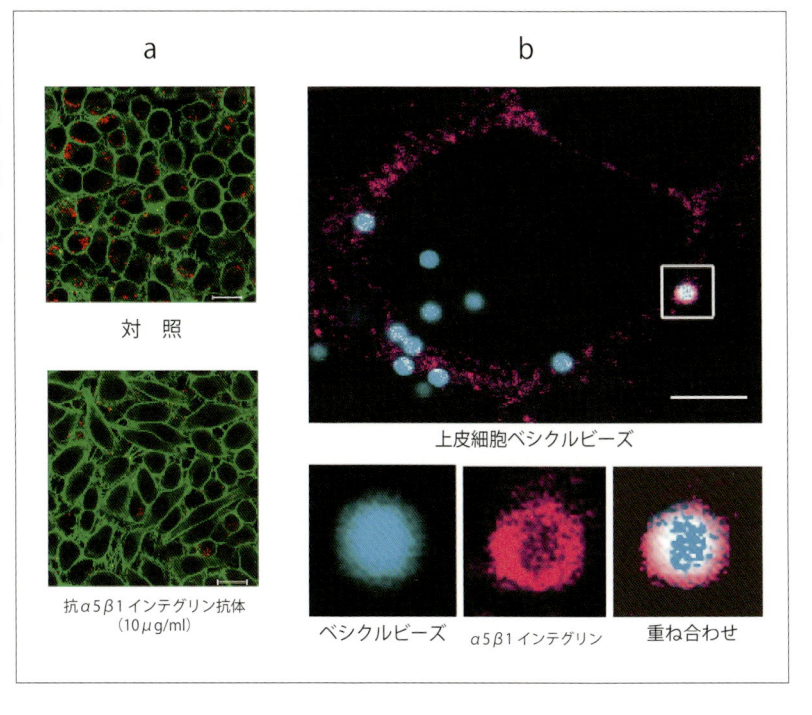

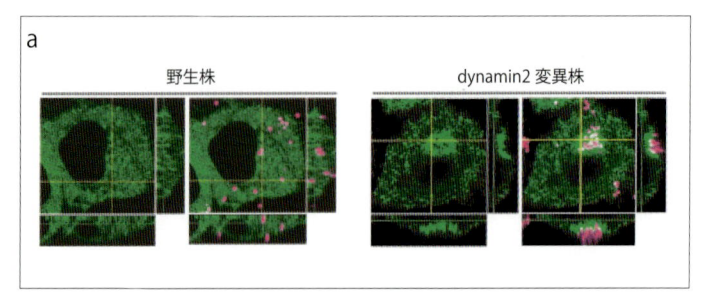

図4 *P. gingivalis* の細胞侵入と細胞内移動に関与する因子。

a：*P. gingivalis* の細胞侵入は dynamin 依存性エンドサイトーシスを介している。dynamin 2（緑）、ベシクルビーズ（マゼンタ）。dynamin 2 変異株（クラスリン依存性および非依存性エンドサイトーシスの双方が不全）へのベシクルビーズの侵入はまったく認められず、dynamin 2 変異細胞表層に偏在する dynamin 2 分子とベシクルビーズとの顕著な凝集が観察される。

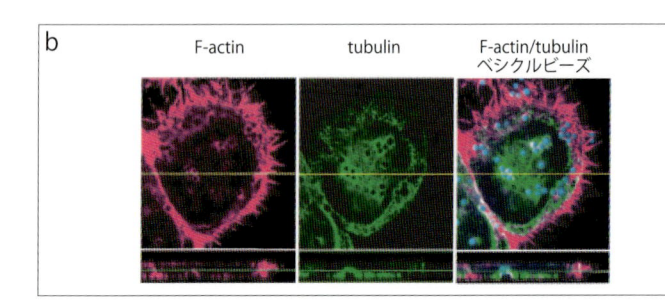

b：細胞内ベシクルビーズを取り囲む細胞骨格形成因子・微小管（tublin）とアクチン。*P. gingivalis* の細胞侵入および細胞内移動にはアクチン、微小管の重合あるいは脱離が必須であると考えられた。

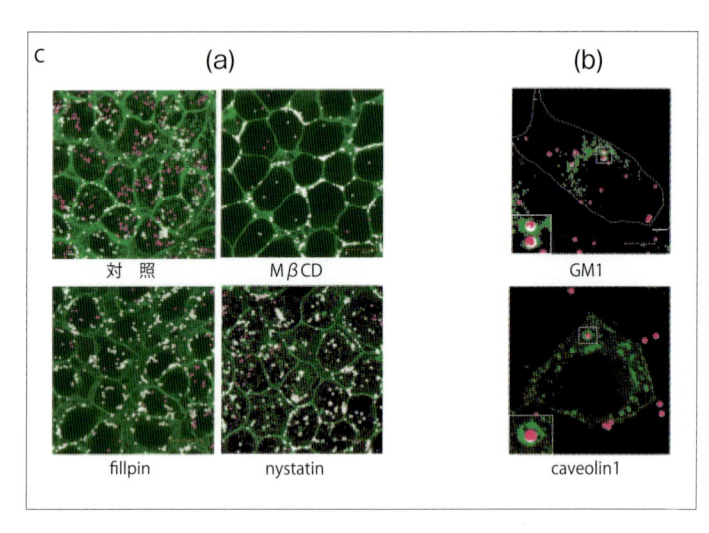

c：ベシクルビーズの上皮細胞侵入へのリピッドラフトの関与。
(a)：ベシクルビーズの上皮細胞侵入へのリピッドラフト形成阻害剤の影響。コレステロール結合剤（filipin: 5 μg/ml, nystatin: 50 μg/ml）とコレステロール除去剤（methyl-b-cyclodextrin; MβCD: 10 μm）を用いた。ビオチン化された細胞外ベシクルビーズ（白）、細胞内ベシクルビーズ（マゼンタ）。
(b)：リピッドラフトマーカーとベシクルビーズの共局在。リピッドラフトマーカーであるガングリオシド GM1（緑）および caveolin1（緑）とベシクルビーズ（マゼンタ）はベシクルビーズを明瞭に取り囲んでいる。細胞外形を白点線で示す。Bar：5 μm。

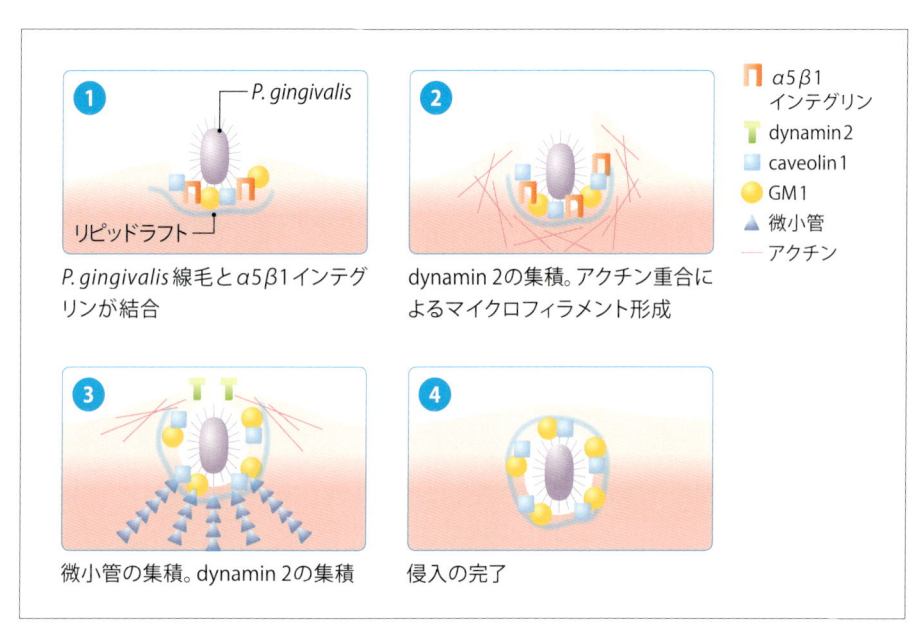

図5 *P. gingivalis* の細胞侵入メカニズム。

P. gingivalis の線毛が細胞表層の α5β1 インテグリンに結合し、侵入が開始される。α5β1 インテグリンは、caveolin1 や GM1 という分子を含む膜ドメインであるリピッドラフトへと細胞膜上を移動し、その後、膜が細菌を包み始める。細菌結合部位のアクチンが重合し、細胞質側に陥入した小胞が形成され、小胞内の細菌が細胞内へ取り込まれる。さらに微小管が小胞を細胞内に引き込む。dynamin 2 は小胞の根元に巻き付き、小胞を細胞膜からくびり切り、細菌の侵入が完了する。

2-2 歯周病菌の細胞傷害メカニズムと歯周病の慢性化

歯周病菌による細胞傷害

①歯肉上皮細胞の剥離

歯肉の上皮バリアが崩壊する理由は複数ある。内縁上皮細胞が、自然死（アポトーシス）や壊死（ネクローシス）によって細胞死を迎えた場合、あるいは細胞間隙の破壊や細胞外マトリックスの分解などにより、内縁上皮細胞が隣接細胞や組織との接着を失い剥離する場合である。いずれの理由にしても上皮細胞の剥離により潰瘍面が形成され、上皮バリアは崩壊する[13,14]。

多細胞生物においては、個々の細胞は独立して存在するのではなく、細胞どうしが付着（細胞接着あるいは細胞間接着 cell-to-cell adhesion）、あるいは細胞が細胞外マトリックスに付着（細胞-マトリックス接着 cell-matrix adhesion）して、細胞層あるいは組織を構成している。

細胞接着は細胞接着分子の分子間相互作用によって担われており、上皮の細胞接着は、アドヘレンス・ジャンクション、タイトジャンクション、デスモソーム（接着斑）といった接着構造により維持されている。また、上皮細胞は細胞外マトリックスである基底膜に接着し、ヘミデスモソーム（半接着斑）を形成している。基底膜の代表的な成分はⅣ型コラーゲン、ラミニン、ヘパラン硫酸プロテオグリカンなどである。

結合組織などの間質細胞は、細胞周辺の細胞外マトリックス（Ⅰ型コラーゲン、プロテオグリカン、フィブロネクチンなど）に接着している[15]。内縁上皮細胞の組織からの剥離は、これらの接着が宿主由来、あるいは細菌由来のタンパク質分解酵素により破壊されることによる。

マトリックスメタロプロテアーゼ（MMP：第1章 1-4. に既出）は、細胞外マトリックスや細胞表面に発現するタンパク質の分解、サイトカインなどの生理活性物質の活性化などの機能をもち、軟組織や骨のリモデリングや創傷治癒などの生理現象に関与している[14]。MMPはIL-1α、IL-1β、TGF-βなどの炎症性サイトカインにより発現誘導されるため、炎症の発生にともない産生されるMMPにより、上皮細胞の接着は破壊される。また、P. gingivalis はジンジパイン（gingipain）とよばれる強力なタンパク質分解酵素を産生し（第3章 3-2. で詳説）、さまざまな宿主タンパク質を分解することが知られており、細胞接着と細胞-マトリックス接着もジンジパインによって破壊される。

MMPの作用を制御する因子として、細胞は内因性のMMP阻害因子であるTIMP（tissue inhibitor of metalloproteinase）を産生する。TIMPはMMPと複合体を形成することによりMMPの活性を抑え、MMPによる過剰な組織破壊を防ぐ。

しかし、P. gingivalis のジンジパインは歯周組織の細胞に刺激を与え、MMPの遺伝子発現を上昇させるとともに、TIMP遺伝子の発現を抑制する[6]。このため、P. gingivalis が歯周ポケット内で増殖すると、上皮細胞の剥離がいっそう促進されるとともに、結合組織が破壊される。

細胞死であるアポトーシスやネクローシスの誘発経路は多種多様であるため、本項では説明を省くが、両タイプの細胞死ともに炎症に密接に関連する変化であるとともに、細胞間接着・細胞-マトリックス接着の破壊やMMPの作用によっても誘導され、上皮バリア破壊を進める[14,15]。

②上皮細胞の遊走の阻害

　潰瘍形成をともなう創傷の治癒には、上皮細胞が増殖しながら創傷面へ移動（遊走）し、潰瘍面を覆うことが不可欠である[14, 15]。歯周ポケットの潰瘍面の治癒においても、創傷面に隣接した上皮細胞移動による創面被覆が必要である。

　細胞は遊走を誘導するシグナルを受け取ると、細胞形態を円状から進行方向に進展した形に変え（極性化）、微小管やゴルジ体をリーディングエッジと核の間に再配置する（図6）。それにともない、細胞内のさまざまな分子、構造物を非対称に分布させ、遊走方向に前後軸を形成し、接着斑を基質（細胞にとって地面となるもの）に付着させ移動する。

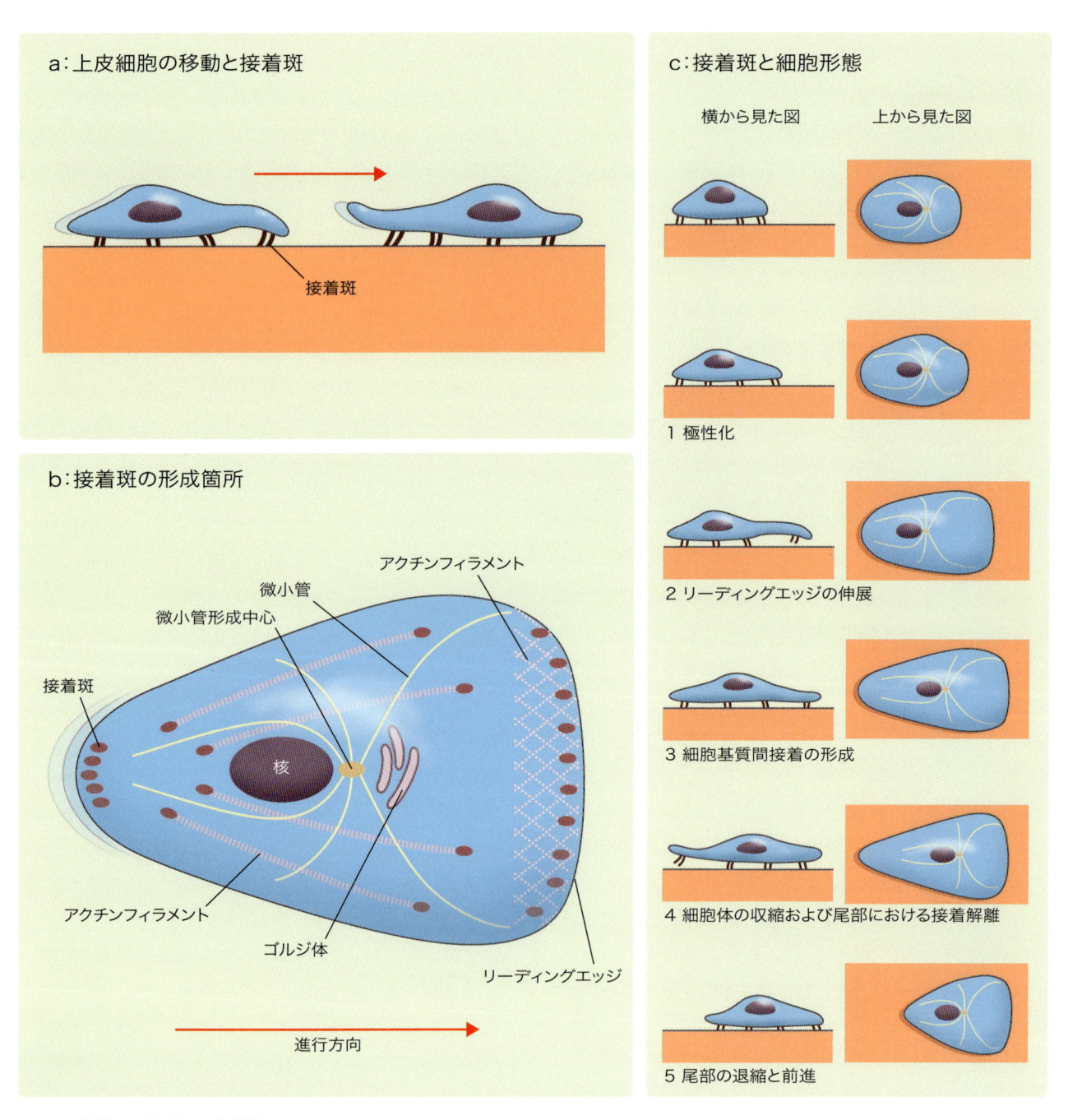

図6　細胞遊走に不可欠な接着斑。
a: 細胞は接着斑を足として移動（遊走という）する。b: 接着斑は進行方向の前方と後方（尾部）に形成される。c: 進行方向の前方と後方に接着斑が形成され、前方の接着斑と後方の接着斑が交互に接着と解離を繰り返し、細胞は進行方向に移動する。さらに、移動には微小管とアクチンフィラメントの伸縮により細胞の形態変化が必要である。

しかし、移動すべき内縁上皮細胞の中に P. gingivalis は効率よく侵入し、細胞中の接着斑を構成する分子（paxillin, focal adhesion kinease など）をジンジパインを使って分解する（図7）。その結果、細胞は遊走できなくなり[2]（第1章 図8参照）、歯周病巣の創傷治癒は阻害され歯周病は慢性化する。さらに、第1章で述べたように、P. gingivalis は歯周ポケットの血液から栄養素とヘモグロビン由来のヘミン鉄を取り込み増殖するため、バイオフィルムの高病原性は続く。

③その他の細胞への障害

好中球（多形核白血球数）の減少あるいは遊走能不全などの機能異常を引き起こす疾患には、重篤な歯周病が併発することが知られている。また、好中球の数や機能が正常であっても、P. gingivalis は好中球表層に存在する補体受容体（C5a と結合する受容体）を分解し、好中球の遊走と食作用を阻害し、歯周病態の慢性化を継続していると考えられている（表1）[3]。

歯肉線維芽細胞をはじめ、培養細胞にジンジパインを含む P. gingivalis 成分を加えると、細胞は培養皿への接着性を失い、細胞形態が球状化し浮遊する。浮遊細胞では時間経過とともに細胞死（アポトーシス）が起きる。ジンジパイン欠損菌株由来の菌体成分ではそのような効果は観察されない。これは、多くの接着性細胞の生存や増殖のためには、細胞外マトリックスへの接着が必須機能となっているため、細胞外マトリックスやインテグリン分子がジンジパインにより分解され接着斑が破壊されると、アノイキス（anoikis）とよばれるアポトーシスが誘導されるためと考えられている[3]。

慢性化へのメカニズム

①免疫ネットワークの破壊

宿主免疫応答は、複雑なネットワークにより制御されている。ところが、このネットワークを P. gingivalis のジンジパインが破壊する[6, 16]。ジンジパインは免疫グロブリン（IgG、IgA）や補体成分（C3、C5）を分解するのみならず、サイトカインとその受容体を分解する。分解を受ける分子はインターロイキン（IL）-1β、IL-6、IL-6受容体、IL-8、IL-12、IL-4、インターフェロン-γ、tumornecrosis factor（TNF）-α などである。

これらのサイトカインを分解し、サイトカインネットワークを遮断することによって、P. gingivalis は宿主免疫の攻撃から逃れるとともに、自身の生存に適した局所環境を作り出す。

一方、制御不能となった局所免疫は局所炎症の増悪を引き起こし、歯周組織を破壊へと導く。また、TNF-α は細胞の自然死（アポトーシス）を誘導することが知られているが、TNF-α の分解は、P. gingivalis が住み着いた組織や細胞がアポトーシスにより排除されないために役立っていると考える研究者もいる。

サイトカインのほかにも、宿主細胞表層に発現している免疫関連レセプター分子も P. gingivalis のジンジパインによって分解されることが知られている[6]（表1）。これらのレセプターが分解されることにより、免疫担当細胞、歯肉線維芽細胞、歯肉上皮細胞、血管内皮細胞の防御機能は障害を受け、P. gingivalis は免疫能から回避し、慢性炎症は継続する。

②血液凝固の阻害

血管内を流れている血液は、通常は凝固しない。しかし、血液が血管外に流出（出血）すると血小板の凝集が起こり、血液凝固因子が活性化され、フィブリン網が形成され止血に至る。一方、歯周病の主兆候である歯周ポケット潰瘍面からの出血は、容易には止まらない。これは、ポケット内の血液凝固系が適切に機能していないためである。止血は、一連の血液凝固因子分子の作用系である凝固系が機能し、血液を凝固させる。ところが、P. gingivalis はジンジパインの作用を利用し、血液凝固を阻害している[17]（図8）。

ジンジパインにはタンパク質（ペプチド）の切断部位特異性が異なる2つのアイソザイムが存在する。アルギニン（Arg）部位を切断する Arg- ジンジパインとリジン（Lys）部位を切断する Lys- ジンジパインである。

Arg- ジンジパインはプロトロンビンを直接分解、あるいは血液凝固因子 IX と X の活性化により II 因子（プロトロンビン）を IIa 因子（活性型トロンビン）に変える。活性型トロンビンは血管透過性を上昇させ、歯肉溝滲出液の産生を増加させるため、歯周ポケットへの栄養素供給が増加する。

一方、活性型トロンビンによってフィブリンが形成され、止血へと進むものの、Lys- ジンジパインはフィブ

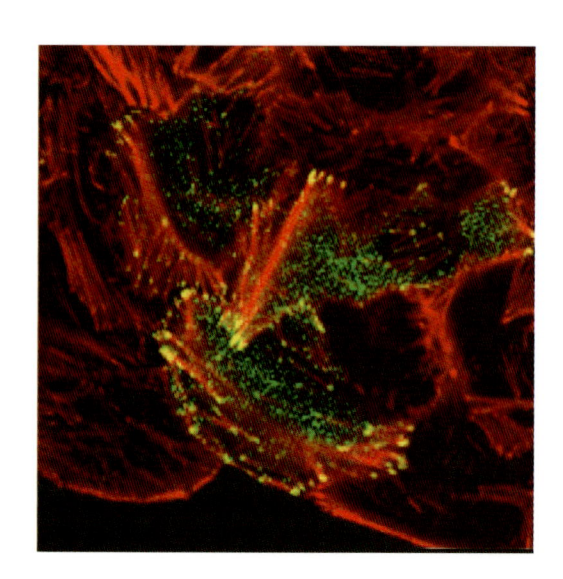

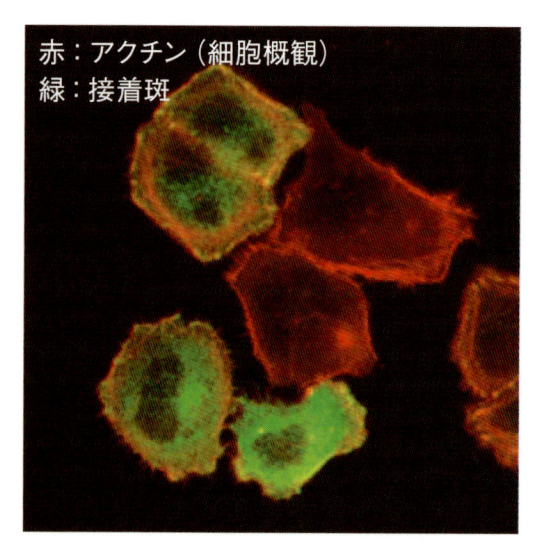

図7 歯肉上皮細胞接着斑の P. gingivalis による破壊。
非感染細胞では、明瞭な緑のドットとして観察される接着斑だが、P. gingivalis の侵入によって破壊され緑の標識色素は滲んでいる。

表1 P. gingivalis のジンジパインによって分解される細胞表層レセプター。

レセプター	ヒト細胞	結果	推測される影響
C5a 受容体 (C5aR, CD88)	好中球	C5a（補体由来走化性因子）受容体の分解	好中球の遊走と活性化の抑制
CD14	単球	LPS 刺激により産生される TNF-α の減少	P. gingivalis の自然免疫からの回避
CD14	歯肉線維芽細胞	LPS 刺激により産生される IL-8 の減少	
CD14	ヒト単球様細胞 U937	LPS 刺激により産生される TNF-α の減少	炎症の慢性化
CD4, CD8	T 細胞	T 細胞のマイトジェン活性の低下	歯周局所での T 細胞の機能障害
Intracellular adhesion molecula-1 (ICAM-1)	培養上皮細胞 (KB 細胞, USC 細胞)	好中球の ICAM-1 依存性付着の阻害	好中球と口腔上皮との相互作用の破綻
Platelet endothelial cell adhesion molecule-1 (PECAM-1, CD31)	血管内皮細胞	ギャップ結合阻害	血管透過性亢進, 好中球集積過多, 局所炎症の増悪
CD31	好中球	アポトーシス細胞は表面に "eat me" シグナルをマクロファージに提示し, 貪食される. CD31（抗貪食シグナル分子）の分解による "eat me" の亢進	P. gingivalis の好中球の貪食からの回避
TNF-α	ヒト TNF α 強発現線維芽細胞	転写因子 NF-κB の活性化抑制 アポトーシス抑制	サイトカインネットワークの異常
CD99	血管内皮細胞	内皮細胞への白血球接着の異常	感染部位への白血球集積阻害
CD27, CD70	ナイーブ T 細胞 エフェクター B 細胞	CD40L 発現の減少による抗体産生抑制, T 細胞の活性化抑制	リンパ球の活性化阻害
Thrombomodulin	血管内皮細胞	Thrombin 依存性プロテイン C 凝固制御系の活性化阻害	血管内血液凝固や炎症の亢進

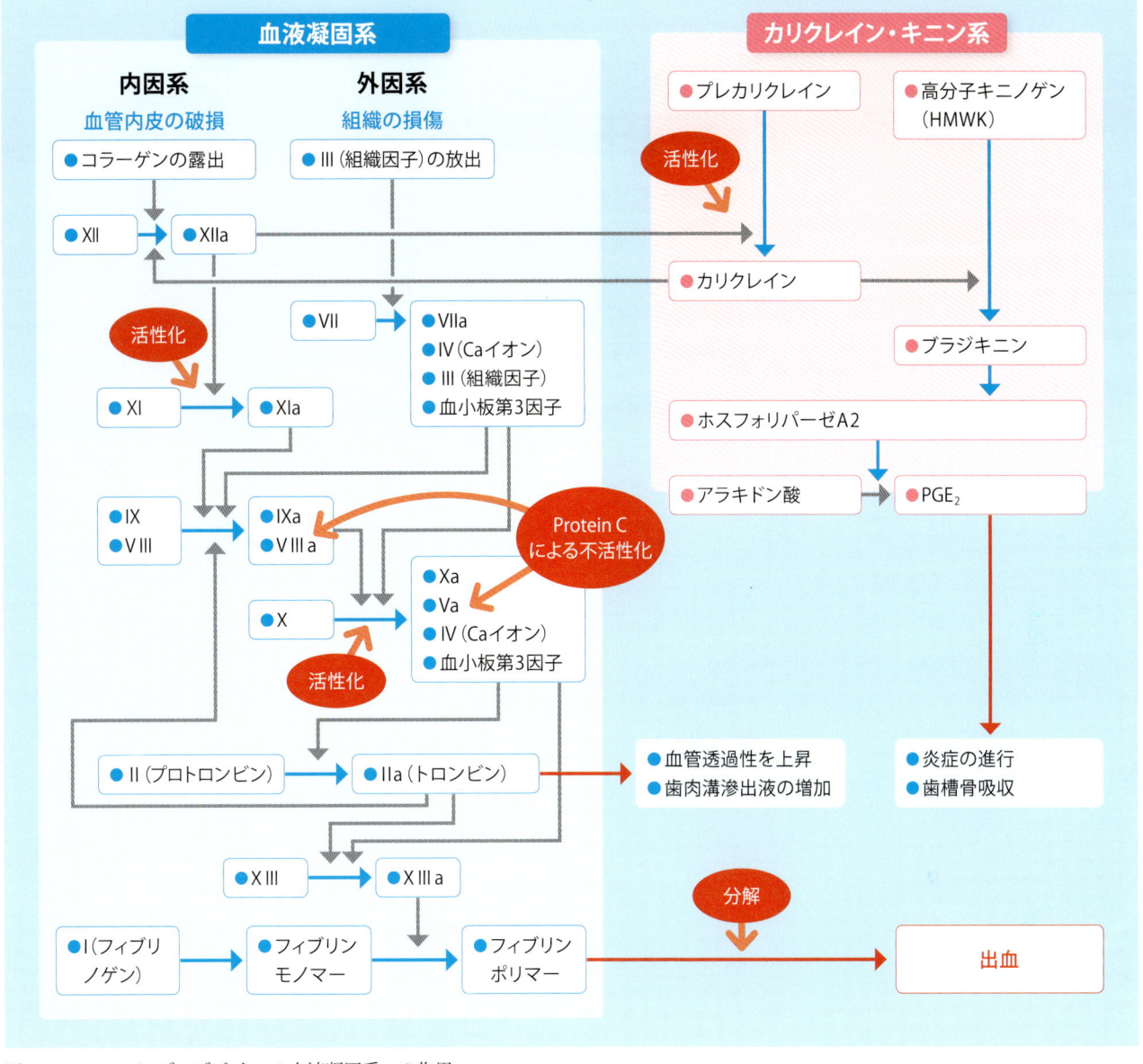

図8 *P. gingivalis* ジンジパイン の血液凝固系への作用。
　P. gingivalis は、🔴で示す作用により、血液凝固系をかく乱する。その結果、歯周ポケットの出血を継続させ、鉄分と栄養素を獲得すると同時に、プレカリクレインからカリクレインを産生させ PGE$_2$ の産生を誘導し、歯周炎症を進行させる。

リンやフィブリノーゲンを分解して止血を阻害する。また、活性型トロンビンは骨芽細胞、血管内皮細胞、歯根膜細胞などに作用して、炎症性メディエーターの PGE$_2$ の産生を誘導する。さらに Arg-ジンジパインはカリクレイン・キニン系に作用し、プレカリクレインからカリクレインを産生し、カリクレインはキニノーゲンのペプチド結合を加水分解し、ブラジキニン（キニン）を作り出すことによっても PGE$_2$ を産生させる。こうして、歯周局所の出血と炎症を継続させているのである[17]。

　血漿中の活性化プロテイン C は、プロテイン S と共同して活性型凝固 V 因子（Va）、および VIII 因子（VIIIa）を不活性化させ、活性型 X 因子（Xa）やトロンビンの産生を阻害し、抗凝固作用を発揮している。この抗凝固因子プロテイン C は活性型トロンビンにより活性化を受けるため、ジンジパインはトロンビンの活性化によっても血液凝固を阻害する[17]。

　これら一連の作用により、*P. gingivalis* は歯周ポケットの出血を継続させ、鉄分と栄養素を獲得すると同時にPGE$_2$ の産生を誘導し、局所炎症を進行させている。

2-3 歯周病菌の組織内生息戦略

P. gingivalisの細胞内動態

① P. gingivalisとオートファジー

オートファジーは、すべての真核細胞に備わる細胞内タンパク分解システムである。オートファゴソームと呼ばれる膜構造が細胞質の一部を取り込み、リソソームと融合することで不要な細胞質タンパク質を消化する[18]。細胞成分の代謝や飢餓時の栄養源確保が基本的な役割であるが、細胞内に侵入した病原微生物の除去にオートファジーが機能しているという事実が2004年に報告された[19]。オートファゴソームは上皮細胞に侵入したA群レンサ球菌を捕獲し、殺菌したのである。

同時期に、赤痢菌は、IcsBというタンパク質の分泌によって自らをカモフラージュし、オートファゴソームの捕獲を逃れていると報告された。また、コクシエラ菌やレジオネラ菌はオートファゴソームを利用して、その中で生き延びるという報告もあり、細胞内の病原微生物の除去へのオートファジーの関与は一様ではない。

オートファゴソームは細胞内の不要成分を分解するはたらきがあるため、この膜の中にはタンパク質などの栄養成分が存在する。コクシエラ菌やレジオネラ菌は、オートファゴソームとリソソームとの融合を阻害して、自らが分解を受けるのを避けるのだが、P. gingivalisもこの融合を阻害し、膜の中の栄養を利用してオートファゴソーム内で生き続けるという報告がなされた（表2）[4]。

しかし、培養細胞を用いた他の研究者による実験の結果、P. gingivalisは2日程度は細胞内で生きているが、2日を超えての生存は確認されなかった[2]。さらに、2007年の九州大学の研究グループの報告[20]では、血管内皮細胞に侵入したP. gingivalisの90%以上はリソソームに運ばれ、オートファゴソームに移送される菌数は限定されているとされた。

まったく異なる結果ではあるが、異なる実験系での結果のため、結論には至っていない。血管内皮細胞でP. gingivalisは増殖するのか、それとも消化されるのか、さらなる研究報告を待ちたい。

表2 P. gingivalisの細胞内動態に関する報告[2]。

2007年までの報告	
歯肉上皮細胞	細胞内P. gingivalisは初期エンドソームから脱出し,どのような膜構造にも囲まれず,細胞質に存在する
血管内皮細胞	細胞内P. gingivalisは初期エンドソームからオートファゴソームに送られるものの,分解は受けない 細菌は,オートファゴソーム内の栄養を利用して生き続ける
2007〜2010年の報告	
培養上皮細胞	P. gingivalisは侵入後数時間は細胞内で増殖するが,48時間以内に細胞内から検出されなくなる
血管内皮細胞	90%以上の細胞内P. gingivalisは,エンドソームからリソソームに送られた オートファゴソームに送られる細菌数は10%以下に限定されていた
2011年の報告	
歯肉上皮細胞	P. gingivalisの細胞内動態は一様ではない 細胞内P. gingivalisの半数は初期エンドソームを経て,リソソームかオートファゴソームで分解を受ける P. gingivalisは分解を受けるものの,長時間オートリソソーム内で生き続け,細胞傷害性を発揮する 細胞内P. gingivalisの半数近くは,初期エンドソームからリサイクリング経路を経由して細胞外に脱出し,周囲の細胞に再侵入する

②歯肉上皮細胞内での潜伏

　P. gingivalis が歯肉上皮細胞内でどのような状態で存在するか、これまでの研究成果を表2にまとめた。2007年以降の研究報告は、*P. gingivalis* は侵入後、数時間は細胞内で増殖するが、48時間以内に細胞内から検出されなくなる、という知見でほぼ共通する[2]。この結果は、*P. gingivalis* は侵入した細胞に長期間寄生できないことを示している。

　では、細胞内の細菌はどこへ行ったのであろうか？細胞内で殺菌されたか、あるいは細胞外に脱出したかである。図9に示すような可能性が考えられた。そこで、歯肉上皮細胞内での *P. gingivalis* の動態をわれわれは詳細に解析した。

P. gingivalis の組織内潜伏

① *P. gingivalis* の組織内感染拡大

　2011年に、われわれは歯肉上皮細胞内での *P. gingivalis* の詳細な動態を観察し、本菌の細胞内動態は一様ではないことを示し（表2）、さらに、その細胞内挙動を4パターンに分類した[21]（図10）。

　細胞内に侵入した *P. gingivalis* の約半数はエンドソームからリソソームへ、あるいはオートファゴソームに移送され分解される。リソソームでの分解は数時間以内に完了するが、オートリソソームに捕獲された細菌は、侵入後3時間程度までオートファゴソーム内で増殖する。オートファゴソームがリソソームと融合してオートリソソームとなってからは、*P. gingivalis* は分解を受けるが、分解には24時間も要する。細胞は長時間の分解作業のため疲弊するが、それによってどのような傷害を受けているかはいまだ明確ではない。

　一方、驚いたことに分解を受けなかった生菌は、細胞傷害を引き起こした後、エンドソームからリサイクリング経路に乗り移り細胞外に脱出、さらに周囲の細胞に再侵入する。

　リサイクリング経路を利用することにより、*P. gingivalis* はひとつの細胞内に留まることなく、次から次へと侵入細胞を代え、組織内感染拡大を果たしているのである。細胞の中に留まっていれば、その細胞が死を迎えたときに一緒に排泄されてしまう。ところが、*P. gingivalis* は次から次へと細胞間を往来し・生き長らえ・増殖し・感染を続けるのである。歯周組織に生息し続ける能力は、歯周病の慢性化に大きく貢献していると推測されており、歯周治療後の再発は、口腔粘膜に生息している red complex によるという臨床報告もなされている[22]。

　4パターンの細胞内挙動を示す *P. gingivalis* はどのように選別輸送されるのか？　現在のところ不明であるが、特筆すべきは、図10に記載している各挙動パターンの頻度は培養細胞の個体差（ドナー差）によって異なることである。これは *P. gingivalis* を細胞内で分解する強い細胞と、病原体のなすがままになる脆弱な細胞があることを意味しており、歯周病に「なる人」と「ならない人」をメンブレントラフィック機構の個人差（パーソナルゲノムの差異）で説明できる可能性を示している。

　歯周感染に強いと考えられる歯周組織の細胞は図10のパターン①（細菌を駆除する細胞）であり、逆に歯周病感受性が高い細胞はパターン④、次いでパターン③であるという仮説が成り立つ。パターン②のオートリソソームによる細菌分解は効率が悪く、むしろエンドサイトーシス系による細菌分解の妨げとなっており、その結果、歯周病菌は効率的な分解を回避し、感染の拡大を図っている可能性もある。このように、歯周病菌の細胞内挙動の制御機構の解明は、新規歯周病病因論、そして新規・リスク診断法へとつながると期待される。

② *P. gingivalis* の細胞脱出の分子基盤

　P. gingivalis は Rab11、RalA に制御されるリサイクリング経路と、エキソシスト複合体による エキソサイトーシスを利用して、細胞外脱出を果たしている[21]。この能力によって、*P. gingivalis* は侵入細胞から脱出し、隣接細胞に再侵入し、歯周病を慢性化させていると考えられる。この分子基盤について、若手研究者の興味を引くことを期待して概説する。

　歯肉上皮細胞内に侵入した *P. gingivalis* は初期エンドソームと共局在を示し、感染1時間後、約70%はリサイクリングエンドソームと共局在を示し、その局在は経時的に減少した。侵入 *P. gingivalis* はまず初期エンドソームに存在し、その後リソソームに送られ分解を受ける菌がいる一方、リサイクリング経路へと送られる菌がいることが示された。リサイクリングを制御するRabファミリーGTPaseであるRab11、およびアクチ

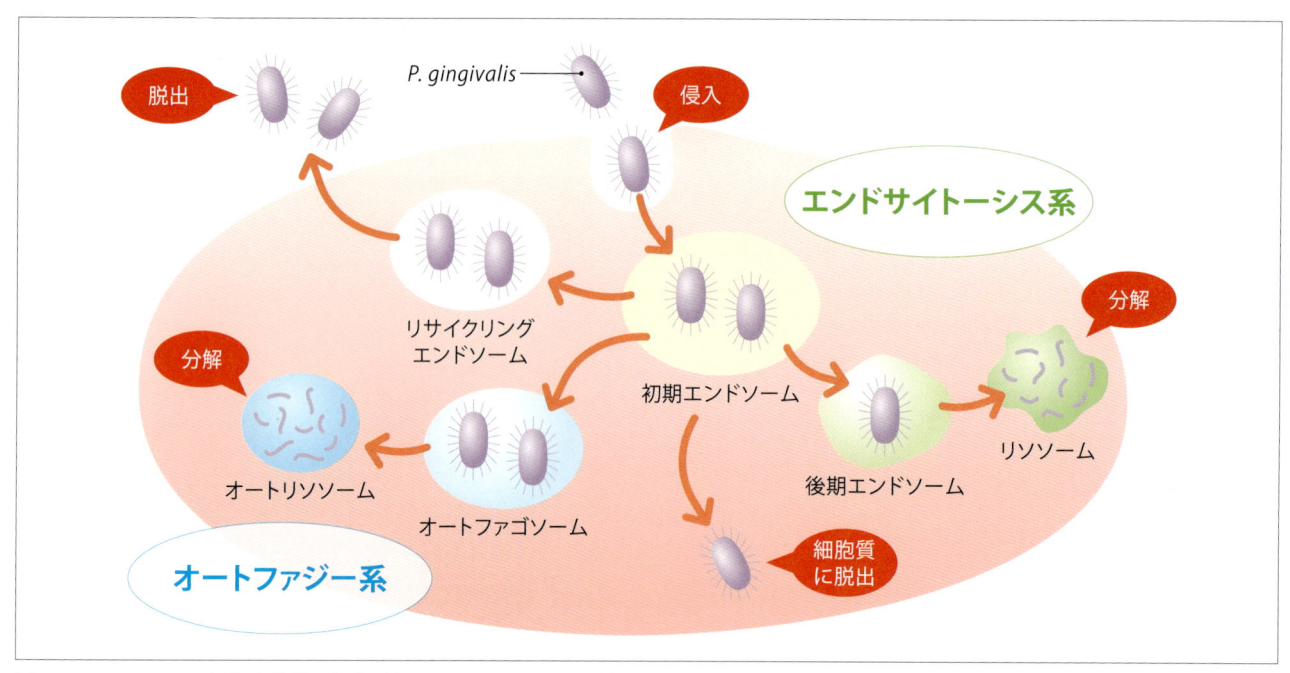

図9 *P. gingivalis* の細胞内挙動と運命（考えられるすべての可能性を示す）。
　P. gingivalis の細胞内挙動は同じ細胞の中でも一様ではない。リソソームで分解を受ける菌、オートリソソームで分解を受ける菌、細胞質に脱出する菌（細胞内寄生？）、そして、リサイクリング経路を利用して細胞外に脱出し、つぎの細胞に侵入する菌がいる。なぜ、このような差異があるのか、いまだ不明であるが、宿主細胞の歯周病感受性と関連する可能性がある興味深い知見である。

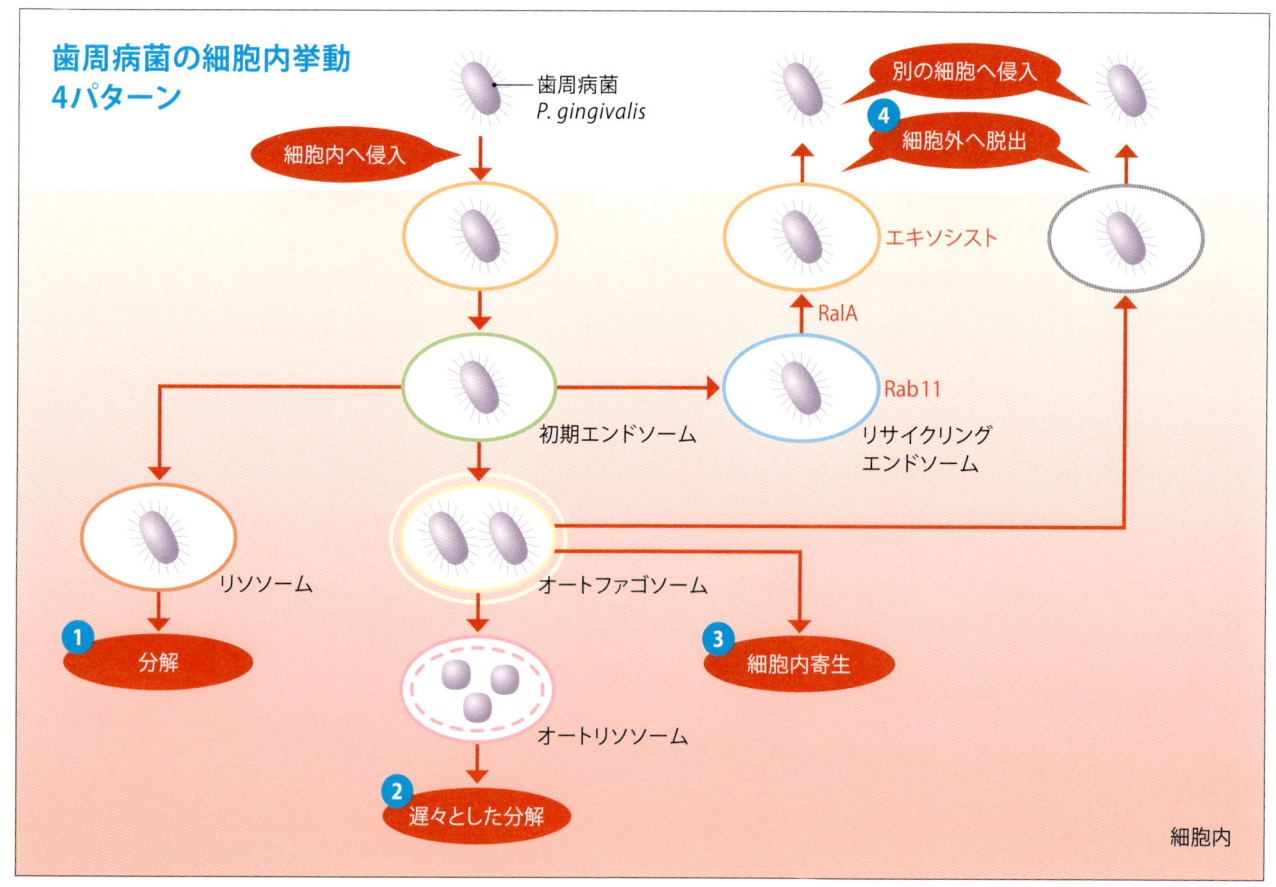

図10 *P. gingivalis* の細胞内挙動。
　P. gingivalis の細胞内挙動は同じ細胞の中でも一様ではない。また、細胞が異なると細菌動態も異なってくる。このことは、宿主細胞の歯周病感受性と関連する可能性がある興味深い知見である。挙動パターン3の「細胞内寄生」の証拠はない。しかし、まったく寄生していないという明確な証拠もないため、可能性は否定できない。また、オートファゴソームから細胞外への脱出についても未発表データを有するのみであり、可能性としての記載である。

ン細胞骨格系の再構成を制御する GTPase である RalA のドミナントネガティブ型細胞（Rab11^{25N}，RalA^{27N}）では、細菌脱出の減少と細胞内の生菌数の増加がみられ〔た。また、細〕胞の細胞膜への繋留因子で〔あるエクソシスト〕である Sec5、Sec6 お〔よびSec8のノッ〕クダウンを行ったとこ〔ろ、細菌脱出の減少〕ならびに細胞内の生〔菌数の増加がみられた。細胞〕外へ脱出した細菌は〔さらに隣接する歯肉上皮細胞や歯〕周組織において細〔菌が生息可能な環境に入るため、隣〕接細胞へ再侵入〔し、病原性発揮の機会を得ていることが示唆さ〕れる。

〔近年、P. gingivalis が歯肉上皮細胞の〕死〔を抑制することが明らかになってきた。〕

〔一方で、P. gingivalis がアポ〕トーシスを抑制することが明らかとなってきた[23]。歯肉上皮細胞に侵入した P. gingivalis は細胞に抗アポトーシス遺伝子を発現させ、アポトーシスを抑制している。

また、アポトーシスと密接に関連する細胞増殖制御機構である細胞周期は、P. gingivalis の歯肉上皮細胞への侵入によって促進され、細胞は増殖に向かうとの報告がある。一方、P. gingivalis はジンジパインによって細胞のアポトーシスを誘導するとの報告もあり、意見の一致は見ていない。

この不一致の可能性として、アノイキス（前項参照）が考えられる[6]。ジンジパインによるアポトーシスは、細胞の接着破壊によるアノイキスなのであろう。また、侵入を果たした P. gingivalis はジンジパインの遺伝子発現を抑制して、細胞死を起こさないようにしているとの報告もある。TNF-αは細胞のアポトーシスを誘導することが知られているが、前項で述べたように、P. gingivalis は TNF-αを分解する。この作用も関係しているとも考えられる。

細胞周期については、胎盤栄養膜細胞 (trophoblasts) や間質細胞では、P. gingivalis の侵入により細胞周期の抑制 (G1 アレスト) が誘導されることが報告されており[24]、同時にアポトーシスも誘導されている。これは、歯肉上皮細胞とはまったく異なる結果である。

単球やマクロファージにおいては、アポトーシスが強く誘導されることによって、病変局所から炎症性サイトカイン産生細胞が除去され、炎症が終息に向かい慢性化を避けることと推測されている[25]。実際、リウマチ性関節炎患者の滑膜組織に存在する単球やマクロファージは、アポトーシスに抵抗性を有していることが示され、さらに、歯周炎患者の病変組織においても単球／マクロファージのアポトーシスが抑制されている可能性が示唆されている。

このアポトーシスの抑制にも P. gingivalis が関与すると考えられており、とくに P. gingivalis の線毛が、単球／マクロファージ系細胞のアポトーシスを阻害し、歯周炎の慢性化に関与するという報告も見られる。P. gingivalis がアポトーシスに影響を及ぼす分子基盤は、今後さらなる研究対象である。

■参考文献■

1. Rudney JD, Chen R, Sedgewick GJ. *Actinobacillus actinomycetemcomitans*, *Porphyromonas gingivalis*, and *Tannerella forsythensis* are components of a polymicrobial intracellular flora within human buccal cells. J Dent Res 2005 ; 84:59-63.
2. Amano A, Furuta N, Tsuda K. Host membrane trafficking for conveyance of intracellular oral pathogens. Periodontol 2000 2010 ; 52 : 84-93.
3. Rudney JD, Chen R, Zhang G. *Streptococci* dominate the diverse flora within buccal cells. J Dent Res 2005 ; 84 : 1165-1171.
4. Dorn BR, Dunn WA Jr, Progulske-Fox A. Bacterial interactions with the autophagic pathway. Cell Microbiol 2002 ; 4 : 1-10.
5. Amano A. Molecular interaction of *Porphyromonas gingivalis* with host cells: implication for the microbial pathogenesis of periodontal disease. J Periodontol 2003 ; 74 : 90-96.
6. Guo Y, Nguyen KA, Potempa J. Dichotomy of gingipains action as virulence factors: from cleaving substrates with the precision of a surgeon's knife to a meat chopper-like brutal degradation of proteins. Periodontol 2000 2010 ; 54 : 15-44.
7. Amano A. Disruption of epithelial barrier and impairment of cellular function by *Porphyromonas gingivalis*. Front Biosci 2007 ; 12 : 3965-3974.
8. Soldati T and Schliwa M. Powering membrane traffic in endocytosis and recycling. Nat Rev Mol Cell Biol 2006 ; 7 : 897-908.
9. Tribble GD, Lamont, RJ. Bacterial invasion of epithelial cells and spreading in periodontal tissue. Periodontol 2000 2010 ; 52 : 68-83.
10. Tsuda K, Amano A, Umebayashi K, Inaba H, Nakagawa I, Nakanishi Y, Yoshimori T. Molecular dissection of internalization of *Porphyromonas gingivalis* by cells using fluorescent beads coated with bacterial membrane vesicle. Cell Struct Funct 2005 ; 30 : 81-91.
11. Cossart P, Sansonetti PJ. 2004. Bacterial invasion: the paradigms of enteroinvasive pathogens. Science 2004 ; 304 : 242-248.
12. Tsuda K, Furuta N, Inaba H, Kawai S, Hanada K, Yoshimori T, Amano A. Functional analysis of $\alpha 5 \beta 1$ integrin and lipid rafts in invasion of epithelial cells by *Porphyromonas gingivlis* using fluorescent beads coated with bacterial membrane vesicles. Cell Struct Funct 2008 ; 33 : 123-132.
13. Alberts B, et al（著），中村桂子，松原謙一（監訳）．細胞の分子生物学．第4版．第Ⅴ部 細胞の作る社会．東京：ニュートンプレス, 1066-1118.
14. Bosshardt DD, Lang N[...] to disease. J Dent Res[...]
15. Hakkinen LV, Uitto J, L[...] healing. Periodontol 2[...]
16. Fitzpatrick RE, W[...] gingipains: scissors a[...] *Porphyromonas gingi*[...] 487.
17. Imamura T, Travis J[...] activities of gingipai[...] proteins. Curr Protein[...]
18. Fujita N, Yoshimori T[...] against invading bact[...] print], 2011.
19. Yoshimori T, Amano A[...] battle with autophag[...] 335 : 217-226.
20. Yamatake K, Maeda M[...] T, Kominami E, Yoko[...] in *Porphyromonas g*[...] survival in human a[...] 2007 ; 75 : 2090-2100.
21. Takeuchi H, Furuta N, Morisaki I, Amano A. Exit of intracellular *Porphyromonas gingivalis* from gingival epithelial cells is mediated by endocytic recycling pathway. Cell Microbiol 2011;13:677-691.
22. Johnson JD, Chen R, Lenton PA, Zhang G, Hinrichs JE, Rudney JD Persistence of extracrevicular bacterial reservoirs after treatment of aggressive periodontitis. J Periodontol 2008 ; 79 : 2305-2312.
23. Mans JJ, Hendrickson EL, Hackett M, Lamont RJ. Cellular and bacterial profiles associated with oral epithelium-microbiota interactions. Periodontol 2000 2010 ; 52 : 207-217.
24. Inaba H, Kuboniwa M, Bainbridge B, Yilmaz O, Katz J, Shiverick KT, Amano A, Lamont RJ. *Porphyromonas gingivalis* invades human trophoblasts and inhibits proliferation by inducing G1 arrest and apoptosis. Cell Microbiol 2009 ; 11 : 1517-1532.
25. Guzik K, Potempa J. Friendly fire against neutrophils: proteolytic enzymes confuse the recognition of apoptotic cells by macrophages. Biochimie 2008 ; 90 : 405-415.

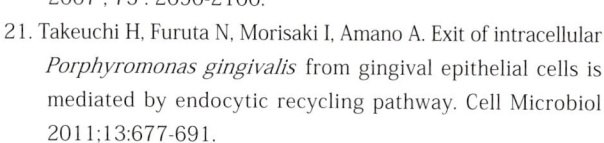

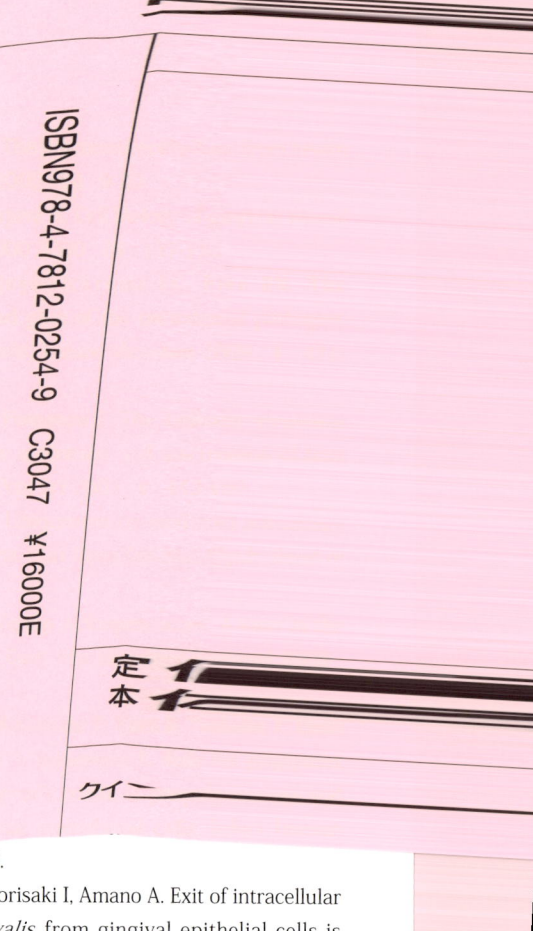

3

歯周病原因
complex

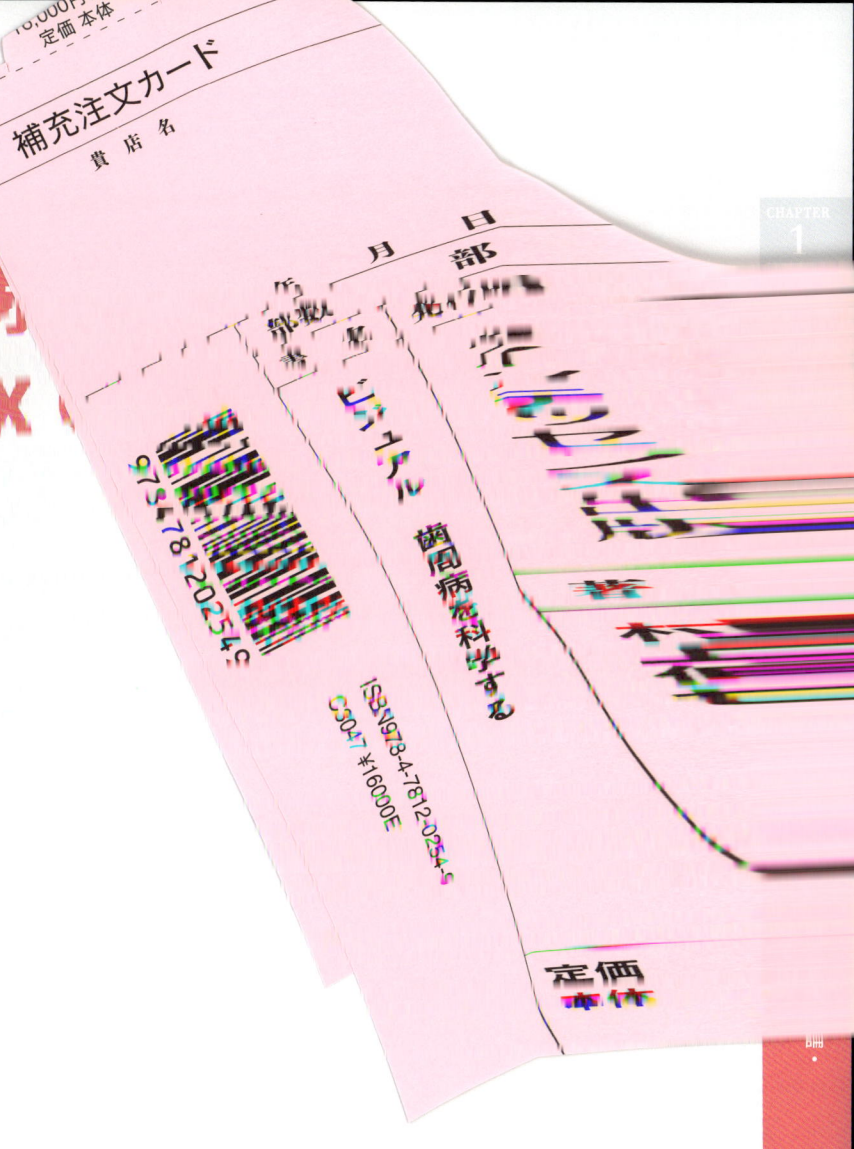

Periodontal
Diseases

3-1

Porphyromonas gingivalis

　歯周病菌が歯周組織を破壊するするプロセスにおいて5つの感染因子が必要である。これらは細菌の①歯周組織への付着・侵入、②宿主免疫応答のかく乱・暴走、③歯周組織の直接破壊、④宿主免疫から回避、⑤栄養分・鉄分の摂取、において必要不可欠なものである。

red complex の3菌種（*P. gingivalis*、*T. denticola*、*T. forsythia*）はそれぞれユニークな感染因子を具備し、歯周病の発症・進行に重要な役割を果たしている。本項では、red complex のもつ感染因子を挙げ、多様な手段で歯周組織が破壊されていく様子を解説する。

付着・定着の分子基盤

　感染とは、病原細菌の宿主表面への付着から開始され、宿主免疫からの攻撃を回避しながら細菌が増殖し宿主組織での定着を果たすまでの一連の過程を指す[1]。感染において重要な細菌因子は、付着・接着・凝着・粘着等によって宿主因子と結合する"手・足"である。細菌種は多種多様な付着因子（adhesion）を発達させ、宿主因子（レセプター）との相互作用を可能としてきた[2]。とくにグラム陰性細菌の 付着因子 は高度化されており、単量体から多量体、そして"ナノマシン"とよばれる付着装置まで、多様な付着因子が存在する。細菌の付着により宿主のシグナル経路が刺激され、自然免疫の活性化、細胞恒常性の変化などが起こるとともに、付着した細菌は新しい環境に適応するために、遺伝子発現を調整し（遺伝子発現の増減あるいは新たな遺伝子の発現）、自身の性状を変化させる[3]。

　口腔常在菌と推測されている *P. gingivalis* の感染時期、感染経路ははっきりとしない。しかし、唾液、他のプラーク細菌、上皮細胞、歯周ポケット内成分などへの付着を介して口腔へ感染していると考えられており、これらへの付着は本菌のもつ長線毛、短線毛、赤血球凝集素、タンパク分解酵素などの菌体表層成分を介したものである（表1）[1]。

　なかでも菌体表層に豊富に観察される構造物である長線毛（long fimbriae）は、1984年に吉村文信博士（愛知学院大学歯学部）により *P. gingivalis* 381株から分離精製され、1988年に線毛構成サブユニット（部品）であるフィンブリリン（fimbrillin または FimA）をコードする遺伝子 *fimA* がクローニングされた。さらに、歯周病患者の抹消血清より長線毛に対する高い抗体価が観察されたことより、長線毛は *P. gingivalis* の口腔内定着に必要な付着性因子と注目されるとともに、歯周病ワクチンのターゲット分子となった。

①長線毛 long fimbriae（FimA fimbriae）

　P. gingivalis の長線毛は本菌の代表的な付着因子であり、唾液成分、他のプラーク細菌、歯肉上皮細胞、歯肉線維芽細胞、細胞外マトリックスタンパク（フィブロネクチン、ビトロネクチンなど）などと強い結合親和性を有し、本菌の口腔内への定着に重要な役割を果たすと考えられている[4]。

　また自然免疫、獲得免疫に強い反応を起こさせる長線毛の抗原性が歯周局所の炎症を誘導し、歯周破壊の原因のひとつとなっていることは、多数の研究成果から疑う余地がない[5]。

　本線毛はマクロファージ、歯肉上皮細胞、歯肉線維芽細胞などを刺激し、インターロイキン（IL）-1、TNF-α、IL-6 などの炎症性サイトカインの産生を誘導し、内因性の炎症性サイトカインを介して破骨細胞の分化を促進し（第1章 図12参照）、歯槽骨を吸収に至らしめる。長線毛には、FimA タンパクの遺伝子構造の違いにより6つの異なる遺伝子型（*fimA* タイプ）が存在し、それぞれ付着能や抗原性が異なるため、歯周病原性に差が生

表1 *P. gingivalis* の主な付着因子。

付着因子	レセプターとなる宿主成分
長線毛 Long(FimA)fimbriae	唾液成分（スタテリン，高プロリン糖タンパク質，高プロリンタンパク質），細胞外マトリックスタンパク（ラミニン，フィブロネクチン，フィブリノーゲン，トロンボスポンジン，typeⅠコラーゲン，エラスチン，ビトロネクチン），ラクトフェリン，ヘモグロビン，α5β1 インテグリン，αvβ3 インテグリン, complement receptor 3 β2 インテグリン；CD11b/CD18)，CXC ケモカイン受容体4,Toll 様受容体2, CD14, 脂質ラフト, intercellular adhesion molecule 1 (ICAM-1)，glyceraldehyde-3-phosphatedehydrogenase (GAPDH)，サイトケラチン，他の細菌種の付着因子：dentilisin (*Treponema denticola*), GAPDH（レンサ球菌が広く共有）
短線毛 Short(Mfa)fimbriae	Toll 様受容体2, CD14, *Streptococcus gordonii* の付着因子 SspB
ジンジパインの付着因子領域 ジンジパイン複合体 付着因子領域 RgpA and Kgp	フィブリノーゲン，フィブロネクチン，ラミニン，コラーゲン typeV 赤血球(赤血球凝集)，歯肉上皮細胞，歯肉線維芽細胞
Lys- ジンジパインのタンパク分解酵素領域 Kgp porteolytic domain	ヘモグロビン
ヘモグロビン結合タンパク Hemoglobin receptor protein(HbR)	ヘモグロビン
赤血球凝集素（HagA, B, C, D, and E）	赤血球（赤血球凝集）
ヘミン結合タンパク 35 Hemin binding protein35(HBP35) （旧称 40-kDaOMP）	ヘミン鉄，赤血球（赤血球凝集）， *Actinomyces viscosus, Actinomyces naeslundii, Streptococcus gordonii*

じる[6]。そのため、*fimA* タイプは *P. gingivalis* の病原性のマーカーとして用いられている（次項で詳説）。

われわれ研究者が長く抱いている疑問は、歯周炎患者の血清中の抗長線毛抗体が、なぜ *P. gingivalis* の駆逐や長線毛の病原性中和に機能しないのか？ である。多数の報告から、歯周炎患者の血清中には強い抗長線毛抗体価が認められるとともに、炎症歯肉部位には同抗体を産生分泌する多数の形質細胞が証明されている。歯周ポケットには十分量の抗体があるのである[5]。動物実験では、抗長線毛抗体は *P. gingivalis* の口腔への感染を明らかに防御するとともに、本菌による歯周組織の破壊を阻害する[7]。しかし、ヒトの歯周病の進行は止められない。

この理由として「*P. gingivalis* はバイオフィルムに生息しているので、抗体が攻撃できない」、「抗体は細胞内に浸透はできず、細胞内 *P. gingivalis* には無力である」、「抗体は *P. gingivalis* に分解されてしまう」、「感染を果たした *P. gingivalis* にとって、もはや付着因子は不要である。したがって長線毛の発現は抑制され、歯周ポケット内の *P. gingivalis* はほとんど長線毛をもたない」などの推測がなされているが、この謎はいまだ解決していない。実際、長線毛タンパクの発現量は、高温環境（39℃程度：炎症組織で認められる）[8]、低鉄濃度、高栄養環境、細胞内、バイオフィルム内では顕著に減少することが報告されている。また長線毛に限らず、*P. gingivalis* は周囲環境に応じて、種々のタンパク質の産生スイッチを即座に ON/OFF 調整する。優れた病原細菌は百面相が得意である[3]。

②長線毛と唾液

唾液は口腔表層を覆っており、口腔への初期付着の段階で *P. gingivalis* が最初に出会う宿主成分と考えられる。多種多様な唾液成分のうち、線毛は塩基性高プロリン糖タンパク（basic proline-rich glycoprotein：PRG）、酸性高プロリンタンパク（acidic proline-rich protein：PRP）とスタセリン（statherin）の3つの唾液タンパクに強く結合し、この結合は唾液タンパク、長線毛タンパク、それぞれが保有する特定の機能結合領域に依存する特異的なものである[6]。興味深い現象として、ムチンなどの唾液成分は口腔細菌と結合して凝集塊を形成し、嚥下や口腔外への排出を助け、口腔の清掃機能に役立っている。

一方、上記3つの唾液成分は唾液中に溶けた状態では、細菌とのレセプターがタンパク分子構造の内側に位置するため細菌とは結合できないが、歯や口腔粘膜などの表

面に吸着した状態となると、分子の立体構造に変化が起こり、隠れていたレセプターが外側に露出して細菌線毛と結合できるようになる。したがって PRG、PRP、スタセリンが *P. gingivalis* との結合能を利用して本菌を口腔外へ排出させる機能を果たすことはなく、ただ *P. gingivalis* の口腔への付着を促進させるだけである。これも、*P. gingivalis* の狡猾な感染戦略のひとつである。

③長線毛とバイオフィルム

P. gingivalis の非常に重要な戦略のひとつであるバイオフィルム形成には、他のプラーク細菌との凝集（共凝集：coaggregation）が重要な初期ステップである[2]。長線毛はさまざまなグラム陽性と陰性細菌と共凝集する能力をもっている。長線毛は、*Actinomyces viscosus* や *Treponema denticola* の dentilisin、*Streptococcus gordonii* の SspB や *Streptococcus oralis* の glyceraldehyde-3-phosphate dehydrogenase（GAPDH）といった分子と特異的に結合することにより菌と菌との共凝集を仲介する。

前述のように *P. gingivalis* は長線毛遺伝子（*fimA*）発現を調節することにより、菌体表面の長線毛の量を即座に増減できる。まるで即座に"手・足"を伸ばしたり縮めたりしているようなもので、病原性との密接な関与が推測される機能である。

このすばやい発現制御は、FimS-FimR two-component signal transduction system（2成分情報伝達系）という、細菌ではよく見られる系によって制御されている[9]。これは、環境応答や細胞内情報制御系ではたらき、2種類のタンパク質が関与していることから two-component system と命名されている。1つは、センサーとして機能するセンサータンパク質で、環境変化などの細胞外の情報を感知する役目をもっている。2つ目はレギュレーター（あるいはレスポンス）タンパク質で、センサータンパク質が感知した情報を受けて、目的遺伝子の発現制御などを行う。

代表的なものとして、His-Asp リン酸リレー系がある。センサータンパク質（キナーゼ）が外界の変化に応じて自己の His 残基をリン酸化して、そのリン酸基がレギュレータータンパク質の Asp 残基へと転移し、この転移によってレギュレータータンパク質の活性が変化して、目的遺伝子の発現を調節している。

④長線毛のサブユニット

尿路病原性大腸菌のI型線毛の構造や機能の解析は、他の細菌に先駆けて行われたため、細菌線毛の代表例として用いられている[2]。この大腸菌I型線毛では、線毛のシャフト（軸）タンパク質、シャフトの先端部に位置する付着性タンパク質、線毛を細菌外膜に固定するタンパク質など、線毛を構成する複数のサブユニットタンパク質（部品タンパク質）をコードする遺伝子が染色体の中でひとつの遺伝子群（gene cluster）に集約されている。

そのため、*P. gingivalis* の線毛遺伝子（*fimA*）の gene cluster 解析も行われた。FimA 遺伝子の下流に *fimC*、*fimD*、*fimE* が見いだされ、現在では FimA タンパク質が重合し太いシャフト軸を作り、これに FimC、D、E のアクセサリータンパク質が結合して長線毛を形成していると考えられている[9]。

これらのアクセサリータンパク遺伝子を欠損させた変異株では、自己凝集能が低下し、GAPDH、フィブロネクチン、type I コラーゲンへの付着能も減少した。また、これらの変異株はいくつかのサイトカインに対する誘導能が低下していた。これらのことから FimC、D、E は *P. gingivalis* 線毛シャフトの先端部に位置する付着性タンパク質と推測されている。

⑤短線毛

長線毛より短い線毛構造体である短線毛は、*mfa1* 遺伝子にコードされるサブユニットタンパク質によるポリマーであり、1996年に浜田信城博士（神奈川歯科大学）により発見された[2]。その後10年以上が経過するが、短線毛の機能はよくわかっていない。

しかし、Toll 様受容体2や CD14 への結合能を有し、IL-1α、IL-β、IL-6、TNF-α などのサイトカイン産生を誘導する一方、Toll-様受容体4への結合能はもたないとの報告がある。

短線毛遺伝子欠損変異株は、口腔感染マウスモデルの歯槽骨吸収はほとんど起こさない[10]。これは短線毛の喪失により、宿主細胞への付着が抑制されたためと考えられる。また、*P. gingivalis* の共凝集にも関与している。共凝集を促進する長線毛に対し、短線毛は共凝集を抑制し、バイオフィルムの成長をほどよく制御していると推測されている[11]。短線毛の *mfa1* 遺伝子多型については多数の実験室株を用いて調べられてはいるものの、明確ではない。

⑥ヘム鉄取り込みのための因子：赤血球凝集素、ヘモグロビン受容体、ヘム結合タンパク

ジンジパイン遺伝子がコードする領域には、タンパク分解酵素のほかに複数の赤血球凝集素、およびヘモグロビン受容体が含まれている。また、hagA遺伝子にコードされる赤血球凝集素（HagA）も存在する（表2）。これらの因子はヘム鉄を取り込むための一連の流れに関与している[12]。まず赤血球凝集素が赤血球を凝集捕獲し、ジンジパインが赤血球のタンパク質を傷害しヘモグロビンを遊離させ、菌体表層に存在するヘミン結合性タンパク（Hemin binding protein 35；HBP35）や膜結合型HusA、菌体外へ放出されるヘムフォア分子HmuYおよび遊離型HusA（本章6項にて後述）などが遊離ヘモグロビンの捕獲にはたらく。このように複数の付着因子によってヘム鉄の取り込みは効率的に行われている。

ジンジパイン・赤血球凝集素・ヘモグロビン受容体の集合体は、フィブリノゲン（fibrinogen），フィブロネクチン（fibronectin）、ヘモグロビン（hemoglobin）、コラーゲン（collagen）type V、ラミニン（laminin）と強く結合する。さらに、P. gingivalisとその他のプラーク細菌との共凝集にも関与しており、バイオフィルム形成に貢献している。ヘミン結合性タンパク（HBP35）もActinomyces viscosus、Actinomyces naeslundii、Streptococcus gordoniiとの共凝集を仲介するはたらきをもっており、バイオフィルム形成に参画している[2]。

直接的組織傷害因子ジンジパイン

P. gingivalisの産生するタンパク分解酵素ジンジパインは宿主免疫の誘導により間接的に組織傷害を誘導するほか、直接的に組織を破壊する[12]。

①タンパク分解酵素（プロテアーゼ）：ジンジパイン

800種とも1,000種ともいわれる口腔細菌の中で、P. gingivalisがもっとも病原性の高い歯周病菌であるとされる理由のひとつは、この菌が多様な病原因子を有しているからである（表2）[5]。なかでも特筆すべき性質は強力なタンパク分解活性である。

P. gingivalisのタンパク分解酵素は、トリプシンに似た基質特異性をもつことから、古くはトリプシン様タンパク分解酵素（trypsin-like protease）とよばれたが、現在ではジンジパインと呼ばれており、システインプロテアーゼに分類される。ジンジパインが宿主タンパク質を分解、不活性化あるいは活性化することにより、生体防御を含めた宿主機構は大いにかく乱されることが多数の研究者によって報告されている。その他、ジンジパインは多彩な機能をもっており、P. gingivalisの病原性発揮には欠かせない因子である（表3）[12]。

ヒト生体にはさまざまなプロテアーゼインヒビター（タンパク分解酵素阻害因子）が内在し、生体内外由来のプロテアーゼのタンパク質分解を制御しており、微生物由来のプロテアーゼ活性も阻害される。しかし、ジンジパインはシステインプロテアーゼインヒビターであるシスタチンファミリーによる阻害をまったく受けない。

さらに、セリンプロテアーゼインヒビターであるα1-アンチキモトリプシンやα1-プロテアーゼインヒビター、MMPインヒビターであるTIMPsのいずれによっても阻害を受けない。そのため、ジンジパインは生体内で不活性化されることはなく、P. gingivalisの強力な武器として宿主内で機能することができる[12]。

表2 P. gingivalisの特徴と病原因子。

特徴	病原因子
グラム陰性嫌気性菌	線毛(長線毛，短線毛)
非運動性	タンパク分解酵素ジンジパイン
非糖分解性	リポ多糖（LPS）
タンパク質分解	莢膜
黒色色素産生	赤血球凝集素
赤血球凝集	血漿板凝集因子
血小板凝集	加水分解酵素

表3 ジンジパインの多彩なはたらき。

歯周組織の破壊	鉄分・栄養素獲得，細菌の増殖
①歯周組織を構成するタンパク質の分解	①共凝集
②生体防御系タンパク質の分解	②赤血球凝集
③歯周ポケットの止血阻害	③ヘモグロビン結合
④炎症反応の亢進	④細菌成分のプロセシング

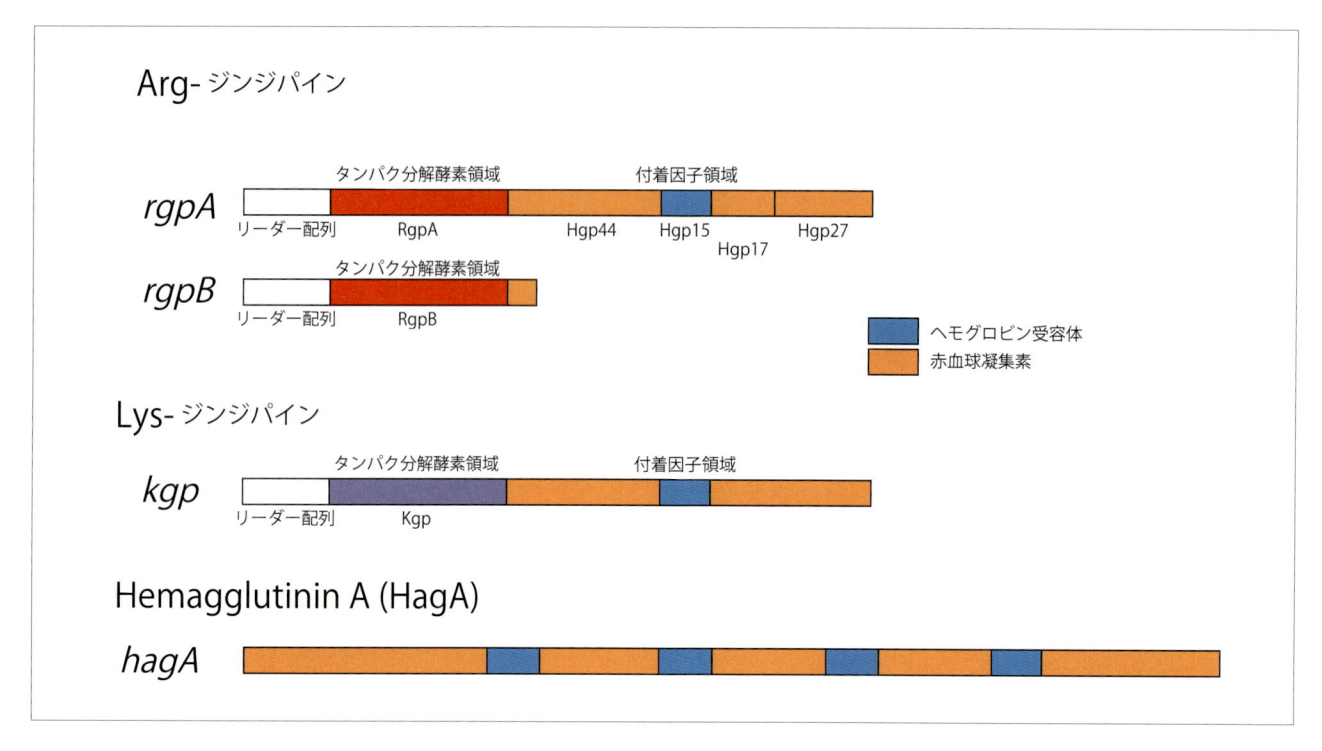

図1 *P. gingivalis* のジンジパインと赤血球凝集素 (HagA) の遺伝子構造。
　ジンジパインにはアルギニン (Arg) 部位を切断する Arg-ジンジパイン (Rgp) とリジン (Lys) 部位を切断する Lys-ジンジパイン (Kgp) が存在する。Rgp は２つの遺伝子 (*rgpA, rgpB*) によりコードされており、Kgp は *kgp* 遺伝子による。Arg-ジンジパイン A(RgpA) と Arg-ジンジパイン B(RgpB) は同じタンパク分解酵素であるが、*rgpA* 遺伝子がコードする領域には、タンパク分解酵素領域に加えて、3つの赤血球凝集素領域と、1つのヘモグロビン結合領域が含まれる付着因子領域が存在する。*kgp* 遺伝子もタンパク分解酵素のほかに、付着因子領域をコードする。また、赤血球凝集素 (HagA) は *hagA* にコードされ、5つの赤血球凝集領域と4つのヘモグロビン結合領域をもつ。

②ジンジパイン複合体（gingipain complex）の構造

　ジンジパインは異なる遺伝子によりコードされた2種類のタンパク分解酵素より成っている[13]。タンパク質（ペプチド）のアルギニン (Arg) 部位を切断する Arg-gingipain (Rgp) と、リジン (Lys) 部位を切断する Lys-gingipain (Kgp) が存在する。Rgp は2つの遺伝子 (*rgpA*、*rgpB*) によりコードされており、Kgp は *kgp* 遺伝子にコードされる。RgpA と RgpB は同じタンパク分解酵素であるが、*rgpA* 遺伝子がコードする DNA 領域には RgpA に加えて、3つの赤血球凝集素と1つのヘモグロビン受容体をコードする領域が含まれる付着因子領域 (adhesion domain) が存在する（図1）。

　kgp 遺伝子も Kgp のほかに、付着因子領域 もコードし、2つの赤血球凝集素と、1つのヘモグロビン受容体を産生する。Rgp と Kgp のタンパク分解酵素領域の相同性は低く25％程度であるが、両ジンジパインの付着因子領域の相同性は約70％である。Rgp および Kgp ともに、菌体表層では赤血球凝集素やヘモグロビン結合タンパクとともに高分子複合体を形成しているが、菌体外にも分泌されている。

　Rgp および Kgp のタンパク分解酵素・付着因子複合体は、赤血球を凝集・分解しヘム鉄を摂取するほかにフィブリノゲン、フィブロネクチン、ヘモグロビン、type V コラーゲン、ラミニンなどの細胞外マトリックスタンパク質と強く結合する。興味深いのは RgpA の複合体は、付着因子のはたらきにより、上皮細胞への細菌付着を促進させる[2,12]。逆に RgpA タンパク分解酵素は、上皮細胞からの細菌遊離を促進する。*P. gingivalis* が宿主細胞／タンパク質に積極的に結合した後、今度はすばやくターゲットから離れ、つぎの目標に向かうヒット＆アウェイ戦法をジンジパイン複合体がアシストしているかのようである。

③栄養素摂取

　Streptococcus mutans などとは異なり *P. gingivalis* は糖分解能をもたないため、糖を栄養素としては利用できない。その代わり、血漿や歯周組織のタンパク質を分解して栄養源としている[12]。この栄養摂取にジンジパインは欠かせない。ジンジパインの遺伝子のすべて (*rgpA*、*rgpB*、*kgp*) をノックアウトした変異株を、ウシ血清ア

ルブミンを唯一の栄養源とする最小培地で培養してもほとんど増殖しない。また、野生株でも両酵素の阻害剤の存在下では増殖がみられない。どちらか一方が欠けただけの Rgp 欠損株、Kgp 欠損株は野生株とほぼ同様の増殖を示すことから、Rgp・Kgp のどちらもが栄養摂取に貢献している。

さらに、前項で述べたようにジンジパイン複合体（タンパク分解酵素と付着因子）は赤血球を凝集・分解し、そこからヘムを摂取する。また、この複合体は細胞外マトリックスと強く結合し、ジンジパインによってタンパク質を分解し栄養源とする[14]。細胞外マトリックスタンパク質の分解が歯周組織の破壊に強く関連していることは想像に難くない。さらにジンジパインは免疫グロブリン（IgG、IgA）やサイトカイン（IL-6、TNF-α）も分解し栄養源とする。歯周組織のみならず、宿主の免疫応答機構までも P. gingivalis の餌食となっている。

④細菌タンパク質のプロセシング

細菌の外に分泌されるタンパク質や菌体外膜に位置する菌体成分タンパク質は、N 末端にリーダー配列（☞用語解説）（あるいはリーダーペプチド、シグナルペプチドなどとよばれる）を含んだ前駆体型タンパクとして細菌内で発現される。このリーダー配列は発現タンパク質の細菌外側への移送に必要であるが、移送が終わるとこの配列は不要となり切り離され、タンパク質の成熟が果たされる。

Rgp 欠損変異株では菌体表層に長・短線毛はほとんど見られない。これは両線毛の主要構成成分であるサブユニット（部品タンパク質）が Rgp 欠損株では適正な位置でプロセシング（リーダー配列の切り離し）を受けないためである[15]。in vitro で長線毛サブユニット前駆体に Rgp を作用させると成熟型分子が生成される。短線毛の構成成分である Mfa タンパク質も Rgp によるプロセシングを受ける。長線毛と短線毛の成熟にはジンジパインが不可欠なのである。Rgp あるいは Kgp 自身もそれぞれの高分子前駆体から自己ならびに相互プロセシングによって各領域タンパク質（プロテアーゼ、血球凝集素、ヘモグロビン結合タンパク質）が切り出される。

⑤宿主タンパク質分解活性と病原性

ジンジパインは歯周組織構成タンパク質の分解、細胞傷害性、免疫ネットワークの破壊、血液凝固の阻害などの病原性を発揮する。さらに、ジンジパインは歯槽骨吸収誘導因子としても機能している。歯周病の進行にともなう炎症性メディエーターの過剰産生が歯槽骨吸収を引き起こすのであるが[12]、それに加えジンジパインは骨芽細胞に直接作用して、RANKL や IL-6（第3章4参照）など骨吸収を促進するサイトカインの産生を誘導する。

P. gingivalis の線毛欠損株とジンジパイン欠損株を骨芽細胞に感染させた場合の RANKL 発現上昇を調べたと

表4　ジンジパインにより活性化される protease-activated receptor (PAR) をもつ細胞種とその病因論的意義。

標的細胞	標的となる PAR	細胞応答	病因論的意義
白血球	PAR-2 by Rgp	細胞応答細胞内 Ca^{2+} 濃度増加	白血球活性化
骨芽細胞	PAR-1, -2	濃度増加細胞内 Ca^{2+} 濃度増加	破骨細胞の活性化
口腔上皮	PAR-1, -4 by RgpA, RgpB	IL-6 の発現誘導，IL-8 発現への影響 defensin 等の抗菌性ペプチドの発現誘導	局所炎症反応の亢進 抗菌性ペプチドの産生増加
血小板	PAR-2 by RgpB	血小板凝集亢進 ストレスホルモンによる血小板凝集亢進	歯周病と心血管疾患との関連 歯周病とストレスとの関連
歯髄細胞	PAR-2 by RgpB	neuropeptides: calcitonin gene-related peptide と substance P の発現誘導局所炎症反応の亢進	局所炎症反応の亢進
歯肉線維芽細胞	PAR-1, -2 by Rgp	肝細胞増殖因子発現亢進	炎症過程・組織修復過程への影響
角化細胞	PAR-1, -2 by Rgp	HIV-1 受容体（CCR5）の発現上昇	細胞への HIV 感染の促進
T 細胞	PAR-1, -2, -4 by RgpA	CD25,CD65 の発現誘導	T 細胞の活性化
血管内皮細胞	PAR-1, -2, -3 by RgpA	Weibel-Palade body 分泌誘導 LPS 刺激による IL-8 発現誘導	P. gingivalis への炎症性応答の亢進
ヒト口腔角化細胞	PAR-1, -2 by P. gingivalis	IL-1α, IL-1β, IL-6, TNFα の発現誘導	破骨細胞の分化誘導と歯槽骨吸収

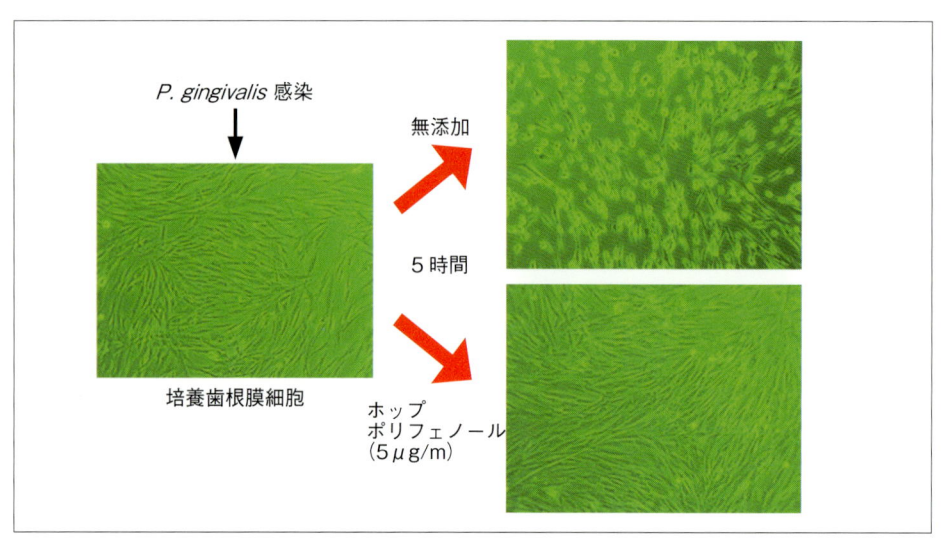

図2 ホップポリフェノールによるジンジパイン活性の阻害。
　培養歯根膜細胞に *P. gingivalis* を5時間感染させた。感染によって歯根膜細胞は球状化するもの、あるいは培地中に浮遊するものなど、明らかな細胞傷害を受けた。一方、感染前にホップポリフェノールを添加しておいた細胞には変化は見られない。

ころ、感染による RANKL 発現の促進はジンジパイン欠損株では明らかに減少していた。ジンジパインは骨芽細胞活性化に関与しているのである。

　多くの細胞は、トロンビンやトリプシンなどのプロテアーゼによって活性化される protease-activated receptor（PAR）とよばれる受容体を発現しており、PAR 分子の一部がタンパク分解酵素により切断されることにより、受容体に刺激シグナルが入る。PAR には PAR 1 から 4 までの 4 種類の存在が知られている[16]。

　とくに、血管内皮細胞やマスト細胞の炎症応答には PAR が重要な役割を果たしている。歯肉線維芽細胞や歯肉上皮細胞にもトロンビンや白血球由来のプロテアーゼで活性化される PAR が存在することも報告されており、これらの細胞では PAR の活性化によって IL-6 の発現が促進されるという報告もある。ジンジパインが PAR の活性化を介して血小板の凝集を促進することも知られており、ジンジパインはプロテアーゼとして歯周組織の破壊にはたらくだけでなく、歯周局所において PAR を介した炎症応答を促進している可能性もある（表4）。

⑥特異的阻害薬の開発

　ジンジパイン（Rgp・Kgp）は宿主に対して強い病原性を発揮する一方で、細菌自身にとっては生存増殖に不可欠な多機能酵素である。したがって、ジンジパインに対する特異的阻害薬の開発は歯周病の制御に応用できる可能性が高い。実験室などで用いられるタンパク分解活性阻害剤（N-alpha-Tosyl-L-lysine chloromethyl ketone、leupeptin など）はジンジパインのプロテアーゼ活性を阻害することはできるが、細胞毒性が高い。

　ヒト唾液成分であるヒスタチン（histatin）5 も Rgp・Kgp の両者に対して阻害活性を有しているものの特異性が低く、阻害効果も弱い。九州大学の山本健二教授らは、ジンジパインを非常に特異的に阻害する合成阻害剤として、KYT-1（抗 Rgp）と KYT-36（抗 Kgp）を開発した。この阻害剤はジンジパインによる生体タンパク質の分解を完全に阻害し、細胞傷害性・血管透過性の亢進といった病態形成にかかわる活性も抑制した。細菌自身の増殖も認められなくなった。さらに、Rgp および Kgp を同時に高い特異性で阻害することができるペプチド性阻害剤 KYT-41 も見いだされ[17]、2009 年より実用化に向けた検討に入っている。

　食品成分であるポリフェノールにはさまざまな効能があると考えられている。われわれはリンゴポリフェノールや、ビール原料ホップのポリフェノールがジンジパインのタンパク分解能を効果的に阻害することを示した（図2）。これらポリフェノールに細胞毒性はないうえに、ホップポリフェノールはプラーク蓄積を抑制する効果があるため、口腔用品あるいはエムドゲイン（エナメルマトリックスデリバティブを主成分とする歯周組織再生誘導材料）療法との併用を目的とした歯根膜保護材としての応用が考えられている[18, 19]。

間接的組織傷害因子

　P. gingivalis に対する過剰な宿主免疫応答に歯周組織破壊が進行する。本項では免疫応答の制御かく乱・暴走を誘導する因子について述べる。

①リポ多糖；リポポリサッカライド（lipopolysaccharide：LPS、以下 LPS）

　LPS はグラム陰性菌細胞壁外膜の構成成分であり、脂質および多糖から構成される糖脂質である。LPS は内毒素（エンドトキシン）であり、ヒトや動物などの細胞に作用すると強い炎症性サイトカイン誘導活性を発揮し、多彩な生物活性を発現する（第3章4参照）。

　LPS の生理作用発現の最たるものは、自然免疫機構への刺激である。LPS 刺激は、宿主細胞の細胞膜表面に存在する Toll 様受容体である Toll 様受容体4（TLR4）を介して伝達される。その結果、炎症性サイトカインの発現が誘導され、さまざまな免疫反応が引き起こされる。

　TLR4 による LPS の認識機構は、まず LPS 結合タンパク質（LPS-binding protein：LPB）が LPS に結合し、LPS と細胞表層の CD14（☞用語解説）分子との結合を仲介する。そして LPS-CD14 複合体は TLR4 に結合する。その過程では細胞の MD-2 分子が必須である[20]。

　P. gingivalis LPS もマクロファージなどの免疫担当細胞のみならず、歯周組織を構成する非免疫細胞を活性化し、インターロイキン1（IL-1）やプロスタグランジンなどの炎症性メディエーターの産生を促進する。その結果、歯周組織の破壊が誘導される。

　P. gingivalis の LPS は大腸菌の LPS と比較してその活性が非常に弱いため、TLR シグナル伝達経路において負の制御機構を担う分子 IL-1 receptor-associated kinase M（IRAK-M）を特異的に活性化し、炎症性サイトカインの産生誘導を抑制できるという報告もある。P. gingivalis は免疫監視機構を巧みにかいくぐって回避する能力があると考えられており、このような性質は、軍用機などがレーダー類から探知されにくくするために開発された軍事技術であるステルス性にたとえられ、ステルス様特性（'stealth-like' characteristics）と呼ばれている。

② 莢　膜

　莢膜（きょうまく：capsule）は、一部の細菌がもつ細胞壁の外側に位置する被膜状の構造物である。細菌が分泌したゲル状の粘質物が、細胞表面にほぼ均一な厚さで層を形成したものであり、マクロファージなどによる貪食作用などの宿主免疫機構による排除を回避する役割をもつ。そのため、莢膜をもつ菌はもたない菌と比較すると宿主免疫への抵抗性が高く、高病原性であることが一般的である。

　また、莢膜は抗原として認識されて、特異的抗体の産生を誘導しうる性質（抗原性）をもつ。P. gingivalis にも菌体表層に莢膜を有する株もあり、莢膜を有する株を実験動物に接種すると、蜂窩織炎を惹起し死に至ることが多く、本菌の毒性の発揮に関与していると考えられている[21]。

　次項で詳説するⅡ型長線毛株の多くは莢膜をもっており、Ⅱ型長線毛に加え、莢膜の作用も相まって、高病原性を発揮していると考えられる。

③共生による相互扶助

　バイオフィルム中では、さまざまな細菌種が代謝産物を互いの栄養素として融通していると考えられている。たとえば、red complex に分類されている P. gingivalis、T. denticola、T. forsythia は高頻度で歯周ポケットにおいて同時に検出され、強い共生関係をもっている。共生を支える分子基盤ははっきりとはしないが、相互に栄養素を融通して互いの増殖を助けていると推測されている[5]。

　T. forsythia の栄養要求性は非常に厳密であり（偏食家である）、ヒト口腔内から分離した T. forsythia の培養には手間と技術が必要である。しかし、T. forsythia が高頻度で歯周ポケットから検出されるということは、この細菌がもつタンパク分解酵素が宿主タンパク質を自分が摂取しやすい形に分解して、細菌増殖に利用しているためと考えられる。

　さらに、red complex 仲間への栄養供給にも貢献しているようである。実際、T. forsythia の存在しないポケットには P. gingivalis は存在しないと言われているほど、P. gingivalis への栄養供給と増殖促進に T. forsythia は必要な存在のようである。T. forsythia も次項で述べるように、ユニークなタンパク分解酵素をもっている。red complex の3菌種はそれぞれ個性的でユニークなタンパク分解酵素を産生し、宿主タンパク質を3菌種の好みにあった多様なペプチドに分解できるのであろう。た

とえて言えば、3菌種が揃えば少ない食材でもたくさんの料理を作れるため、それぞれの口に合うモノが必ずあるというわけである。さらに栄養素の相互扶助により、それぞれの菌種の歯周病原性が高まるという報告もいくつかなされており、その実験データは信憑性が高い[22]。しかし、この現象の基盤メカニズムを明らかにするには、さらなる研究が必要である。

代謝産物

①揮発性短鎖脂肪酸

red complex (*P. gingivalis*、*T. denticola*、*T. forsythia*) の強い共生関係には、互いの細菌種の代謝産物が関与している。*P. gingivalis* は栄養素として、アミノ酸よりもペプチドを好む。*P. gingivalis* はジペプチド (dipeptide：2個のアミノ酸より成るペプチド) を消化し、アンモニウムイオン (NH_4^+) や揮発性短鎖脂肪酸 (酪酸、プロピオン酸、酢酸、コハク酸エステルなど) の最終代謝産物を産生する。

これらの代謝産物は他の細菌種の栄養素となるばかりではなく、宿主細胞に対して毒性を発揮する[5] (第3章 4-3で詳説)。揮発性短鎖脂肪酸は、口腔粘膜へのバイオフィルム細菌の侵入を促進し歯周破壊を誘導する。アンモニウムイオンは酸性環境を弱め、歯周ポケット内を歯周病菌が好むアルカリ環境へと変えるとともに、好中球の機能を阻害する。さらに、*P. gingivalis* のもつ peptidylarginine deiminase は bradykinin を分解して、アンモニウムイオンとシトルリンを生じる。シトルリンも *P. gingivalis* の増殖を促進することが知られている。

②酪　酸

揮発性短鎖脂肪酸は *P. gingivalis* のみならず *Prevotella loescheii*、*Prevotella intermedia*、*Fusobacterium nucleatum* などの歯周病関連菌からも産生される。揮発性短鎖脂肪酸の中では、酪酸に関する研究が進んでいる[23] (第3章 4-3で詳説)。

健康な歯肉溝でも酪酸濃度は約8mM もあり、歯肉炎症部位においては約14〜20 mM と高濃度の酪酸が検出される。酪酸を種々の宿主細胞 (マウス胸腺細胞、マウス脾臓T細胞、マウスB細胞、ヒトT細胞株、ヒトB細胞株、ヒトマクロファージ細胞株、ヒト末梢血単核球) に作用させると、1 mM 程度から濃度依存的にアポトーシス (細胞死) が誘導される。

また、免疫担当細胞に対してはサイトカイン産生抑制効果もあり、マウス脾臓T細胞に 1.25 mM 酪酸を添加すると、IL-4、IL-5、IL-6 の産生がほぼ完全に阻害され、2.5 mM 酪酸添加では IL-2 産生量が 80% 阻害されると報告されている。しかし、酪酸の作用には、細胞種や実験条件の違いにより異なる結果が示されることもあり、さらなる検討が必要かもしれない。

③口臭物質：揮発性硫黄化合物

P. gingivalis の酵素である、L-Methionine-a-deamino-c-mercaptomethane (METase) はメチオニンから酪酸、メチルメルカプタン、アンモニウムイオンを産生する。これらの物質には細胞毒性があり、METase の遺伝子を欠損させた変異株の病原性は、顕著に減弱することがマウス感染モデルを用いて報告されている[24]。

そのほかにも *P. gingivalis* は揮発性硫黄化合物を産生し、そのなかには口臭物質として知られている硫化水素 (H_2S、卵の腐臭)、メチルメルカプタン (CH_3SH、キャベツの腐臭)、硫化ジメチル 〔$(CH_3)_2S$、生ごみの腐臭〕が含まれている。これらの物質は、口臭レベルの濃度で細胞毒性を示すとともに、免疫担当細胞の機能に必須のジスルフィド結合を分解することができる[5]。

口臭物質の歯周病原性については今後の検討が必要であるが、これまで知られている *P. gingivalis* の病原因子の中で、もっとも病原性が高いのは口臭物質ではないかとする報告もある[5,25]。

免疫補体系からの回避

P. gingivalis のステルス様特性を支える1つのメカニズムが、免疫補体系からの回避である[26]。補体とは免疫反応を媒介する血中タンパク質の一群であり、体内に侵入してきた細菌などの微生物に抗体が結合すると、補体は抗体により活性化され生体防御にはたらく。

補体の成分は C1〜C9 で表され、C1 にはさらに

C1q、C1r、C1s の 3 つの、その他は C5a、C5b といったそれぞれ 2 つのサブタイプをもつ。これらのタンパク質群が連鎖的に活性化して免疫反応の一翼を担う。補体系の主な役割は抗原のオプソニン化、細菌の融解（膜侵襲複合体による）、マクロファージ等の化学遊走の誘導、の 3 つである。

オプソニン化は、病原菌に補体が結合し、補体レセプターをもつ食細胞が病原菌に結合した補体を認識することで食作用を促進する作用であり、C4b、C3b が関与する。補体がつぎつぎに結合し、C5b/C6/C7/C8（C5b678）、あるいは C5b/C6/C7/C8/C9（C5b6789）などの複合体（膜侵襲複合体、membrane-attack complex：MAC）を形成すると、病原菌の細胞膜に孔を開けることができる。これによって、細胞外の物質が細胞内に流入して細菌は破裂する。C5a あるいは C5b/C6/C7（C5b67）は病原菌に感染した部位に好中球を呼び寄せる作用（遊走）をもつ。さらに補体系は古典経路、副経路、マンノース結合レクチン経路の 3 つの生化学的プロセスによって活性化される。

宿主にとって補体系の活性化は、迫り来る感染や異物（LPS やタンパク分解酵素など）に対するもっとも効果的な最前線防御ラインである。しかし P. gingivalis はジンジパインを用いて補体を分解し、補体系そのものの機能を障害させてしまう[12]。そのメカニズムを図 3 に記す。

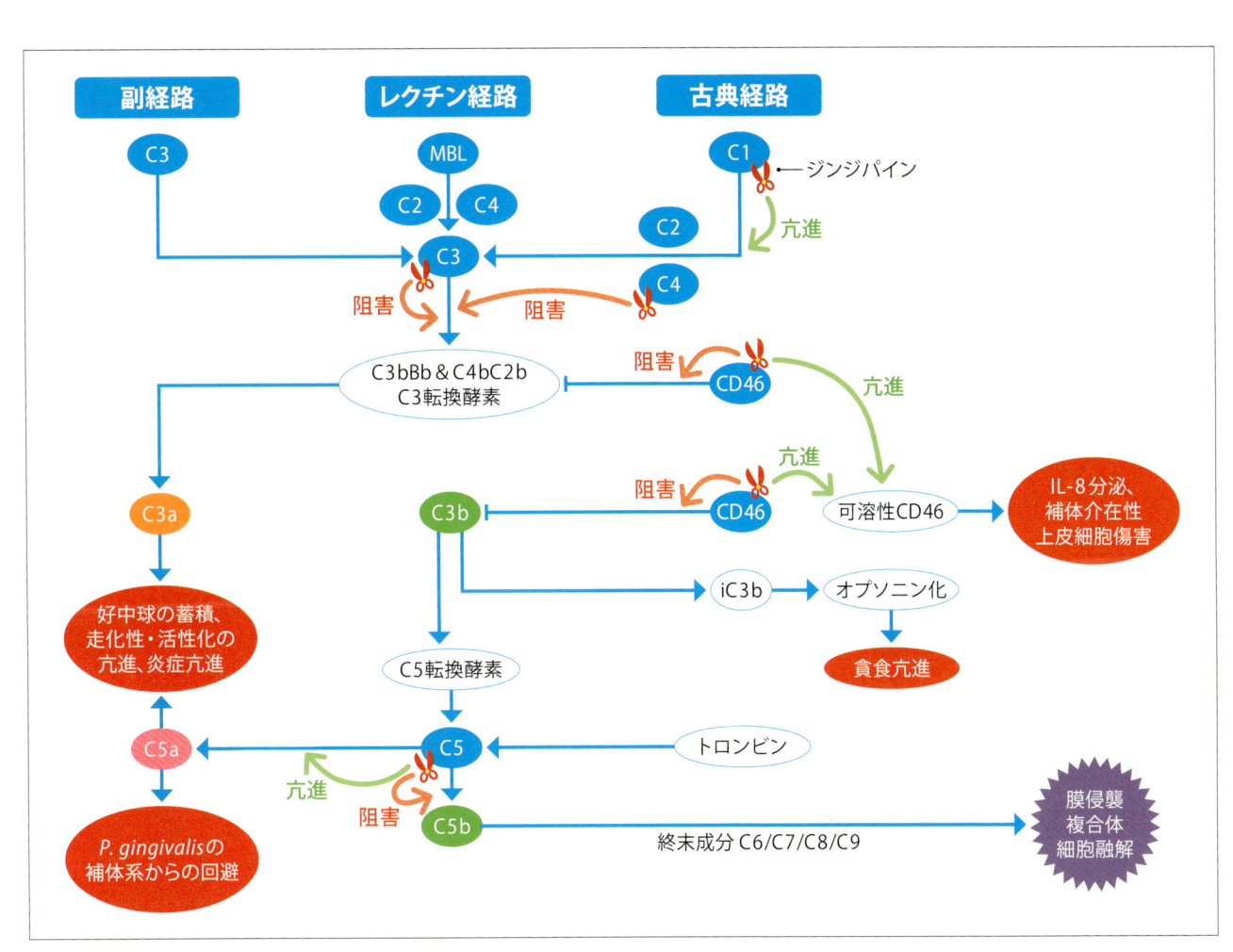

図 3 補体系の活性化を阻害するジンジパイン。
　補体系は図に示す古典経路、副経路、レクチン経路、の 3 つの生化学的プロセスによって活性化される。古典経路とは、体液性免疫の抗体抗原複合体に補体 C1 が結合することで C1 が活性化し開始される。以降も基本的に数字順に活性化するが、C4 は例外的に 2 番目にくる。「C1→C4→C2→C3b→C5b」まで活性化され、あとは C5b に C6～がつぎつぎと結合、最終的に C5b6789 にまでなる。副経路は、抗体を介さず直接細菌表面に結合し、C3 を活性化し、C3a、C3b へと転換させる。レクチン経路は、マンノース結合レクチン（mannan-binding lectin：MBL) が病原体表面のマンノース残基に結合することによって活性化される。この一連の補体活性化の流れが、赤のハサミで示した成分が分解されることにより、阻害される（→）、あるいは刺激を受け亢進する（→）。

長線毛遺伝子型と歯周病原性

P. gingivalis にとって、口腔内に侵入し定着することが歯周組織の破壊への第一歩である。P. gingivalis の長線毛は本菌の代表的な付着因子（adhesion）であり、唾液成分、他のプラーク細菌、歯肉上皮細胞、歯肉線維芽細胞、細胞外マトリックスタンパクなどと強い結合親和性を有し、本菌の口腔内への定着に重要な役割を果たすと考えられている[2]。さらに、宿主細胞への侵入においても必要不可欠な因子である。また自然免疫、獲得免疫に強い反応を起こさせる長線毛の性質が歯周局所の炎症を誘導し、歯周破壊の原因のひとつとなっている。この長線毛には、線毛遺伝子構造の違いにより6つの異なる遺伝子型が存在し、付着能や抗原性が異なるため、歯周病原性に差が生じる[6]。

① 6つの長線毛 (fimA) 遺伝子型

P. gingivalis 線毛のサブユニットタンパク FimA（フィンブリリン：fimbrillin）をコードする fimA 遺伝子には、核酸配列構造の違いにより6つの遺伝子型（Ⅰ～Ⅴおよび Ⅰb 型）が存在し、遺伝子型により線毛形態は異なり（図4）、線毛タンパクの抗原性も異なる。構造が異なれば、線毛の病原性も異なると考えたわれわれは、1999年から5年にわたり分子疫学調査を行った。歯周病患者からはⅡ型線毛遺伝子を有する P. gingivalis が高頻度で検出され、非歯周病成人からはⅠ型線毛クロー

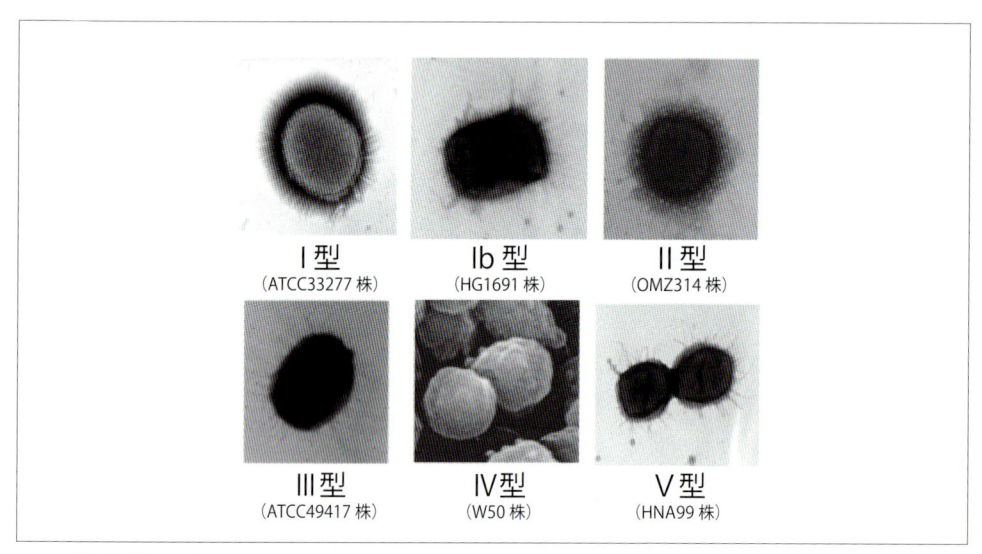

図4　線毛遺伝子型の異なる P. gingivalis 株の菌体表層構造。
　菌体表層に豊富な線維状構造物として観察される線毛は fimA 遺伝子によってコードされるサブユニットタンパクである FimA(フィンブリリン fimbrillin) により構成されている。FimA は fimA 遺伝子の差異により6型(Ⅰ型～Ⅴ型、Ⅰb 型)に分類され、それぞれ異なる菌体表層構造像が認められる。

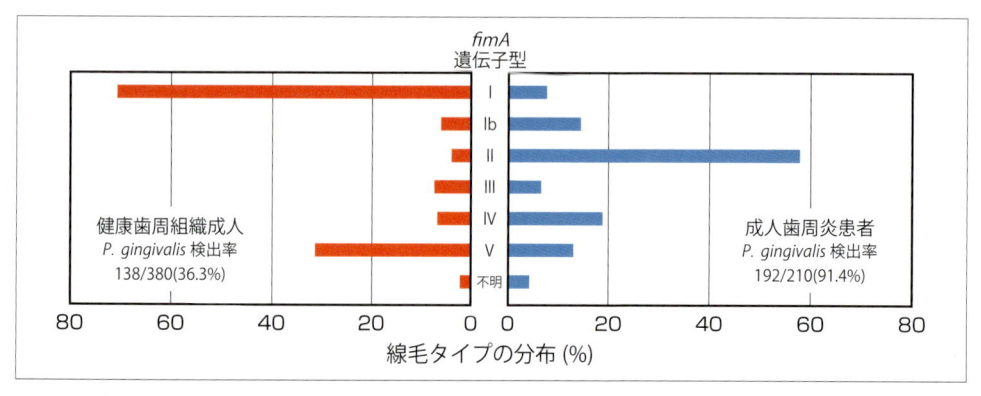

図5　日本人成人での P. gingivalis 線毛 (fimA) 遺伝子型の分布。
　1999年から2001年にかけて、30歳以上の健康歯周組織成人380名と歯周病患者210名からプラークと唾液を採取し、fimA 遺伝子型の同定を行った。被験者当たり2タイプ以上の fimA が検出されたサンプルもあるため、分布率の合計は100％を超える。

ンが高頻度で検出された（図5）[27]。さらに、8mm以上の深さの歯周ポケットから検出された P. gingivalis は90％以上がⅡ型線毛クローンであるという興味深い結果も得た。

そのほかにも、さまざまな集団での疫学調査を続けた。遺伝的素因により早期に重篤な歯周疾患を併発するDown症候群成人患者、プラークコントロールが著しく不良な精神発達遅滞成人、糖尿病をともなう歯周病患者、抗てんかん薬誘発性歯肉肥大においても、歯周病の進行度と P. gingivalis のⅡ型線毛クローン感染との間に強い関連が認められた。

日本の異なる地域での疫学調査でも同様な結果が示され、さらに中国、ドイツ、ノルウェー、オランダ、スイス、ブラジル、メキシコでも日本と類似した結果が報告された。アフリカ系米国人においてはⅡ型線毛クローンよりもⅣ型クローンのほうが歯周病との関連が強い傾向が示唆されている。

近年、心血管疾患と歯周病との関連に注目が集まっており、いくつかの日本での調査では、心臓弁置換術や血管の狭窄部位の外科的除去などによって採取された病巣部位から高頻度で P. gingivalis Ⅱ型線毛クローンのDNAが検出されることが報告されている[28]。これは、口腔由来のⅡ型線毛クローンが血管病変を誘発した可能性を示している。

これらの疫学知見は、P. gingivalis のすべての菌株が一様な病原性を有しているわけではなく、特定の線毛遺伝子型をもつ P. gingivalis のみが、歯周病の発症と密接な関連性をもつことを示唆している。したがって、歯周病原性の高い P. gingivalis が歯肉縁下細菌叢の中に存在するか否かを検査することにより、若年者の歯周病発症の将来リスクが予測できるとともに、歯周病患者の歯周炎が深刻なものであるのか、それとも多量のプラーク蓄積による不潔性歯周炎であるのかを評価できる可能性がある。現在、P. gingivalis の歯周病原性にかかわりのある他の遺伝子の多型についての検討が複数の研究者によって行われている。

② 長線毛遺伝子型と病原性

なぜ P. gingivalis のⅡ型線毛クローンの歯周病原性は高いのか？　われわれはその謎を探るために数々の実験を行った。前項で述べたように、上皮バリアの崩壊は内縁上皮細胞に自然死（アポトーシス）や壊死（ネクローシス）、あるいは細胞間隙の破壊や細胞外マトリックスの分解などにより、内縁上皮細胞が組織から剥離し、潰瘍面が形成されることによる。

上皮の細胞接着を維持する接着斑は、上皮バリアを維持するために重要な役割を果たしている。しかし、P. gingivalis が細胞内に侵入し、細胞中の接着斑構成分子〔パキシリン（paxillin）、フォーカルアドヒージョンキナーゼ（focal adhesion kinease：FAK）など〕を分解するために接着斑は破壊される。その結果、上皮バリアの維持・修復は阻害されてしまう（第Ⅰ章 図8）。上皮バリアの維持・修復が遅延すればするほど、歯周潰瘍面の創傷治癒は阻害され疾患は慢性化する。そこで6つの線毛遺伝子型の代表菌株を用いて、P. gingivalis の細胞内への侵入効率、そして接着斑の破壊効率を評価した[29]。その結

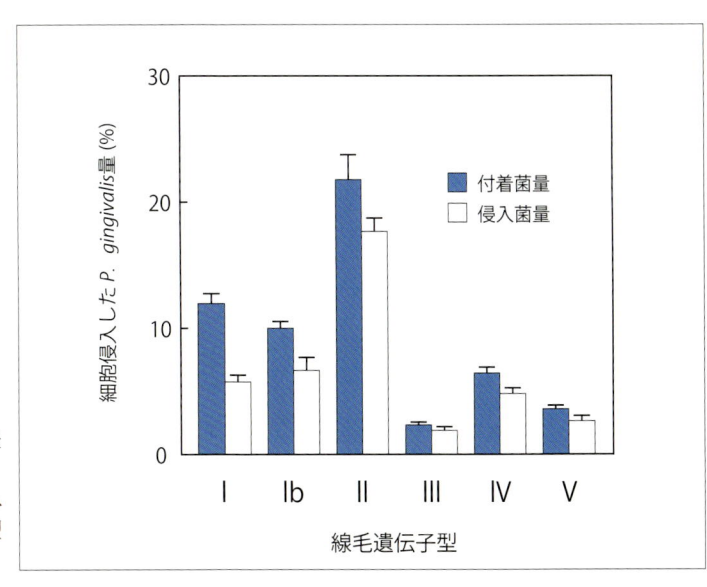

図6　線毛遺伝子型と P. gingivalis の上皮細胞への付着・侵入の関係。
　6種の線毛遺伝子型の代表菌株を用いて、宿主上皮細胞への付着・侵入効率を評価した。6つの遺伝子型の中で、Ⅱ型線毛遺伝子をもつ菌株がもっとも顕著な侵入効率を示した。

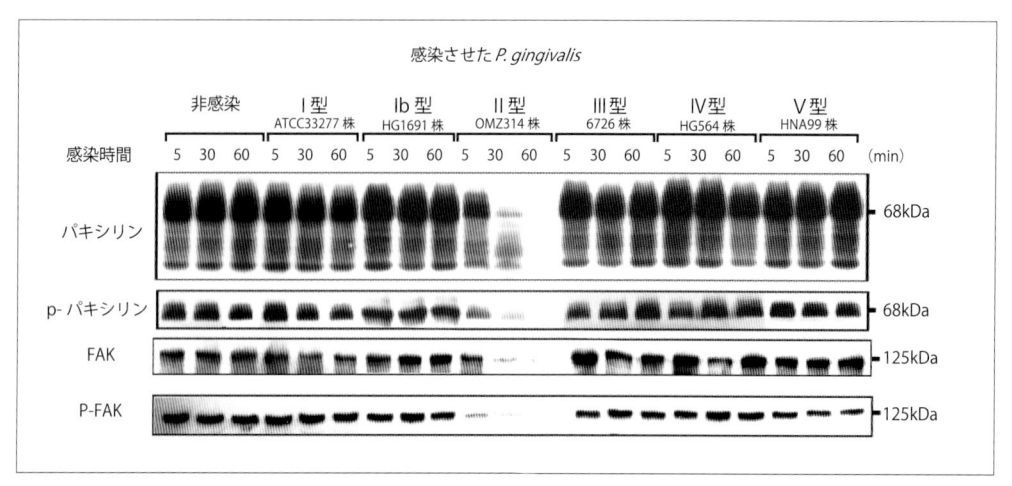

図7 6つの線毛遺伝子型の代表菌株に感染した上皮細胞内のパキシリンと focal adhesion kinease(FAK) の分解。
　Ⅱ型線毛遺伝子をもつ P. gingivalis 株は他の線毛型株に比べ、はるかに効率よく細胞内に侵入し、細胞の遊走や増殖を制御する細胞内シグナル分子パキシリンと FAK を選択的に分解した。p-: phosphorylated(リン酸化され活性化された状態)。

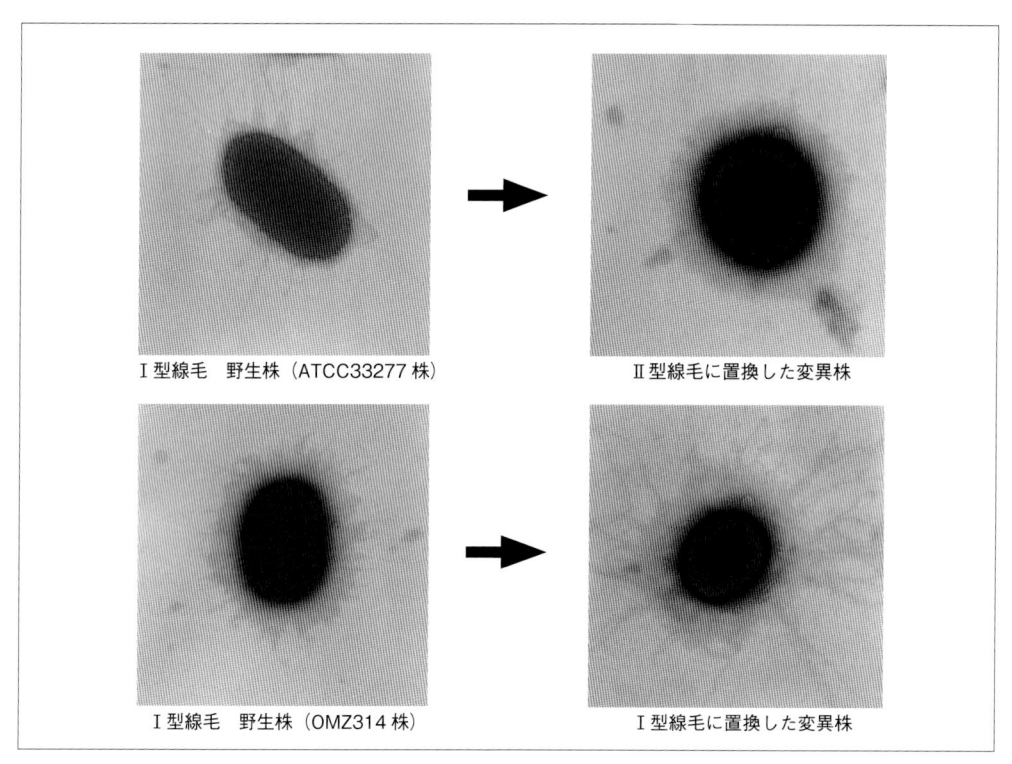

図8　Ⅰ型およびⅡ型線毛株の線毛遺伝子を相互に置き換えた変異株の作製。
　Ⅰ型およびⅡ型線毛株の線毛遺伝子を相互に置換した変異株を作製した。長線毛遺伝子を変えるだけで細菌の表層形態が明らかに変わり、Ⅰ型線毛遺伝子はロングヘア状の線毛を形成し、Ⅱ型線毛遺伝子はひまわりに似た短髪を形成した。

果、Ⅱ型線毛遺伝子をもつ P. gingivalis 株は他の線毛型株に比べ、はるかに効率よく細胞内に侵入し(図6)、細胞の移動や増殖を制御する細胞内シグナル分子パキシリンと FAK を選択的にすばやく分解した(図7)。それにより、細胞の移動・増殖が顕著に阻害され上皮バリアの修復は遅延する。この分解は P. gingivalis のプロテアーゼ、ジンジパインによるものである。

　また、細胞内 P. gingivalis は細胞のアポトーシスを抑制し自らの寄生細胞を存続させようとする傾向があるが、Ⅱ型 P. gingivalis は逆に細胞のアポトーシスを誘導した。これらの結果は、Ⅱ型線毛クローンが強力な細胞傷害性を有することを示している。

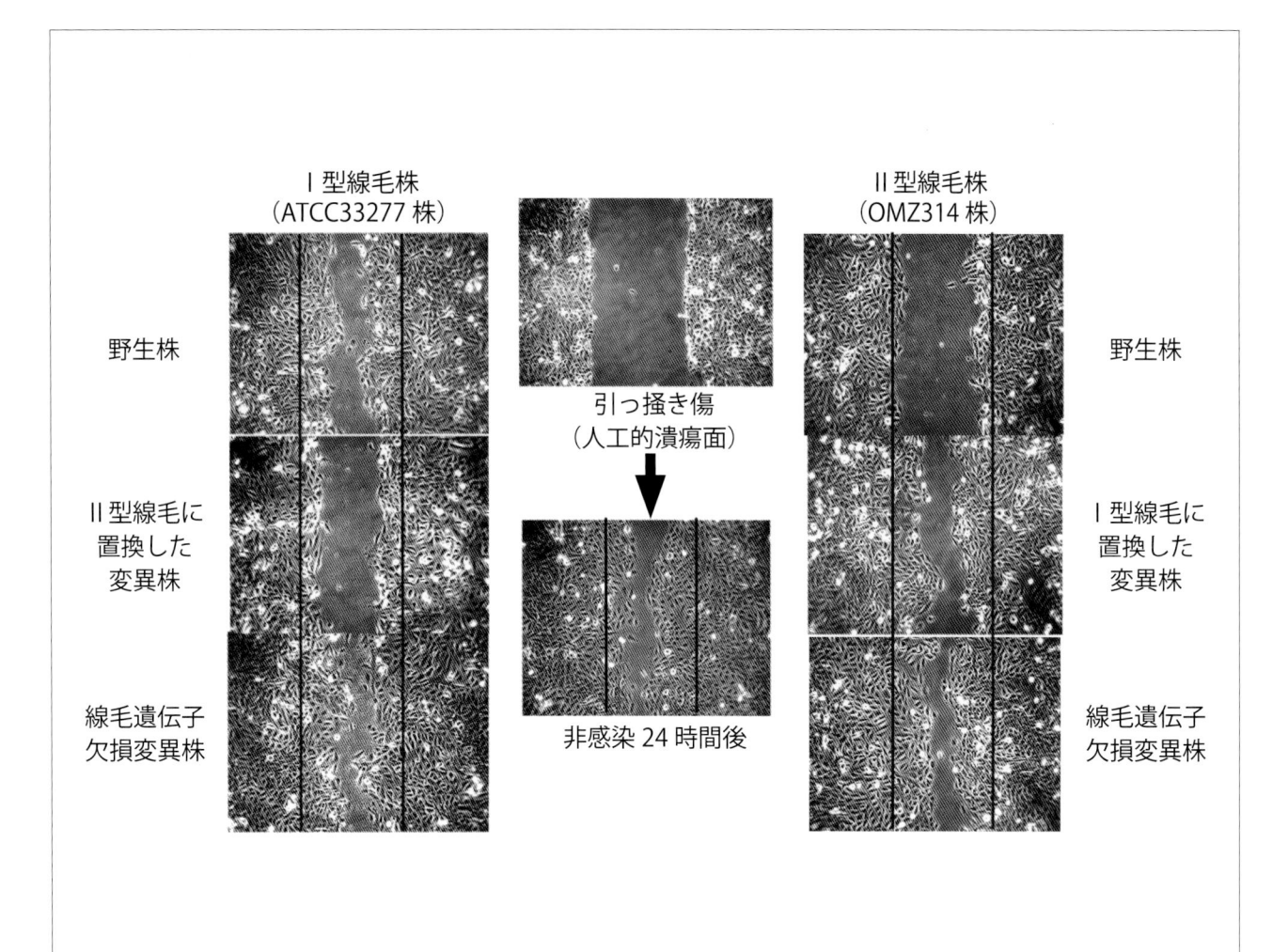

図9 I型およびII型線毛株の線毛遺伝子を相互に置き換えた変異株の細胞傷害性。
　歯肉上皮細胞を均一単層になるまで培養し、これに人工的な引っ掻き傷（人工的潰瘍面）をつける。その後、細胞はこの引っ掻き傷を埋めるように移動・増殖する。I型およびII型線毛株の野生型（親株）、線毛遺伝子置換変異株、そして線毛遺伝子欠損変異株（遺伝子ノックアウト変異株）のP. gingivalisを感染させ歯肉上皮細胞の潰瘍面修復能を評価した。II型線毛株の感染によって引っ掻き傷を埋めるような細胞の移動・増殖は著しく阻害された。

　II型線毛の病原性をさらに確認するため、遺伝子工学的にI型およびII型線毛株の線毛遺伝子を相互に置換した変異株を作製し、細胞傷害性の変化を観察した[30]。長線毛遺伝子を変えるだけで、細菌の表層形態が明らかに変わった（図8）。II型線毛遺伝子をI型に交換すると、歯肉上皮細胞へのP. gingivalisの侵入効率は1/5以下に低下した。逆にI型線毛遺伝子をII型に交換すると、細胞侵入効率は約3倍に増加した。第1章 図8で行った実験を線毛遺伝子置換株で行ったところ、II型線毛株は野生型、変異株ともに顕著な細胞傷害を引き起こし、実験的潰瘍面の閉鎖は強く阻害された。一方、I型線毛株のそれは弱いものであった（図9）。このことは、II型線毛は歯周ポケット内の上皮バリア修復を強く阻害することを示している。

　これらI型およびII型の野生株、変異株をマウス腹腔に接種し、炎症反応の程度を比較したところ、II型線毛株は顕著な炎症反応を惹起した。II型線毛をもつことによって、IL-1βの誘導能は3倍となり、IL-6の誘導能は2倍以上となった[30]。これらのデータによって、II型線毛と細胞傷害性との関連が科学的に証明された。

P. gingivalis 外膜小胞の歯周病原性

　外膜小胞（outermembrane vesicle：以下、ベシクル）はグラム陰性菌の細菌外膜の断片であり、P. gingivalis をはじめすべてのグラム陰性菌はベシクルを恒常的に分泌している（図10）[31]。ベシクルは脂質二重膜で作られた細菌外膜がくびれ、ちぎれてできた球状構造の断片であり、たとえば細菌の「フケ」とか「垢」である。

　しかし、ただのフケではない。P. gingivalis のベシクルにはジンジパイン、LPS など、ほぼすべての毒性因子が含まれているうえに、P. gingivalis が生きているかぎり、継続して分泌される病原因子である。P. gingivalis による宿主細胞への攻撃手段は2種類あるとされており、細菌自身がバイオフィルムから出撃し細胞傷害性を発揮する場合と、ベシクルやジンジパインなどを分泌して宿主を攻撃する場合である（図11）。

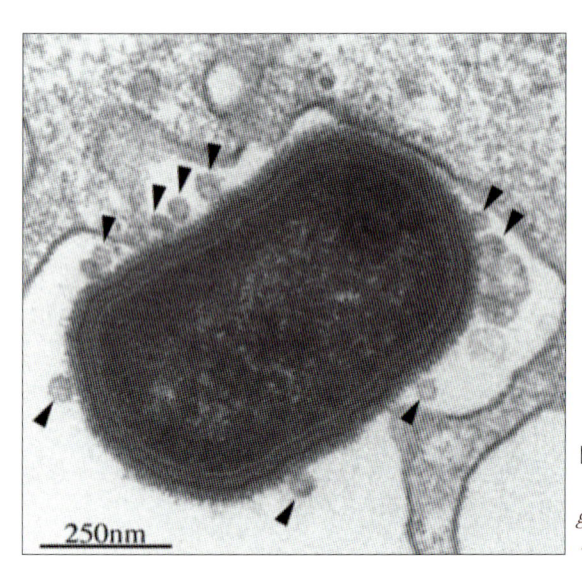

図10　P. gingivalis 外膜小胞の透過型電子顕微鏡像。
　外膜小胞（▶：ベシクル）を放出しながら歯肉上皮細胞に侵入する P. gingivalis。ベシクルには P. gingivalis のほぼすべての毒性因子が含まれている。

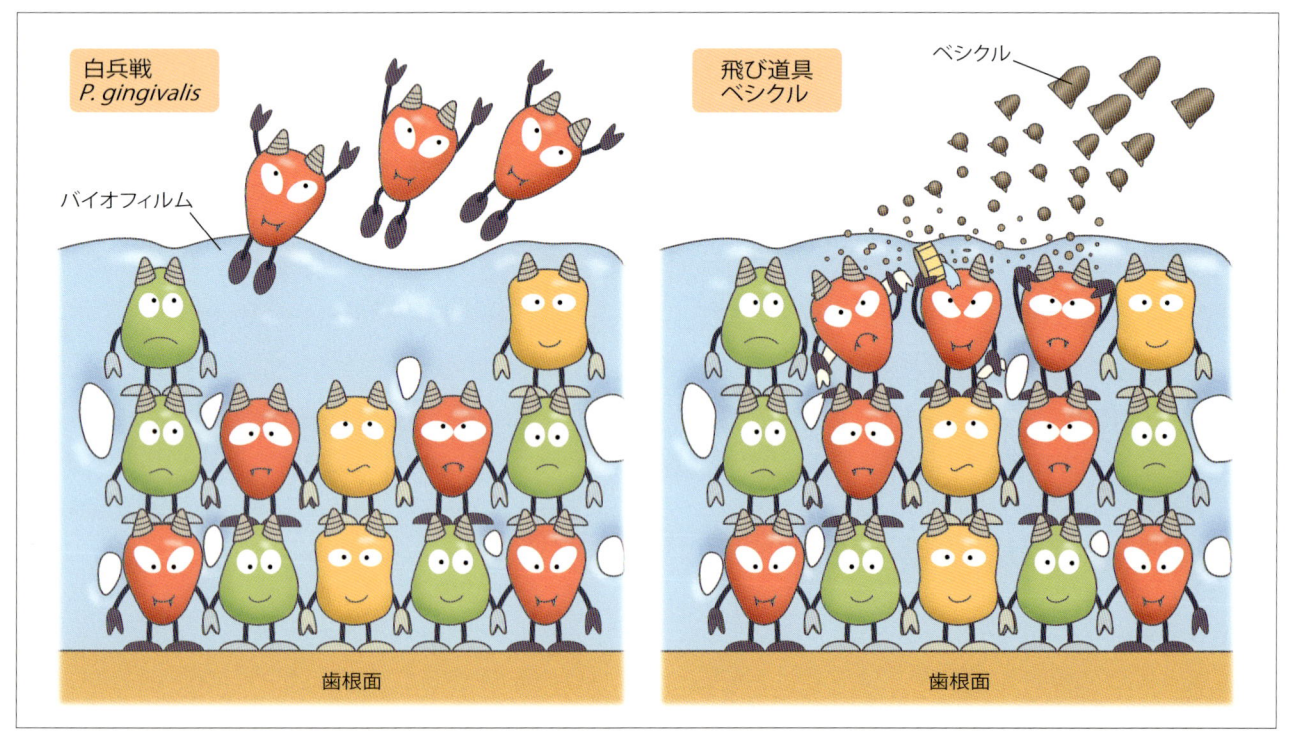

図11　P. gingivalis の攻撃手段（山本浩正．イラストで語るペリオのためのバイオロジー．2002；P. 185，図13-6，P. 155，図11-2を改変）。
　P. gingivalis による宿主細胞への攻撃手段は2種類あると考えられる。細菌自身がバイオフィルムから出撃し細胞傷害性を発揮する場合と、ベシクルやジンジパインなどを分泌して宿主を攻撃する場合である。

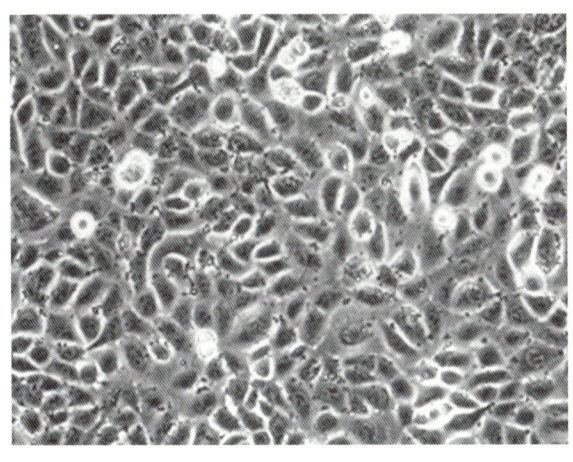

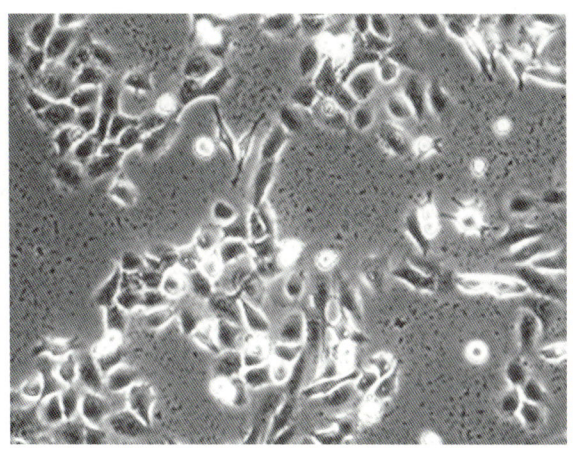

図12 *P. gingivalis* 外膜小胞 (ベシクル) による細胞傷害。
培養歯肉上皮細胞にベシクル (50μg/ml) を添加後、3時間経過時の細胞像。ベシクル添加により細胞の変形、培地への遊離浮遊などが見られる。非添加細胞に変化は認められない。

とくにベシクルは *P. gingivalis* の強力な飛び道具と考えられており、培養細胞などへの毒性は実験室レベルで確認されている（図12）。ただし歯周ポケット内で、バイオフィルムからどの程度ベシクルが分泌されているかは知られていない。最近、われわれは *P. gingivalis* 菌体と同様にベシクルも顕著な細胞侵入性を発揮し、歯周組織の破壊に直接的に関与している可能性を以下のように示した。

① ベシクルの細胞侵入と細胞内動態

ベシクルを培養細胞に添加すると、ベシクル表層に存在する長線毛が細胞のα5β1インテグリンに付着し、ベシクルの細胞侵入が開始される。α5β1インテグリンは、膜ドメインである リピッドラフト (lipid raft)（☞用語解説）へと細胞膜上を移動し、その後、被覆細胞膜がベシクルを包み始める。細菌結合部位のアクチンが重合し、細胞質側に陥入した被覆小胞が形成され、15分後には小胞内のベシクルが細胞内へ取り込まれる（図13）[32]。この取り込み機構もエンドサイトーシスによるものである。そして初期エンドソーム、後期エンドソームを経由して、添加90分後にはリソソームへと選別輸送され、消化分解される（図14）。

しかし、通常リソソームに運ばれたタンパク質成分は数時間で分解されるのに比べ、ベシクルはリソソームでの消化に抵抗性を示し、24時間以上リソソームに留まる。その結果、長時間にわたりエンドソームの著しい酸性化が継続し、細胞に強いストレスがかかる。さらに、エンドソーム内でベシクルはジンジパインを使ってトランスフェリン受容体、接着斑構成分子 (パキシリン、フォーカルアドヒージョンキナーゼなどを分解してしまう[33]。その結果、さまざまな細胞傷害性が引き起こされ、歯周組織はダメージを受ける。

② ベシクルの侵入による細胞傷害

a. 上皮バリアの再閉鎖阻害

第1章3項で述べたように、*P. gingivalis* は内縁上皮細胞内に侵入し、細胞の遊走や増殖を制御する細胞内シグナル分子を選択的に分解し、上皮バリアの修復を阻害する。その結果、上皮バリアの再閉鎖が阻害され、歯周ポケット内潰瘍面から *P. gingivalis* への血液供給が継続する。そのためバイオフィルムの高病原性は継続する。ベシクルも同様の細胞傷害性を発揮する。組織修復能評

5分　　　　　　　　　　　　15分　　　　　　　　　　　　30分

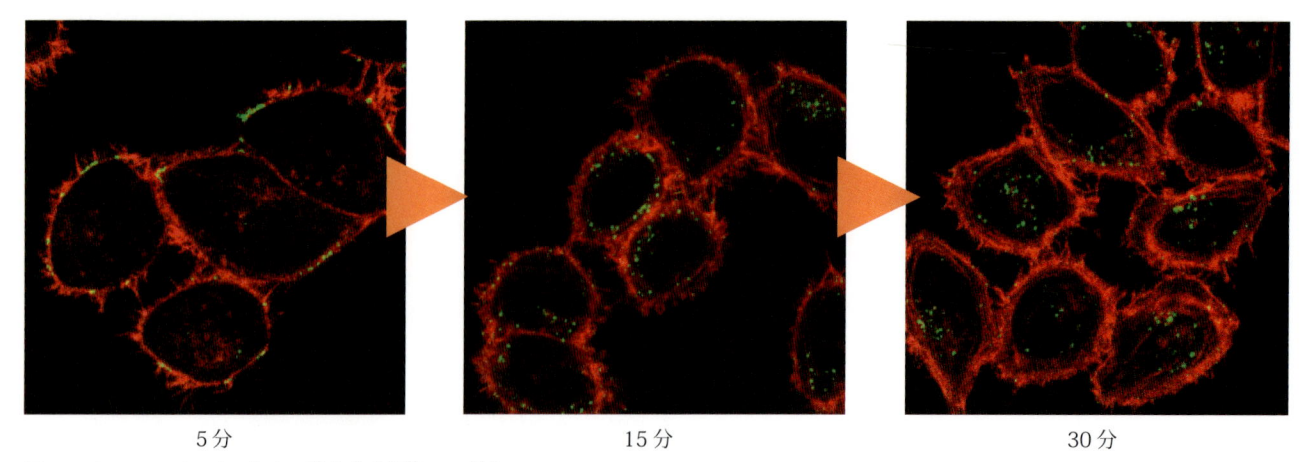

図13　*P. gingivalis* ベシクルの歯肉上皮細胞への侵入。
　歯肉上皮細胞(赤)に侵入するベシクル(緑)を共焦点レーザー顕微鏡で観察。ベシクル添加の5分後にベシクル（30μg/ml）は細胞表層に付着し、15分後には細胞内に侵入している。

❶ 細胞膜

❷ エンドソーム
トランスフェリン受容体、パキシリン、フォーカルアドヒージョンキナーゼなどがベシクルによって分解される

❸ リソーム
リソソーム内では顕著な酸性化が24時間以上継続し、細胞にストレスを与える

分解

- ベシクル
- フォーカルアドヒージョンキナーゼ
- アクチン
- インテグリン
- トランスフェリン受容体
- パキシリン
- リピッドラフト

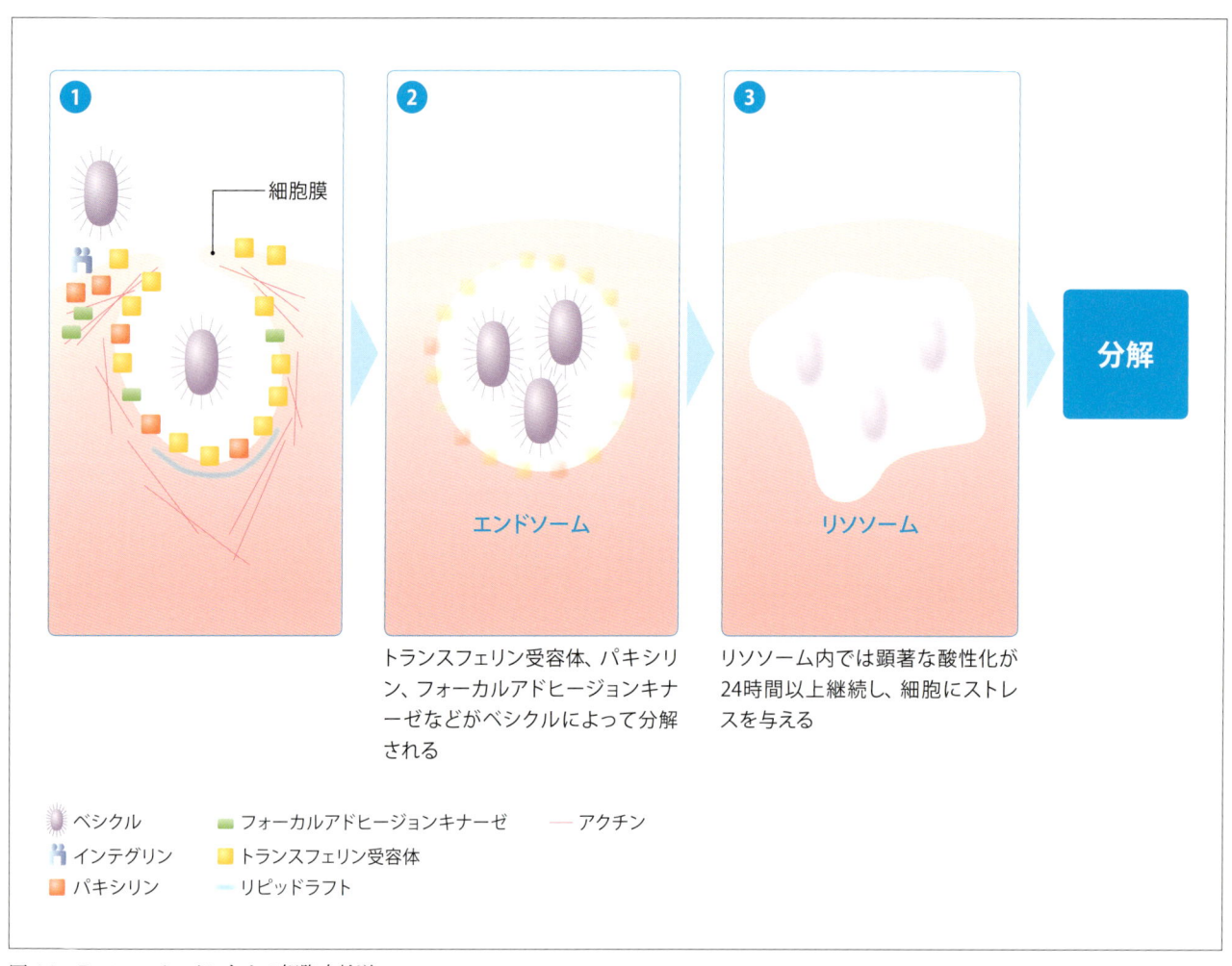

図14　*P. gingivalis* ベシクルの細胞内輸送。
　ベシクルの長線毛が細胞表層のα5β1インテグリンに結合し、侵入が開始される。α5β1インテグリンは膜ドメインであるリピッドラフトへと細胞膜上を移動し、その後、膜がベシクルを包み始める。細菌結合部位のアクチンが重合し、細胞質側に陥入した被覆小胞が形成され、小胞内のベシクルが細胞内へ取り込まれる。ベシクルは初期・後期エンドソームを経由して添加90分後にはリソソームへと選別輸送され消化分解される。しかし、ベシクルは24時間以上リソソームに留まり、長時間にわたりエンドソームの著しい酸性化を引き起こし、細胞に強いストレスを与える。

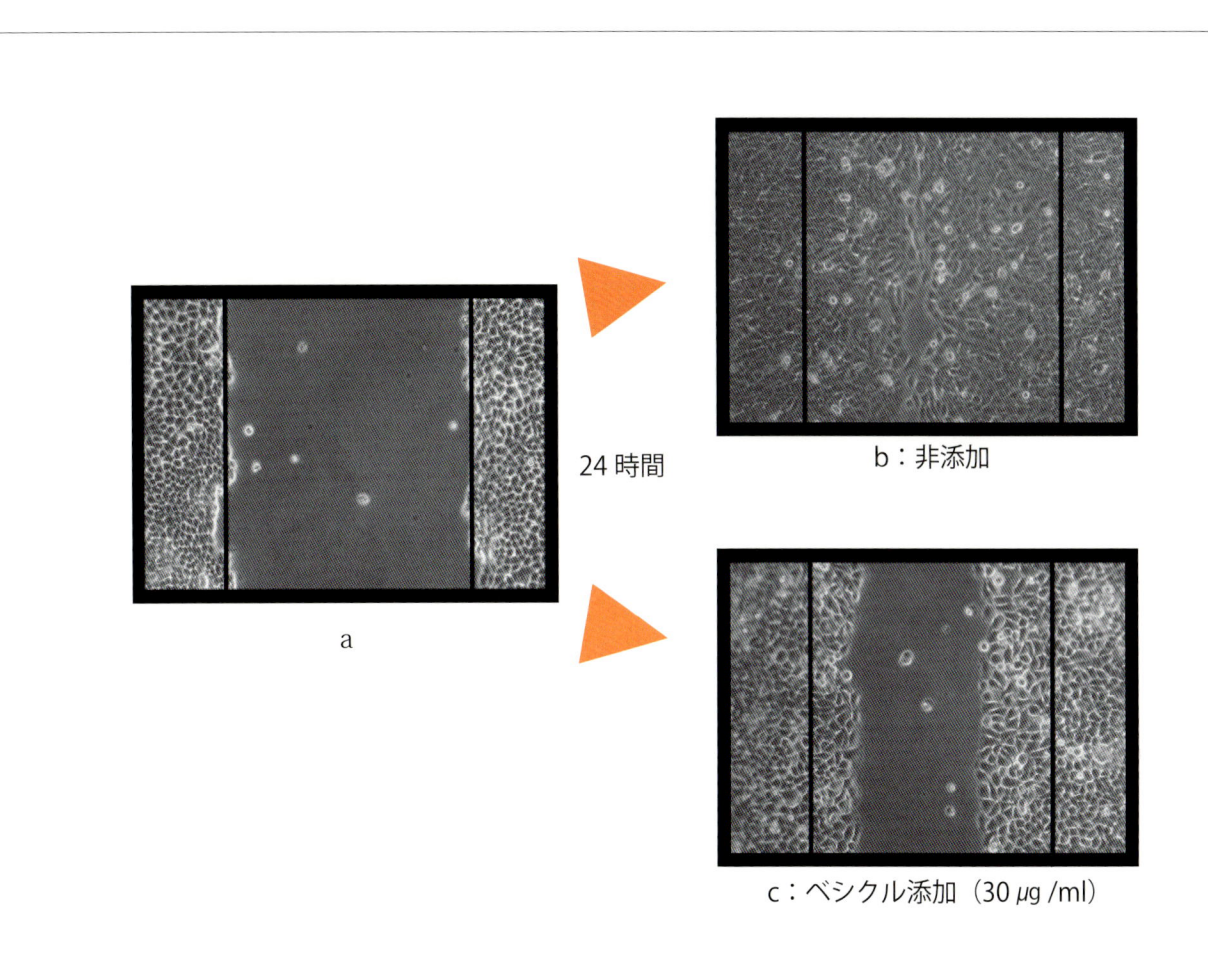

図15 *P. gingivalis* ベシクルによる歯肉上皮バリア修復阻害。
　培養歯肉上皮細胞層の一部を擦過し、人工的に創傷面を作成した (a)。細菌感染がない場合、24 時間後には周囲細胞の遊走や増殖により、創傷面 (潰瘍面) はほぼ被覆されている (b)。しかし、*P. gingivalis* ベシクルを添加した場合、近傍細胞による創傷面の被覆は著しく阻害される (c)。これは、歯周ポケット内上皮バリアの修復を *P. gingivalis* ベシクルが阻害することを示している。

価法（スクラッチ法）を用いて、ベシクルにより上皮バリアの修復能が失われることを示したのが図15である[33]。歯肉上皮細胞を均一単層になるまで培養し、これに人工的な引っ掻き傷（スクラッチ）をつける。その後、細胞はこのスクラッチを埋めるように移動・増殖し、24 時間で細胞は再び均一な単層を形成する。

　しかし、ベシクルの添加により歯肉上皮細胞の移動・増殖が顕著に阻害され、スクラッチを埋めるための細胞の移動・増殖がほとんど見られなかった。これは、ベシクルのジンジパインがパキシリン、フォーカルアドヒージョンキナーゼなどの細胞接着斑構成分子を分解するためである。ベシクルも *P. gingivalis* 同様、歯周ポケットへの血液供給に貢献しているのである。

③細胞内鉄分の枯渇

　細菌だけではなく、宿主細胞にとっても鉄は必須成分の1つであり、鉄分の欠乏により、細胞はエネルギー代謝や DNA 合成などに支障をきたす。トランスフェリンは血漿に含まれるタンパク質で、鉄イオンを結合し細胞内に鉄を運搬する役割を担っている。各細胞の表面にはトランスフェリン受容体があり、鉄と結合したトランスフェリンがこの受容体に結合すると、エンドサイトーシスにより被覆小胞に包まれて細胞内に輸送される。細胞の H^+-ATP アーゼ（☞用語解説）によって小胞内の pH が低下したとき、トランスフェリンの鉄親和性が低下して鉄イオンを細胞内に放出する。トランスフェリン受容体はトランスフェリンを結合したまま細胞表面に再輸送（エクソサイトーシス）され、つぎの取り込みに備える。

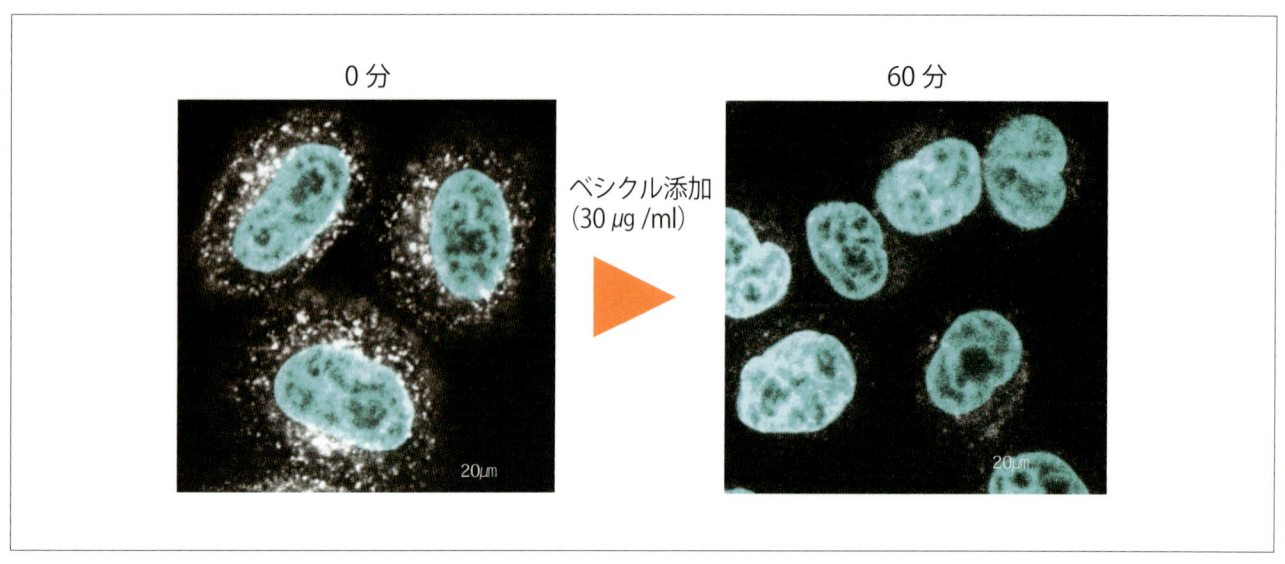

図16 *P. gingivalis* ベシクルの侵入による細胞内トランスフェリンの枯渇。
トランスフェリンは細胞内に鉄を運搬する鉄結合性タンパクである。*P. gingivalis* ベシクルによって細胞トランスフェリン受容体が分解されるため、細胞内にトランスフェリンを取り込めなくなり、細胞内の鉄が枯渇する。共焦点レーザー顕微鏡で観察したところ、ベシクル添加の60分後には細胞内のトランスフェリン（白）は枯渇している。青色は細胞核。

P. gingivalis ベシクルのジンジパインは、ベシクルが細胞内に付着した時から細胞表層にあるトランスフェリン受容体の分解を行う[33]。とくに被覆小胞にベシクルが取り込まれると、同じく小胞内に取り込まれているトランスフェリン受容体を分解してしまう。そのため、細胞中にトランスフェリンが取り込まれなくなり、トランスフェリンを介した細胞内への鉄の輸送は支障をきたす（図16）。その結果、歯周細胞に傷害が引き起こされることが容易に推測される。

一方、細胞内の *P. gingivalis* にとっても細胞内の鉄は貴重である。なぜ、自らが利用できるはずの鉄の摂取を障害するのであろうか？　おそらく、それまでに細胞内に蓄積されている鉄を略奪した後、細胞から脱出し、つぎの細胞に侵入するのであろう。今後の研究成果を待ちたい。

歯周病菌の鉄獲得機構

鉄は生物の生命維持にとって欠かせない必須元素である。他の生物と同様に細菌も鉄を体内で生産することはできないため、増殖や病原性の発揮には外部からの鉄摂取が不可欠である。1956年に、JacksonとBurrowsはペスト菌がヘム結合性を失うと病原性をなくすが、無機鉄やヘム（鉄を含むprotoporphyrin IX）の投与によって病原性は回復することを発見した[34]。これが鉄と細菌病原性発現に関する研究の先駆けとされる。

一般に、細菌の増殖には $0.05 \sim 0.5\ \mu M$ の遊離鉄が必要である。しかし、細菌に鉄を奪われないため宿主生体の鉄の大部分は結合鉄やヘムとして存在し、細菌が利用できる遊離鉄イオン濃度はきわめて低い（$10^{-12}\ \mu M$）。そのうえ細菌感染に応答して、宿主生体は血清中の遊離鉄濃度をさらに低下させる機構（hypoferremic response）を作動させる。

したがって、宿主生体内で細菌が利用できる遊離鉄はないに等しく、宿主内で増殖するために細菌は何らかの鉄獲得機構をもっていなければならない[35]。本項では、*P. gingivalis* が血液中のヘモグロビンからヘムを摂取する機構について説明する。

①細菌の鉄獲得機構

$5 \sim 10\ \mu M$ 以上の遊離鉄が存在する場合、細菌は低親和性輸送系を介してそれを取り込むと考えられている。$0.5 \sim 1\ \mu M$ 以下の鉄制限状態になると、多くの細菌は高親和性の鉄獲得系として、つぎの2種類の系のいずれかを機能させる。

a. Fe^{3+} に高親和性を示す有機化合物であるシデロフォ

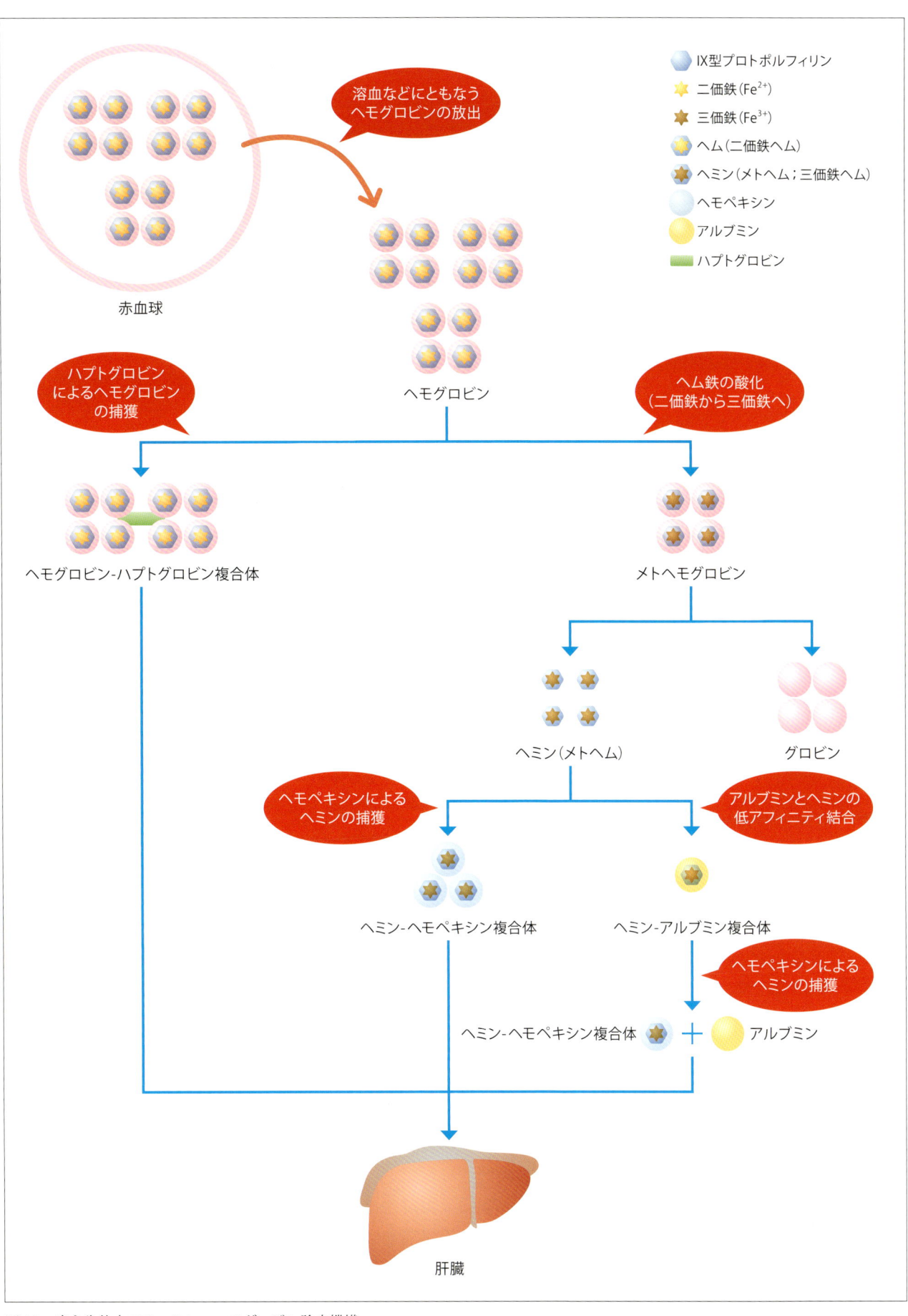

図17 宿主生体内でのヘミン、ヘモグロビン除去機構。

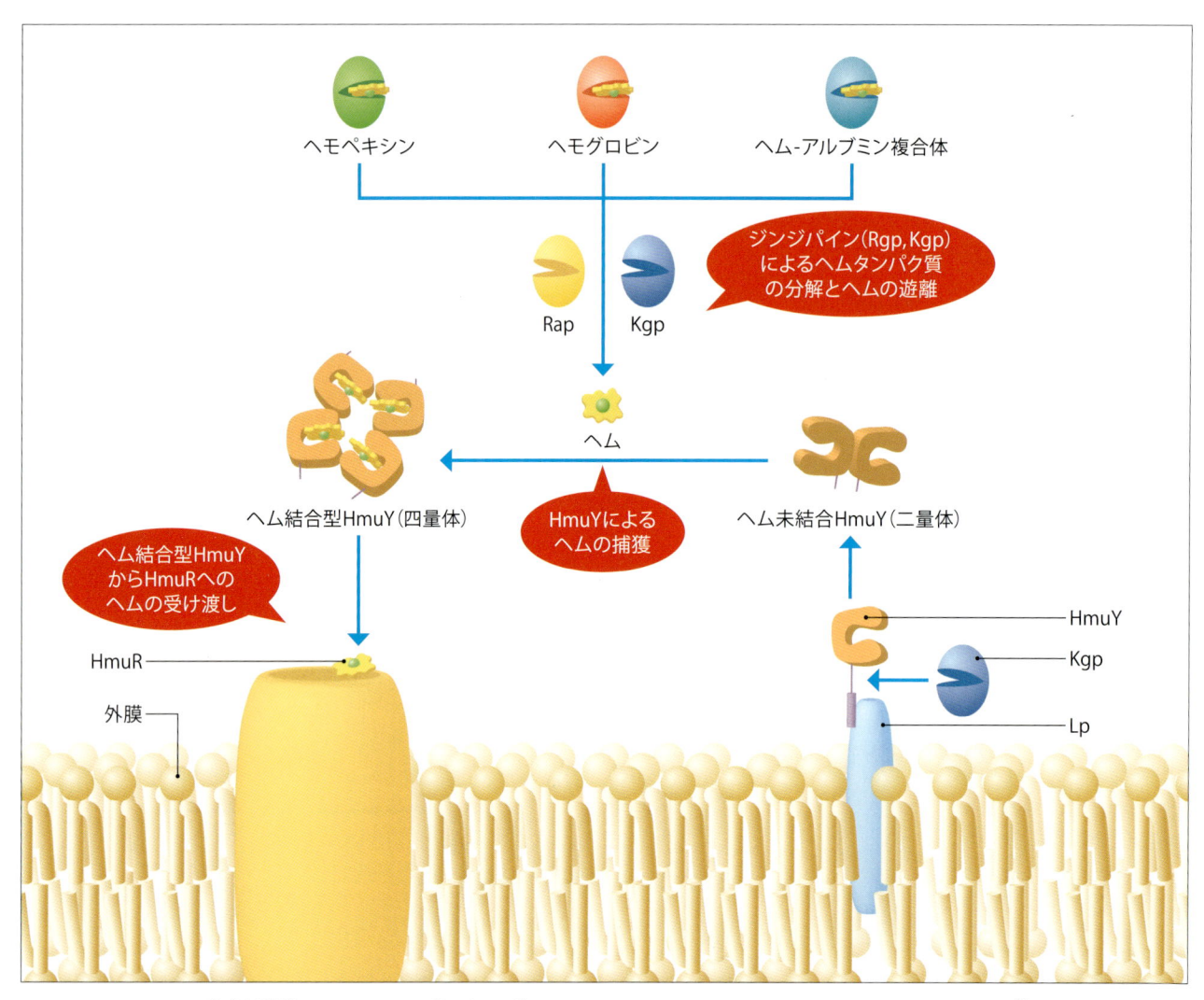

図18 *P. gingivalis* の鉄獲得機構 (HmuY-HmuR 系経路)(Wÿjtowicz H, et al. PLoS pathog 2009 May；5(5)：e1000419[36]. より改変)。

アを菌体外に分泌し、遊離鉄やトランスフェリン、ラクトフェリンといった宿主非ヘム鉄結合性タンパク質から Fe^{3+} を奪取（キレート）する系
b. ヘム、ヘム結合性タンパク質や、非ヘム鉄結合性タンパク質（トランスフェリン、ラクトフェリンなど）の生体鉄源と結合できる受容体を細菌自身が作出し、宿主生体の鉄を獲得する系

P. gingivalis はシデロフォアを作らない。その代わり、歯周ポケット内のもっとも豊富な鉄源であるヘモグロビンから遊離ヘムを捕獲するための分子"ヘムフォア"を産生し、効率的に鉄を獲得している。ところが、宿主生体は遊離ヘモグロビンが細菌に利用されないような処理機構をもっている。まず、その仕組みを概説する。

②宿主の遊離ヘム・ヘモグロビンの除去機構

ヘモグロビンとは、ヒトを含むすべての脊椎動物や一部のその他の動物の赤血球の中にあるタンパク質である。溶血などにより放出された遊離ヘモグロビンが血中で増加すると、活性酸素の産生を促し、重大な血管壁障害が生じる。このため、ほとんどの遊離ヘモグロビンは、肝臓で産生されるハプトグロビンによりただちに捕獲され、ヘモグロビン - ハプトグロビン複合体を形成した後、マクロファージや単球の表面に発現した CD163 受容体に結合し、血流中から除去される（図17）。

一方、ハプトグロビンによる捕獲から逃れたヘモグロビンでは、ヘム鉄が二価から三価へと酸化し、メトヘモグロビンを生じる[35]。三価鉄ヘム（メトヘム）であるヘミンはメトヘモグロビンから容易に遊離するが、肝臓で産生される血漿タンパク質であるヘモペキシンに捕獲され、ヘミン - ヘモペキシン複合体となり、主としてマクロファージなどに発現している LRP/CD91 受容体に結合し、血流中から除去される。残りの少量の遊離ヘミ

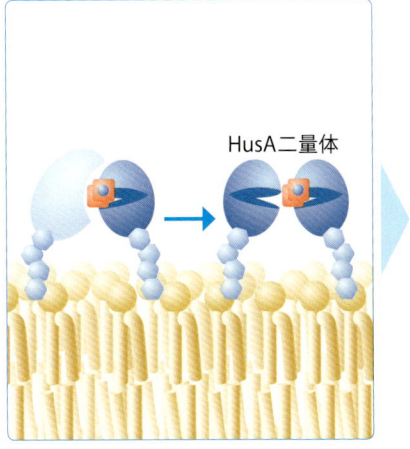

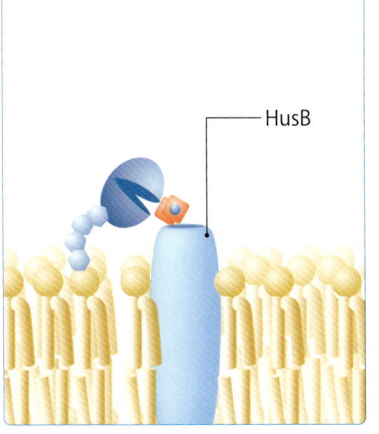

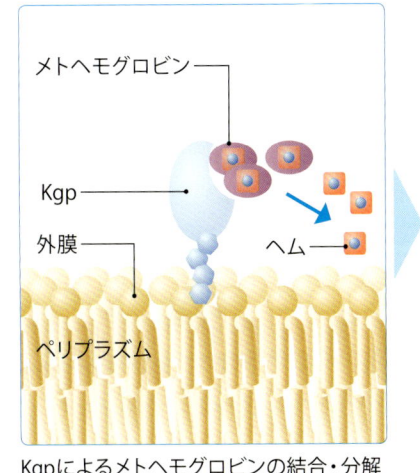

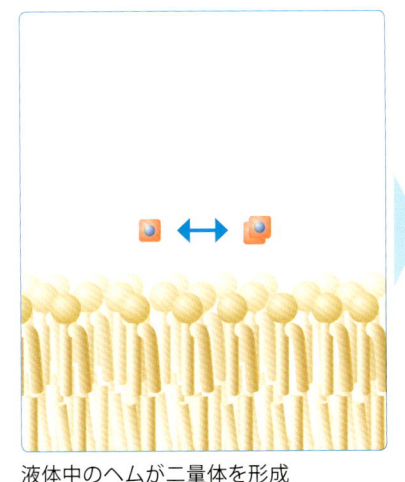

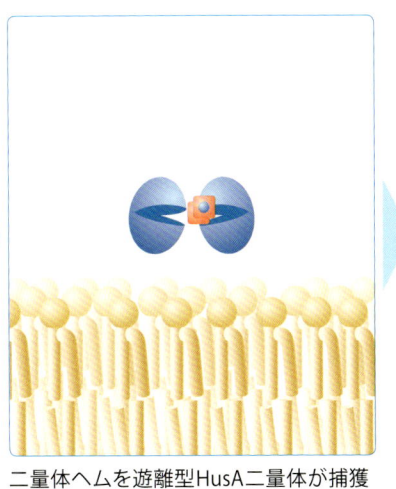

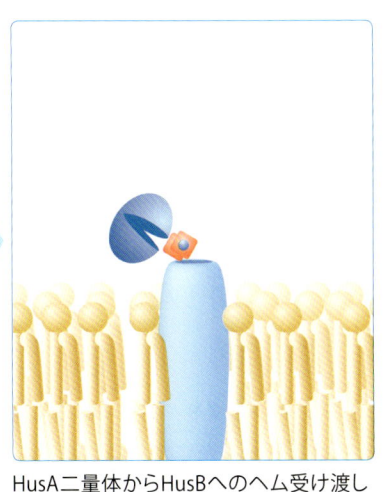

図19　*P. gingivalis* の鉄獲得機構 (HusA-HusB 系経路)(Gao JL, et al. J Biol Chem 2010 ; 285 : 40028-40038[38]. より改変)。

ンはアルブミンと低親和性に結合するが、その後ヘモペキシンに受け渡され、肝臓に運ばれる（図18）。

このようにして、遊離ヘモグロビンは血中からすばやく除去され、血管壁障害を起こさないように、また細菌に利用されないよう工夫されている。しかし、*P. gingivalis* はこの機構を上回る仕組みでヘムを獲得する。

③ *P. gingivalis* のユニークな鉄獲得機構

生育に強い鉄要求性を示す *P. gingivalis* の鉄獲得機構は、口腔細菌種の中ではもっともよく研究されている。まず、*P. gingivalis* の赤血球凝集素 HagA が赤血球を凝集捕獲し、ジンジパインの赤血球凝集領域（ドメイン）中に存在する K2 領域がプロテアーゼドメインと協調して赤血球の膜を障害し、ヘモグロビンを遊離させる。

遊離ヘモグロビンの捕獲には、菌体表層に存在する HBP35 や膜結合型 HusA、菌体外へ放出されるヘムフォア分子 HmuY および遊離型 HusA（後述）などがはたらく。*P. gingivalis* の細菌外膜には、ヘム結合性タンパク質（HmuY とよばれる）が固着されており、そのタンパクの C 末端領域がリジン特異的ジンジパインである Kgp により自己切断され、HmuY は菌体外に放出され、2量体となる（図18）[36]。

その後、オキシヘモグロビン（酸素結合状態）、デオキシヘモグロビン（酸素非結合状態）、メトヘモグロビン（ヘム鉄が酸化した状態）、さらにヘモペキシン、アルブミンといった種々の宿主ヘム結合性タンパク質を Kgp とアルギニン特異的ジンジパインである RgpA が

177

分解し、放出されたヘムはただちに HmuY によって捕獲される。ヘムを捕獲して HmuY は4量体となり、菌体外膜に存在する HmuY に対するレセプター（HmuR と呼ばれる）に結合し、ヘムを受け渡す。HmuR に受け取られたヘムは能動輸送により外膜を通過し、細胞膜と細胞壁の間（ペリプラズム）まで運ばれ、細菌体内で利用されることとなる[37]。

また、ごく最近このHmuY - HmuR 経路と類似のメカニズムを有するヘム結合性タンパク質 HusA と、そのレセプター HusB による HusA - HusB 経路の存在が明らかとなった[38]。HusA は菌体外に分泌された、あるいは菌体外膜に結合した状態でも、二量体のヘムに特異的に結合して自身も二量体を形成し、細菌外膜レセプターの HusB にヘムを受け渡す。HusA はヘムとの結合力が HmuY よりも相対的に強く、ヘムが乏しい状態において、HusA の発現が増加するため、HusA はヘム制限状態で機能する高親和性ヘム獲得機構の構成要素であると推測されている。そのヘム獲得メカニズムを図19に示す。

このように、P. gingivalis は一般的なグラム陰性細菌が有するシデロフォアをもたない代わりに、遊離ヘムの捕獲分子である"ヘムフォア" HmuY、HusA を菌体外に放出することで鉄を獲得するユニークなメカニズムを構築している。なお、ペリプラズムから細胞質に至るヘムの輸送には、キラターゼ（キレート結合反応を介在する酵素）に類似のタンパク構造をもつ HmuS、および内膜に局在し、エネルギー消費をともなう輸送プロセスを経てヘムを細胞質に送り込む役割を果たすパーミアーゼである HmuTU が関与する。

P. gingivalis は非ヘム鉄結合性タンパク質のトランスフェリンとの結合能も有し、トランスフェリンから鉄を獲得することもできるが、そのメカニズムはいまだ不明である。また、二価鉄特異的に高親和性を示す内膜（細胞質膜）トランスポーターの FeoB1 タンパク質は、P. gingivalis が生育する嫌気条件下においては Fe^{3+} よりも多く存在する Fe^{2+} の獲得に重要な役割を果たしているのではと推測されている。

④クオラムセンシングによる鉄獲得関連分子群の発現調節

これまでに記載したように、洗練されたメカニズムを駆使して P. gingivalis は宿主生体より鉄を獲得している。それでは、その包括的な発現調節はどのような分子が担っているのであろうか？ P. gingivalis、Aggregatibacter actinomycetemcomitans の両菌種において、LuxS（細菌間情報伝達物質である AI-2 の産生に関与する酵素）を欠損させた変異株の包括的遺伝子発現が野生株（親株）と比較された。DNA アレイ法（☞用語解説）による解析の結果、興味深いことに、両菌種ともに LuxS 欠損株では鉄獲得に関与する多くの遺伝子が適切に機能していないことが明らかとなり、鉄獲得はAI-2 によって制御されていることが示された[39]。

A. actinomycetemcomitans では、AI-2 のレセプターである LsrB の機能を喪失させると、鉄獲得やバイオフィルム形成の制御に関与する二成分制御系の QseBC の発現が抑制される。また、QseC 欠損変異株を作製し、QseC が発現に関与する鉄獲得関連分子群を調べたところ、LuxS が発現制御にかかわる鉄獲得関連遺伝子群とオーバーラップしていた。そのため、QseBC は AI-2 による鉄獲得遺伝子発現に関与していると考えられている。P. gingivalis の LuxS 欠損変異株では、鉄獲得機構に関与する Tlr（TonB 依存性外膜ヘミンレセプター）や Kgp の発現が抑制され、また赤血球凝集能も低下した[40]。

一方、ヘムフォアを介したヘム獲得の機能を有すると推測される分子群の構成分子 HasF や、HmuR の発現は亢進することが報告されている[40]。これらの結果は、歯周病菌がさまざまな環境に適応して、宿主から鉄を獲得するための機構を構築していることを示している。

■参考文献■

1. Casadevall A. Evolution of intracellular pathogens. Annu Rev Microbiol 2008 ; 62 : 19-33.
2. Amano A. Bacterial adhesins to host components in periodontitis. Periodontol 2000 2010 ; 52 : 12-37.
3. Mans JJ, Hendrickson EL, Hackett M, Lamont RJ. Cellular and bacterial profiles associated with oral epithelium-microbiota interactions. Periodontol 2000 2010 ; 52 : 207-217.
4. Amano A. Molecular interaction of *Porphyromonas gingivalis* with host cells: implication for the microbial pathogenesis of periodontal disease. J Periodontol 2003 ; 74 : 90-96.
5. Holt SC, Ebersole JL. *Porphyromonas gingivalis*, *Treponema denticola*, and *Tannerella forsythia*: the "red complex", a prototype polybacterial pathogenic consortium in periodontitis. Periodontol 2000 2005 ; 38 : 72-122.
6. Amano A. Disruption of epithelial barrier and impairment of cellular function by *Porphyromonas gingivalis*. Front Biosci 2007 ; 12 : 3965-3974.
7. Sharma DC, Prasad SB, Karthikeyan BV. Vaccination against periodontitis: the saga continues. Expert Rev Vaccines 2007 ; 6 : 579-590.
8. Amano A, Premaraj T, Kuboniwa M, Nakagawa I, Shizukuishi S, Morisaki I, Hamada S. Altered antigenicity in periodontitis patients and decreased adhesion of *Porphyromonas gingivalis* by environmental temperature stress. Oral Microbiol Immunol 2001 ; 16 : 124-128.
9. Yoshimura F, Murakami Y, Nishikawa K, Hasegawa Y, Kawaminami S. Surface components of *Porphyromonas gingivalis*. J Periodont Res 2009 ; 44 : 1-12.
10. Umemoto T, Hamada N. Characterization of biologically active cell surface components of a periodontal pathogen. The roles of major and minor fimbriae of *Porphyromonas gingivalis*. J Periodontol 2003 ; 74 : 119-122.
11. Kuboniwa M, Amano A, Inaba H, Hashino E, Shizukuishi S. Homotypic biofilm structure of *Porphyromonas gingivalis* is affected by FimA type variations. Oral Microbiol Immunol 2009 ; 24 : 260-263.
12. Guo Y, Nguyen KA, Potempa J. Dichotomy of gingipains action as virulence factors: from cleaving substrates with the precision of a surgeon's knife to a meat chopper-like brutal degradation of proteins. Periodontol 2000 2010 ; 54 : 15-44.
13. Nakayama K. *Porphyromonas gingivalis* cell-induced hemagglutination and platelet aggregation. Periodontol 2000 2010 ; 54 : 45-52.
14. Lewis JP. Metal uptake in host-pathogen interactions: role of iron in *Porphyromonas gingivalis* interactions with host organisms. Periodontol 2000 2010 ; 52 : 94-116.
15. Kadowaki T, Nakayama K, Okamoto K, Abe N, Baba A, Shi Y, Ratnayake DB, Yamamoto K. *Porphyromonas gingivalis* proteinases as virulence determinants in progression of periodontal diseases. J Biochem 2000 ; 128 : 153-159.
16. Holzhausen M, Cortelli JR, da Silva VA, Franco GC, Cortelli SC, Vergnolle N. Protease-activated receptor-2 (PAR2) in human periodontitis. J Dent Res 2010 ; 89 : 948-953.
17. 山本健二．歯周病抑制法の開発とその応用研究．科学研究費補助金データベース．(http://kaken.nii.ac.jp/ja/p/13357016/2004/3/ja)
18. Inaba H, Tagashira M, Kanda T, Ohno T, Kawai S, Amano A. Apple- and hop-polyphenols protect periodontal ligament cells stimulated with enamel matrix derivative from *Porphyromonas gingivalis*. J Periodontol 2005 ; 76 : 2223-2229.
19. Kou Y, Inaba H, Kato T, Tagashira M, Honma D, Kanda T, Ohtake Y, Amano A. Inflammatory responses of gingival epithelial cells stimulated with *Porphyromonas gingivalis* vesicles are inhibited by hop-associated polyphenols. J Periodontol 2008 ; 79 : 174-180.
20. Jain S, Darveau RP. Contribution of *Porphyromonas gingivalis* lipopolysaccharide to periodontitis. Periodontol 2000 2010 ; 54 : 53-70.
21. Slaney JM, Curtis MA. Mechanisms of evasion of complement by Porphyromonas gingivalis. Front Biosci 2008 ; 13 : 188-196.
22. Kimizuka R, Kato T, Ishihara K, Okuda K. Mixed infections with *Porphyromonas gingivalis* and *Treponema denticola* cause excessive inflammatory responses in a mouse pneumonia model compared with monoinfections. Microbes Infect 2003 ; 5 : 1357-1362.
23. 落合智子．歯周病原嫌気性菌の産生する酪酸によるT細胞アポトーシス誘導機序の解明．日歯周誌　2008；50：11-20．
24. Nakano Y, Yoshimura M, Koga T. Methyl mercaptan production by periodontal bacteria. Int Dent J 2001 ; 52 : 217-220.
25. Saito K, Takahashi N, Horiuchi H, Yamada T. Effects of glucose on formation of cytotoxic end-products and proteolytic activity of *Prevotella intermedia*, *Prevotella nigrescens* and *Porphyromonas gingivalis*. J Periodont Res 2001 ; 36 : 355-360.
26. Hajishengallis G. *Porphyromonas gingivalis*-host interactions: open war or intelligent guerilla tactics? Microbes Infect 2009 ; 11 : 637-645.
27. Kuboniwa M, Inaba H, Amano A. Genotyping to distinguish microbial pathogenicity in periodontitis. Periodontol 2000 2010 ; 54 : 136-159.
28. Nakano K, Inaba H, Nomura R, Nemoto H, Takeuchi H, Yoshioka H, Toda K, Taniguchi K, Amano A, Ooshima T. Distribution of *Porphyromonas gingivalis* fimA genotypes in cardiovascular specimens from Japanese patients. Oral Microbiol Immunol 2008 ; 23 : 170-172.
29. Nakagawa I, Inaba H, Yamamura T, Kato T, Kawai S, Ooshima T, Amano A. Invasion of epithelial cells and proteolysis of cellular focal adhesion components by distinct types of *Porphyromonas gingivalis* fimbriae. Infect Immun 2006 ; 74 : 3773-3782.
30. Kato T, Kawai S, Nakano K, Inaba H, Kuboniwa M, Nakagawa I, Tsuda K, Omori H, Ooshima T, Yoshimori T, Amano A. Virulence of *Porphyromonas gingivalis* is altered by substitution of fimbria gene with different genotype. Cell Microbiol 2007 ; 9 : 753-765.

31. Amano A, Takeuchi H, Furuta N. Outer membrane vesicles function as offensive weapons in host-parasite interactions. Microbe Infect 2010 ; 12 : 791-798.
32. Furuta N, Tsuda K, Omori H, Yoshimori T, Yoshimura F, Amano A. *Porphyromonas gingivalis* outer membrane vesicles enter human epithelial cells via an endocytic pathway and are sorted to lysosomal compartments. Infect Immun 2009 ; 77 : 4187-4196.
33. Furuta N, Takeuchi H, Amano A. Entry of *Porphyromonas gingivalis* outer membrane vesicles into epithelial cells causes cellular functional impairment. Infect Immun 2009 ; 77 : 4761-4770.
34. Jackson S, and Burrows TW. The virulence-enhancing effect of iron on non-pigmented mutants of virulent strains of *Pasteurella pestis*. Br J Exp Pathol 1956 ; 37 : 577-583.
35. Lewis JP. Metal uptake in host-pathogen interactions: role of iron in *Porphyromonas gingivalis* interactions with host organisms. Periodontol 2000 2010 ; 52 : 94-116.
36. WÛjtowicz H, Guevara T, Tallant C, et al. Unique structure and stability of HmuY, a novel heme-binding protein of *Porphyromonas gingivalis*. PLoS pathog 2009 May ; 5 (5) : e1000419.
37. Smalley JW, Byrne DP, Birss AJ, et al. HmuY haemophore and gingipain proteases constitute a unique syntrophic system of haem acquisition by *Porphyromonas gingivalis*. PLoS One 2011 ; 6 : e17182.
38. Gao JL, Nguyen KA, Hunter N. Characterization of a hemophore-like protein from *Porphyromonas gingivalis*. J Biol Chem 2010 ; 285 : 40028-40038.
39. Shao H, Demuth DR. Quorum sensing regulation of biofilm growth and gene expression by oral bacteria and periodontal pathogens. Periodontol 2000 2010 ; 52 : 53-67.
40. James CE, Hasegawa Y, Park Y et al. LuxS involvement in the regulation of genes coding for hemin and iron acquisition systems in *Porphyromonas gingivalis*. Infect Immun 2006 ; 74 : 3834-3844.

3-2

Treponema denticola

構造的特徴

口腔スピロヘータの観察は、Leevenhock による顕微鏡の発明時に、口腔内のらせん型の微生物が認められたのが最初である。その解析は野口英世による口腔からの *Treponema* の分離から始まり、多数の研究者により行われてきた。1960 年代以後の歯肉溝中サンプルの細菌叢解析は、歯周炎病巣でのスピロヘータの増加を明らかにした。

スピロヘータは *Borrelia*、*Leptospira*、*Treponema* をはじめとする複数の属で構成されているが、口腔内に認められるスピロヘータはすべて *Treponema* 属に分類され、現在までに 11 種の口腔トレポネーマが報告されている。このうち *Treponema denticola* は疫学的に歯周炎との関連が示唆されているとともに、動物モデルなどで病原性が明らかにされている。本菌と *Porphyromonas gingivalis*、*Tannerella forsythia* は共生細菌種として慢性歯周炎病巣から高頻度で分離される。これらの菌群はその発症にかかわるもっとも重要な菌群として red complex と呼ばれている[1]。

T. denticola は図 1 に示すようにらせん型の偏性嫌気性菌であり、通常の鞭毛とは少し異なった鞭毛 "periplasmic flagella (PF)" を有する (図2)。一般の菌では鞭毛は一端が遊離端になっているが、スピロヘータの PF は、菌体の両端から出て菌体中央に向かって細胞質膜に沿って菌体に巻き付いている。細胞質膜を隔てた PF の下部の菌体内には *cytoplasmic fibril* が存在する。

本菌は PF と *cytoplasmic fibril* により菌体のねじれを起こし、回転運動することにより推進力を得ている。鞭毛の外側はエンベロープ（outer sheath、outer envelope）によって覆われている。エンベロープ（☞用語解説）に含まれる病原因子の主要なものは、major outer sheath protein (Msp) と dentilisin である。Msp はエンベロープの主成分である。Msp と類似性のあるタンパクは、梅毒の病原体である *Treponema pallidum* にも 12 個認められる。その機能としては、*T. pallidum* の表層の抗原性の変化を引き起こし、宿主防御の回避にかかわると考えられている。このことから

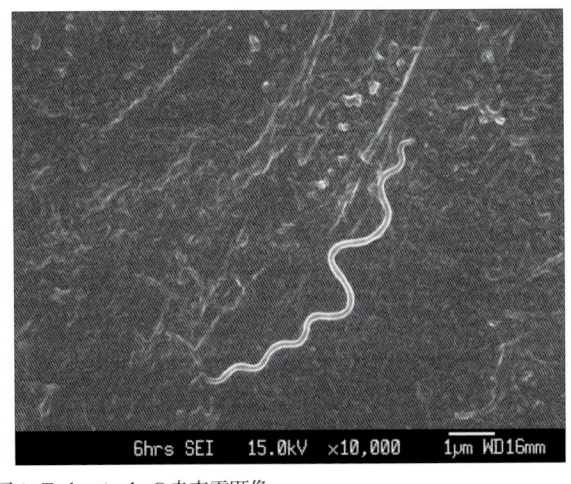

図1　*T. denticola* の走査電顕像。

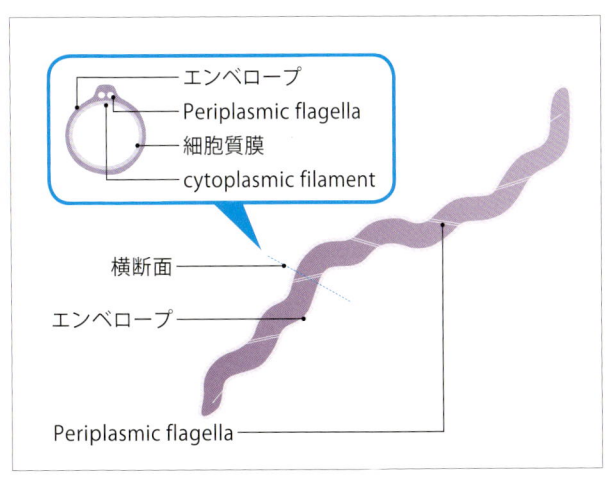

図2　*T. denticola* の構造。

Mspは、Treponema属に共通する病原因子と考えられる。Dentilisinはタンパクを"プロリンーフェニルアラニン"配列のところで切断するプロテアーゼであり、宿主タンパクの分解のみならず本菌のエンベロープを構成するタンパクの成熟にもかかわっている。本プロテアーゼを欠損させた株では膿瘍形成能が野生株に比べて低下していることが示されている。

定着機構

細菌が病原性を発揮するためには、目的とする部位に定着することが必須である。本菌の歯肉組織への定着戦略としては、歯肉組織の細胞やフィブロネクチンなどの細胞間マトリックスタンパクへの付着、さらにすでにバイオフィルムを形成している菌への付着がある。本菌は菌の先端部で、フィブロネクチンに付着することが観察されている。これをつかさどるのはMspである[2]。

このほかにオリゴペプチドの取り込みにかかわるOppA、T. pallidumのフィブロネクチン結合性タンパク類似タンパクも同様にフィブロネクチンへの付着にかかわっていることが報告されている。

本菌は血液凝固にかかわるフィブリノーゲンへの付着性を示す。フィブリノーゲンへの付着にはdentilisinが関与することが示されている。プラークを形成する複数菌種間での付着作用は、試験管内では細菌の凝集反応である"共凝集"として観察される（図3A）。T. denticolaは、P. gingivalis、F. nucleatum、T. forsythiaなどの細菌種と共凝集することが知られている。

本菌とP. gingivalisの共凝集にかかわる物質にはHgp44がある。Hgp44は、P. gingivalisの主要な病原因子であるジンジパインに含まれる領域（ドメイン）である（本章前項参照）。このドメインはArg-gingipainA (RgpA)、Lys-gingipain (Kgp)に加え赤血球凝集素 (HagA)に共通して存在し（図3C）、その遺伝子を欠損したP. gingivalisでは共凝集性が低下する（図3B)[3]。

さらに、この2菌種の組み合わせによる共培養では、それぞれの菌の産生する酢酸と酪酸が増殖促進効果を示すことが報告されており[4]、共凝集によってred complexのような特定の菌種がまとまって増殖することが、これらの菌種の生存を有利にしていると考えられる。これは、深い歯周ポケット中のプラークで、図4に示すようにT. denticolaとP. gingivalisがプラーク内のほぼ類似した部分に認められることとも矛盾しない。さらにT. denticolaをはじめとしてT. forsythia、F. nucleatumなどの菌は、糖分解性をもたずタンパクをエネルギー源とすることから、強いタンパク分解活性をもつP. gingivalisのような菌種は、アミノ酸供給の点からもこれらの菌種の定着に有利にはたらくと考えられる。

菌体成分による組織・細胞傷害

本菌の主要な病原因子であるMsp、dentilisinは直接、宿主組織・細胞に傷害作用を示すことが明らかにされている。Mspはそのアミノ酸配列から予測される構造から、細胞膜に作用するとバレル構造（☞用語解説）を形成し細胞膜に穴を開けることが予想される。実際に細胞膜をシミュレーションし人工的に形成した脂質2重層の膜にMspを作用させると、膜に穴を開けることが示されている。

さらに本タンパクは、細胞骨格のアクチンのrearrangementに影響を与えることが明らかにされている。Mspは細胞内シグナル伝達に影響を与えることによって、上皮の遊走阻止による創傷治癒の遅延、好中球の遊走能の低下にかかわることが示されている[5]。

Dentilisinは宿主のラミニン、フィブロネクチンなどの細胞外マトリックスを分解する。同時に本プロテアーゼは歯根膜細胞にmatrixmetalloprotease-2（MMP-2）の産生を誘導・活性化を引き起こし、それによってもフィブロネクチンを分解する[6]。さらに、上皮細胞間の結合にかかわるタイトジャンクションを形成するZO-1などのタンパクを分解し細胞間に侵入することが示されている。動物実験においても本菌の膿瘍壁への侵入がマウスモデルで認められており、dentilisinの活性が本菌の組織侵入性に重要な役割を果たしていると考えられる。本酵素によるフィブリノーゲンの分解は、炎症局所での止血の遅延にかかわり、歯周ポケットでの止血を妨害していると考えられている。また、dentilisinは炎症部位

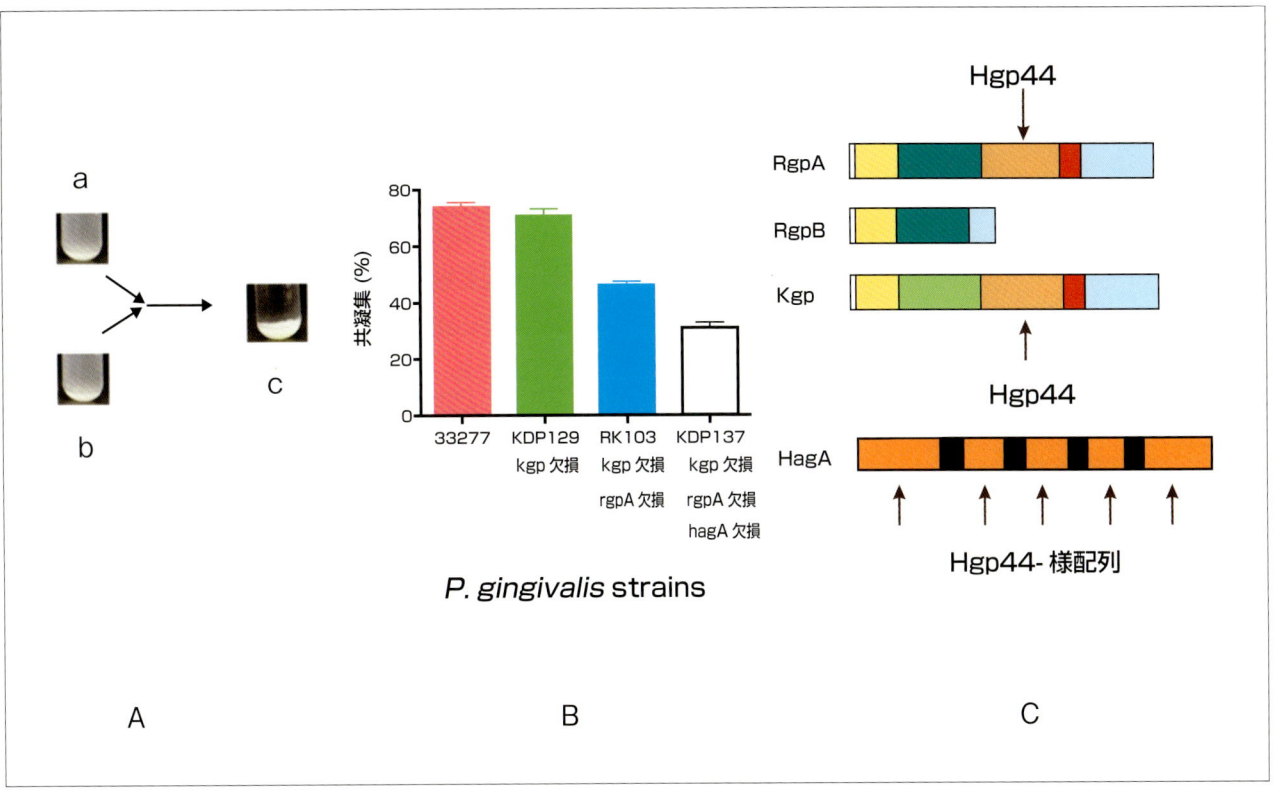

図3 Hgp44ドメインの共凝集への関与。
A：共凝集：P. gingivalis（a）と T. denticola（b）は単独では懸濁すると一部自己凝集を起こす程度であるが、両菌を混合すると菌種間で付着が起こり凝集塊を形成して速やかに沈殿する（c）。
B：P. gingivalis の Hgp44 ドメインの欠損株と T. denticola との間の共凝集。
　T. denticola と P. gingivalis の共凝集は Hgp44 をもつ遺伝子の欠損とともに低下していた。
C：Hgp44 様配列をもつタンパク、ジンジパインのうち RgpA と Kgp には Hgp44 がそれぞれ 1 copy、HagA には 5 copy 存在する。

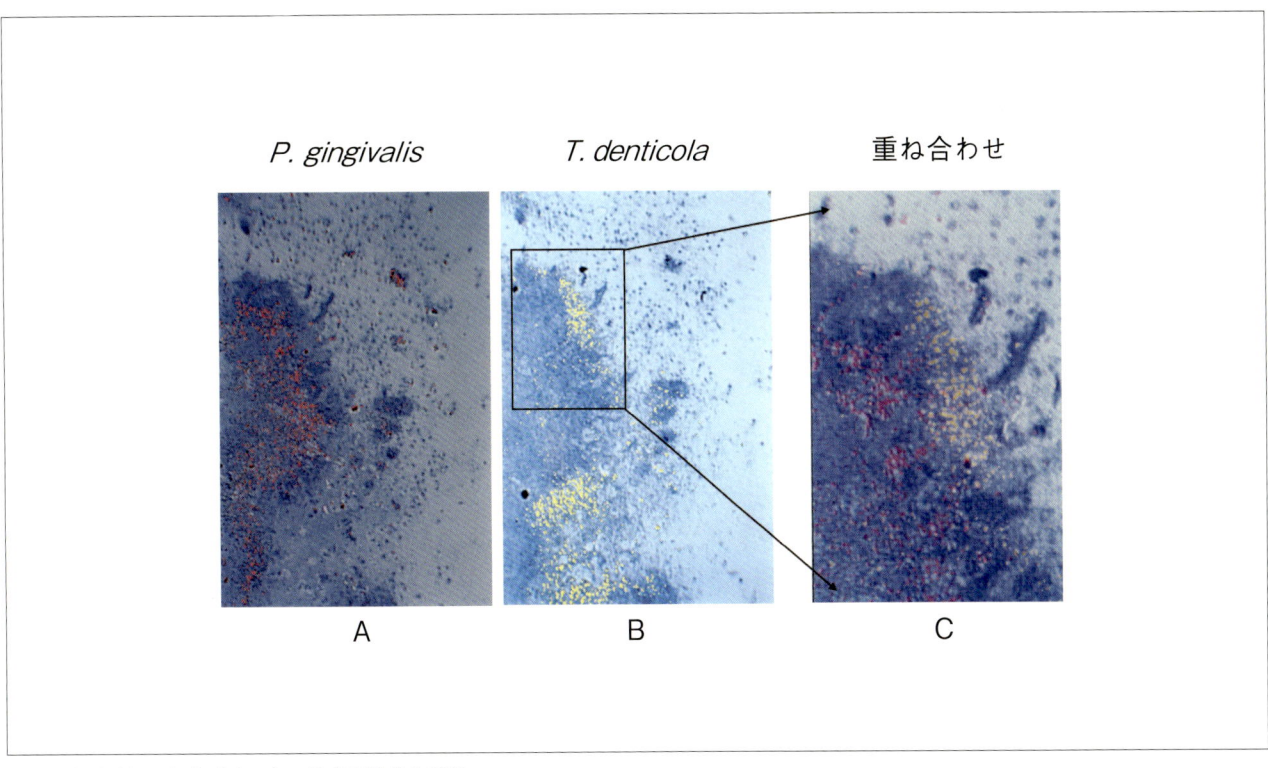

図4 歯周ポケット内プラークの免疫組織学的解析。
　歯周ポケット深部の P. gingivalis と T. denticola を蛍光抗体によってそれぞれ赤色（A）と黄色（B）に染色し、同じ部位の重ね合わせを行った（C）（木暮隆司博士のご厚意による）。

での宿主のタンパク分解酵素による組織破壊抑制にはたらくアンチトリプシンを分解する。この作用は炎症部位での宿主プロテアーゼの組織傷害を強め、組織破壊につながると考えられる[7]。

免疫かく乱作用にともなう組織傷害

本菌の宿主免疫かく乱作用の概略を図5にまとめる。本菌が付着すると、それに対し宿主上皮や貪食細胞は、抗菌物質のβ-defensin を産生して本菌の定着を阻害するが、本菌はこれに対して抵抗性であるためその作用を受けない。

本菌の成分は、病原体に特有の分子構造を認識する自然免疫のレセプターである Toll 様受容体（TLR）を介して宿主細胞を刺激する。T. denticola の Msp と膜成分（lipooligosaccharide）は、それぞれ TLR-2、TLR-4 を介してマクロファージを刺激し、IL-1β、TNF-α、IL-6 などの炎症性サイトカイン産生を誘導する。

これらのサイトカインによる防御反応によって炎症が引き起こされ、菌にとっては不利な状況になるはずであるが、本菌は dentilisin によって炎症性サイトカインを分解し、菌体の周囲での防御作用を阻止する。さらに denitlisin は、補体第3成分（C3）を分解することにより補体活性化を導き C3b の生成を介して好中球を活性化させ MMP-9 の遊離を引き起こす[8]。MMP-9 の遊離は組織傷害に結びつく。

補体の活性化によっても貪食等により菌が傷害を受けるはずであるが、本菌の表層に存在する FhbB という成分が、補体の抑制成分である H 因子に結合することにより、C3b を不活性型の iC3b へ移行させ補体活性化による傷害性を回避する[9]。C3b の不活性化は同時に dentilisin によっても引き起こされる。ここでも自分の引き起こした宿主防御反応を弱め、免疫を回避している。

T. denticola に感染した宿主の抗体産生を解析した報告では、抗体価の上昇を示すというものがある一方で、侵襲性歯周炎患者では抗体価が健常者に比べ低いという報告も認められる。これらの結果は、本菌が宿主の獲得免疫から回避していることを示唆している[7]。これらの抑制作用にかかわると考えられるものとしては、ヒト末梢血リンパ球増殖抑制作用やヒトT細胞の分裂をG1期で止めてしまう作用が報告されている。

さらに本菌は、Streptococcus pyogenes の IgG specific protease に相同性のあるシステインプロテアーゼである dentipain をもつ。本タンパクの前半部は immunogloblin like protein と相同性をもち、後半部がプロテアーゼドメインになっている[10]。後半のプロテアーゼドメインの部分は菌体から遊離する。このプロテアーゼの欠損は本菌の膿瘍形成能を低下させることが明らかになっている。これらの宿主免疫に対する作用は、本菌が免疫反応を刺激し炎症を引き起こすとともに、それによって起こる防御反応からは巧みに逃れていることを示唆している。なぜこのような2面性のある作用をもつかの理由としては、増殖するために炎症反応で滲出してくる血清成分や血球を栄養源として確保しつつ防御作用を回避していると考えられる。補体の活性化、炎症性サイトカインの誘導とこれらによる生体防御からの回避は red complex のメンバーである P. gingivalis でも認められており、これらの細菌が共存することにより宿主防御の暴走が両方の菌種によって引き起こされる。結果、炎症を誘導する能力がさらに増強されると考えられる。

その他のビルレンス因子

鉄の獲得は細菌の増殖には必須である。本菌の鉄獲得にかかわるタンパクとしては、ラクトフェリン結合性タンパクおよびヘミン結合性タンパクが認められている。ヘミン結合性タンパクの欠損株が鉄制限下での発育が野生株に比べ低いという報告は、本タンパクが本菌の鉄獲得と増殖に重要な役割を果たしていることを示唆している。

さらに Fe、Mg 依存性の転写抑制因子である TroR も報告されている。本菌は炎症を起こし、タンパク源および鉄源の確保を行っていると考えられる。他菌種でも鉄獲得遺伝子と病原性遺伝子の発現の関連が認められていることから、TroR 遺伝子による調節についても本菌の病原性発現とかかわる可能性がある。本菌の酵素 cystalysin は、赤血球に対する溶血作用によって鉄獲得にかかわるとともに、その活性によりシステインからアンモニア、硫化物の産生にかかわる。L-システイン存

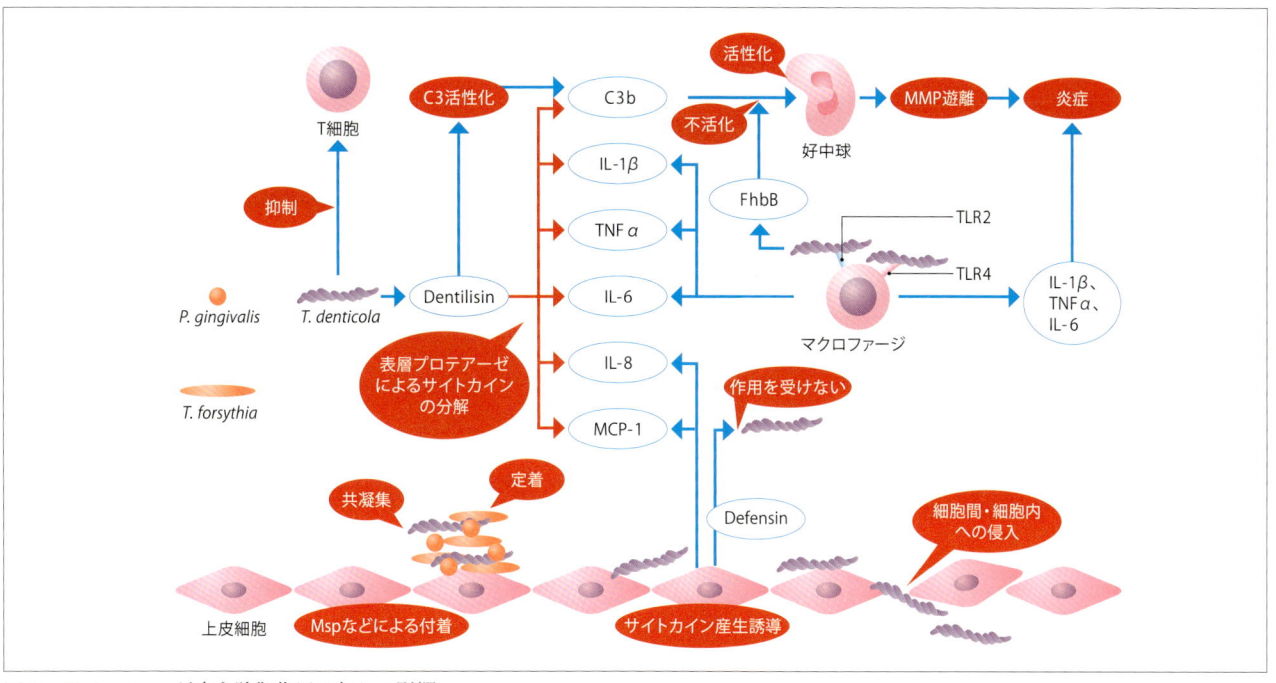

図5 *T. denticola* が宿主防御作用に与える影響。
T. denticola は炎症性サイトカイン産生誘導、補体の活性化などを介して炎症を引き起こすとともに、自分にその作用が及ぶのをを巧みに回避する。

在下で cystalysin を歯根膜細胞や歯肉線維芽細胞に作用させると、産生される硫化物によってアポトーシスが引き起こされる。

本菌の病原性は *P. gingivalis* などの歯周病菌に比べ培養が困難なため、解析が遅れていたが、ゲノム情報を利用した病原性の解析と動物モデルの確立によって、しだいに明らかになりつつある。また、免疫原性の弱さや免疫かく乱作用は、強い宿主免疫反応を誘導せず、微弱な刺激によって慢性炎症を持続させ、歯周組織を破壊に導くことにつながっているとも考えられる。本菌の病原性のメカニズムは *P. gingivalis* とも一部重なる点もあり、今後さらに複数の歯周病原菌によるコンソーシアム形成により、本菌がどのように病原性を発揮していくかという観点からその解明がなされていくと考えられる。

■参考文献■

1. Socransky SS, et al. Microbial complexes in subgingival plaque. J Clin Periodontol 1998 ; 25 : 134-144.
2. Fenno JC, Muller KH and McBride BC. Sequence analysis, expression, and binding activity of recombinant major outer sheath protein (Msp) of *Treponema denticola*. J Bacteriol 1996 ; 178 : 2489-2497.
3. Ito R, et al. Hemagglutinin/Adhesin domains of *Porphyromonas gingivalis* play key roles in coaggregation with *Treponema denticola*. FEMS Immunol Med Microbiol 2010 ; 60 : 251-260.
4. Grenier D. Nutritional interactions between two suspected periodontopathogens, *Treponema denticola* and *Porphyromonas gingivalis*. Infect Immun 1992 ; 60 : 5298-5301.
5. Visser MB and Ellen RP. New insights into the emerging role of oral spirochaetes in periodontal disease. Clin Microbiol Infect 2011 ; 17 : 502-512.
6. Miao D, et al. T*reponema denticola* chymotrypsin-like protease (dentilisin) induces MMP-2-dependent fibronectin fragmentation in periodontal ligament cells. Infect Immun 2010.
7. Ishihara K. Virulence factors of *Treponema denticola*. Periodontol 2000 2010 ; 54 : 117-135.
8. Yamazaki T, et al. Surface protease of *Treponema denticola* hydrolyzes C3 and influences function of polymorphonuclear leukocytes. Microbes Infect 2006 ; 8 : 1758-1763.
9. McDowell JV, et al. Analysis of a unique interaction between the complement regulatory protein factor H and the periodontal pathogen *Treponema denticola*. Infect Immun 2009 ; 77 : 1417-1425.
10. Ishihara K, et al. Dentipain, a *Streptococcus pyogenes* IdeS protease homolog, is a novel virulence factor of *Treponema denticola*. Biol Chem 2010 ; 391 : 1047-1055.

3-3

Tannerella forsythia

細菌学的特徴と歯周病原性因子

Tannerella forsythia は、図1aのようなグラム陰性偏性嫌気性桿菌である。本菌は、発見当初、*Bacteroides forsythus* と命名されたが、その性状から新しい属として *Tannerella forsythensis* として再分類され、その後、種名が変更され現在の種名 *Tannerella forsythia* と呼ばれるようになった[1]。

T. forsythia は歯肉炎、慢性および侵襲性歯周炎等の病巣からの検出率が健常者の場合と比べ高く、*Porphyromonas gingivalis* などとともに疫学的に歯周炎との関連が強く認められている菌種である[1]。DNAプローブ（チェッカーボードシステム）により慢性歯周炎のポケット内細菌を解析した結果、本菌と *Porphyromonas gingivalis*、*Treponema denticola* の3菌種は、本疾患と密接にかかわり、"red complex" と呼ばれるようになった[2]。

本菌は、その培養が困難なため *P. gingivalis* に比べ研究が進んでおらず病原性因子の解析は少ないが、ウサギやマウスの皮膚への接種による膿瘍形成能、マウスやラットへの感染による歯槽骨吸収誘導等の *in vivo* での実験によって歯周病原性が示されている[3]。本菌の病原性因子としては、表1に示すように菌体表層タンパク、プロテアーゼ、シアリダーゼなどが報告されている。

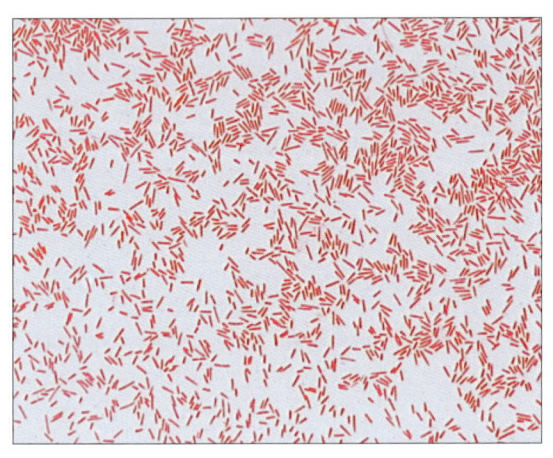

図1a　*T. forsythia* のグラム染色像。

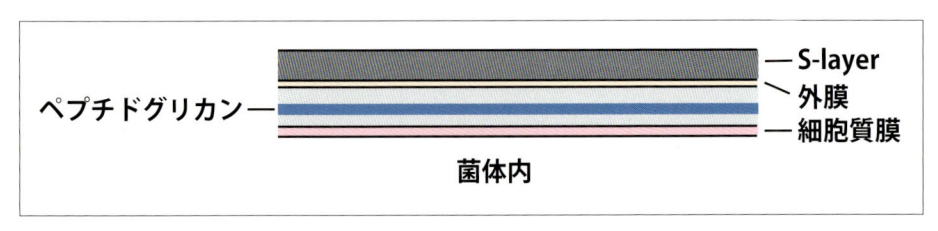

図1b　*T. forsythia* の表層構造。
　細胞質膜の外層にペプチドグリカン層、外膜というグラム陰性菌に基本的な構造が認められ、その外層にタンパクにより構成された S-layer が存在する。

表1 *T. forsythia* の病原因子。

プロテアーゼ	PrtH protease/ Fibroblast detaching factor	付着性細胞の遊離 付着性細胞からの IL-8 産生誘導
表層タンパク	BspA	フィブロネクチン・フィブリノーゲンへの付着 上皮細胞への付着・侵入 上皮細胞からの IL-8 産生誘導 単球からの炎症性サイトカイン産生誘導
	S-layer	上皮細胞への付着・侵入
シアリダーゼ	NanH	上皮細胞への付着
その他	リポタンパク	単球からの IL-6, TNF-α アポトーシス誘導活性
	Methylglyoxal (代謝産物)	細胞傷害性

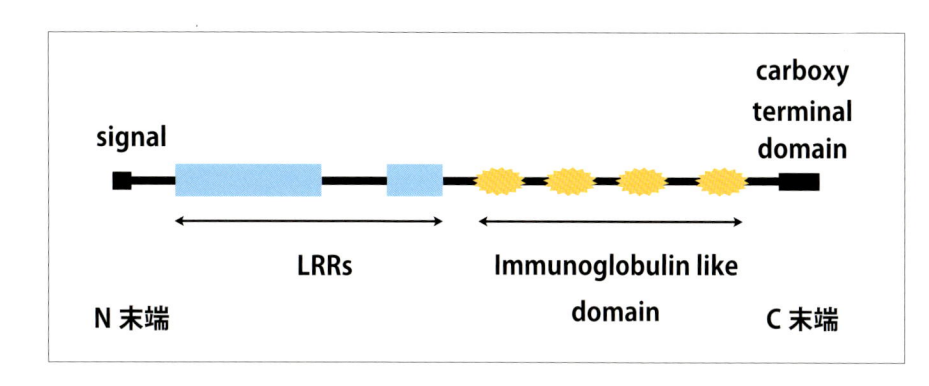

図2 BspA の構造の模式図。
　N 末端には細胞質膜から分泌されるためのシグナル配列が存在し、それに続いてロイシンを多数含む繰り返し配列 (LRR) が 14 回と 6 回(青色の box) 認められ、それに続いて免疫グロブリンに類似したアミノ酸配列を示す部分 (immunoglobulin-like domain：黄色) が 4 回繰り返して存在する。C 末端にはタンパクの分泌に関係すると考えられる carboxy terminal domain が存在する。

　細菌学的特徴として、本菌の菌体最表層にはタンパク質によって構成される S-layer と呼ばれる構造が認められる (図 1b)。本菌は、N-アセチルムラミン酸を増殖に必要とする。N-アセチルムラミン酸を含まず炭水化物を含む培地に培養しても pH が下がらないことから、本菌は解糖を行うための糖の輸送系に問題があるか、代謝により産生される methylglyoxal の過剰産生により代謝が抑制されていることが考えられる。

　本菌の主なエネルギー源は、ペプチドや遊離アミノ酸である。本菌単独では通常の血液平板培地に発育してこない。本菌の血液平板上での増殖は、*Fusobacterium nucleatum*、*Streptococcus sanguinis*、*Prevotella intermedia* などを同じ平板にまくことによって可能になる。これは、これらの菌種から遊離される N-アセチルムラミン酸などが、その増殖を補助するためである。この性質は、*T. forsythia* にとって口腔バイオフィルムでの他菌種との共生関係が非常に重要であることを示唆している。

付着、組織・細胞傷害因子

① Bacteroides surface protein A (BspA)

　BspA は本菌の表層に認められるタンパクで、leucin-rich-repeat (LRR) とよばれるアミノ酸のロイシンを多数含む繰り返し配列が存在する外膜タンパクである。図2のように N 末端側から LRR の繰り返し構造が認められ、それに続いて免疫グロブリンに類似したアミノ酸配列を示す部分 (immunoglobulin-like domain) が存在する[3]。

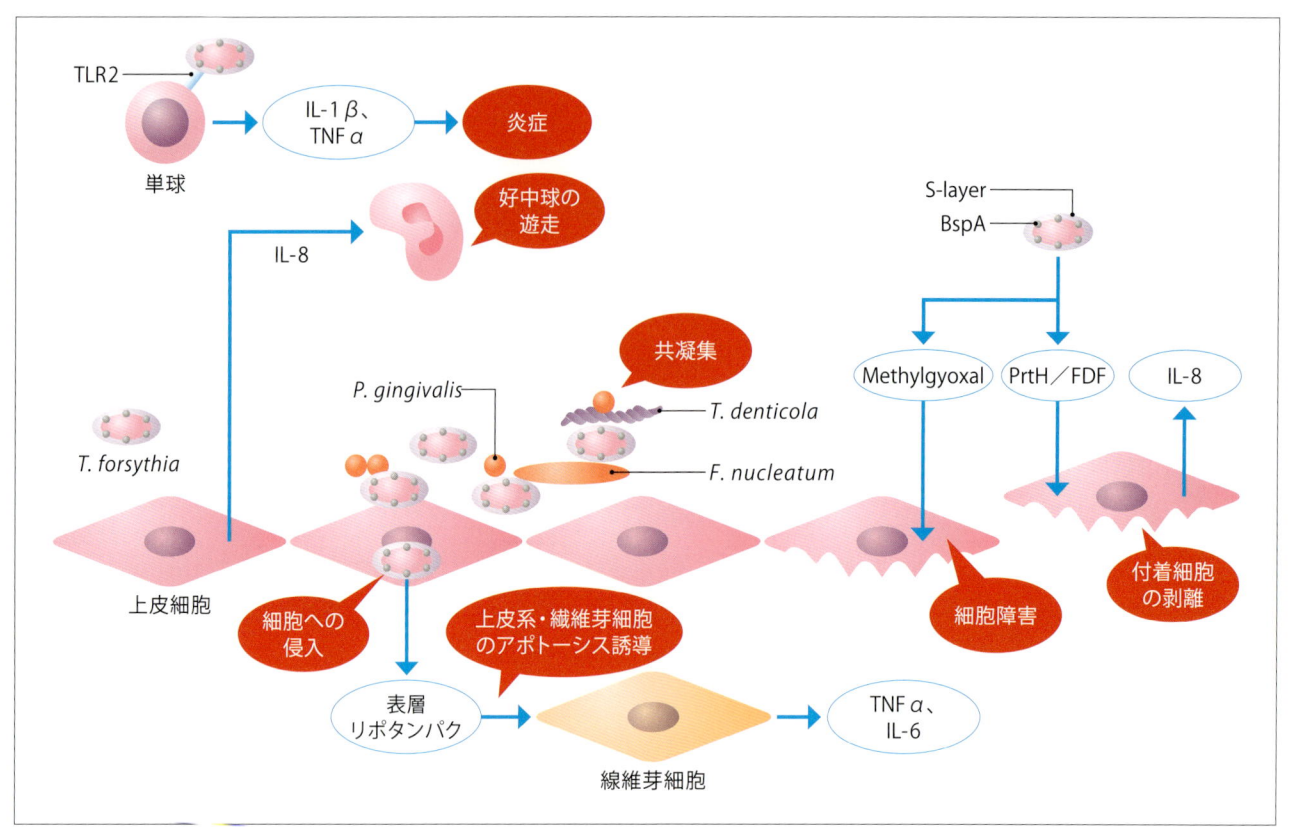

図3 *T. forsythia* の病原性。
　T. forthythia は、BspA により *F. nucleatum* や red complex の菌群とともに共凝集し、バイオフィルムを形成する。BspA、表層リポタンパク、PrtH/FDF の刺激によって単球や線維芽細胞などから炎症性サイトカインや IL-8 産生を促す。PrtH/FDF は、これに加え付着性細胞の遊離も引き起こす。表層リポタンパクにはアポトーシス誘導作用も報告され、代謝産物である methylglyoxal には細胞傷害性が認められる。これらの作用が本菌による炎症の誘導、骨吸収につながると考えられる。

　LRR repeat と呼ばれるドメインは、細菌のみならず多くの生物種の細胞に認められ、それぞれの細胞で多様な細胞内での局在、機能をもつ。その立体構造の解析から、LRR repeat 部分はタンパク間相互作用にかかわることが示唆されている。

　本タンパクは、動物に感染したときのような *in vivo* の状況で発現上昇が認められ、感染時に本菌の病原性に重要なはたらきをすると考えられている。BspA は、*T. denticola*、*F. nucleatum* との共凝集作用をもち、すでに定着している細菌に付着することにより定着、バイオフィルム形成にかかわる（図3）。

　本菌は、細胞間マトリックスタンパクであるフィブロネクチンや、血液凝固にかかわるフィブリノーゲンに対しても付着性をもつ。上皮細胞への付着さらに上皮細胞への侵入作用についても BspA 依存性が認められる。この付着・侵入作用は *P. gingivalis* との共感染、または *P. gingivalis* から遊離されるベシクルによって促進される[4]。

　口腔上皮細胞には病原体に特有の内毒素、鞭毛等の分子構造を認識する自然免疫のレセプターである Toll 様受容体が存在する。LRR ドメインは歯肉上皮細胞上の TLR-2 を刺激し、IL-8 産生を誘導し、好中球の遊走を促すことにより炎症を引き起こす。さらに BspA は、単球に作用して骨吸収性の炎症性サイトカインであるインターロイキン（IL）-1β と TNFα の産生 を誘導する。

　BspA が実際の感染時に機能しているかどうかを明らかにする目的で、*T. forsythia* から BspA 遺伝子を欠損させた株を作製し、その病原性についてマウス口腔感染モデルを用いて比較が行われている[5]。*T. forsythia* 野生株の感染では骨吸収が認められるのに対し、BspA 欠損株では骨吸収誘導能が野生株に比べ低いという結果は BspA による細胞への付着、炎症性サイトカインやケモカイン産生が歯周炎発症に重要な役割を果たすことを示唆している。

② S-layer

　本菌の外膜の外側には、電子顕微鏡により規則格子構造の認められる層 "S-layer" が観察される（図1b）。本構造は、およそ 200 kDa のタンパク TfsA と TfsB

によって構成されている。抗 S-layer 抗体を作用させると、本菌の上皮細胞への付着・侵入が抑制される。さらに TfsA および TfsB 遺伝子を欠損させた株でも、野生株に比べ上皮細胞への付着能力が低下していることから、S-layer は BspA とともに上皮細胞への付着・侵入に重要な役割を果たすと考えられる[6]。

③タンパク分解酵素

現在までに2種のタンパク分解活性が解析されている。トリプシン様酵素活性は、本菌に加え P. gingivalis、T. denticola に認められるため、ペリオチェック®（サンスター）、バナペリオ®（白水）などの red complex の検出キットに利用されている。

このトリプシン様活性を示す酵素は、人工基質 N-a-benzoyl-L-Arg-p-nitroanilide をアルギニンのところで切断するペプチダーゼであるが、天然のタンパクの分解活性は認められないことから、病原性には直接かかわらないと考えられている。

もう1つは PrtH である[7]。PrtH は、48.5 kDa のシステインプロテアーゼとしてクローニングされた。大腸菌により産生された組換えタンパクは、N-benzoyl-Val-Gly-Arg-p-nitroanilide を分解し、赤血球に対し溶血作用をもつ。PrtH は本菌の培養上清に認められる付着細胞を遊離させる因子（forsythia detachment factor：FDF）の一部であることが明らかにされている[8]。

さらに PrtH/FDF は付着細胞に対し IL-8 産生を誘導する。この活性は、上皮細胞傷害や好中球の遊走の誘導を介して歯周炎の発症に関与すると考えられる。また、溶血活性は歯肉溝内での赤血球溶解による鉄獲得に寄与することが考えられる。prtH 遺伝子の検出により T. forsythia（あるいは prtH をもつ未知の細菌種）の定着について、アタッチメントロスのない504人の患者を対象に5年間追跡した結果、prtH がアタッチメントロスの起こるリスクを予測するインディケーターとなりうることが示唆されている[9]。

④表層リポタンパク

本菌のリポタンパクは、BspA と同様に TLR-2 を介しヒト歯肉線維芽細胞と単球を刺激し、IL-6、TNF-α の遊離を促す。さらにヒト歯肉線維芽細胞、上皮系細胞などの細胞に作用し、アポトーシス（☞用語解説）を引き起こし細胞死に導くことが明らかにされている。アポトーシスの誘導には、宿主細胞内の caspase 8（☞用語解説）の活性化がかかわることが示されている。

⑤その他の活性タンパク

本菌は、シアリダーゼやグリコシダーゼをもつことが報告されている。このうちシアリダーゼの NanH が、上皮細胞への付着にかかわることが示されている。このほかに、細胞分裂を G2 期で止める作用が培養上清中に認められているが、それが何によって引き起こされているのかについてはまだ明らかにされていない[8]。

本菌は、最初の部分で述べたようにグルコース存在下では代謝によって methylglyoxal を産生する。Methylglyoxal は代謝産物であり、これは菌自体にとってもじゃまな物質であるが、宿主細胞に対しても傷害性を示す。歯周炎患者の歯肉溝滲出液を調べた結果ではこの増加が認められ、本菌の組織傷害性にも methylglyoxal がかかわっている可能性がある。

バイオフィルム形成による病原性

本菌は、red complex の菌種および F. nucleatum と共凝集性を示すことから、これらの菌種とともに歯周病原性バイオフィルムを形成すると考えられる。F. nucleatum はデンタルプラーク形成時にレンサ球菌などの早期に歯面に定着する菌種と、P. ginigvalis のように後から定着する菌種との両方に付着し後からくる菌種の定着にかかわる。

F. nuleatum と red complex の菌種との共凝集は、臨床的な分離頻度のデータとも矛盾しない。本菌と F. nucleatum との混合培養ではバイオフィルム形成促進が認められ、その形成促進には菌どうしの物理的な接触による細菌間相互作用がかかわっていることが示されている[11]。

この促進作用は T. forsythia の oxyR（酸化ストレス感知遺伝子）の欠損により低下する。類似した現象として F. nucleatum との共培養により、P. gingivalis の酸素存在下での増殖が促進されることも示されており、2菌種によるバイオフィルム形成時の酸素分圧の変化が、

その促進作用にかかわっている可能性がある。本菌単独でのバイオフィルム形成能は、非常に低い。しかし菌体外多糖合成にかかわる遺伝子 wecC を欠損させることによって、疎水性の上昇およびバイオフィルム形成能の上昇が起きることから、表層多糖がバイオフィルム形成を調節していると考えられる[10]。

これらの作用が、本菌と他の歯周病原性菌とのバイオフィルム形成にどのような役割を果たしているのかについては興味深い。本菌が N-アセチルムラミン酸のような他の菌由来の成分を必要とする点では、その増殖に他の菌とともに存在していることが有利であることが考えられる。本菌が糖をエネルギー源として利用する能力が低く、タンパクを利用するという点では、P. gingivalis の強いタンパク分解性や、P. gingivalis、T. denticola の補体活性化や炎症性サイトカイン誘導性による炎症の誘導が、本菌の増殖に有利にはたらき、バイオフィルム形成促進作用にも影響を与えると考えられる。

さらに、本菌の単球や線維芽細胞からの炎症性サイトカイン誘導は、他の歯周病原性菌による炎症の誘導をさらに増強する可能性がある。現状では、本菌についての解析が少ないため、P. gingivalis や F. nucleatum による本菌の増殖促進作用の解析が多いが、本菌が他菌種に与える影響についても検討する必要がある。

バイオフィルム中でのこれらの菌種によるコンソーシア形成が、本菌の病原性にどのように関与するかを明らかにする目的で、ラットの口腔感染モデルでの P. gingivalis、T. denticola などの菌との混合感染について解析が行われている。これらの菌の混合感染は、単独感染に比べて歯槽骨吸収の増強が認められている[12]。この病原性増強は、本菌の病原性が他の菌と同時に作用することにより、なんらかの相乗効果をあらわすことを示唆している。

培養の困難さから、本菌の病原性の多くはまだ謎に包まれているが、近年得られたゲノム情報は遺伝子レベルから病原性に光を当てつつある。今後、新たな病原因子の発見や細菌間相互作用による遺伝子発現調節機構の解明をとおして、本菌と歯周炎に認められる疫学的関連性の背後のメカニズム解明が期待される。

■参考文献■

1. Tanner AC and J Izard. T*annerella forsythia*, a periodontal pathogen entering the genomic era. Periodontol 2000 2006 ; 42 : 88-113.
2. Socransky SS, et al. Microbial complexes in subgingival plaque. J Clin Periodontol 1998 ; 25 : 134-144.
3. Sharma A. Virulence mechanisms of *Tannerella forsythia*. Periodontol 2000 2010 ; 54 : 106-116.
4. Inagaki S, et al. *Porphyromonas gingivalis* vesicles enhance attachment, and the leucine-rich repeat BspA protein is required for invasion of epithelial cells by "*Tannerella forsythia*". Infect Immun 2006 ; 74 : 5023-5028.
5. Sharma A, et al. *Tannerella forsythia*-induced alveolar bone loss in mice involves leucine-rich-repeat BspA protein. J Dent Res 2005 ; 84 : 462-467.
6. Sakakibara J, et al. Loss of adherence ability to human gingival epithelial cells in S-layer protein-deficient mutants of *Tannerella forsythensis*. Microbiology 2007 ; 153 : 866-876.
7. Saito T, et al. Cloning, expression, and sequencing of a protease gene from *Bacteroides forsythus* ATCC 43037 in *Escherichia coli*. Infect Immun 1997 ; 65 : 4888-4891.
8. Nakajima T, et al. Isolation and identification of a cytopathic activity in *Tannerella forsythia*. Biochem Biophys Res Commun 2006 ; 351 : 133-139.
9. Hamlet SM, et al. A 5-year longitudinal study of *Tannerella forsythia prtH* genotype: association with loss of attachment. J Periodontol 2008 ; 79 : 144-149.
10. Honma K, et al. Role of a *Tannerella forsythia* exopolysaccharide synthesis operon in biofilm development. Microb Pathog 2007 ; 42 : 156-166.
11. Sharma A, et al. Synergy between *Tannerella forsythia* and *Fusobacterium nucleatum* in biofilm formation. Oral Microbiol Immunol 2005 ; 20 : 39-42.
12. Kesavalu L, et al. Rat model of polymicrobial infection, immunity, and alveolar bone resorption in periodontal disease. Infect Immun 2007 ; 75 : 1704-1712.

4 歯周病菌の毒素と代謝物質

4-1

歯周病菌の産生する毒素

　歯周病は歯周病菌と生体との相互作用により引き起こされる疾患である。歯肉溝・歯周ポケットにデンタルプラーク中の細菌として存在する歯周病菌は、種々の病原性因子を保有しており、歯周組織の破壊や炎症の惹起に関与していると考えられている。

　病原性因子は大きく分けると①宿主細胞への付着・侵入に関与する因子、②生体組織を損傷・破壊する因子、③宿主免疫力に抵抗する因子、④サイトカイン誘導など宿主応答を誘発する因子、⑤菌の増殖に関与する鉄獲得性因子などがある。いずれの因子も生体に定着、増殖していくためには重要な因子である。すなわち、細菌が生体に侵入した際には生体の種々の感染防御因子（免疫性因子）に対して抵抗性を示しながら、生体組織に傷害を与え侵襲をしていく（図1）。

　現在報告されている主要な歯周病菌の病原性因子を表1に示す。主要な歯周病菌である*Porphyromonas gingivalis*、*Prevotella intermedia*、*Treponema denticola*、*Tannerella forsythia*、*Aggregatibacter actinomycetemcomitans*、*Fusobacterium nucleatum*などは①〜⑤の因子の多くを保有し、歯周病発症に関与している。以下に、それぞれに該当する因子について示す。

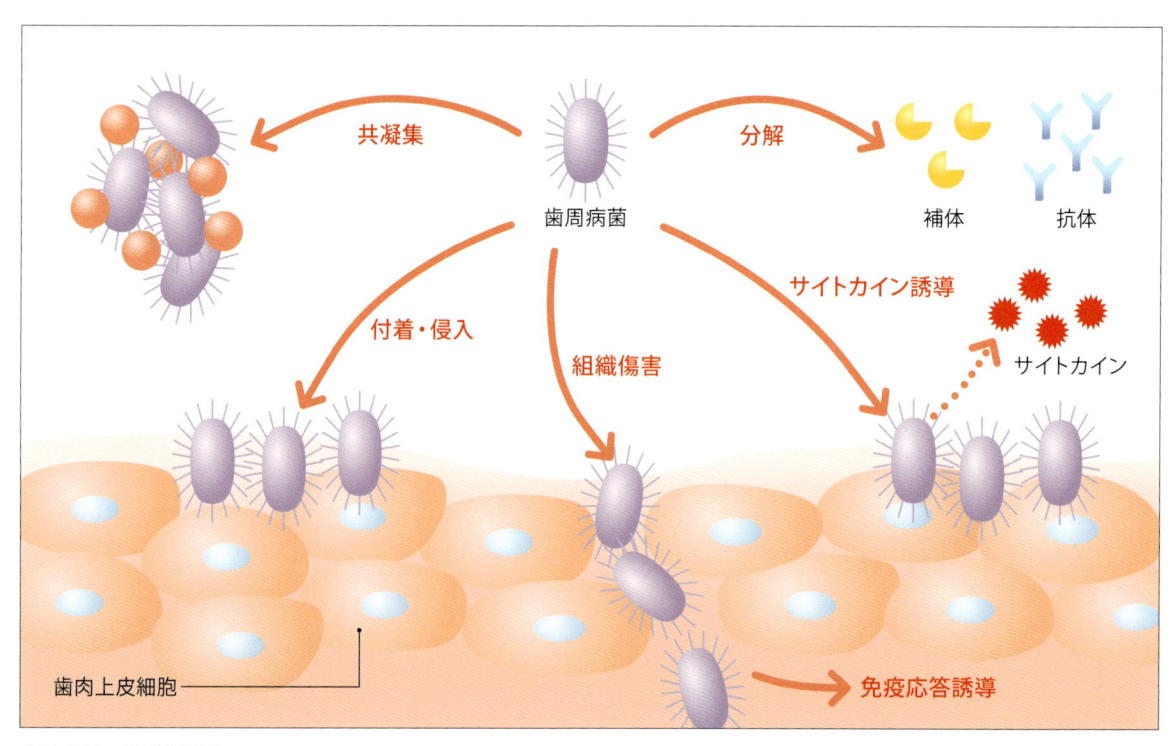

図1　歯周病菌の病原性因子。
　生体に侵入した歯周病菌は生体の種々の防御因子に抵抗性を示し、バイオフィルム形成、歯周組織への付着・侵入、免疫応答の誘導などを引き起こし、歯周組織の炎症を誘導する。

表1　歯周病菌の主な病原性因子。

病原性因子	作　用	病原性因子	作　用
Porphyromonas gingivalis		*Treponema denticola*	
Rgp	プロテアーゼ，歯周組織破壊，免疫性因子の活性阻害	Msp	フィブロネクチン・ラミニン結合，膜孔形成
Kgp	プロテアーゼ，歯周組織破壊，免疫性因子の活性阻害	OppA	フィブロネクチン・プラスミノーゲン結合
Fim	線毛タンパク，細胞付着，サイトカイン産生誘導	FnbB	FactorH 結合
HagA,B	凝集素，細胞内侵入	dentilisin	プロテアーゼ（抗体，サイトカイン，結合組織分解）*P. gingivalis* との共凝集
Dpp	膿瘍形成	LrrA	*P. gingivalis* との共凝集
ClpP	上皮細胞内侵入	LPS	炎症性サイトカイン誘導，マクロファージ一酸化窒素誘導
GroEL	サイトカイン産生誘導	cystalysin	溶血活性，ヘモグロビン酸化作用
OMP40	免疫応答誘導	Sip	リンパ球増殖抑制
Ag53	免疫応答誘導	*Tannerella forsythia*	
LPS	炎症性サイトカイン誘導，骨吸収促進作用	PrtH	システインプロテアーゼ，溶血活性
Aggregatibacter actinomycetemcomitans		TfsA,B	表層糖タンパク
leukotoxin	白血球殺滅	LPS	炎症性サイトカイン誘導
CDT	細胞膨化，細胞傷害	karilysin	抗菌性ペプチド分解
CagE	細胞傷害	BspA	フィブロネクチン・フィブリノーゲン結合共凝集，炎症性サイトカイン誘導
Flp	線毛タンパク，細胞への付着，骨吸収	*Fusobacterium nucleatum*	
Omp100	フィブロネクチン結合，細胞侵入，補体抵抗性	Fap2	アポトーシス誘導
Omp29	抗原性（患者血清との反応性）	FomA	共凝集，抗原性
EmaA	コラーゲン結合	FadA	上皮細胞への付着
Aae	フィブロネクチン，ラミニン，タイプⅣコラーゲン結合	LPS	炎症性サイトカイン誘導
LPS	炎症性サイトカイン誘導，骨吸収作用		
Hsp60	骨吸収促進作用		
Prevotella intermedia			
LPS	炎症性サイトカイン誘導		
protease	ヘモグロビン，CD14，LBP の分解		

①付着・侵入因子
　線毛タンパクや表層タンパク（外膜タンパク）
②生体組織を損傷・破壊する因子
　プロテアーゼ、コラゲナーゼ、ヒアルロニダーゼ、リパーゼ、特異的細胞傷害毒素、リポ多糖、細胞傷害物質（アンモニア、硫化水素、脂肪酸、有機酸）
③宿主免疫力に抵抗する因子
　抗体・補体分解酵素（プロテアーゼ）、莢膜、白血球殺滅毒素
④宿主応答の誘発因子
　リポ多糖、表層タンパク、線毛
⑤鉄獲得性因子
　シデロフォア（鉄結合タンパク）

　こうした病原性因子の中のカテゴリーの一つとして毒素がある。しかし、細菌の産生する毒素の定義は非常に難しく、一般的には「細菌の産生する物質で宿主に為害性にはたらくものであり、とくに標的組織・細胞が絞り込まれているもの」のことを指す。たとえば、黄色ブドウ球菌の産生する食中毒を引き起こす腸管毒、コレラ菌の産生する下痢を引き起こすコレラ毒、ボツリヌス菌の産生する神経毒であるボツリヌス毒素などがある。種々の細菌が産生するタンパク質分解酵素、脂質分解酵素、

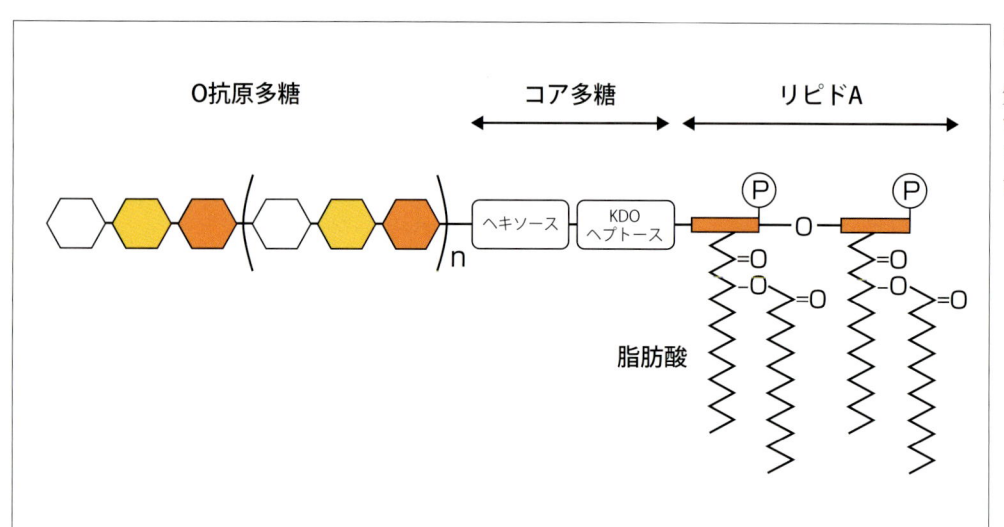

図2　リポ多糖の構造。
リポ多糖は大きく糖質と脂質の2つの部分から構成されている。内毒素活性の中心はリピドAの部分であり、さまざまな生物活性を示す。

表2　LPSの生物活性。

全身的作用	組織・細胞への作用	歯周病との関連性
発熱	マクロファージ活性化	破骨細胞活性化
Schwartzman反応	リンパ球活性化	線維芽細胞傷害
免疫系への影響	細胞傷害作用	補体活性化
補体の活性化	筋細胞	マクロファージ活性化
特異的抗体産生	肝細胞	リンパ球活性化
循環系の障害	中枢神経細胞	Schwartzman反応
血圧低下	血管内皮細胞	循環障害
毛細血管収縮	血小板凝集阻害	
心拍出量の減少	プラスミノーゲン活性化	
代謝系の障害		
血糖低下		
血清鉄減少		

核酸分解酵素などは病原性因子であるが、特異性という点から考えると毒素とは呼ばず、菌体外酵素と呼ばれている。したがって、表1の歯周病菌での多くの病原性因子の中で毒素と呼ばれる因子は多くはない。

毒素は大きく2つに大別され、内毒素と外毒素と呼ばれる。内毒素はグラム陰性細菌の外膜の構成成分の一つであるリポ多糖（lipopolysaccharide：LPS）である。LPSの基本構造を図2に示す。その構造は大きく分けると多糖部分と脂質部分からなる。内毒素活性の中心は脂質部分であるリピドAであり、種々の生理活性を示す（表2）。歯周病菌はグラム陰性菌であることからLPSを保有しており、これまでに歯周組織の炎症反応との関連性について多く報告されている。

一方、外毒素は多くの場合、菌体外に放出されるタンパク性の因子である。一般的に、外毒素はタンパクであることから易熱性であるが、例外として黄色ブドウ球菌の腸管毒のような耐熱性のものもある。毒性は内毒素よりも強く、抗体産生を引き起こす能力も高い。外毒素は作用メカニズムにより大きく神経毒、腸管毒、細胞毒に分けられるが、歯周病菌では細胞毒がいくつかの菌種で報告されている。

以下に歯周病菌の内毒素および外毒素について概説する。しかし、外毒素については前章のred complexの3菌種、および次項で説明するA. actinomycetemcomitansについては本項では省略する。

内毒素：リポ多糖

歯周病は歯周組織の炎症により発症することから、種々の炎症反応を惹起するリポ多糖は歯周病菌の主要な病原性因子として考えられ、これまでに多くの研究がなされている。

その中でも、主要な歯周病菌であるP. gingivalisのLPSは古くから研究がなされてきている。P. gingivalisのLPSのリピドA部分の構造を図3に示す。大腸菌のLPSなどの腸内細菌科の細菌のLPSのリピドA部分のリン酸基が1つ（大腸菌は2つ）でアシル基が少なく、その数は大腸菌が6〜7個であるのに比べ3〜5個である[1]。これらの構造の差異により、腸内細菌科のLPSに比べて、P. gingivalisのLPSの生物活性は低いとされている。

しかし、P. gingivalisのLPSはリンパ球の活性化作用、マイトジェン作用、サイトカイン産生誘導能などの報告が数多くなされていることから、歯周組織の炎症誘導には関与していると考えられる[2]。本菌と同様にP. gingivalis等のバクテロイデス属の細菌はリンパ球やマクロファージの活性化作用が報告されている。

A. actinomycetemcomitansのLPSも骨吸収作用、サイトカイン産生誘導能、マクロファージの活性化など多くの生物活性を有することが報告されている[3]。6種の血清型特異的抗原が報告されているが、この抗原が莢膜多糖かLPSによるものかは依然不透明である。また、LPSのO抗原部位の多様性による生物活性への影響も詳細は明らかではない。その他の歯周病菌であるF. nucleatumやT. forsythiaなどのLPSやT. denticolaのlipooligosaccharideも同様の生物活性を有することが報告されている。

以上のように、歯周病菌のLPSはそれぞれの菌種において生物活性には差があるが、歯周組織に何らかの応答を引き起こすことで炎症を誘発していることは明らかである。しかし、歯周病菌のLPSが他のプラーク中、あるいは口腔内の細菌の保有するLPSに比べて歯周疾患特異的であるかという点についての詳細は明らかではない。

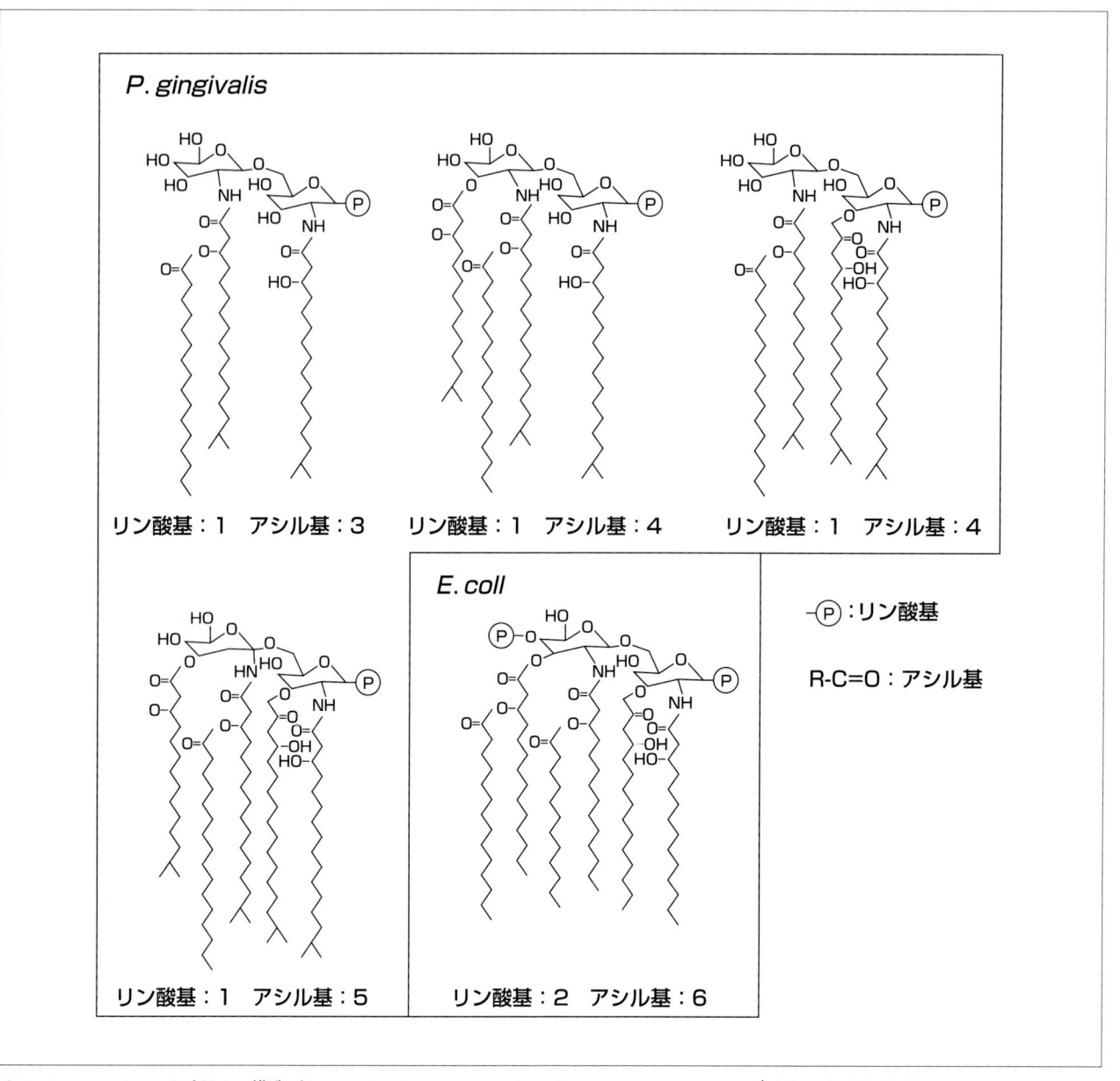

図3 *P. gingivalis* のリピドAの構造（Ogawa T and Yagi T. Periodontol 2000 2010 ; 54 : 71-77.[1] より一部改変引用）。

外毒素

　上述したように歯周病菌の産生する外毒素の報告はあまり多くはない。歯周病菌の中ではA. *actinomycetemcomitans* の産生するロイコトキシン、細胞膨化致死毒素（CDT）がよく知られており、歯周病との関連性について多くの研究成果が報告されている。これらの毒素については次項で詳細に説明する。その他の毒素としては *T. denticola* の産生する Sip はヒトリンパ球系細胞において細胞周期のG1期からS期への移行を阻害することで増殖を阻害すること、Cystalysin は溶血活性を有することが報告されている。しかし、歯周病菌の産生する毒素は下痢を引き起こす腸管毒、とびひ（膿痂疹）の原因である表皮剥脱毒素のように、疾患（歯周病）と直結した関連性を示す毒素の報告はない。これは、歯周病が宿主と歯周病菌の相互作用により引き起こされると考えられていることからも、歯周病菌の産生する毒素は歯周病発症に関連する一つの因子というとらえ方が一般的である。

4-2 *Aggregatibacter actinomycetemcomitans* の毒素

　歯周病菌の一つである *A. actinomycetemcomitans* は、多くの歯周病菌が酸素存在下であると死滅する偏性嫌気性細菌であるのに比べ、酸素存在下でも増殖可能な通性嫌気性細菌である。前述の項目ですでに述べたが、歯周病菌の中でも病原性因子として多くの毒素産生能を有する。

　代表的なものは2つあり、白血球殺滅毒であるロイコトキシンと細胞膨化致死毒素であるCDTである。また、近年ゲノム解析により、*Helicobacter pylori* が産生する毒素であるCagと相同性がある因子（CagE）を保有することが明らかになっている。

　コレラ菌のコレラ毒素や大腸菌157のベロ毒素などは、疾患の発症に細菌の産生する毒素が直接関与していることが明らかになっている。しかし、*A. actinomycetemcomitans* の産生する毒素が直接的に歯周病発症にかかわるのかの詳細は明らかではない。しかし、これまでの多くの研究により、これらの毒素が歯周病に関与している可能性は非常に高いと考える。

ロイコトキシン（leukotoxin）

　A. actinomycetemcomitans の産生するロイコトキシン（leukotoxin）は大腸菌のα-ヘモリシン（溶血毒）や、百日咳菌のアデニル酸シクラーゼで溶血活性も示すCyaAなどの、グラム陰性菌の産生するRTX毒素ファミリーの一つである。RTXとは repeat in toxin の略である。特徴としては分子量100kDa以上の高分子であり、C末端にグリシンを多く含む繰り返し構造が存在する。この繰り返し構造はカルシウムイオンの結合部位であり、毒素活性を発揮するために必要であることが明らかとなっている。RTXファミリーに属する毒素は一般的には細胞特異性は強くないとされているが*A. actinomycetemcomitans* の産生するロイコトキシンは細胞特異性が高く、ヒトとサルの多形核白血球とマクロファージにのみ作用する。

　RTXファミリーの特徴的な性質として、毒素タンパクに脂質が付与されることにある。このことにより毒素は菌体表層に局在化する。*A. actinomycetemcomitans* のロイコトキシンも菌体表層の外膜タンパクに存在しているが、重度の歯周炎患者から分離されたロイコトキシン強産生株であるJP2株において一部は菌体外に分泌しており、毒素の存在様式は菌株間によって異なることが示唆される。

　ロイコトキシンの遺伝子を図4に示す。*ltxCABD* からなるオペロンを形成している。構造遺伝子は*ltxA* であり、LtxCはLtxAの活性に関連した因子である。またLtxBとLtxDは、毒素の細胞質から細胞表層への移動に関与する因子である。ロイコトキシン強産生株で知られるJP2株は、オペロンの上流に2つのプロモーターを有することで毒素産生性が向上している[4]。

　A. actinomycetemcomitans の産生するロイコトキシンの作用機序については標的細胞の細胞膜に作用し、膜に孔を形成することで細胞致死活性を有するとされているが、詳細については明らかではない。同じRTXファミリーの大腸菌の産生する溶血毒HlyAは細胞膜の脂質2分子層の外層のみに作用し、膜の強度を弱めることで膜が壊れ、細胞漏出が起こるというモデルも提唱されている[5]。

　A. actinomycetemcomitans のロイコトキシンが細胞膜に孔を形成するのか、細胞膜の外層にのみ作用するかは今後の研究が待たれる。ロイコトキシンの標的細胞の結合分子は明らかにされており、β2-integrinのLFA1（☞用語解説）である[6]。LFA1は血管内皮細胞の接着分子として、白血球の血管外漏出にも関与する因子である。LAF1の発現は上皮細胞などには認められず、LFA1の

197

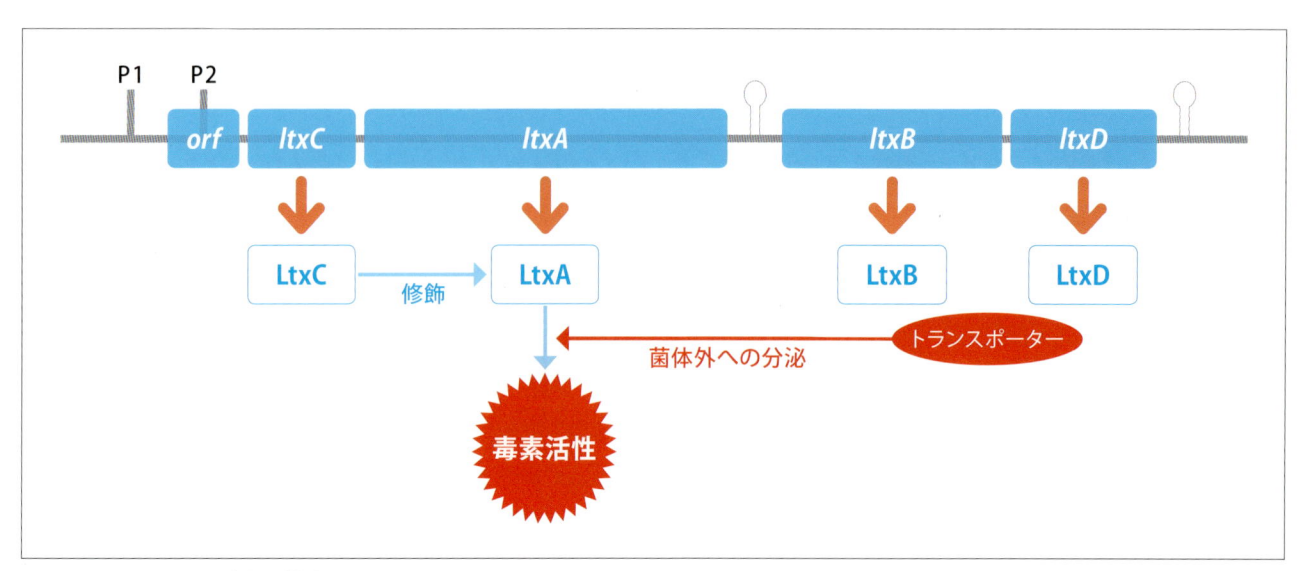

図4　ロイコトキシン遺伝子構造。
　ロイコトキシン遺伝子は機能未知の orf と ltxCABD からなる一つのオペロンを形成している。また、ltx 遺伝子の上流には2つのプロモーターが存在する。

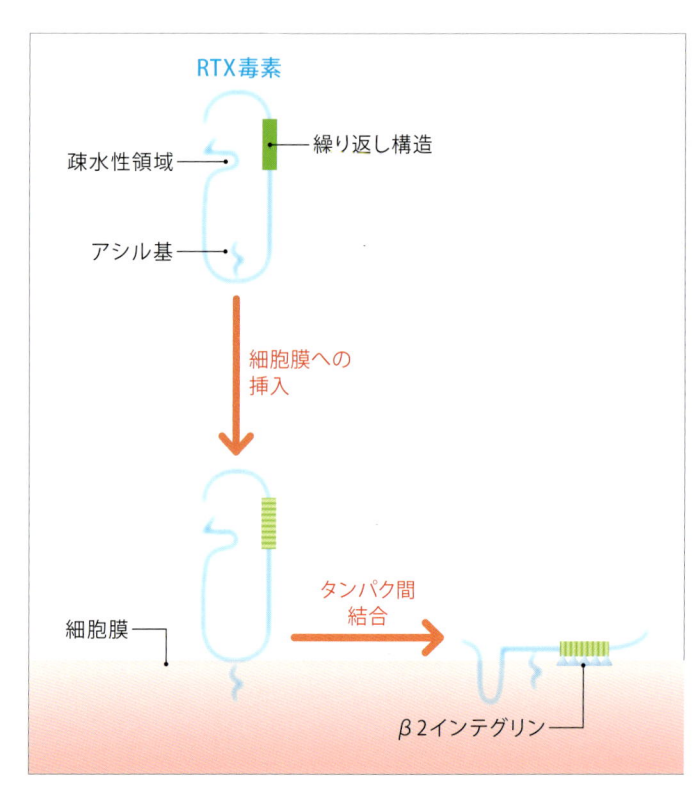

図5　RTX毒素の作用機序。
　RTX毒素の細胞膜への作用機序の概要を示す。アシル基の部分が細胞膜に陥入し、その後繰り返し構造部分とβ2インテグリンとのタンパク性の結合により、膜に局在し毒性を発揮する（Lally ET, et al. Trends Microbiol 1999；7：356-361.[5] より一部改変引用）。

発現性の細胞特異性がロイコトキシンの基質特異性に関連していると思われる。
　RTXファミリーの細胞膜への作用機序についての概要を図5に示す。修飾酵素により付与されたアシル基の部分が最初に細胞膜に挿入され、その後繰り返し構造部分とβ2インテグリンとの結合が起こり、毒素は細胞膜に局在化し、毒性を発揮する。
　本毒素の歯周病発症との関連性については、つぎのようなことが考えられる。先に述べたように、ロイコトキシンは好中球やリンパ球などに対して致死作用を有する。こうした細胞は歯周病菌に対してその侵襲を防御するうえで非常に重要な細胞であるため、ロイコトキシンは歯周病菌の感染拡大を果たすうえで大きな役割を担っていると考えられる。ロイコトキシン強産生株が重度歯周炎患者から分離されていることも、ロイコトキシンの歯周病原性に関与していることを示唆している。

細胞膨化致死毒素（CDT：Cytolethal Distending Toxin）

ヒトの細胞は分裂・増殖を繰り返しているが、細胞は規律正しく分裂を行っている。母細胞から細胞分裂を行い娘細胞になるまでの過程を細胞周期と呼ぶ。細胞周期は図6に示すように大きくG1、S、G2、M期に分けられる。

G1期で細胞は大きくなり、G1/SチェックポイントでDNA合成の準備ができているかの確認がなされる。S期でDNAの複製が行われる。その後G2期に移行し、細胞は成長していき、G2/MチェックポイントでM期への準備ができているか確認される。そしてM期において細胞の成長は停止し、有糸分裂と細胞質分裂が起こり、1つの周期が集結する。

CDTは細胞周期のG2期を阻害することが知られている。CDTは最初、腸管病原性大腸菌で細胞膨化作用と致死活性を有する因子が見いだされたことから、細胞膨化致死毒素（CDT）と命名された。その後、サルモネラ菌、ヘリコバクター属、*Hemophilus ducreyi*、*A. actinomycetemcomitans* などでも同様の活性をもつ毒素が同定された[7]。

CDTをコードする遺伝子群を図7に示す。*cdtA*～*C* の3つの遺伝子から構成されるオペロンを形成している。その遺伝子産物であるCDT-A～Cは複合体を形成するホロトキシンとして毒素活性を有し、細胞の膨化および致死作用を発揮する（図8）。活性の本体はCDT-Bであり、CDT-BはDNA分解活性を有することで細胞に損傷を与え、細胞周期を阻害することが報告されてい

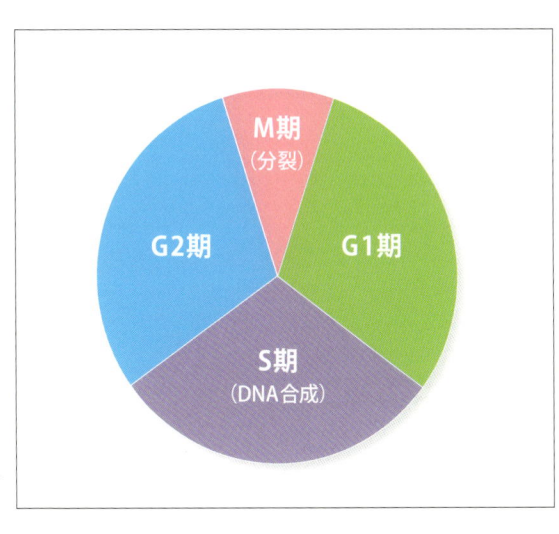

図6　細胞周期。
　細胞周期は大きくG1、S、G2、M期に分けられる。CDTはG2期を阻害することで、細胞膨化致死作用を引き起こす。

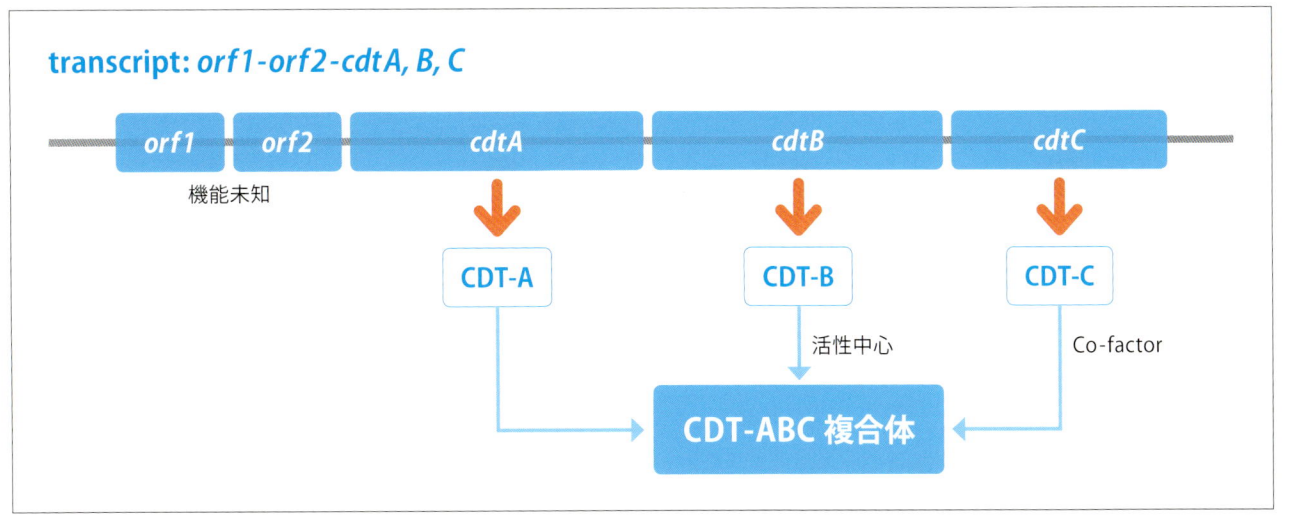

図7　*cdt* 遺伝子構造。
　cdt 遺伝子は2つの機能未知の *orf* と *cdtABC* からなる一つのオペロンを形成している。*cdtABC* はそれぞれ翻訳後、それぞれが複合体を形成しホロトキシンとして毒性を発揮する。

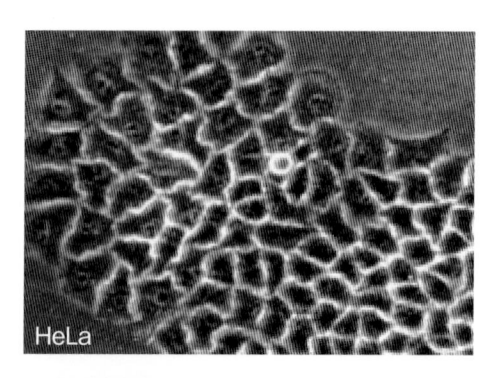

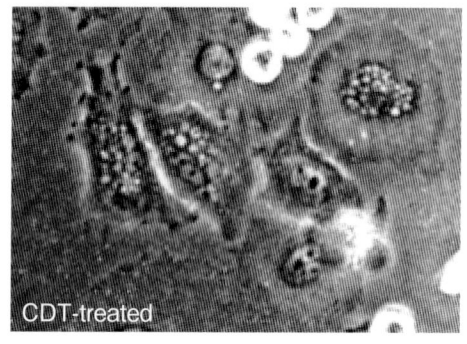

図8　CDT の HeLa 細胞への影響。
HeLa 細胞に CDT を作用させた 48 時間後の像を示す。コントロールが敷石状の細胞形態を示しているのに比し、CDT 処理により細胞が膨化し、一部の細胞は死に、浮遊している（Ohara, et al. J Biochem 2004；136：409-413.[8] より引用）。

る[8]。また、これに加えて CDT-B は phosphatase 活性を有するという報告もされている。CDT-A、C は活性の本体ではないが、CDT 活性を効率よく発揮するには必要な因子であると考えられている。これまでに 3 つの因子について、単独あるいは 2 つの因子の組み合わせで活性を比較した検討がいくつかなされているが、細胞種により結果は一部異なっており、統一的な見解はなされていない[3]。CDT-C は CDT-B とともに細胞内に入ることが確認されており、CDT-C は細胞内への侵入に関与している可能性が考えられる。一方で、CDT-A は標的細胞への付着に関与するという報告もなされている。

Ueno らは CDT の分泌様式について提唱している[9]。菌体内で合成された CDT-A はリピド化し細胞内膜上にアンカーとして存在し、その後外膜に移行する。また、CDT-B、C は細胞内から分泌し、外膜上で CDT-A とともに複合体を形成する。その後、CDT-A の一部が未同定のペプチダーゼによりプロセスされ、菌体外に分泌されていくのではないかと考えられている。この分泌過程で CDT-A は CDT ホロトキシンの分泌を行ううえで非常に重要なはたらきを担っている。

CDT の歯周病への関与については、多くは明らかになっていない。しかし、臨床から分離される A. actinomycetemcomitans の多くは cdt 遺伝子を保有していることから、CDT が歯周炎に何らかの関与をしていると考えられる。しかし、CDT の産生性は株間で大きく異なっており、A. actinomycetemcomitans の病原性の強弱に関連している可能性が考えられる（図9）。

また、臨床分離株において CDT-B の 281 番目のアミノ酸がヒスチジン（27%）のものはアルギニン（73%）に比べて活性が低いことが報告されている[10]。このような報告は臨床分離株の CDT 活性を比較し、その多様性を報告しているものと関連性があるのではないかと思われる。また、近年 CDT が破骨細胞の活性化因子である RANKL の発現を誘導することも報告され、CDT の歯周病発症への関連性が推察される。

CagE

　H. pylori の病原性因子の一つである Cag（cytotoxin-associated gene）は cag pathogenicity island と呼ばれる30種あまりの遺伝子群の中に含まれている。CagA、Eは細胞増殖、細胞接着、アポトーシスなどに影響を及ぼすことが明らかになっており、また胃がんとの関連性も指摘されている。Teng と Hu は *H. pylori* の CagE と相同性の認められる因子を *A. actinomycetemcomitans* で見いだした[11]。CagE 様毒素は H. pylori の CagE と同様にアポトーシスを誘導したことを明らかにしている。

　このような結果から、CagE 様因子は歯周炎局所において歯周組織の破壊、炎症の惹起、免疫応答の抑制などに関与していることが考えられた。今後、さらに研究がなされることで歯周炎との関連性について明らかにされると考える。

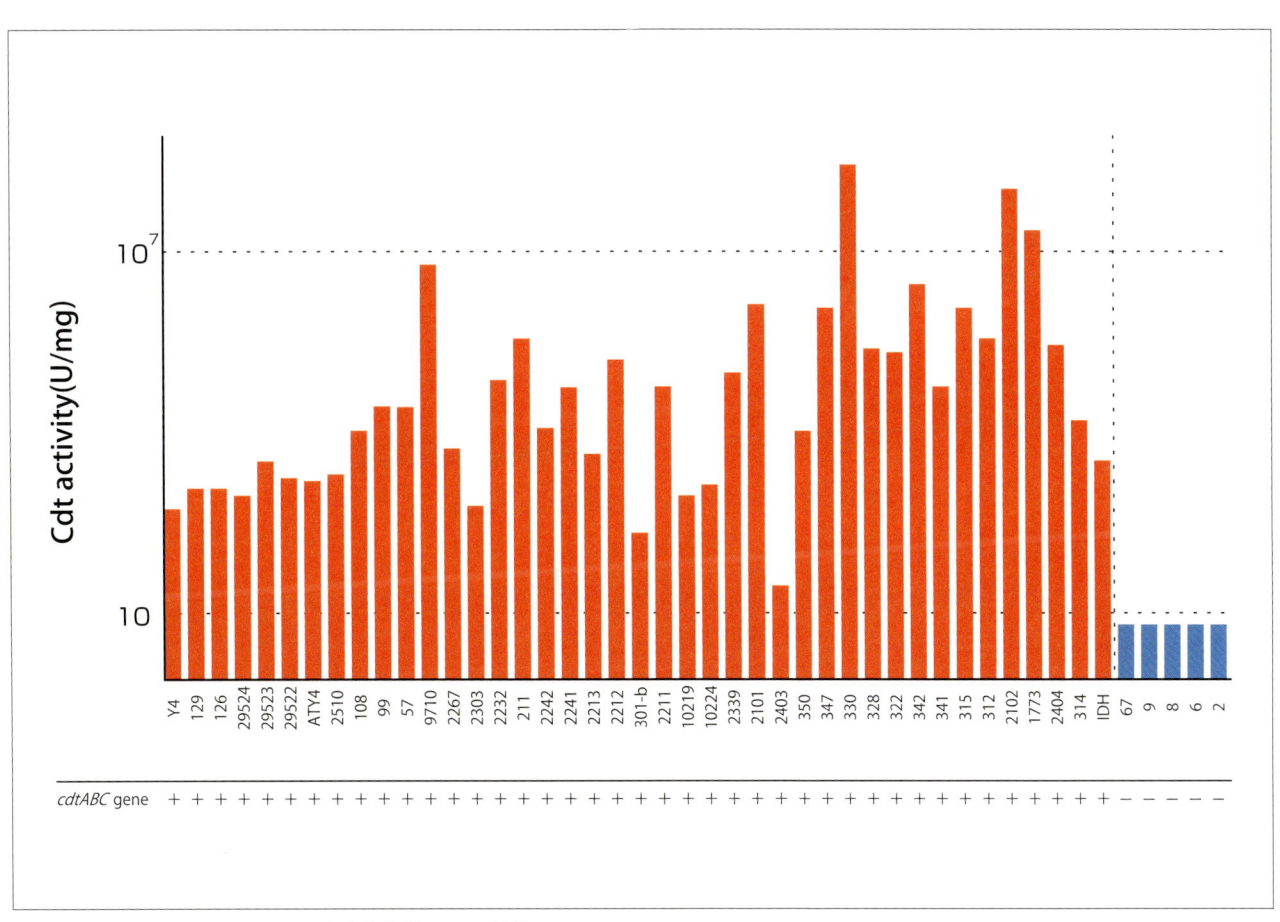

図9　*A. actinomycetemcomitans* 臨床分離株の CDT 活性。
　A. actinomycetemcomitans 培養上清を系列希釈し、HeLa 細胞に作用後50％以上の細胞の致死を引き起こす最小の希釈倍率を1Uとし、培養上清原液でのU数を表した（Yamano, et al. J Clin Microbiol 2003 ; 41 : 1391-1398.[19] より引用改変）。

4-3 細菌代謝物、短鎖脂肪酸（酪酸を中心に）

　口腔や腸管など生体に寄生する細菌は宿主由来成分、あるいは宿主が接種した栄養分を栄養源として増殖する。その増殖過程で細菌はさまざまな代謝物を産生する。主な代謝産物としてはアンモニア、硫化物ガスや短鎖脂肪酸がある。このような代謝産物は時として生体に為害作用を引き起こす。口腔内細菌も種々の代謝産物を産生することが知られており、硫化物などは口臭の原因として知られている。また、口腔細菌の産生する短鎖脂肪酸はう蝕や歯周病の発症にも関連していると考えられている。

　短鎖脂肪酸とは脂肪酸の一部で、炭素数が6以下のものを指し、酢酸、プロピオン酸、イソ酪酸、酪酸、イソ吉草酸、吉草酸、乳酸、コハク酸がある（表3）。う蝕原因菌であるミュータンス菌群は種々の糖源を代謝して乳酸を産生し、歯を脱灰することでう蝕を誘発することはよく知られている。歯周病菌である P. gingivalis、P. intermedia、F. nucleatum は大量の酪酸、プロピオン酸、イソ吉草酸を産生する。とくに酪酸は歯周組織に種々の作用を引き起こすことが報告されており、歯周病菌の病原性因子の一つとして捉えられている[12]。

　歯周病菌が酪酸などの短鎖脂肪酸を産生することが明らかにされたことに加えて、実際の口腔内での短鎖脂肪酸の産生量などについても報告されている。Niederman らはデンタルプラーク中における短鎖脂肪酸の濃度について、中等度および重度歯周炎の患者の歯周ポケットのプラークについて解析をした結果、プロピオン酸の濃度は重度歯周炎の場合、平均9.5mM、中等度の場合で平均が0.8mMであり、酪酸においても重度歯周炎で2.6mM、中等度で0.2mMであった[13]。したがって、重度の歯周炎のプラーク中には中等度に比べて10倍以上の短鎖脂肪酸が存在している。また、Niederman らは別の研究において、P. gingivalis 感染部位でのプロピオン酸および酪酸の濃度がスケーリングやルートプレーニングなどの処置をした後では、およそプロピオン酸で2倍、酪酸で10倍減少したことも報告している[12]。したがって、実際の歯周病患者の歯肉溝あるいは歯周ポケット中には短鎖脂肪酸が存在し、歯周組織に影響を及ぼしていることが予想される。

表3　短鎖脂肪酸の種類と構造。

組織名	慣用名	構造
メタン酸	ギ酸	HCOOH
エタン酸	酢酸	$CH_3\text{-}COOH$
プロパン酸	プロピオン酸	$CH_3\text{-}CH_2\text{-}COOH$
ブタン酸	酪酸	$CH_3\text{-}(CH_2)_2\text{-}COOH$
2-メチルプロパン酸	イソ酪酸	$(CH_3)_2\text{-}CH\text{-}COOH$
ペンタン酸	吉草酸	$CH_3\text{-}(CH_2)_3\text{-}COOH$
3-メチルブタン酸	イソ吉草酸	$(CH_3)_2\text{-}CH\text{-}CH_2\text{-}COOH$

歯周病菌の短鎖脂肪酸合成経路も明らかにされつつある。P. gingivalis においては、アスパラギン酸やグルタミン酸のジペプチドを菌体内で代謝することで酪酸、プロピオン酸、酢酸、アンモニアなどを産生することが明らかになっている（図10）[14]。同様に F. nucleatum はグルタミン酸のモノあるいはジペプチド、リジンなどから酢酸や酪酸を合成する。Prevotella 属の中で糖を分解することができる細菌種では、ピルビン酸経由で酪酸を合成する。このような in vitro の研究において、歯周病菌の多くが種々の短鎖脂肪酸を産生していることが証明されている[15]。

歯周病菌の産生する短鎖脂肪酸が歯周組織に与える影響について、in vitro の研究を中心に多くなされている。以下に細胞種ごとの概要を示す。

白血球に対する作用

歯周炎局所においては、好中球・マクロファージなどの貪食細胞やリンパ球は血管から歯周組織に浸潤し、歯周病菌の感染防御にはたらいている。白血球への短鎖脂肪酸の影響については多くの研究がなされている。なかでも好中球に対する作用は多く報告されており、好中球のケモタキシス（走化性）、貪食能、殺菌能などへの影響が指摘されている[12]。

短鎖脂肪酸の好中球への作用については、まだ統一的な見解はなされていないが、好中球の機能を低下させることで歯周病菌の感染性が増加し、歯周組織の炎症が拡大することが考えられる。

好中球以外の白血球への作用については、mM レベルの濃度の酪酸がリンパ球の活性化および幼若化、T 細胞の増殖への影響、種々のサイトカイン産生性への影響について報告されている。また、Ochiai らは酪酸が T 細胞のアポトーシスを引き起こすことを報告している[16]。しかし、その作用は複雑であり、実験条件の違いにより異なる結果が報告されている。

上皮細胞に対する作用

歯肉上皮細胞は歯周組織の最外層に位置しているため、歯肉溝や歯周ポケットに存在する歯周病菌と最初に接触する組織である。短鎖脂肪酸は上皮細胞の増殖抑制、アポトーシスの誘導能などが報告されている[12]。また、短鎖脂肪酸は血管拡張や血管外への透過性亢進作用も認められており、歯周組織の浮腫作用や免疫応答の亢進を助長することが考えられる。したがって、歯肉溝滲出液の短鎖脂肪酸の濃度の定量は歯周炎の程度のマーカーになる可能性がある。

歯肉線維芽細胞に対する作用

歯肉線維芽細胞は歯周結合組織の中で組織の修復、再生、分解などに関与している細胞であり、歯周炎においてもサイトカインの産生など種々の免疫応答に関与している。mM レベルの濃度の短鎖脂肪酸は歯肉線維芽細胞に細胞増殖阻害など、歯肉上皮細胞と同様の効果を引き起こす[12]。落合らは、歯疾患を有する患者から分離した歯肉線維芽細胞と健常人から分離したもので、酪酸による効果について検討したところ、歯周疾患患者から分離した細胞では酪酸により濃度依存的にアポトーシスを誘導し、細胞死を引き起こすことを報告している[17]。

以上のように、短鎖脂肪酸は生体にさまざまな作用を引き起こすことが考えられる。歯周病への関連性を図11に示す。歯周病菌を含むプラーク中の細菌は、生体由来の栄養源を代謝することで短鎖脂肪酸が合成される。産生した短鎖脂肪酸は歯肉溝に拡散していき、歯周組織に作用する。さらに、短鎖脂肪酸とともにLPSなどの細菌由来の病原性因子が歯周組織に作用することで、相乗的に歯周炎を惹起していくことが推測される。

最近、歯周病菌の産生する酪酸が体内に潜伏するヒト免疫不全ウイルス（HIV）を活性化させ、エイズの発症に関与している可能性が報告された[18]。HIV はヒトに感染するとヘルパー T 細胞に入り込み、その染色体に入り込むことで潜伏感染をする。通常、数年以上を経てHIV が活性化し、エイズを発症すると言われている。ヒトの産生する酵素の一つであるヒストン脱アセチル化酵素（HDAC）により、HIV の増殖は抑制されているが、

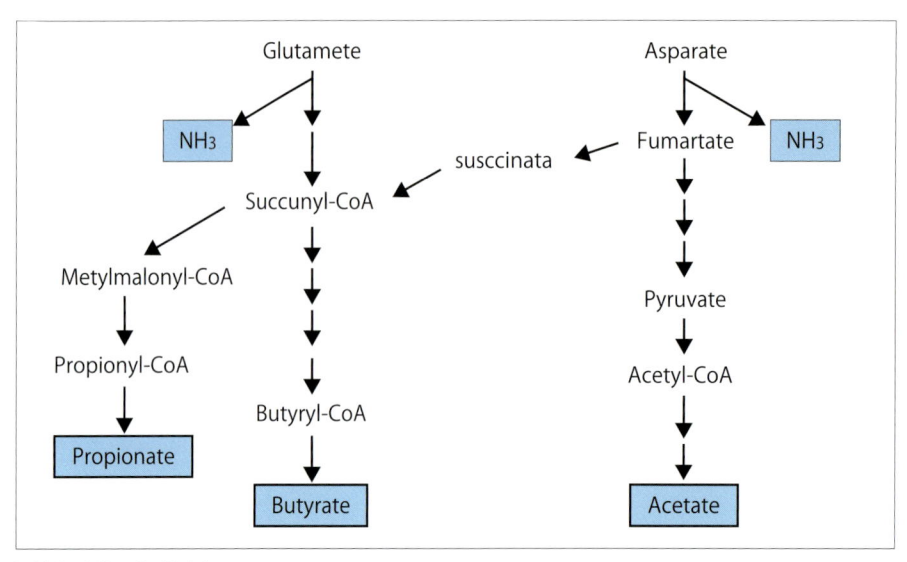

図10　*P. gingivalis* 短鎖脂肪酸の合成経路。
　P. gingivalis はアスパラギン酸やグルタミン酸のジペプチドを菌体内に取り込み代謝することで酢酸、酪酸、プロピオン酸を合成する (Takahashi, et al. J Bacteriol 2000；182：4704-4710.[14] より一部改変)。

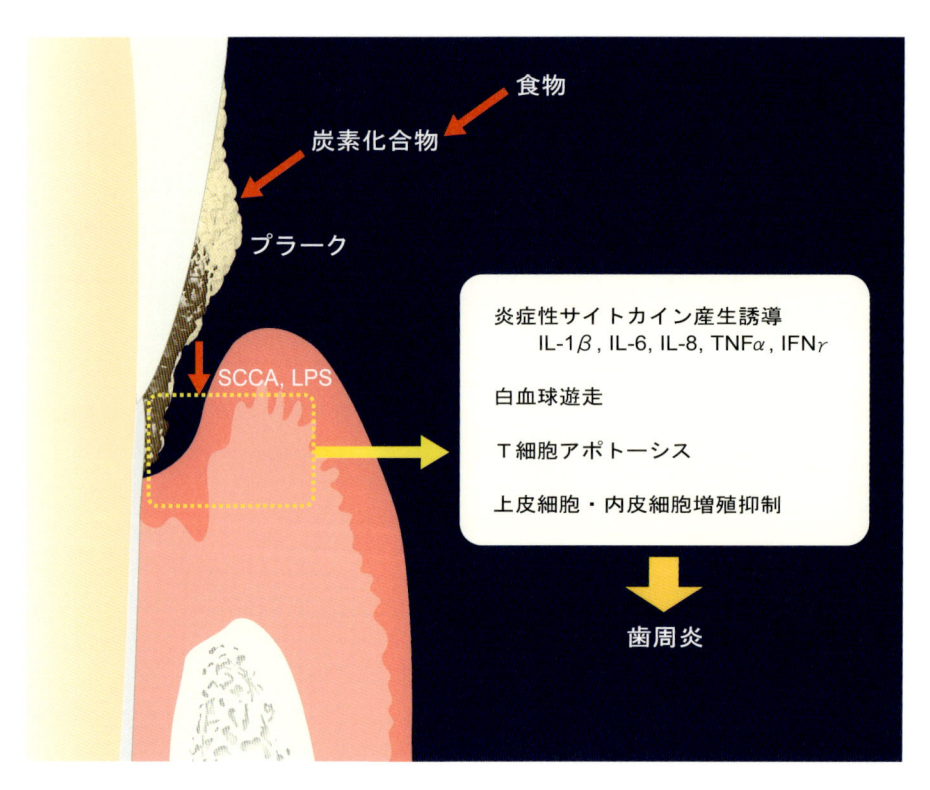

図11　短鎖脂肪酸の歯周組織への影響。
　SCCA：短鎖脂肪酸、LPS：リポ多糖。

HDACの活性が抑制されるとHIVの複製が開始される。酪酸はHDACの活性を阻害することから、実験的にHIV感染細胞に作用させるとHIVの増殖を認めたことから、歯周病菌の産生する酪酸がHIVの活性化に関与している可能性が示された。
　以上のように、歯周病菌の産生する短鎖脂肪酸は歯周組織に為害作用を引き起こすだけではなく、HIVの活性化など全身性にも影響を及ぼすことが明らかになってきた。今後、さらに詳細な検討がなされることで、細菌の産生する短鎖脂肪酸の生体への影響について解明されることが期待される。

■参考文献■

1. Ogawa T, Yagi T. Bioactive mechanism of Porphyromonas gingivalis lipid A. Periodontol 2000 2010; 54: 71-77.
2. Jain S, Darveau RP. Contribution of Porphyromonas gingivalis lipopolysaccharide to periodontitis. Periodontol 2000 2010; 54: 53-70.
3. Henderson B, Ward J. M, Ready D. Aggregatibacter (Actinobacillus) actinomycetemcomitans: a triple A* periodontopathogen? Periodontol 2000 2010; 54: 78-105.
4. Brogan JM, Lally ET, Poulsen K, Kilian M, Demuth DR. Regulation of Actinobacillus actinomycetemcomitans leukotoxin expression: analysis of the promoter regions of leukotoxic and minimally leukotoxic strains. Infect Immun 1994;62:501-508.
5. Lally ET, Hill RB, Kieba IR , Korostoff J. The interaction between RTX toxins and target cells. Trends Microbiol 1999; 7:356-361.
6. Morova J, Osicka R , Sebo P. RTX cytotoxins recognize beta2 integrin receptors through N-linked oligosaccharides. Proc Natl Acad Sci USA 2008;105: 5355-5360.
7. Smith JL, Bayles DO. The contribution of cytolethal distending toxin to bacterial pathogenesis. Crit Rev Microbiol 2006; 32:227-248.
8. Ohara M, Oswald E, Sugai M. Cytolethal distending toxin: a bacterial bullet targeted to nucleus. J Biochem 2004;136:409-413.
9. Ueno Y, Ohara M, Kawamoto T, Fujiwara T, Komatsuzawa H, Oswald E, Sugai M. Biogenesis of the Actinobacillus actinomycetemcomitans cytolethal distending toxin holotoxin. Infect Immun 2006;74: 3480-3487.
10. Nishikibo S, Ohara M, Ikura M, Katayanagi K, Fujiwara T, Komatsuzawa H, Kurihara H, Sugai M. Single nucleotide polymorphism in the cytolethal distending toxin B gene confers heterogeneity in the cytotoxicity of Actinobacillus actinomycetemcomitans. Infect Immun 2006;74:7014-7020.
11. Teng YT, Zhang X. Apoptotic activity and sub-cellular localization of a T4SS-associated CagE-homologue in Actinobacillus actinomycetemcomitans. Microb Pathog 2005;38: 125-132.
12. Niederman R, Zhang J, Kashket S. Short-chain carboxylic-acid-stimulated, PMN-mediated gingival inflammation. Crit Rev Oral Biol Med 1997;8:269-290.
13. Niederman R, Buyle-Bodin Y, Lu B-Y, Robinson P, Naleway C J. Short-chain carboxylic acid concentration in human gingival crevicular fluid. Dent Res 1997;76:575-579.
14. Takahashi N, Sato T , Yamada T. Metabolic pathways for cytotoxic end product formation from glutamate- and aspartate-containing peptides by Porphyromonas gingivalis. J. Bacteriol 2000;182:4704-4710.
15. Kurita-Ochiai T, Fukushima K , Ochiai K. Volatile fatty acids, metabolic by-products of periodontopathic bacteria, inhibit lymphocyte proliferation and cytokine production. J Dent Res 1995;74:1367-1373.
16. Kurita-Ochiai T, Amano S, Fukushima K, Ochiai K. Cellular events involved in butyric acid-induced T cell apoptosis. J Immunol 2003;171:3576-3584.
17. Kurita-Ochiai T, Seto S, Suzuki N, Yamamoto M, Otsuka K, Abe K, Ochiai K. Butyric acid induces apoptosis in inflamed fibroblasts. J Dent Res 2008;87:51-55.
18. Imai K, Ochiai K, Okamoto T. Reactivation of latent HIV-1 infection by the periodontopathic bacterium Porphyromonas gingivalis involves histone modification. J Immunol 2009;182: 3688-3695.
19. Yamano, et al. Prevalence of cytolethal distending toxin production in periodontopathogenic bacteria. J Clin Microbiol 2003;41:1391-1398.

5 口臭の発生と原因物質

5-1 口臭の発生（口臭症の分類と発生機序）

近年の清潔志向の高まりとともに、口臭に関心をもつ人は増加傾向にある。また一方で、学校、職場、地域社会などの人づきあいのなかで人間関係の不調和に悩み、その原因を口臭に求めようとする患者も増えている。

わが国の歯科大学付属病院においては1990年代から口臭外来が順次開設され、また一般歯科医院においても口臭測定機器が導入されるなど、これらの患者に専門的に対処する場は整備されつつある。

厚生労働省の平成11年保健福祉動向調査（対象者：15歳以上）によれば、口臭に悩む人は男性15.8％、女性13.2％、全体で14.5％存在する。またMiyazakiら[1]の2,672人の日本人（18～64歳）を対象にした疫学調査によれば、一般集団のうち社会的に容認できる限度を超える口臭をもつ人は、測定時間帯によって異なるが6～23％存在する。

海外においては、Liuら[2]が2,000人の中国人（15～64歳）を調査した結果、27.5％の被験者に口臭が認められた。さらにAl-Ansariら[3]は1,551人のクウェート人（14～74歳）を調べ、口臭があると訴える人は23.3％存在すると報告している。いずれにしても口臭に悩む患者は10～20％台、潜在的にはそれ以上存在する可能性もあり、臨床現場での専門的な対応、原因物質の解明および予防法の開発においてさらなる進展が必要である。

口臭症の分類

1970年代にガスクロマトグラフを用いて、口臭の主たる原因物質は揮発性硫黄化合物（volatile sulfur compounds：VSC）であることが解明されて[4]以来、口臭に関する研究は徐々に進展してきた。

しかし、実際の臨床現場での患者診断、治療に関しては未整理のまま長く経過した。その後、1999年に開催された第4回国際口臭学会で国際スタンダードとしての口臭症の分類が認められ、今日では国際口臭研究学会（International Society for Breath Odor Research）で公式に認められた国際基準となっている（表1）。

真性口臭症とは、社会的容認限度を超える明らかな口臭が認められるものを指す。会話をしていて、明らかに不快な臭いを感じるもの（他覚的口臭）である。そのうち生理的口臭とは、原因となる疾患がないものを指すが、これは、主として舌苔やプラークに由来するもの、すなわち、口腔内の清掃不良に基づく口臭を指す。

表1 口臭症の分類[5]。

I. 真性口臭症	II. 仮性口臭症	III. 口臭恐怖症
社会的容認限度を超える明らかな口臭が認められるもga a. 生理的口臭：器質的変化、原因疾患がないもの（ニンニク摂取など一過性のものは除く） b. 病的口臭： 　1. 口腔由来の病的口臭：口腔内の原疾患、器質的変化、機能低下などによる口臭 　2. 全身由来の病的口臭：耳鼻咽喉・呼吸器疾患など	患者は口臭を訴えるが、社会的容認限度を超える口臭は認められず、検査結果などの説明（カウンセリング）により訴えの改善が期待できるもの	真性口臭症、仮性口臭症に対する治療では、訴えの改善が期待できないもの

つぎに病的口臭のうち口腔由来のものは、重度う蝕、歯周病、唾液腺の機能低下などに起因するものである。口腔内に原因を特定できない場合、耳鼻咽喉・呼吸器、消化器など全身疾患由来の口臭を疑うこととなる。

実際の口臭が他覚的に検知されない心因性の口臭（自覚的口臭）のうち、結果説明、カウンセリングで患者が安心し、快方に向かわせることができるものが仮性口臭症である。さらに、真性口臭症や仮性口臭症に対する治療では訴えの改善が期待できず、精神面での専門的治療が必要なものを口臭恐怖症として区別されている。

これまでに報告された口臭外来受診患者の病態分類について表2に示した。いずれも真性口臭症の口腔由来のものがもっとも高く50〜80％台を占める。口腔以外に由来する真性口臭症は5％以下である。また仮性口臭症は10〜30％台、口臭恐怖症は5％以下であった。口臭を訴えて筆者らのクリニックを受診した患者155人については、明らかな口臭を認めない患者が54.8％と過半数を占めた[10]が、各クリニックによって受診患者に特徴があるのかもしれない。

口臭の発生機序

口腔由来の口臭はさまざまな原因により発生する。舌苔、歯肉炎および歯周炎、急性潰瘍性歯肉炎、インプラント周囲炎、重度う蝕、開放された壊死歯髄、智歯周囲炎、粘膜潰瘍、治癒途上にある粘膜、ドライソケット、食物残渣、不良修復物、清掃不良義歯、唾液分泌低下（薬物、シェーグレン症候群、放射線療法、化学療法によるもの）がそれにあたる[11-13]。

口腔内には無数の細菌が生息しており、その種類は数百種といわれている。われわれは毎日食物を摂取しており、その一部を口腔細菌が代謝、分解する際にさまざまな臭気が発生する。また口腔細菌、口腔粘膜落屑上皮、唾液タンパク質、白血球、脂肪球なども細菌による分解の対象となる。タンパク質はポリペプチド鎖を経てアミノ酸へ分解され、このアミノ酸が細菌酵素で分解されてさまざまな臭気が発生する。また炭水化物についても細菌による代謝、分解を受けて有機酸が産生され、一部からは臭気が発生する。

生理的口臭の最大の発生源となるのが舌苔である。舌苔付着状況と口臭の強さには相関が認められている。広い舌背面には多量の細菌が生息可能であり、また、舌背面は広く外気にさらされることから、多くの臭気が容易に口腔外へ放出される。

舌背に生息する細菌には、歯肉縁下プラーク細菌に比べて多種類かつ多量の栄養源が供給される。歯肉縁下プラーク細菌は、1日当たり約1mlの歯肉溝滲出液にさらされるのに対して、舌背の細菌は、約1ℓの唾液にさらされる[14]。

唾液中には唾液腺由来の栄養源、上皮細胞、細菌、食物などが含まれ、また、歯肉や潰瘍粘膜からの出血があれば血清成分が唾液中に混入することになる。さらに後鼻漏や胃食道逆流物が舌苔中に混入すれば、口臭の発生を助長する。

舌苔の広がりは個人によってさまざまであるが、歯周病の存在や全身状態の悪化時は増加する傾向にある。しかしながら健常人において、舌苔を増加させる因子が何であるかは依然として明確ではない。舌背には出生直後、*Prevotella melaninogenica*、*Fusobacterium nucleatum* などの嫌気性菌が定着する[14]。その後、乳歯萌出時には、それらおよび他種嫌気性菌である *Treponema denticola*、*Selenomonas* が増加する[14]。口臭の強い小児は対照に比して、唾液中の *Prevotella oralis*、*P. melaninogenica* が増加することが報告されている[14]。

成人の舌苔中から検出される細菌を表3に示した。健常者では、*Streptococcus salivarius* などのレンサ球菌と *Prevotella*、*Veillonella* が主に検出される。口臭患者では *S. salivarius* は少数派となり、代わりにグラム陽性の *Atopobium parvulum*、*Eubacterium sulci* やグラム陰性の *Fusobacterium periodonticum* などの嫌気性菌が検出され口臭発生との関連が報告されている。

つぎに口腔由来の病的口臭のなかで、もっとも強い関連性を指摘されているのが歯周病である[12,13]。歯周病に罹患している患者は強い口臭を示すというのは一般的に認められていることである。しかし、口臭患者のどのくらいの比率が歯周病に罹患しているかを正確に示した疫学的データは少なく、また、歯周病罹患程度と口臭リスクとの間に強い相関を認めない報告は比較的多い。口臭の病因論において歯周病が原因であるとするのは、歯周病患者から採取した唾液が高いVSC産生能を示すこと、歯周ポケット内で高いVSC産生が認められること

表2　口臭外来受診患者の病態分類。

報告者	分析患者数	真性口臭症 口腔由来	真性口臭症 口腔以外に由来	仮性口臭症	口臭恐怖症
宮崎ら[6]	210	57.6*	3.3	35.2	3.8
Suzukiら[7]	165	84.8	1.2	12.7	1.2
Quirynenら[8]	2,000	79.6**	4.2	15.7***	
Takeuchiら[9]	823	61.6	4.7	31.2	2.4

各口臭症の数字は、全体に対する比率（％）を示す。
* 文献6より算出。
** 口腔および呼吸器／消化器の両方に由来すると考えられる3.8％を含む。
*** 仮性口臭症と口臭恐怖症を合わせての比率。

表3　舌苔中に検出される細菌[15]。

健常者	口臭患者
Streptococcus salivarius	*Streptococcus mitis*
Streptococcus mitis	*Streptococcus parasanguinis*
Streptococcus parasanguinis	*Granulicatella adiacens*
Granulicatella adiacens	*Prevotella melaninogenica*
Prevotella melaninogenica	*Veillonella sp.*
Veillonella sp.	*Atopobium parvulum*
	Eubacterium sulci
	Fusobacterium periodonticum
	Solobacterium moorei

などによっている。

　しかし、これらの知見は歯周病の口臭へのかかわりを間接的に示した結果にすぎない。一方で、歯周病患者は非常に多くの舌苔をもつことが知られている。したがって歯周病と口臭との関連は、歯周病による舌苔増加が主な原因であるという考えもある。

　グラム陰性の歯周病細菌は、*in vitro* で強い臭気を産生することから、歯周ポケット局所ではこれらの細菌の代謝により臭気が産生されるはずである。しかしながら歯周病の病態はさまざまであり、歯肉の発赤腫脹を呈するものと呈さないもの、同じポケットデプスでもその進行がほとんど停止しているものから急速なものまである。したがって歯周病をどのような指標で、またどのような状態で評価するかによって口臭との関連性は違ってくる。

　実際、われわれはポケット診査の前後で口臭を測定すると、診査後に口臭レベルが上昇することを経験的に認めている。歯周ポケット内のプラーク細菌は、ほとんど外気とふれることのない環境下にある。したがってポケット内で産生された臭気が外部に放出されるような状況にあるかないかで、口臭と歯周病の関連性は大きく異なると考えられる。

5-2 口臭症の原因物質と検査・診断

原因物質

呼気中には非常に多くの成分が含まれるが、これまでに口臭との関連を指摘されてきた物質のうち主なものを表4に示した。

①揮発性硫黄化合物（VSC）

口臭原因物質の主体をなすものである。その発生機序は、含硫アミノ酸であるシステインがL-cysteine desulfhydraseによって分解され、硫化水素が発生する（図1）。またメチオニンがL-methionine-α-deamino-γ-mercaptomethane-lyaseによって分解され、メチルメルカプタンが発生する（図2）。ジメチルサルファイドについては、生成されたメチルメルカプタンがメチル化されて発生する可能性が示唆されている[17]。

これまでにVSC産生能をもつ口腔細菌として報告されているものは、*Aggregatibacter*、*Actinomyces*、*Atopobium*、*Campylobacter*、*Desulfovibrio*、*Eikenella*、*Eubacterium*、*Fusobacterium*、*Peptostreptococcus*、*Porphyromonas*、*Prevotella*、*Solobacterium*、*Tannerella*、*Treponema*、*Veillonella*、*Vibrio*、*Streptococcus*属などである[13]。

このうち硫化水素は程度の差はあれ比較的多くの菌種から産生される[18]。一方、メチルメルカプタンは主として歯周病細菌から産生される。VSCを多く産生する菌として報告されているものを表5に示した。

②アミン類

トリメチルアミンは、腸内細菌が食物中のコリンから産生する。いったん腸肝循環により肝臓へ運ばれ、肝臓でトリメチルアミン酸化酵素により代謝される。しかしこの酵素が先天欠如したり、酵素活性が低下したりすると、生体中のトリメチルアミン濃度が上がって、独特の尿臭や、体臭、口臭の原因となる[17]。ジアミンであるカダベリンやプトレッシンは、糖分解能をもつ口腔内細菌によってもたらされた低pH環境下で、リジンやオルニチンが脱カルボキシル化されて生じる。

表4 口臭原因物質[12,14,16]。

揮発性硫黄化合物	硫化水素, メチルメルカプタン, ジメチルサルファイド
アミン類	モノアミン（メチルアミン, チラミン, ジフェニルアミン, トリメチルアミン） ジアミン（カダベリン, プトレッシン）
有機酸	酪酸, 吉草酸, プロピオン酸, ギ酸, 乳酸, ステアリン酸, イソカプロン酸, ピルビン酸, フェノール, クレゾール
フェニル基含有物	インドール, スカトール, ピリジン
アルコール	メタノール, エタノール, ベンジルアルコール, フェニルエタノール, 1-プロポキシ-2-プロパノール
ケトン	アセトン
アルデヒド	アセトアルデヒド, ベンズアルデヒド
窒素化合物	アンモニア, 尿素

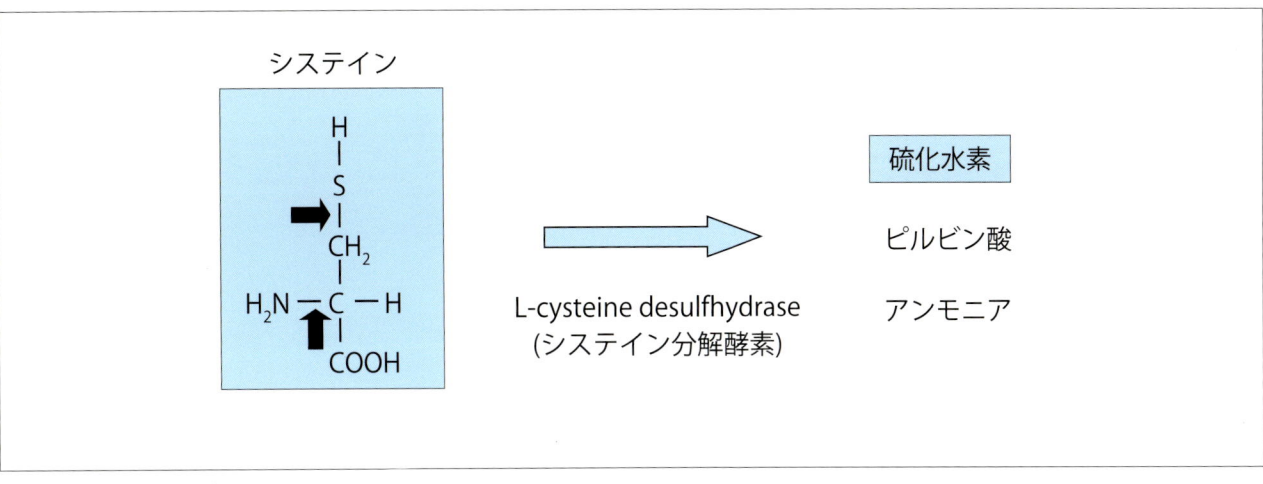

図1 硫化水素産生機序。

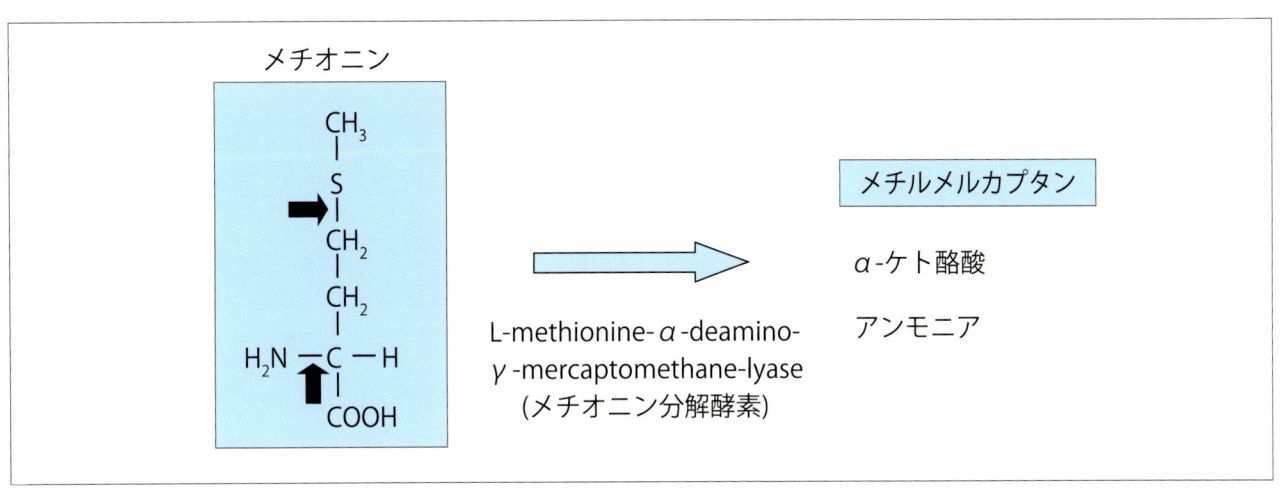

図2 メチルメルカプタン産生機序。

表5 揮発性硫黄化合物を多く産生する菌[18,19]。

硫化水素	メチルメルカプタン
Peptostreptococcus anaerobius	Fusobacterium nucleatum
Micros prevotii	Fusobacterium periodonticum
Eubacterium limosum	Eubacterium sp.
Prevotella intermedia	Bacteroides sp.
Prevotella loescheii	Porphyromonas gingivalis
Porphyromonas gingivalis	Porphyromonas endodontalis
Porphyromonas endodontalis	Treponema denticola
Selenomonas artermidis	
Treponema denticola	
Veillonella sp.	

表6 官能検査判定基準。

スコア	判定基準（強さと質）
0：臭いなし	嗅覚閾値以上の臭いを感知しない
1：非常に軽度	嗅覚閾値以上の臭いを感知するが，悪臭と認識できない
2：軽　度	かろうじて悪臭と認識できる
3：中等度	悪臭と容易に判定できる
4：強　度	我慢できる強い悪臭
5：非常に強い	我慢できない強烈な悪臭

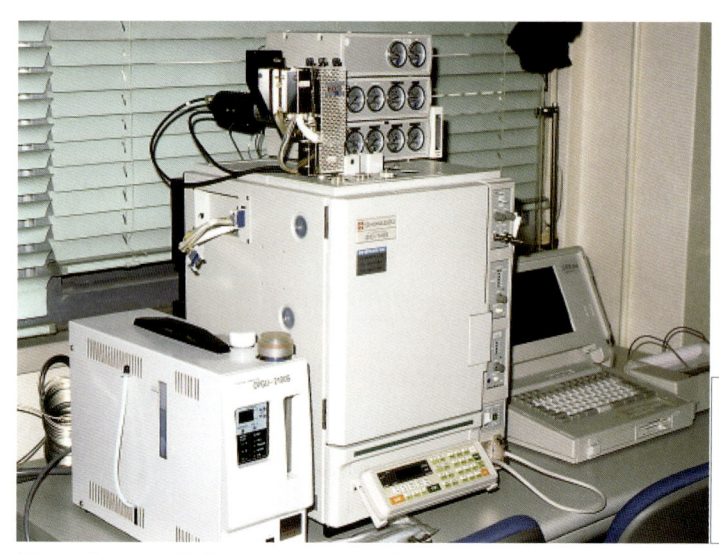

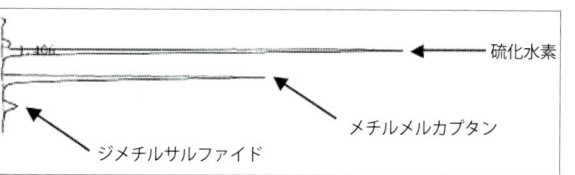

図3　ガスクロマトグラフによるVSCの検出。

③有機酸

歯周病細菌である*Fusobacterium*、*Prevotella*、*Porphyromonas*などのグラム陰性菌、およびグラム陽性桿菌の*Eubacterium*は、酪酸を産生する。またグラム陽性桿菌の*Propionibacterium*、*Lactobacillus*は、それぞれプロピオン酸、乳酸を産生する。さらに*Prevotella*や*Porphyromonas*は、イソ吉草酸を産生する。

④フェニル基含有物

Fusobacterium nucleatum、*Porphyromonas gingivalis*や*Haemophilus influenzae*のもつtryptophanaseは、L-トリプトファンを分解してインドール、ピルビン酸、アンモニアを産生する。

⑤窒素化合物

アンモニアは、プラークおよび舌苔中の細菌から広く産生される。

検査・診断

正確な診断は、口臭についての問診と検査結果の分析に基づく。問診では、主訴、口臭についての現病歴、既往歴、食習慣、口臭についての第三者の客観的な意見などを確認する。口臭を自覚する時間帯、臭いの強度と質についての問診も有効な情報をもたらす。

口臭検査では、実際にどのような臭いが存在するか、また、その臭いが口腔、鼻腔等どこから発生しているかを判断しなければならない。口臭検査には官能検査、ガスクロマトグラフ、サルファイドモニターの主として3つの方法がある。

① 官能検査

　検査者の嗅覚を用いた検査法であり、被験者の口腔や鼻腔から排出される気体を嗅いで、主観的に臭いの有無を判定するものである。口臭検査のゴールドスタンダードとして認められた非常に信頼の置ける方法である。口腔から排出される息の検査については、いくつかの方法がある。プライバシースクリーンに穴を空けてプラスチックチューブを通し、チューブの一端から患者が息を吹き込み、反対側で検査者が鼻を近づけて判定するUBC式官能検査法[20]や患者にいったん臭い袋などに息を吹き込んでもらい、検査者が間接的にその臭いを判定する方法などである。鼻腔からの気体については、口を閉じて鼻孔から息を排出してもらって判定する。

　口臭レベルの判定基準はさまざまであるが、もっとも広く採用されているものは臭いのレベルを6段階で判定するものである（表6）。口臭診断の基準である嗅覚閾値は個人により異なるため、検査者は2名以上の複数であることが望ましい。また、事前に臭気判定のトレーニングを行い、基準の統一を図っておくことが必要である。

　筆者らのクリニックでは、事前に環境省の定める基準臭液を用いてトレーニングを行った3名の歯科医師が検査を行ったところ、判定結果の一致率はつねに83％以上であった[10]。正確な判定のために、患者には検査当日、飲食、歯口清掃、喫煙、洗口、および口中清涼剤の使用を禁止するよう指示する。また香料入り化粧品の使用、ニンニクなどの揮発成分含有食品の摂取、および抗生剤の服用も検査日以前より禁止すべきである。さらに検査者自身も、検査前に香りの強い食品の摂取、喫煙、香料入り化粧品の使用などは避けるべきである。

② ガスクロマトグラフ

　個々のVSC濃度を正確に測定するために用いられる。客観性が高く再現性にも優れるが、機器は高価であり操作にも熟練を要するので、その設置は大学病院の口臭外来などに限られている。硫黄フィルター付きの炎光光度検出器を備えた機器を用い、通常10 mlの呼気サンプルを分析する。採取したサンプルをカラムに注入した後、5分ほどで結果が得られる。

　実際の測定結果例を図3に示したが、硫化水素、メチルメルカプタン、ジメチルサルファイドの順で検出ピークが現れ、あらかじめ標準ガスを用いて作成した検量線に基づいて濃度が算出される。

　個々のVSCの濃度は、口腔内の状態によって特徴的なパターンを示す。生理的口臭では硫化水素の濃度が高いのに対して、歯周病が原因で生じる口臭ではメチルメルカプタンの濃度が高くなる。すなわち硫化水素に対するメチルメルカプタンの濃度比は、歯肉出血がある場合や歯周ポケットが深い場合ほど高くなることが報告されている[21]。

　この現象は歯周病が進行した場合、歯周ポケット内では*P. gingivalis*などの歯周病細菌が繁殖し、L-methionine-α-deamino-γ-mercaptomethane-lyaseによってメチルメルカプタンが多く産生されるためと考えられる。

③ サルファイドモニター

　総VSC濃度を測定する機器である。簡便性はあるが、個々のVSCを区別することはできない。機器に接続されたディスポーザブルチューブを口にくわえてもらい、自動的に吸引された呼気中のVSCレベルが表示される。その原理は、機器内に設置されたセンサーが呼気中の硫黄含有成分により電気化学反応を起こし、そのレベルに応じた電流を生じることによる。

　VSCのみを検出する機器に対し、官能検査ではVSC以外の原因物質も評価するため、ガスクロマトグラフ、サルファイドモニターの結果が低くても官能検査のスコアは高くなることがある。官能検査とガスクロマトグラフ、またはサルファイドモニターの検査結果間の相関係数は、いずれも約0.3〜0.8とされている[13]。一方で、当然ながらガスクロマトグラフとサルファイドモニターの結果間の相関は高く、相関係数は約0.6〜0.8と報告されている[13]。さらに、社会的容認限度を超えるVSCの判定レベルについては、いくつかの報告がある[10,22]。

④ その他の検査法

　アンモニアレベルを測定するポータブルモニターは、歯口清掃の不良に基づく口臭を評価するのに適している[23]。その他、採取した唾液を培養して、生じる臭気を判定する唾液培養テスト、口臭産生菌の活性を生化学的に評価するBANAテストやβ-galactosidase活性テスト、VSC産生菌をPCR法で特異的に検出する方法などがある[13]。ユニークな方法としてヒト嗅覚の認知パターンを応用した電子嗅覚装置を用い、口臭の強度と質の情報を数値で表示する試みもなされている[24]。

5-3 口臭症の治療

　口臭症の治療は、適切な診断を行った後、その原因に基づいてなされる。図4に治療の流れを示した。口臭検査により口臭が認められる場合は口腔内診査を行い、その原因を調べる。

　口腔内に原因があれば清掃指導、疾患治療などを行うが、原因が見あたらない場合は口腔以外に由来する口臭を疑い医科への紹介を行う。

　一方、口臭検査により口臭が認められない場合は結果説明、カウンセリングを行い患者の変化を見る。この対応で改善が認められないケースでは精神科への紹介を行い、連携して治療を行う。

真性口臭症の治療

①口腔由来の口臭

　口腔内に原因がある場合、口腔細菌とその栄養源のコントロールが基本となる。歯ブラシ、デンタルフロス、歯間ブラシ、舌ブラシなどさまざまな清掃用具を用いてプラーク、舌苔、食物残渣などの機械的除去を行う。とくに歯間部に圧入された食片は、腐敗臭の原因となりやすいので、同部位の清掃は重要である。舌ブラシの使用にあたっては、舌根部から前方へ掻き出すように数回

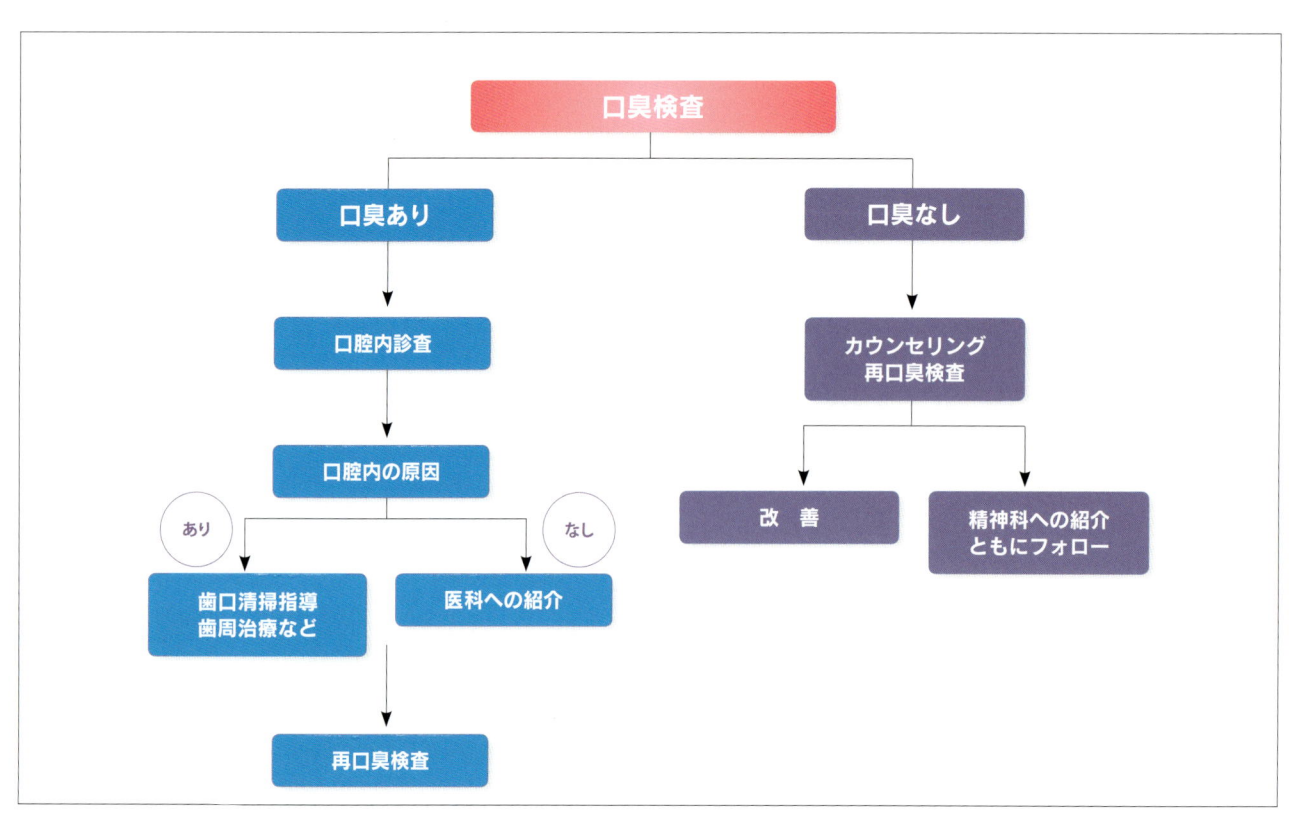

図4　口臭症の治療の流れ。

表7 口臭抑制関連製品。

分 類	作用成分	作用機序
歯磨剤	トリクロサン, クロルヘキシジン 塩化セチルピリジニウム	殺 菌
	フラボノイド	消 臭
	ペパーミント, スペアミント	マスキング
洗口剤	チモール, 塩化セチルピリジニウム トリクロサン, クロルヘキシジン	殺 菌
	亜鉛, 過酸化水素	消 臭
口中清涼剤	アセンヤク, チョウジ	消 臭
	ℓ-メントール	マスキング
ガ ム	フラボノイド, ローズマリー, ラッカーゼ 茶抽出物, ウラジオガシ, 葉緑素	消 臭
	ペパーミント, スペアミント	マスキング
タブレット	プロテアーゼ	タンパク分解

ストロークを加え、過度の力を加えないようにする。不良修復物などプラークの停滞しやすい部位があればその改善が必要である。さらに義歯の清掃も忘れてはならない。一方、う蝕、歯周病、粘膜潰瘍などの疾患が存在する場合は、その治療を進めていく。これらは口腔由来の口臭の根本的な治療である。

プラーク、食物残渣などの機械的除去以外の口臭抑制法としては、さまざまな製品を応用した化学的なコントロールがある（表7）。その作用機序は含有成分による口腔細菌の殺菌、消臭、マスキングが主である。消臭とは化学的に臭い物質を分解、または物理的に臭い物質を捕捉することであり、マスキングとは良い香りで悪臭を覆い隠すことである。

洗口剤は、アルコールをベースにして抗菌剤や香料を含んだものが多い。抗菌剤としてもっとも効果が認められているのはクロルヘキシジンであり、0.12〜0.2%溶液に口臭抑制効果が認められている[25]が、わが国では粘膜ショックの報告があり、この有効濃度以下に調整されている。その他トリクロサン、塩化セチルピリジニウム、エッセンシャルオイルにも口臭抑制効果が認められている。

また、近年、金属イオンや酸化剤の口臭抑制効果が報告されている[25]。金属イオンはVSC前駆体のチオール基を酸化して、不溶性の硫黄化合物を形成する。酸化剤は硫黄含有アミノ酸がVSCに変化する過程を阻害する。1%亜鉛または3%過酸化水素含有洗口液に口臭抑制効果が報告されている。洗口剤の過度の使用は味覚異常や歯、粘膜の着色をまねくことがあるので注意が必要である。

さらに、果物由来のプロテアーゼを配合したタブレットを用いて舌苔の化学的清掃を行い、口臭を抑制する試みもなされている[26]。これら口臭抑制製品に共通する特徴としては、その効果が短時間しか持続しないということである。口臭の根本的な治療とはならないが、それぞれの製品の特徴を理解し、生理的口臭が強くなる時間帯に使用すれば有効なものである。

免疫学的な予防法として、バイオフィルム形成の鍵となる Fusobacterium nucleatum の外膜タンパクに対する抗体はVSC産生を抑制することから、このタンパクをワクチン抗原として投与し、口臭予防に活用しようという試みもなされている[27]。

表8 全身由来の口臭（原因物質）とその原因[28]。

嫌気性菌などが産生する臭い タンパクの壊疽臭	呼吸器疾患（気管支拡張症，気管支癌，膿胸，肺結核症，肺膿瘍，肺癌など） 消化器疾患（幽門狭窄症，食道憩室，食道癌，食道気管瘻，食道ヘルニア，胃癌など） 耳鼻咽喉疾患（異物，萎縮性鼻炎，アデノイド，咽頭膿瘍，咽頭癌，副鼻腔癌など）
甘い臭い	咽頭部，気管支，肺のカンジダ感染
メチルメルカプタン ジメチルサルファイド	肝硬変，肝癌
アセトン	糖尿病，飢餓，肥満，脂質代謝の指標，その他の高ケトン血症をきたしうる病態（手術による体外循環や低体温，発熱や感染や胸痛発作などによるストレス，低血圧や出血性ショック，内分泌疾患，血中カテコールアミン増加），高脂肪食
トリメチルアミン	トリメチルアミン尿症，腎不全や肝不全による続発性トリメチルアミン尿症
アンモニア	肝硬変，肝細胞癌，尿素サイクル酵素欠損症，激運動後の高乳酸血症，外因性アンモニア曝露，代謝性肝疾患（Wilson病，ヘモクロマトーシス），大循環系短絡路
メタノール，エタノール アセトアルデヒド	飲酒，アルコール依存症
トルエン	シンナー中毒
セレン（ニンニク臭）	セレン中毒
シアン化合物 （焦げたアーモンド臭）	シアン中毒
フルスルチアミン	アリナミン（商品名）摂取時

②口腔以外に由来する口臭

口腔以外に由来する口臭の場合、原因疾患の治療が基本となるが、実際には治療困難な場合もある。表8にこれらの口臭の原因物質を示した。多くは、口腔から排出される呼気の臭いに加えて鼻腔から排出される気体に臭いを感じる場合に疑うことになる。

その原因には、慢性副鼻腔炎、後鼻漏、鼻腔や上部気道の異物、鼻咽頭膿瘍、慢性扁桃炎、気道感染、肺癌などの鼻咽喉および呼吸器疾患、胃食道逆流症、幽門狭窄、胃炎、ピロリ菌感染などの消化器疾患が考えられる。また、糖尿病性ケトアシドーシス、腎不全、肝不全も特徴的な臭気を発生させる。稀ではあるが、トリメチルアミン尿症は強い魚臭を発生する。小児の腸内寄生虫感染は、口臭発生と関連があるという報告もある[13]。これらの疾患が原因で生じる口臭に対する治療報告の数は限られている。

口臭の原因と考えられる要因を除去したにもかかわらず口臭が持続し、扁桃小窩に口臭発生基質の存在が疑われる時に、扁桃切除が行われることがある[25]。ピロリ菌の除去療法で口臭が減少することが報告されている[25]が、口腔内診査がなされていないため、その関連性は慎重に判断しなければならない。さらに消化器由来の口臭に対し、非病原性大腸菌の生菌懸濁液を内服して口臭が低下したという報告もある[25]。

一方、これらの疾患がない健康な場合でも、ストレスのかかる状態では口臭が強くなることがある。学生に科目試験を課した場合、試験当日には口臭が強くなり、唾液流出速度が減少すること[29]、また学生にビデオを用いた不安誘発試験を行うと口臭が強くなることなどが報告されている[11]。さらに女性の性周期と口臭の関係も報告されている。Queirozら[29]は、月経前症候群を呈する女性は、対照と比べて月経前期に高いVSC濃度を示すが、唾液流出速度には差がないことを示している。一方、Calilら[30]は、月経前期および月経期には卵胞期と比較してVSC濃度が高くなり、唾液流出速度は低下することを示している。これらは一時的なものであるが、口臭が強くなる可能性のある状況下では、口腔清掃、ストレスの解消、水分摂取などに努め、その予防をすることが必要と考えられる。

仮性口臭症、口臭恐怖症の治療

実際に口臭を認めないのに口臭があると信じ込み、精神心理的に悩んでいる患者に対するアプローチは容易ではない。口臭患者の精神心理的特徴についてはいくつかの報告がある。Eli ら[31]は、口臭患者は対照に比して心理テストSCL-90のスコアが高いため、口臭の訴えには心理的要因がかかわることを示唆している。著者ら[32]は、CMI健康調査票を用いて、実際の口臭レベルが低い患者ほど精神的プロファイルに問題があることが多く、神経症気質が強いことを認めている。

また吉岡ら[33]は、患者に自分自身の口臭を主観的に評価してもらいCMI健康調査票との関連を分析したところ、自臭症傾向が強い患者は神経症の傾向が強いことを認めている。さらにSettineriら[34]は、口臭があると訴える人は歯科医師－患者関係について不安を抱いている傾向にあり、精神的な支援が必要であると述べている。

歯科医師が行うべき治療法は、簡易精神療法を基本にしたアプローチが主体となる。

①まず、患者の訴えに耳を傾け、すべてを受け入れるように努める（受容）。
②つぎに口腔内の特徴、口臭発生のメカニズムなどを話しながら、実際の検査結果を提示して説明を行う。この際、アンケートとして実施した心理検査（CMI健康調査票など）の結果を参考にしながら話を進めていく。すなわち、患者自身の性格傾向と症状との関係を理解させ、納得できる話をしていくことが大切である（支持）。
③そういった話のなかで、症状改善の可能性を示し、励ましながら自信を回復させていく（保証）。

歯科医師は一度の問診、検査で患者の回復を求めることなく、辛抱強く患者とともに回復への道を探っていくことが大切である。患者と良好な信頼関係を築き、患者が自分自身で症状をコントロールできることを理解してもらえば、それが自信となって健康な社会生活への適応が可能になると思われる。

患者の第一の目標は、口臭にとらわれることなく、普段の生活（食事、睡眠、仕事など）が苦痛なく行えるようになることである。繰り返しの口臭検査、カウンセリングで徐々に改善がみられれば、その後の診療はスムースに進むものと思われる。これらは仮性口臭症の患者である。

しかしながら、重度の神経症、妄想的に口臭を感じる症例など口臭恐怖症の場合は、歯科領域だけでの対応では回復困難のことが多い。精神科医への紹介を行い、連携して治療を行うことが必要である。

以上、それぞれの病態に対する治療法を述べたが、口臭の診断と治療は一つの診療科（口臭クリニック）でなされるのが理想的である。Delangheら[35]は、歯周病科、耳鼻咽喉科、内科、精神科の医師が連携をとり、口臭患者に対して総合的なアプローチをする診療科の紹介をしている。今後わが国においても同様のクリニックの開設が期待される。

■参考文献■

1. Miyazaki H, Sakao S, Katoh Y, Takehara T. Correlation between volatile sulphur compounds and certain oral health measurements in the general population. J Periodontol 1995 ; 66 : 679-684.
2. Liu XN, Shinada K, Chen XC, Zhang BX, Yaegaki K, Kawaguchi Y. Oral malodor-related parameters in the Chinese general population. J Clin Periodontol 2006 ; 33 : 31-36.
3. Al-Ansari JM, Boodai H, Al-Sumait N, Al-Khabbaz AK, Al-Shammari KF, Salako N. Factors associated with self-reported halitosis in Kuwaiti patients. J Dent 2006 ; 34 : 444-449.
4. Tonzetich J. Direct gas chromatographic analysis of sulphur compounds in mouth air in man. Arch Oral Biol 1971 ; 16 : 587-597.
5. Murata T, Yamaga T, Iida T, Miyazaki H, Yaegaki K. Classification and examination of halitosis. Int Dent J 2002; 52 Suppl 3 : 181-186.
6. 宮崎秀夫，荒尾宗孝，岡村和彦，川口陽子，豊福明，星佳芳，八重垣健．口臭症分類の試みとその治療必要性．新潟歯学会誌 1999；29：11-15.
7. Suzuki N, Yoneda M, Naito T, Iwamoto T, Hirofuji T. Relationship between halitosis and psychologic status. Oral Surg Oral Med Oral Pathol Oral Radiol Endod 2008 ; 106 : 542-547.
8. Quirynen M, Dadamio J, Van den Velde S, De Smit M, Dekeyser C, et al. Characteristics of 2000 patients who visited a halitosis clinic. J Clin Periodontol 2009 ; 36 : 970-975.
9. Takeuchi H, Machigashira M, Yamashita D, Kozono S, Nakajima Y, et al. The association of periodontal disease with oral malodour in a Japanese population. Oral Dis 2010 ; 16 : 702-706.
10. Oho T, Yoshida Y, Shimazaki Y, et al. Characteristics of patients complaining of halitosis and the usefulness of gas chromatography for diagnosing halitosis. Oral Surg Oral Med Oral Pathol Oral Radiol Endod 2001 ; 91 : 531-534.
11. Scully C, Greenman J. Halitosis (breath odor). Periodontol 2000 2008 ; 48 : 66-75.
12. Hughes FJ, McNab R. Oral malodour-a review. Arch Oral Biol 2008 ; 53 Suppl 1 : S1-7.
13. van den Broek AM, Feenstra L, de Baat C. A review of the current literature on aetiology and measurement methods of halitosis. J Dent 2007 ; 35 : 627-635.
14. Loesche WJ, Kazor C. Microbiology and treatment of halitosis. Periodontol 2000 2002 ; 28 : 256-279.
15. 粟野秀慈．口腔の不潔物とプラークコントロール　舌苔．In：米満正美，小林清吾，宮崎秀夫，川口陽子，鶴本明久（編）．新予防歯科学．第4版．東京：医歯薬出版，2010；43.
16. 八重垣健．口臭の予防．In：米満正美，小林清吾，宮崎秀夫，川口陽子，鶴本明久（編）．新予防歯科学．第4版．東京：医歯薬出版，2010；149-155.
17. 八重垣健，宮崎秀夫，川口陽子．臨床に必要な口臭の科学．In：八重垣健（編）．臨床家のための口臭治療のガイドライン．東京：クインテッセンス出版，2000；13-26.
18. Persson S, Edlund MB, Claesson R, Carlsson J. The formation of hydrogen sulfide and methyl mercaptan by oral bacteria. Oral Microbiol Immunol 1990 ; 5 : 195-201.
19. 渋谷耕司．生理的口臭の成分と由来に関する研究．口腔衛生会誌　2001；51：778-792.
20. 八重垣健，宮崎秀夫，川口陽子．口臭の官能検査法．In：八重垣健（編）．臨床家のための口臭治療のガイドライン．東京：クインテッセンス出版，2000；35-44.
21. Coli JM, Tonzetich J. Characterization of volatile sulphur compounds production at individual gingival crevicular sites in humans. J Clin Dent 1992 ; 3 : 97-103.
22. Awano S, Koshimune S, Kurihara E, Gohara K, Sakai A, Soh I, et al. The assessment of methyl mercaptan, an important clinical marker for the diagnosis of oral malodor. J Dent 2004 ; 32 : 555-559.
23. Amano A, Yoshida Y, Oho T, Koga T. Monitoring ammonia to assess halitosis. Oral Surg Oral Med Oral Pathol Oral Radiol Endod 2002 ; 94 : 692-696.
24. Tanaka M, Anguri H, Nonaka A, Kataoka K, Nagata H, Kita J, et al. Clinical assessment of oral malodor by the electronic nose system. J Dent Res 2004 ; 83 : 317-321.
25. van den Broek AM, Feenstra L, de Baat C. A review of the current literature on management of halitosis. Oral Dis 2008 ; 14 : 30-39.
26. 吉松大介，杉村真司，井岡俊之，白石浩荘，米谷俊，山賀孝之，宮崎秀夫．プロテアーゼ配合タブレットの口臭抑制効果．口腔衛生会誌　2007；57：22-27.
27. Liu PF, Shi W, Zhu W, Smith JW, Hsieh SL, Gallo RL, et al. Vaccination targeting surface FomA of *Fusobacterium nucleatum* against bacterial co-aggregation: Implication for treatment of periodontal infection and halitosis. Vaccine 2010 ; 28 : 3496-3505.
28. 星佳芳．全身由来の病的口臭．歯界展望　2000；95：790-795.
29. Queiroz CS, Hayacibara MF, Tabchoury CP, Marcondes FK, Cury JA. Relationship between stressful situations, salivary flow rate and oral volatile sulfur-containing compounds. Eur J Oral Sci 2002 ; 110 : 337-340.
30. Calil CM, Lima PO, Bernardes CF, et al. Influence of gender and menstrual cycle on volatile sulphur compounds production. Arch Oral Biol 2008 ; 53 : 1107-1112.
31. Eli I, Baht R, Kozlovsky A, Rosenberg M. The complaint of oral malodor: possible psychopathological aspects. Psychosom Med 1996 ; 58 : 156-159.
32. Oho T, Yoshida Y, Shimazaki Y, Yamashita Y, Koga T. Psychological condition of patients complaining of halitosis. J Dent 2001 ; 29 : 31-33.
33. 吉岡昌美，横山希実，福井誠，横山正明，田部慎一，玉谷香奈子，日野出大輔．官能試験の結果および質問票による口臭患者の分析．口腔衛生会誌　2005；55：83-88.
34. Settineri S, Mento C, Gugliotta SC, Saitta A, Terranova A, Trimarchi G, et al. Self-reported halitosis and emotional state: impact on oral conditions and treatments. Health Qual Life Outcomes 2010 ; 8 : 34.
35. Delanghe G, Ghyselen J, van Steenberghe D, et al. Multidisciplinary breath-odour clinic. Lancet 1997 ; 350 : 187.

6 歯周病菌のゲノム科学と臨床応用

6-1 歯周病菌のゲノミクス-プロテオミクスと分子標的治療戦略

歯周治療における分子標的治療の期待

　歯周病のほとんどは、オーラルバイオフィルム細菌やその代謝産物が初発因子となって生じる炎症性疾患である。細菌感染症の一般的臨床見地からは、原因菌が同定されれば、当然ながら特異病原細菌に対する免疫療法が重要な選択肢となる。しかし、歯周病の病原細菌が同定され、病原因子の研究も進展していながら、いまだ免疫療法の実用化は進展していないのが現状である。その理由として、周到に準備され安全性が確かめられたはずのワクチンであっても、重篤な転帰をとり稀に人命を奪うケースがあること、そして一般に歯周病が直接的にヒトの生命を奪う疾患とは社会的に認知されないこと、などが挙げられる。近年、医科領域では分子標的医療やカスタムメイド医療の重要性・必要性が提示され、加速的な進展を遂げているが、歯科領域では遅れていると言わざるをえないのが現実である。

　しかしながら、近年、ゲノム情報を基盤とするゲノミクス-プロテオミクス情報を構築し、統合的に相互利用するバイオインフォーマティクス研究が台頭し、あらゆる疾患の分子標的医療の実現に向けての効果的な戦略として期待されている。歯周病臨床においても、機能ゲノム科学技術を応用した疾病活動度の診断、治療標的分子の同定、そして分子標的治療の早急な実現が大きな課題となっている（図1）。

① *P. gingivalis* のⅡ型線毛株に対するゲノム解析の現状

　現在、歯周病菌 Porphyromonas gingivalis ゲノム計画は、W83株[1]とATCC33277株[2]において終了している。天野博士ら[3]は、*P. gingivalis* を線毛の遺伝子（*fimA*）型により6型（Ⅰ～Ⅴ型およびⅠb型）に分類し、その成人性歯周炎日本人患者における感染分布を調査した。そして、ほとんどの患者に *P. gingivalis* が存在し、その70%がⅡ型であること、さらに健常者においても30%程度の頻度で *P. gingivalis* が分離され、その80%はⅠ型であることを報告している。

　ちなみにW83株は *fimA* Ⅳ型、ATCC33277株は *fimA* Ⅰ型である。しかしながら、国内外を問わず、これまでの *P. gingivalis* 研究はⅠ型株を対象としたものが大半であり、このことが *P. gingivalis* 研究の成果が歯周病撲滅に有効な手段を提示するに至っていない要因の一つではないかとも推測できる。日本人以外の成人性歯周炎患者から分離される *P. gingivalis* もⅡ型が多いこと、また、歯周病に起因すると思われる心筋梗塞の病巣からもⅡ型が多いと報告されていることから、*P. gingivalis* のⅡ型を対象としたゲノム解析を進めることは、分子標的治療を考慮した新規歯周病治療に必須であり、今後、歯周治療の新展開を生み出すと期待される。

　われわれは *P. gingivalis* Ⅱ型 *fimA* 株として、東京歯科大学附属病院来院患者から分離培養された菌株の中から、天野グループによって病原性の高いと評価されたTDC60株を用いて、東京大学医科学研究所中川グループの協力の下、ゲノムプロジェクトを実施した。

　その結果、ORF（open reading flame：遺伝子コーディング領域）検索では、Ⅰ、Ⅱ、Ⅳ型 *fimA* 株共通の遺伝子は約1,500遺伝子であり、他株との相同性が低いか、他株には存在しない遺伝子も多く存在した。この知見より、これらの遺伝子群の解析によって、真に分子標的治療に重要な病原因子を発見できる可能性が示された。

　ゲノム解析の結果のみでは、該当遺伝子からタンパク質が実際に合成され病原因子として発現しているかは明確ではない。そこで、W83株とTDC60株の発現タンパク質分子について、二次元電気泳動を用いて発現タンパク質スポットを比較した。

　その結果、W83株と比べて3倍以上発現が上昇しているタンパク質スポット、減少している分子スポット、

ゲノムプロジェクト

http://www.ncbi.nlm.nih.gov/genome

P. gingivalisの全ゲノム解析とゲノム比較
- P. gingivalis（W83株）fimA IV
- P. gingivalis（ATCC33277株）fimA I
- P. gingivalis（TDC60株）fimA II

病原因子の探索

トランスクリプトーム解析
- RT-PCR法を用いた標的分子の遺伝子発現比較
- Microarray法を用いた網羅的遺伝子発現解析
- カスタムチップの作製

プロテオーム解析
- 二次元電気泳動のプロテインスポットの同定

病原因子の同定

歯周病発症機構の解明へ
- 標的分子のクローニング
- 標的分子リコンビナントの作製
- 標的分子の機能解明

病原因子の立体構造からの解明

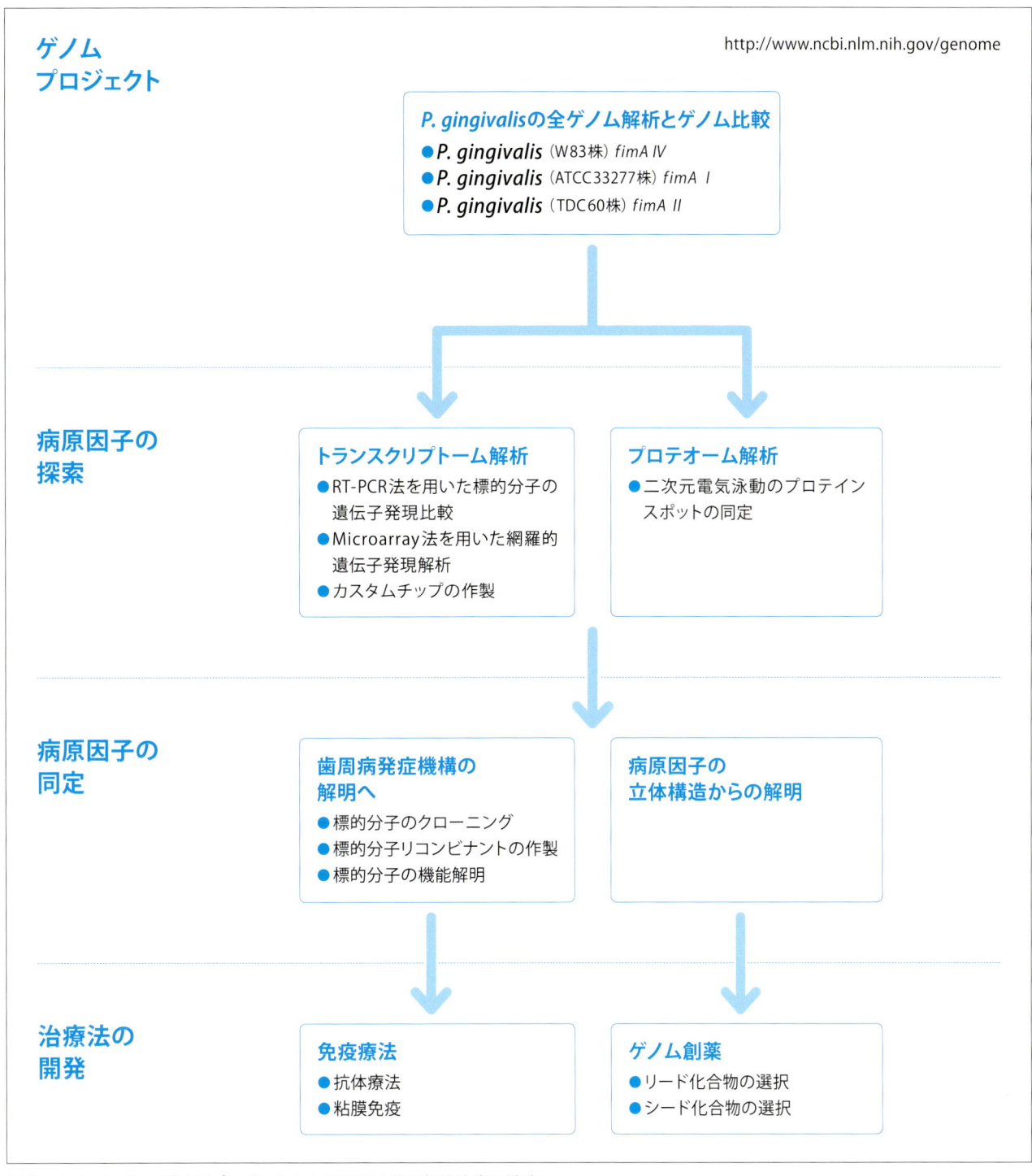

治療法の開発

免疫療法
- 抗体療法
- 粘膜免疫

ゲノム創薬
- リード化合物の選択
- シード化合物の選択

図1　P. gingivalisのゲノムプロジェクトと歯周病の分子標的治療の戦略。

また、TDC60株にのみ存在するタンパク質スポットを多数同定することができた。現在、飛行時間型質量分析装置を利用してタンパク質データベースを構築し、標的分子の同定を進めている。

ゲノム計画を基盤とする研究の遂行は、細菌学的な比較ゲノム科学に貢献するだけではなく、歯周病のパラサイト研究に新しい展開を生み出し、標的分子治療の実現に大きな貢献が期待される。病原性の異なるIV型、II型P. gingivalisのゲノム比較によっても、歯周病の発症／悪化の過程にかかわる新たな発見が得られ、歯周治療に新たな展開をもたらすことが期待される。

6-2 疾病活動診断細菌検査と標的分子同定の戦略

将来の歯周病細菌検査

　歯周病診断のパラサイト側のパラメータのひとつは病巣からの特定病原細菌の検出検査である。従来から分離細菌の培養により、形態的特徴、生化学性状、化学分類学的性状の違いに基づいて分離菌種の同定が行われてきた。

　しかし、多種の細菌種すべての培養可能な培地や培養条件を整えることは困難なため、個々の菌種に限定された培養により菌種の同定を行わなければならず、膨大な手間と時間が必要である。また、培養不可能な菌種も少なくない。さらには、極微量の細菌しか含まない臨床分離試料の解析はきわめて困難になる。

　1987年、PCR（polymerase chain reaction）法が導入され、極少量のDNAを増幅することが可能となった。従来は検出不可能であった微量DNAの分析が可能となり、診断分野はもとより法医学やゲノム解析など多方面での分析技術が進歩している[4]。

　感染細菌の病原性は菌株によって多様であり、また、同一株でも生息環境によって病原因子の発現が異なる。P. gingivalis のタンパク質分解酵素活性、宿主細胞への付着能力・侵入能力等においても菌株間で違いが認められる[5]。

　歯周病の細菌検査では、16S rRNA遺伝子をPCR法で増幅し、DNA特異プローブで特定菌を検出する方法が一般的である。しかし真に疾病活動度を把握するためには、菌種の同定、病原性株の同定だけでは目的を達成できない。

　すなわち、ある患者から P. gingivalis が多量に検出されたとしても、その病原性が低ければ、歯周病が重篤化する可能性は低い。より高い精度で歯周病活動度の予知を目指す場合には、菌株の病原性を考慮した発現解析が必要となる。細菌ではDNAからRNAへの転写とmRNAからタンパク質への翻訳は共役していて、mRNAレベルとタンパク質の発現は類似していると言われている。したがって、mRNAの解析結果からタンパク質、つまり病原因子の発現量が推測できると考えられている。多数の病原因子をタンパク質レベルで検査することは非常に困難であるが、mRNAレベルの測定はDNAマイクロアレイを用いることで可能となる。

　極微量の歯周ポケット臨床試料から効率良くRNAを抽出し、mRNAを増幅できれば、病原因子遺伝子マイクロアレイによりその遺伝子発見を分析して、歯周病の疾病活動度を評価するとともに、治療標的分子をカスタムメイド的に同定することが可能と考えられる。

　その実現には、その時々の極微小な歯周ポケット細菌試料からmRNAを回収してcDNAを効率よく合成または、PCR法で増幅し、多数の病原因子のカスタムメイドDNAアレイで、mRNAレベルを解析してどのような病原因子が発現しているかを判定する必要がある。

　当教室では、歯周ポケットに存在する程度の微量菌体から特殊なRNA増幅法によって、マイクロアレイで多数の病原因子発現をモニターすることに成功している。

　図2に将来の歯周病細菌検査のあり方を提示する。

　図に示すように、臨床試料から得られるDNAで菌種の同定、RNAからは増幅後マイクロアレイによって病原因子の遺伝子発見を解析することで分子標的治療につなげることが可能であると考えている。

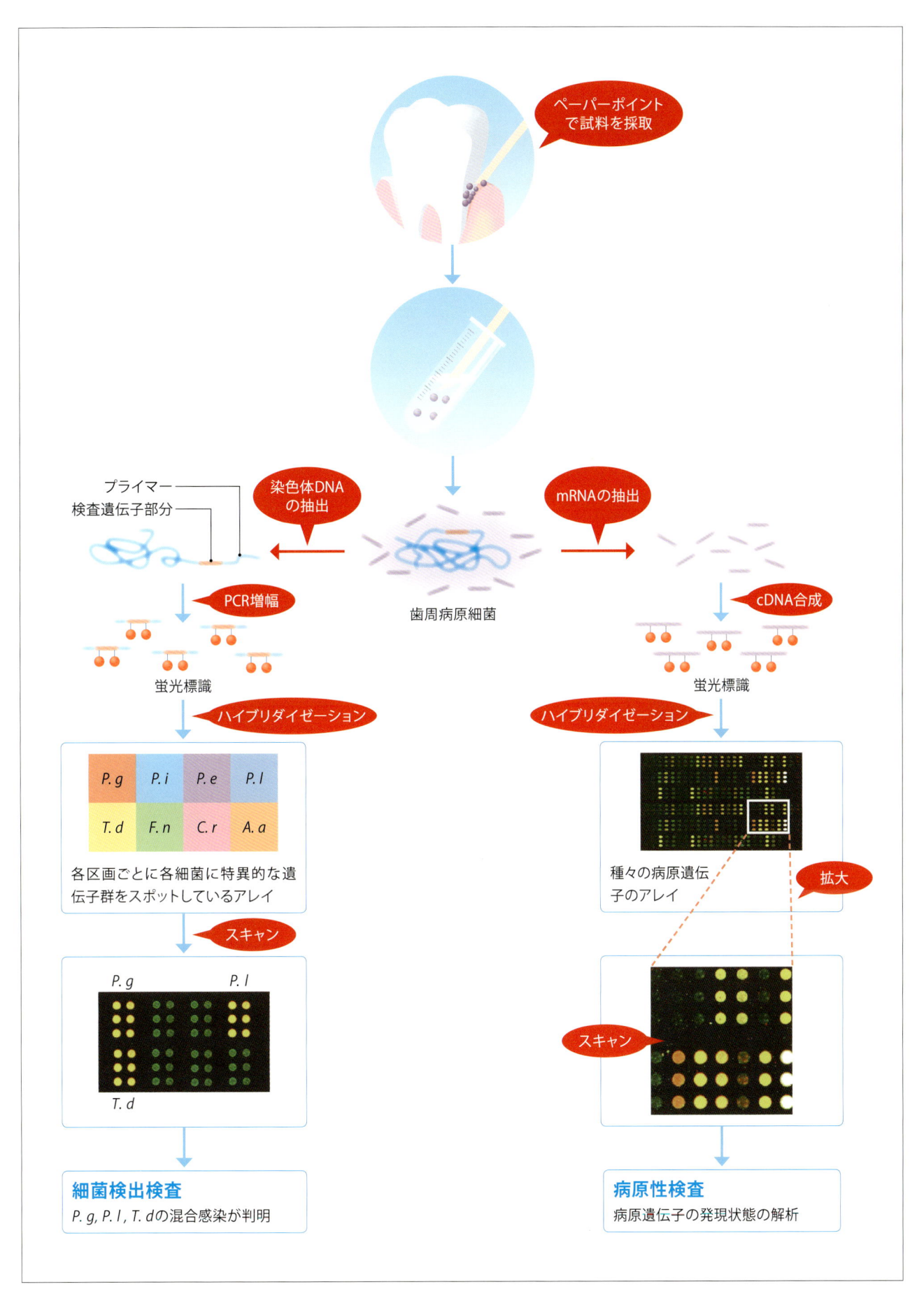

図2 歯周病の分子標的治療に役立つ歯周病細菌検査。

6-3 分子標的治療の戦略

分子標的治療としての免疫療法とゲノム創薬

歯周ポケット試料から病原因子の同定が成功した後は、分子標的治療ということになる。ここでは免疫療法とゲノム創薬について紹介する。

①免疫療法

細菌感染症においては、原因菌の標的分子が決定されれば、能動免疫によるワクチン療法が治療法として重要な選択肢となる。しかしながら前述した理由などにより、歯周病に対しての実用化はなされていない。

一方、抗血清や精製抗体を用いて病原体の病原性を中和する方法である受動免疫療法は、歯周ポケットに投与した受動免疫抗体が体内(粘膜下)に移行する可能性は低く、口腔内に投与する受動免疫療法の安全性は高いと考えられる。

実際、歯周炎患者に対してスケーリング・ルートプレーニング、抗菌物質投与を行い P. gingivalis を歯周局所から駆除した後、P. gingivalis に対するマウスモノクローナル抗体を歯周ポケットに投与することで6～9か月にわたって P. gingivalis の再定着を抑制できたとする、受動免疫療法の有用性が報告されている[6]。

受動免疫療法の実用化において抗体の量産は大きな、そして重要な課題である。IgG抗体のH鎖、L鎖にはそれぞれ可変部位(Fv)と不変部位(Fc)が存在する。Fvは抗原との結合部位であり、病原因子の機能を中和する。Fcはオプソニン作用、補体系の活性、細胞性免疫応答の誘導にはたらく。

そこで、まず標的因子をマウスに免疫して抗体産生細胞(B細胞)を、免疫グロブリンを大量に産生する骨髄腫瘍細胞ミエローマと細胞融合させてハイブリドーマ(融合細胞)を作出し、病原因子を中和できる抗体を産生するハイブリドーマを選ぶ。このハイブリドーマから抗体遺伝子のmRNAを分離し、逆転写酵素によりcDNA(mRNAの塩基配列に相補的なDNA)を合成する。

このcDNAからH鎖とL鎖の可変部位(Fv)の遺伝子領域をPCR法で増幅し、リンカーペプチド(H鎖とL鎖を結合させて立体構造をつくる)遺伝子を連結させて、大腸菌で発現させて抗体可変部位のみからなるScFv(single chain variable fragment)抗体を作製できる(図3)。当教室では、P. gingivalis のバイオフィルム形成にはたらく共凝集因子や細胞定着因子である赤血球凝集因子の機能が中和できるScFv抗体を作製・量産させることに成功している[7,8]。ScFv抗体は病原因子を中和することができるが、Fc部分をもたないことから、予防には役立つが補体系の活性化、オプソニン作用を誘導せず殺菌作用は期待できない。つぎに治療用として歯周病原菌殺菌の実現を目指してヒト型全抗体の作製を行った。これまでに、①免疫不全のSCIDマウスへのヒトB細胞の移植、標的分子の免疫、Eptein-Barr Virus(EBV)感染による不死化[9]、②ヒトIgG抗体遺伝子を導入したトランスジェニックマウス(Xenomouse)[8]、③ヒト全抗体遺伝子を導入したトランスジェニックマウス(Trans-chromo mouse)を応用してヒト型抗体の生産に成功している(図4)[9]。そして、実際にラットの感染実験系で骨吸収の抑制を観察し、効果を確認している[10]。

② ゲノム創薬

医科領域では機能ゲノム科学の応用により治療標的分子を見いだし、機能ゲノム科学研究の情報をもとに新薬、あるいは副作用の低い薬剤の創薬、すなわちゲノム創薬が飛躍的に発展している。一方、歯周病のファーマコゲノミクス創薬研究は立ち遅れており、歯周病ゲノム創薬研究は実現していない。

われわれは、P. gingivalis の40-kDa外膜タンパク質

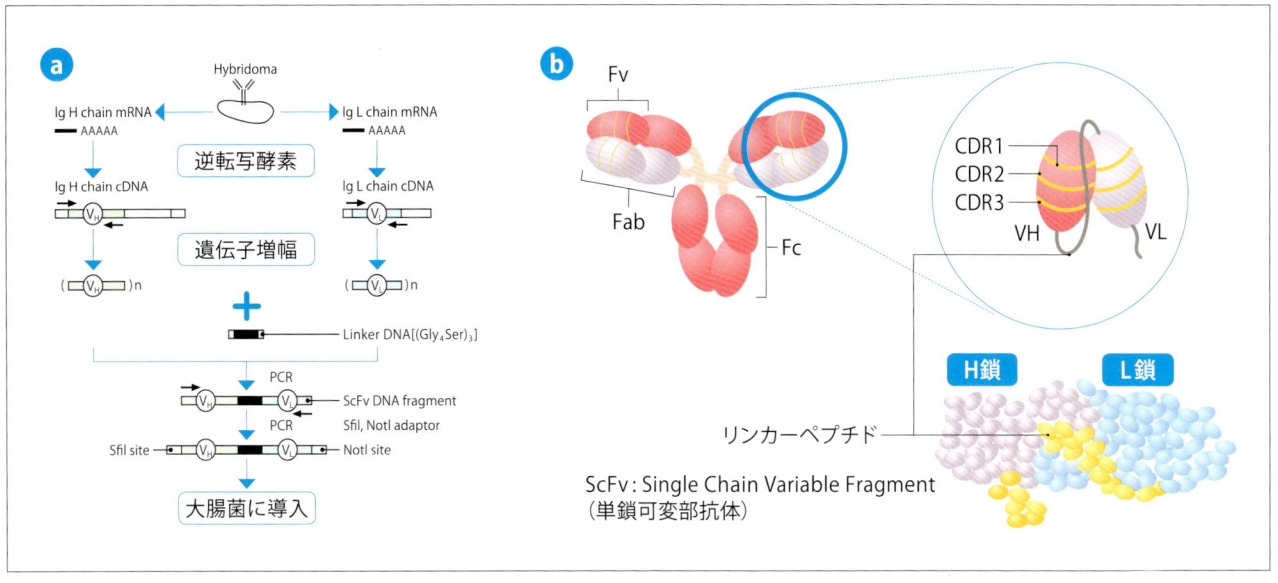

図3 大量生産可能な遺伝子組み換え抗体 ScFv。
病原性因子の抗原に結合することで予防用の抗体療法が期待できる。a：作製法、b：ScFv のイメージ。

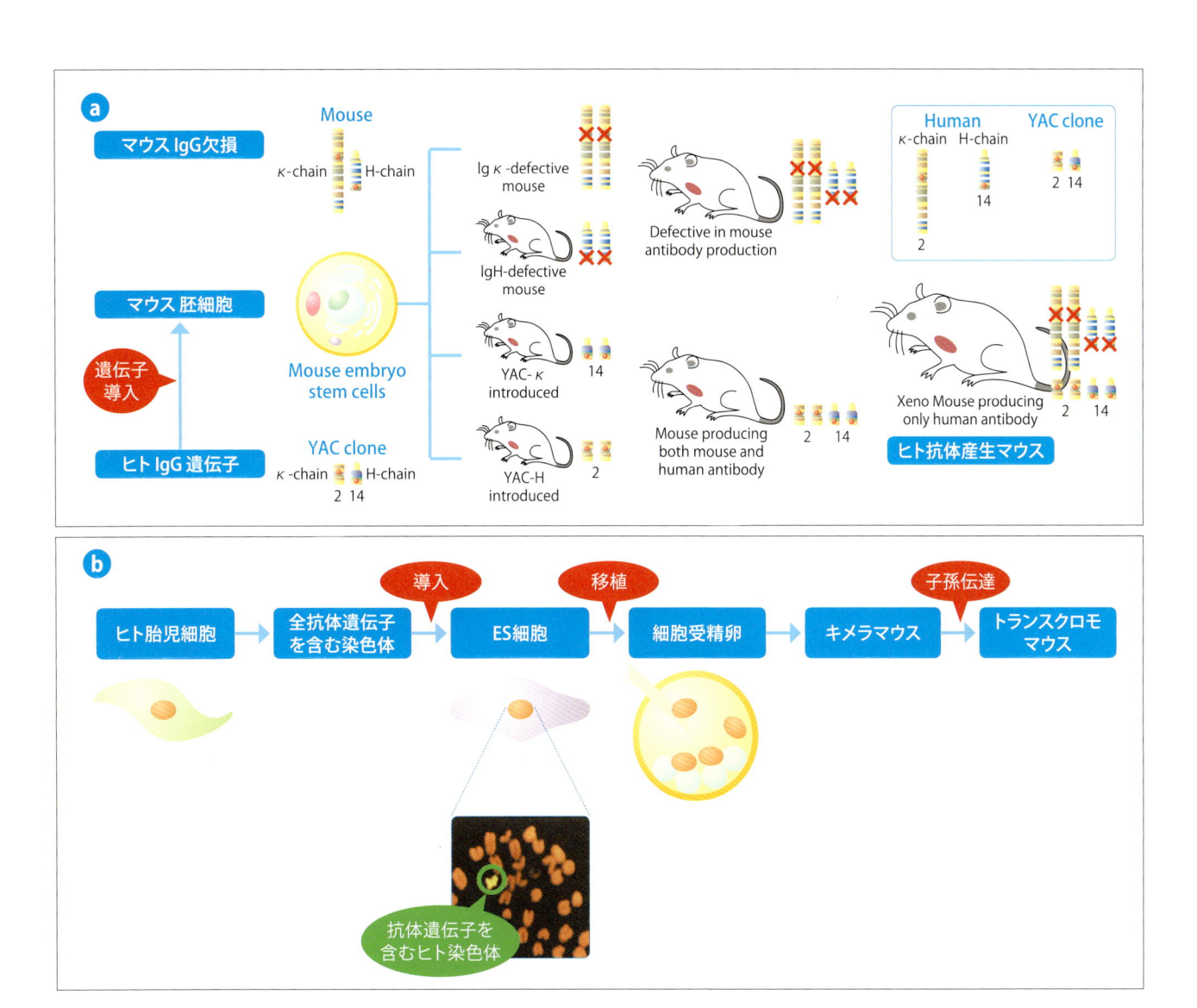

図4a、b 安全で治療用として期待できる全ヒト型抗体の作製。Fc をもつことで補体活性化、オプソニン作用で殺菌作用が期待できる。

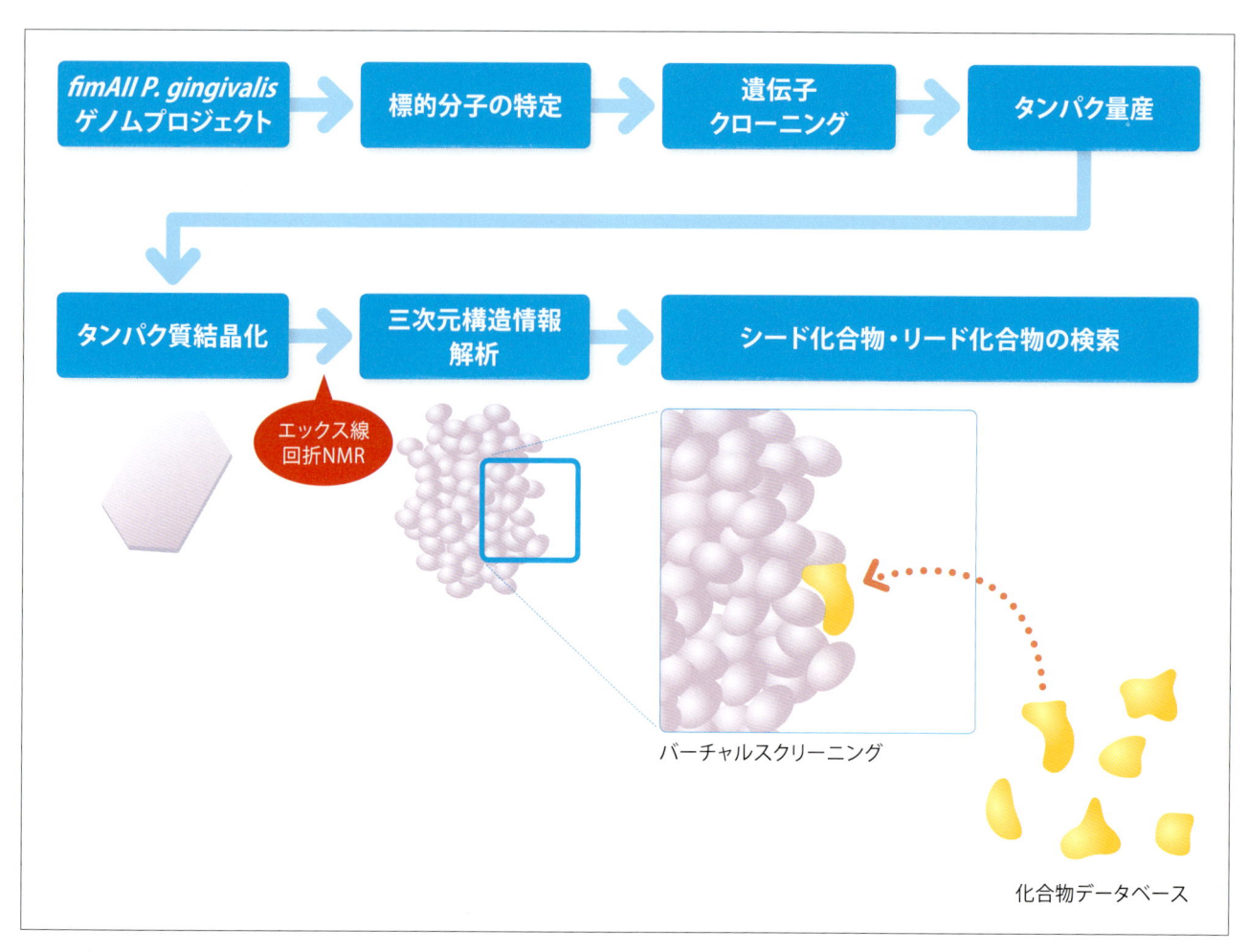

図5 ゲノム創薬の可能性。病原因子の遺伝子クローニング、組み換えタンパクの量産・結晶化、エックス線解析分析、立体構想決定プログラムによって立体構造が決定できれば、リード化合物を特定して創薬が可能になる。

として遺伝子クローニングした分子が、共凝集因子、赤血球凝集因子、ヘミン結合分子、などマルチ機能タンパクであることを報告している。そして本遺伝子欠損株はこれらの歯周病原性を失うことから分子標的分子として意義があると考え、リコンビナントタンパクを高度に精製し、大阪大学蛋白質研究所の中川敦史博士・鈴木守博士の協力のもと、結晶化に成功、二次元構造の決定に成功した。その結果、共凝集因子、赤血球凝集因子が分子構造の表層にあること、またヘミン結合ポケット部位の候補構造を推定している。

今後、ドッキング解析によるバーチャルスクリーニングによってリード化合物の発見を行い、歯周病のゲノム創薬の実現が期待される。図5にバーチャルスクリーニングの方法を示す。

従来、ゲノム計画は公開することに重点がおかれてきた。現在の動向は、ゲノム情報を基盤にしたバイオインフォマティクス研究を通じて病原因子の機能ゲノム研究の展開を行うことが大きな期待となっている。網羅的なゲノム／プロテオームデータベースの構築、それに続く比較ゲノム科学、病原因子の機能ゲノム科学、ゲノム創薬への応用は、歯周病の分子標的治療を実現するだけではなく、歯科医学における新しい研究体制のあり方を提示することができる。その結果、単にアカデミックな研究を発展させるのみならず、EBMに基づく標的分子医療の戦略による歯科医療の新展開に役立つと考える。

■参考文献■

1. Nelson KE, Fleischmann RD, DeBoy RT, Paulsen IT, Fouts DE, Eisen JA, Daugherty SC, Dodson RJ, Durkin AS, Gwinn M, Haft DH, Kolonay JF, Nelson WC, Mason T, Tallon L, Gray J, Granger D, Tettelin H, Dong H, Galvin JL, Duncan MJ, Dewhirst FE, Fraser CM. Complete genome sequence of the oral pathogenic bacterium *Porphyromonas gingivalis* strain W83. J Bacteriol 2003 ; 185 : 5591-5601.
2. Naito M, Hirakawa H, Yamashita A, Ohara N, Shoji M, Yukitake H, Nakayama K, Toh H, Yoshimura F, Kuhara S, Hattori M, Hayashi T. Determination of the genome sequence of *Porphyromonas gingivalis* strain ATCC 33277 and genomic comparison with strain W83 revealed extensive genome rearrangements in P. gingivalis. DNA Res 2008 ; 15 : 215-225.
3. Amano A, Kuboniwa M, Nakagawa I, Akiyama S, Morisaki I, Hamada S. Prevalence of specific genotypes of *Porphyromonas gingivalis fimA* and periodontal health status. J Dent Res 2000 ; 79 : 1664-1668.
4. Hiratsuka K, Yoshida W, Hayakawa M, Takiguchi H, Abiko Y. Polymerase chain reaction and an outer membrane protein gene probe for the detection of *Porphyromonas gingivalis*. FEMS Microbiol Lett 1996 May ; 138(2-3) : 167-172.
5. Dorn BR, Burks JN, Seifert KN, Progulske-Fox A. Invasion of endothelial and epithelial cells by strains of *Porphyromonas gingivalis*. FEMS Microbiol Lett 2000 ; 15(187) : 139-144.
6. Shibata Y, Hayakawa M, Takiguchi H, Shiroza T, Abiko Y. Determination and characterization of the hemagglutinin-associated short motifs found in *Porphyromonas gingivalis* multiple gene products. J Biol Chem 1999 Feb ; 274(8) : 5012-5020.
7. Shibata Y, Kurihara K, Takiguchi H, Abiko Y. Construction of a functional single-chain variable fragment antibody against hemagglutinin from *Porphyromonas gingivalis*. Infect Immun 1998 May ; 66(5) : 2207-2212.
8. Abiko Y, Ogura N, Matsuda U, Yanagi K, Takiguchi H. A human monoclonal antibody which inhibits the coaggregation activity of *Porphyromonas gingivalis*. Infect Immun 1997 Sep ; 65(9) : 3966-3969.
9. Shibata Y, Hosogi Y, Hayakawa M, Hori N, Kamada M, Abiko Y. Construction of novel human monoclonal antibodies neutralizing Porphyromonas gingivalis hemagglutination activity using transgenic mice expressing human Ig loci. Vaccine 2005 May ; 23(29) : 3850-3856. Epub 2005 Mar 25.
10. Hamada N, Watanabe K, Tahara T, Nakazawa K, Ishida I, Shibata Y, Kobayashi T, Yoshie H, Abiko Y, Umemoto T. The r40-kDa outer membrane protein human monoclonal antibody protects against *Porphyromonas gingivalis*-induced bone loss in rats. J Periodontol 2007 May ; 78(5) : 933-939.

CHAPTER 4

歯周病
病因論・宿主因子

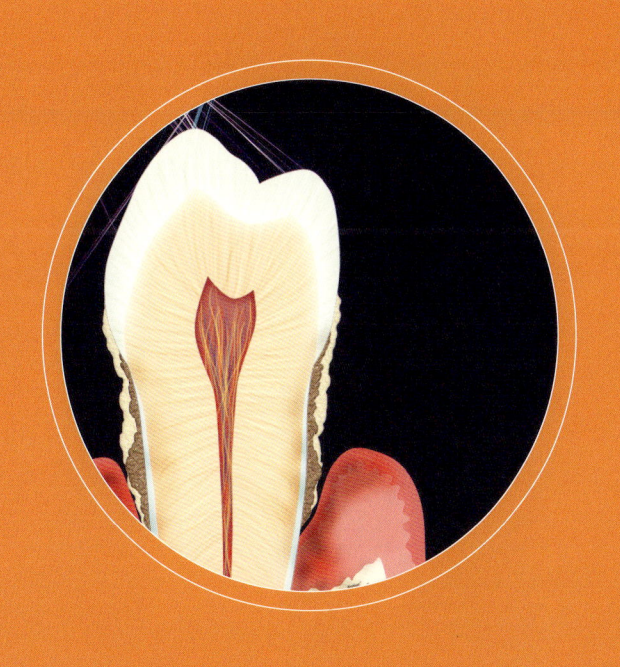

1 宿主免疫と歯周組織破壊

1-1 歯周組織における自然免疫

　歯周炎の病態は文字どおり千差万別である。プラークの付着量と組織破壊の程度は必ずしも相関していない。プラーク細菌が多量に付着しているにもかかわらず歯周組織の破壊が少ないケースもあれば、プラーク量が比較的少ないにもかかわらず、歯周組織破壊が高度に進行したケースに遭遇することもしばしばである。これまでのノックアウトマウスを用いた歯周病原細菌感染実験から、歯周組織破壊にはさまざまなサイトカインやリンパ球を主体とする細胞がかかわっていることが明らかになってきた。このことは、とりもなおさず宿主の免疫応答が組織破壊と密接に結びついていることを示している。

　免疫応答には自然免疫(innate immunity)と適応免疫(adaptive immunity)の2種類があり、相互に制御し合いながら感染に対する防御機能を担っている。自然免疫は感染が生じる前からすでに準備されており、感染が起こった場合にはすばやく応答することができる。物理的・化学的バリアと血液タンパク、細胞成分(貪食細胞)から構成される。繰り返される感染に対しても基本的には同じ方法で応答し、その作用の程度が変化することはない。一方、適応免疫は繰り返される感染に対して、特定の病原微生物に対する応答が強くなる、すなわち免疫学的記憶という機構が存在する。また、微生物のみならず金属など非微生物に対しても応答することができる。さまざまなアレルギー反応を媒介するのは適応免疫系である。適応免疫を構成するのは主としてリンパ球とその産物である。自然免疫と適応免疫の特徴を表1に示す。

表1　自然免疫と適応免疫の特徴。

	自然免疫	適応免疫
特　徴		
特異性	低い	高い
多様性	低い	きわめて大きい．体細胞遺伝子組み換えにより生成
記　憶	なし	あり
寛　容（自己非応答性）	あり	あり
構成要素		
物理・化学的バリア	上　皮，抗菌物質	
血液タンパク質	補　体	抗　体
細胞成分	貪食細胞（好中球，マクロファージ）NK細胞	リンパ球

(1) 物理・化学的バリア[1]

歯周組織における物理的バリアは、言うまでもなく歯周組織の最表層を構成する歯肉である。歯肉軟組織と石灰化組織である歯との間は、接合上皮と呼ばれる特殊な上皮で付着を形成している。接合上皮より生じている上皮付着は、内側基底板とヘミデスモゾームより構成される。接合上皮における細胞のターンオーバーは口腔上皮（6〜12日）と比較して非常に早い（4〜6日）。接合上皮は歯肉溝の底部をなし歯肉溝滲出液（gingival crevicular fluid：GCF）が流出している。口腔粘膜表面を覆う唾液、およびGCFにはリゾチーム、ラクトフェリン、補体が含まれ、抗菌活性を担っている。

①リゾチーム

涙、唾液、GCFなどの体液に見られる酵素であり、多くの細菌の細胞壁の骨組みである糖タンパクを分解し、効果的に細菌を破壊する。

②ラクトフェリン

ヒトの乳汁、精液、唾液ならびに胃液に含まれる鉄イオンを含んだ物質である。ある種の細菌は増殖に鉄イオンを必要とするが、ラクトフェリンが遊離の鉄イオンと結合することにより抗菌効果を発揮する。たとえば*Porphyromonas gingivalis*は鉄イオンの存在下で増殖すると、より強い病原性を発揮することが知られているが、ラクトフェリンはこの菌の病原性を低く抑えるはたらきをもつ。

③補　体

約20種類の血清タンパクからなるシステムで、それらは連続的に活性化される。これは主要な液性効果システムであり、最終的に急性炎症反応を伝達して侵入した細菌を除去する。連続的に活性化されるので、生物学的に活性をもったペプチドがさまざまなステージで生成される。これらの活性物質は 1）肥満細胞からのヒスタミン遊離を促進し、血管透過性を高め浮腫を形成する。2）活性化の生じている部位に貪食細胞を引き寄せる―これを化学走性（走化性）と呼ぶ。3）貪食を促進し、4）細菌細胞の融解を引き起こす。

(2) 細胞成分[2]

細胞成分としては多形核白血球、上皮細胞、マクロファージ、NK細胞が挙げられる。

①多形核白血球

白血球の中でももっとも多数を占める。これは終末細胞で、もはや増殖能を有さず生存期間も短い。1分間に8×10^7個の多形核白血球が産生され血中で6〜7時間過ごし、2日ほどでその一生を終える。GCF中の細胞成分の約90％を占める。全身的な多形核白血球の数や機能の低下を示す疾患、たとえば周期性好中球減少症、白血球粘着不全症候群では重篤な歯周炎に罹患することが知られており、防御機能において重要なはたらきをしていることがわかる。多形核白血球は後述するようにディフェンシン、カルプロテクチン、カテリシジンLL-37などの抗菌性ペプチドを産生する。

②マクロファージ

骨髄に由来し、単核の貪食細胞である単球が組織内で成熟した細胞がマクロファージである。長命の細胞で数か月から数年の間生存する。ほとんどすべての組織で組織球として、あるいは肺における肺胞マクロファージ、肝臓におけるクッパー細胞、腎におけるメサンギウム細胞、脳におけるミクログリア細胞、あるいは破骨細胞のように特殊な細胞として見られる。単球は血中から遊走し、組織マクロファージになり、リンパ球とともに慢性炎症における単核細胞浸潤の一部をなす。歯周組織においてマクロファージは多形核白血球同様、貪食作用を示すとともに抗原提示細胞としての機能を担っている。また、活性化マクロファージは種々のサイトカインを産生する。

③上皮細胞

上皮細胞は物理的バリアとしての機能に加え、病原微生物を認識して抗菌性ペプチドやサイトカイン、ケモカインを産生する。

④ナチュラルキラー細胞（NK細胞）

NK細胞の主要な生理的役割は、ウイルスおよびいく

つかの細胞内寄生細菌が感染した細胞を破壊することである。歯周病原細菌のあるものは細胞内に侵入する能力をもつが、細胞内での病原性は不明である。また、歯周炎の病因としてヘルペスウイルスの関与が報告されているが、詳細は明らかになっていない。このように、歯周炎におけるNK細胞の機能は不明であるが、歯周炎の局所でその数が増加していることが報告されている[3]。

(3) 抗菌性ペプチド

①カルプロテクチン

好中球の細胞質ゾルの主要タンパクで、広い抗菌スペクトラムをもつ。2つのペプチド複合体からなるカルシウム結合タンパクである。好中球のほか、単球・マクロファージや上皮細胞でも発現することが知られている。CHAPTER IIに記載されているディフェンシンやカテリシジン LL-37 も上皮バリアを守る自然免疫に貢献している。

(4) 自然免疫におけるToll様受容体の役割[4]

自然免疫系の細胞に発現する主要な抗原認識受容体はToll様受容体(Toll-like receptor：TLR)ファミリーである。TLRはさまざまな細菌・ウイルスあるいは自己成分の認識に関与し、細胞の活性化を誘導する(表2)。細菌の攻撃に遭うと、自然免疫にかかわる細胞が活性化されるだけでなく、サイトカインや補助刺激分子の誘導が起こり、適応免疫系のはたらきを誘導する。こうして活性化されたT細胞はサイトカインを産生してマクロファージを活性化し、またB細胞の分化を誘導することにより抗体産生を促進する(後項「適応免疫」参照)。

自然免疫と適応免疫の活性化に必須の役割を果たすTLRは細胞内のさまざまなアダプター分子を介して細菌抗原の刺激を伝達し、主として nuclear factor-κB(NF-κB)と呼ばれる転写因子の活性化を誘導し、炎

表2 自然免疫系の細胞に発現する主要な抗原認識受容体(Toll様受容体)。

受容体	リガンド	歯周組織での発現細胞
TLR1	Triacyl lipopeptides	好中球, ランゲルハンス細胞, 樹状細胞, 血管内皮細胞, 骨芽細胞
TLR2	細菌由来リポ蛋白, リポペプチド ペプチドグリカン Zymosan (Yeast由来) Fimbriae (*Porphyromonas gingivalis* 由来) LPS (Some bacterial species)	上皮細胞, 線維芽細胞, 好中球, マクロファージ, ランゲルハンス細胞, 樹状細胞, 歯根膜細胞, セメント芽細胞, 破骨細胞
TLR3	Poly (I:C), dsRNA(2本鎖RNAウイルス)	上皮細胞, 線維芽細胞, ランゲルハンス細胞, 樹状細胞, 血管内皮細胞
TLR4	リポ多糖 (Lipopolysaccharide: LPS)	上皮細胞, 線維芽細胞, 好中球, マクロファージ, ランゲルハンス細胞, 樹状細胞, 歯根膜細胞, セメント芽細胞, 骨芽細胞, 破骨細胞
TLR5	Flagellin (鞭毛タンパク)	上皮細胞, 線維芽細胞, 好中球, マクロファージ, ランゲルハンス細胞, 樹状細胞
TLR7/TLR8	ssRNA (一本鎖RNAウイルス)	ランゲルハンス細胞, 樹状細胞, 破骨細胞
TLR9	CpG DNA (細菌・ウイルス由来2本鎖DNA)	上皮細胞, 好中球, 骨芽細胞, 破骨細胞
NOD1	iE-DAP: γ-D-Glu-meso-DAP (ペプチドグリカンの部分構造)	上皮細胞
NOD2	MDP: Muramyl dipeptide (ペプチドグリカンの部分構造)	上皮細胞

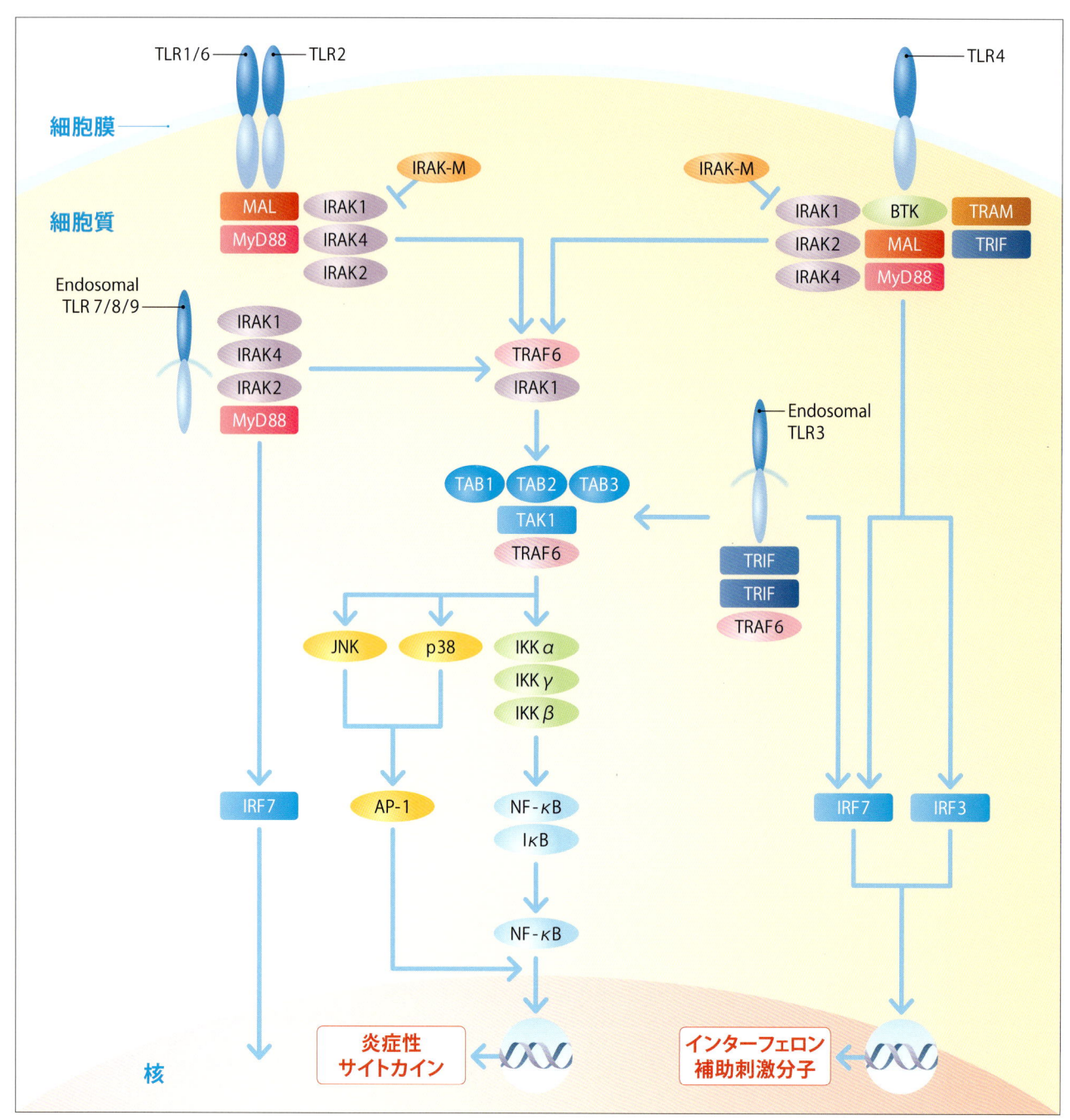

図1 TLRシグナリング。
　病原体の分子パターンは種々のTLRで認識される。炎症性サイトカイン産生や、インターフェロン産生を誘導し、細菌・ウイルス感染に対する防御機能を担う。

症性サイトカインの産生を亢進する。一方、ウイルス抗原刺激の場合には、interferon regulatory factor(IRF)と呼ばれる転写因子の活性化によりインターフェロン(interferon：IFN)の産生が誘導される(図1)。短期的な細菌刺激は自然免疫・適応免疫の活性化により細菌の排除に有効にはたらくが、歯周炎で見られるような慢性的な感染は炎症性サイトカインの持続的な産生を引き起こし、マクロファージ、線維芽細胞においてコラゲナーゼ、プロスタグランジン E_2(prostaglandin E_2：PGE_2)の産生、破骨細胞の活性化を誘導して炎症性組織破壊に関与する。歯周炎組織では種々のTLR分子発現が亢進していることから、持続的な抗原刺激が加わっていることが明らかになっている[5]。

1-2 歯周組織における適応免疫

　適応免疫系を構成する細胞は抗原提示細胞とリンパ球である。適応免疫の開始と進行には抗原が補足され、処理された後に特異的なリンパ球に提示されることを必要とする。この役割を担うのが抗原提示細胞と呼ばれる細胞である。抗原提示細胞は微生物抗原とその他の抗原を補足し、それらをリンパ球に提示し、リンパ球の増殖と分化を促進するシグナルを提供する専門化された細胞集団である。リンパ球はTリンパ球（T細胞）とBリンパ球（B細胞）に分類され、T細胞は細胞性免疫応答、B細胞は液性免疫応答を司る。

　歯肉炎・歯周炎いずれの組織においても浸潤細胞の主体はリンパ球である。T細胞は機能的に異なったポピュレーションから構成され、ヘルパーT細胞、細胞傷害性T細胞、制御性T細胞に大きく分類されている。B細胞は抗体を産生できる唯一の細胞である。抗原を認識して形質細胞と呼ばれる抗体産生細胞に分化し、液性免疫のメディエーターとして機能する。これらすべての細胞が炎症歯周組織で見られる。

(1) 抗原提示細胞[6]

　T細胞応答の開始に関与する主要な抗原提示細胞は樹状細胞（dendritic cells：DC）である。マクロファージは細胞性免疫応答においてT細胞に対する抗原提示細胞として機能し、B細胞は液性免疫応答においてT細胞に対する抗原提示細胞として機能する。

①樹状細胞

　歯肉組織には2つのDC亜集団、すなわちランゲルハンス細胞と表皮DCが存在することが報告されている。ランゲルハンス細胞はプラーク細菌の蓄積に対して強く反応し、初期歯肉炎で歯肉上皮に遊走してくる。炎症の慢性化にともなって歯肉上皮から離れていく。一方、表皮DCは慢性歯周炎において固有層に浸潤してくる。

(2) ヘルパーT細胞[7]

　活性化されたヘルパーT細胞は産生するサイトカインのプロフィールによってTh1、Th2、Th17に分類される。過去20年以上にわたって、もっともよく解析されているのがTh1およびTh2細胞のサブセットである。一般的にTh1はマクロファージ活性化を誘導し、細胞性免疫応答を活性化すると同時に炎症反応を亢進させる。一方、Th2は液性免疫応答を活性化すると同時に炎症反応に対して抑制的である。

　歯肉炎組織は代表的なTh1応答である皮膚の遅延型過敏反応（delayed-type hypersensitivity：DTH）ときわめて類似した組織像、すなわち血管周囲へのリンパ球（主としてT細胞）／マクロファージの浸潤で特徴づけられる。それらT細胞のCD4：CD8比はおよそ2：1を示し、マクロファージは高い貪食活性を示すタイプであることが知られている。また、抗原提示細胞であるランゲルハンス細胞や樹状細胞が増加している。これらの所見は以下のことを示唆する。歯肉炎では組織に侵入した抗原を抗原提示細胞が捉え、所属リンパ組織へ移動し、そこで抗原特異的T細胞が感作される。感作されたT細胞は抗原が侵入した部位、つまり歯肉組織に移動すると、抗原提示細胞によりさらなる活性化を受け、マクロファージとともに抗原の排除を行ってプラーク細菌に対する組織のバランスを保っている。DTHは12〜24時間で発現し、48時間以内にピークを迎え、1週間以

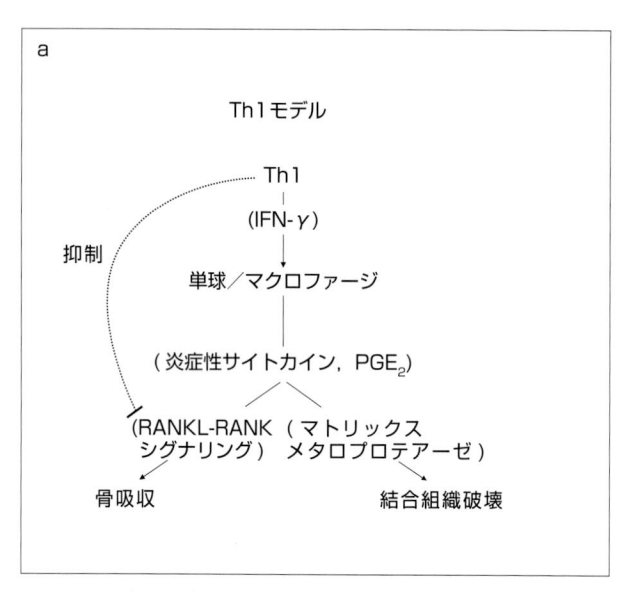

図2a、b 歯周組織破壊におけるTh1、Th2モデル。

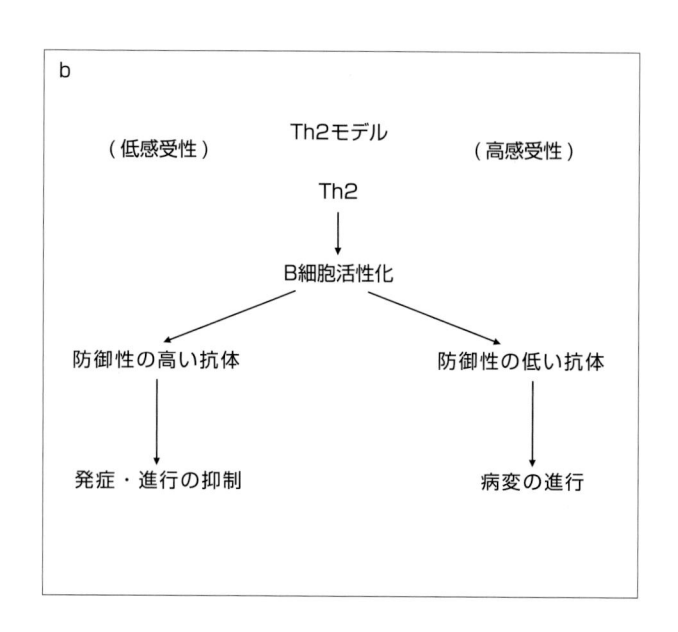

内に消退する。したがって、歯肉炎病変はよく制御された免疫応答の表現型であるが、プラーク細菌の持続的刺激を受けるため、病変が消退しないと考えられる[8]。

ラットを用いた歯周病原細菌感染や、ノックアウトマウスでの実験的歯周炎モデルの解析では、明らかにTh1サブセットが歯槽骨破壊に関連することが示されている。一例がラットにおける *Aggregatibacter actinomycetemcomitans* 特異的Th1サブセット移入実験である。ラットを *A. actinomycetemcomitans* で免疫すると特異的T細胞がラットの体内に増加する。これらのT細胞からTh1タイプのみを分離し、別のラットの血中に入れると同時に *A. actinomycetemcomitans* を口腔から感染させると、骨吸収の促進を誘導できることが報告されている。また、マウス *P. gingivalis* 経口感染モデルではCD4陽性T細胞欠損、IFN-γおよびIL-6遺伝子欠損により、野生型マウスと比較して歯槽骨吸収が有意に抑制されることも報告されている[9]。

一方、ヒト歯周炎組織の解析ではTh1/Th2パラダイムについて相反する仮説が提示されてきた。Th1が優勢であるとする仮説はTh1が産生するIFN-γがマクロファージを活性化し、その結果産生される炎症性サイトカインやPGE₂が結合組織破壊と歯槽骨の吸収を誘導する作用があることに基づく。歯周炎組織ではIL-1βやTNF-αなどの炎症性サイトカインの発現がmRNAレベルで確認されているとともにGCF中の炎症性サイトカイン・PGE₂レベルの上昇も報告されている。Th2が優勢であるとする仮説の根拠はTh2サイトカインにより抗原特異的B細胞（この場合、歯周病原細菌に対して作用する抗体を産生する）だけでなく、歯周病原細菌に無関係なさまざまな抗原に対する抗体を産生するB細胞の活性（多クローン性B細胞活性化）が生じるため、感染防御に関与しない抗体産生が亢進すること、およびB細胞による持続的なIL-1βの産生が組織破壊と関連するものである（図2a、b）。いずれの仮説にもそれぞれ矛盾する結果も示されている。前者に対しては高度な組織破壊を示す歯周炎組織に浸潤しているマクロファージの数は歯肉炎組織のそれと比較して有意な増加もなく、また活性化の程度も弱いことが示されている。さらにIFN-γはreceptor activator of NF-κB ligand (RANKL)-RANKシグナリング経路を阻害することで破骨細胞の活性化を抑制することから、歯槽吸収に対しては防御的に作用している可能性もある。加えて抗炎症性サイトカイン transforming growth factor (TGF)-β、IL-10も歯周炎組織で上昇していることが報告されている。Th2モデルでは *in vivo* におけるB細胞からのIL-1β産生についての実証が乏しく、歯肉中のT細胞によるIL-2とIL-4産生に関してはいくつかの矛盾する報告がある。しかしながら多くの研究は、歯周炎組織においてはTh2が優勢であるとする説を支持している。さらに、歯周炎組織中にはコラーゲンや熱ショックタンパク60 (heat-shock protein 60：HSP60) などの自己成分を認識するT細胞が集積しており、自己反応性の

応答が生じていることを示している。歯周炎患者血清中にはこれらの抗原に対する抗体も検出されることからも、Th2応答が優勢になっていることを示唆する。Th2応答による組織破壊のメカニズムはさらなる解析が必要であるが、以下に述べるように、歯周炎組織中では歯肉炎と比較して免疫抑制機能をもったT細胞集団の比率が高く、このことは自己反応性T細胞が破壊に関与することを示唆する[10]。

(3) Th17

多くの仮説が新たな発見によって修正されてきたように、Th1/Th2で説明のつかない実験結果が報告され、新しい機能的T細胞サブセットの存在が明らかになった。遅延型過敏反応により誘導され、典型的なTh1-mediatedな疾患と考えられていたマウス実験的自己免疫性脳脊髄炎においてIFN-γの過剰発現、ノックダウンはそれぞれ病気の悪化、緩解を誘導すると予想されたが、まったく逆の結果を示し、最終的にIL-17を産生するTh17の活性化が主要な病因であることが明らかになった[11]。

IL-17にはAからFの6つのサブファミリーが存在する。これまでIL-17と呼ばれてきたIL-17Aは主にメモリーT細胞により産生され、種々の標的細胞に作用して炎症性サイトカイン、ケモカイン、PGE_2の産生を誘導する。また、RANKL発現の増強を通じて、破骨細胞を活性化し炎症性骨破壊も引き起こす。加えて、歯周炎組織に浸潤するT細胞の大部分がメモリーT細胞であることを考えると、Th17は歯周炎の病態にも関連すると考えても不思議はない。IL-17と歯周疾患の関連についての最初の報告では、歯肉炎と歯周炎で*IL-17*遺伝子発現には差を認めなかったものの、患者末梢血を*P.gingivalis*の外膜タンパクで刺激した際の遺伝子発現の上昇は歯周炎患者で高いことが明らかになった。その後、歯周炎組織中および歯周炎罹患歯のGCF中でIL-17の濃度が上昇していること、IL-17産生細胞数も歯周炎でコントロールと比較して高いことが相次いで報告された。また、歯周炎組織から樹立したT細胞クローンの解析から*IL-17*遺伝子を発現するT細胞クローンの頻度が同一患者の末梢血と比較して高いことも示されている。これらのことはIL-17が歯組織破壊に関与していることを示している。しかしながら、IL-17ノックアウトマウスでの実験的歯周炎モデルでは逆に歯槽骨吸収が促進されていることから、歯周炎の病態へのかかわりを解明するためにはさらなる解析が必要である[12]。

(4) 細胞傷害性T細胞

NK細胞以外のCD8陽性細胞傷害性T細胞(cytotoxic T-cell：Tc)に関する報告は少ない。初期の研究では歯周炎患者末梢血中のCD4：CD8比はほぼ2：1になっているが、組織中ではCD8が増加していると報告された。しかし、逆にCD4優勢という報告もある。局所に浸潤しているCD8陽性T細胞は比較的限定した受容体を発現していることから、特異的応答が生じていると考えられるが、特異的抗原に関する報告はない。Tcはヘルパー T細胞と同様、サイトカイン産生のプロフィールによりTc1とTc2に分類されている。歯周炎組織におけるCD8陽性細胞ではIL-4陽性の比率が高いことから、Tc2の機能が優勢になっていることが示唆されている[13]。

細胞傷害活性はperforin/granzymeというタンパク質、あるいはFas/Fas ligandという細胞表面分子による活性化経路により発揮される。perforin(パーフォリン)は標的細胞の細胞膜に孔をあけ、そこから侵入したgranzyme(グランザイム)が最終的にアポトーシスと呼ばれる細胞死を誘導する。Fas/Fas ligand系による細胞傷害活性は、標的細胞の細胞膜上に発現するFasに細胞傷害性T細胞の細胞膜上にあるFas ligandが結合すると標的細胞内で一連の反応が進行し、最終的にアポトーシスを誘導する。しかし、これらのメディエーターが歯周組織破壊に直接関与しているというデータはないことから、CD8細胞はサイトカイン産生を通じて歯周組織における免疫応答の制御にかかわっていると考えられる。

(5) 制御性T細胞

末梢性の寛容に関与する制御性 T 細胞にはいくつかの亜集団が存在するが (表 3)、現在もっとも注目されているのが naturally occurring regulatory T cell(Treg) と呼ばれる胸腺で成熟する制御性 T 細胞である。このサブセットは CD25 強陽性で転写因子 FOXP3 を発現する。FOXP3 はマウスにおける Treg のマーカー分子であるが、ヒトではまだ一定の見解が得られていない。末梢血中で 5％前後を占めるこのサブセットを除去すると、マウスにおいてヒトの自己免疫疾患と類似した病態を示すことから、自己の成分を認識して免疫応答を誘導する自己反応性 T 細胞の機能を抑制していることが明らかにされた。他の制御性 T 細胞による免疫抑制のメカニズムは抑制性のサイトカインである IL-10、TGF-β、抑制性のシグナルを伝達する cytotoxic T-lymphocyte antigen (CTLA)-4 によることがわかっているが、Treg においてはその他の細胞間接触を介した抑制と考えられている。歯周炎組織における Treg の分布を免疫組織学的に解析した結果によれば、B 細胞浸潤の強い部位においてこの細胞の比率が高くなっており、T 細胞優性の部位では低いことが明らかになった[14]。その後、歯周炎組織から樹立した CD4+T 細胞クローンにおいては FOXP3 mRNA の発現率が高いことも明らかになっている。歯肉由来の CD4+FOXP3+T 細胞クローンは末梢血より分離した CD4+CD25+FOXP3+T 細胞と異なり、免疫抑制能を示さないことが報告された。免疫組織化学的解析では FOXP3 陽性細胞のほとんどは CD4 陽性で、かつ CD25 陽性であったことから、これらの細胞集団の少なくとも一部は effector T cell と考えられ、FOXP3+ 細胞の大部分は活性化にともなって発現誘導されたものと考えられる[15]。これとは対照的に Ernst らは FOXP3 あるいは CD25 のいずれかが陽性の T 細胞数は歯周炎組織と健常の組織で違わないにもかかわらず、CD25 陽性細胞に占める FOXP3 陽性細胞は健康歯肉組織で 80％ 近くを占めたが、歯周炎組織ではほとんど見られなかったことを報告した[16]。制御性 T 細胞とは逆に、破骨細胞の分化に必須の分子である RANKL を発現する T 細胞は歯周炎で高い比率を示したことから、歯周炎組織における制御性 T 細胞の減少が歯槽骨破壊と関連することが示唆される。したがって、健康歯肉や安定な病変と考えられる歯肉炎では、自己反応性あるいは組織破壊的な免疫応答を Treg が抑制しているのか、また、歯周炎では Treg の制御能を上回る応答が生じているのかについてはさらなる検討が必要である。

表3　末梢性の寛容に関与する制御性 T 細胞。

	制御性 T 細胞亜集団		
	Treg	Tr1	Th3
マーカー分子発現			
CD25	++	+	+
CTLA-4	+++	+	++
FOXP3	++	-	-
サイトカイン産生			
IL-10	+/-	++++	+/-
TGF-β	+（マウス）	++	++++
IL-4	-	-	+/-
抑制メカニズム			
in vitro	細胞間接触	IL-10,TGF-β	TGF-β
in vivo	細胞間接触	IL-10,TGF-β	TGF-β

(6) ナチュラルキラーT細胞(NKT細胞)

　制御性T細胞以外の免疫調節機能をもつと考えられるユニークなT細胞集団についての解析も進んでいる。NK細胞のマーカーと、多様性のきわめて少ないT細胞受容体（invariant TCR）を発現するこの細胞集団はNKT細胞と名づけられた。T細胞は遺伝子再構成という仕組みを使って、遺伝子の数をはるかに超える多様な抗原の認識を可能にしているが、NKT細胞にはこの仕組みが存在しない。ヒトではinvariant Vα24JαQ、マウスではVα14Jα281 NK1.1をそれぞれ発現するT細胞を指す。タンパク抗原を認識する通常のT細胞とは異なり、CD1dで提示される細菌・生体由来の糖脂質抗原を認識する(次頁「抗原認識」参照)。NKT細胞は in vivo で重要なはたらきをしている。NKT細胞の欠損はNODマウスのみならず、ヒトにおいても1型糖尿病に対する感受性を高めるばかりでなく、マウス、ヒトのさまざまな自己免疫疾患に関連することから、自己免疫応答の制御にはたらいていることが明らかになってきた。歯周炎病変と歯肉炎病変でヒトのNKT細胞と考えられる invariant Vα24JαQ TCR をもつT細胞の比率を比較すると、末梢血ではいずれの患者群でも低く、健常者との違いは認められなかったが、歯肉炎組織では末梢血と比較して有意に高く、歯周炎組織ではさらに高いことが報告されている[17]。NKT細胞が活性化されると細胞傷害活性を生じ、同時にIL-4、IFN-γ、IL-10、TGF-βなどCD4$^+$CD25$^+$制御性T細胞と同様のサイトカインを産生する。さらに、NKT細胞がCD1d依存性に強力なB細胞活性化能を有することが報告された[18]。これが外来性の糖脂質抗原に対する抗体産生の増強にはたらいているのか、CD1dと結合した内因性のリガンドを認識してB細胞活性化がかかわっているのかは明らかになっていない。

1-3 適応免疫における抗原認識

(1) T細胞

　T細胞の抗原認識は、大きくタンパク性の抗原と脂質抗原に大別できる（図3）。タンパク抗原はペプチドの形で認識される。抗原提示細胞上の主要組織適合遺伝子複合体 (major histocompatibility complex : MHC) 分子と呼ばれる細胞膜上の分子にペプチドを結合させてT細胞に提示する。貪食されて分解された細菌タンパクはMHC class Ⅱに、ウイルス由来タンパクやがん細胞のタンパクはMHC class Ⅰによってそれぞれ提示され、T細胞上のTCRによって認識される。同時にMHC class Ⅰ分子とMHC class Ⅱ分子はT細胞上のそれぞれCD8およびCD4分子と結合する。成熟したT細胞のほとんどはCD4、CD8のどちらか一方を発現する。CD4陽性T細胞は一般に細胞性免疫応答や体液性免疫応答を亢進することからヘルパーT細胞と呼ばれ、CD8陽性T細胞はそれらの抑制や細胞傷害に関与することから抑制性／細胞傷害性T細胞と呼ばれる。一方、細胞膜成分（細菌、生体細胞いずれも）である脂質抗原はMHC class Ⅰに類似したCD1と呼ばれる分子により提示され、やはりT細胞上のTCRにより認識される。ヒトCD1にはa、b、c、dの4種類があり、それぞれ結合する脂質抗原に特徴がある。病原体由来あるいは感染の結果発現が亢進した宿主由来の脂質抗原に対する免疫応答は、炎症の制御に重要なはたらきをしていることが明らかになってきた。

　歯周ポケット内には数百種類の細菌が存在し、個々の細菌はさまざまな抗原分子をもっていることから、そこで生じる免疫応答は非常に多様であると考えられる。しかしT細胞が認識する抗原のレパートリーを解析した研究によれば、想定される抗原の種類と比較してT細胞のレパートリーはきわめて限定されたものであり、関節リウマチや多発性硬化症といった典型的な自己免疫疾患の病変部に浸潤するT細胞のそれと変わらないことが報告された。このことは多種多様な細菌間で共通あるいは類似した抗原に対する応答が生じているか、細菌とわれわれ宿主の細胞で相同性の高い分子が標的抗原になっている可能性を示唆するものであった。こうした条件に適応する抗原の一つに前述 (1-2(2)p.236) のHSP60がある。HSP60は原核生物から真核生物まで進化の過程において非常に良く保存された分子シャペロンで、熱、微生物感染、サイトカインなどで発現上昇する。その一方で高い免疫原性をもつタンパクである。歯周炎患者の末梢血中にはHSP60およびその相同分子である P.gingivalis GroELに特異的に応答するT細胞が存在し、それらの一部は両者に応答する（交叉反応性）性質を示す。さらに、それらのT細胞は歯周炎組織中に浸潤していることが報告されている[19]。HSP60特異的T細胞はIFN-γ産生性のTh1フェノタイプを示したことから炎症性組織破壊に関与していることが推測される。

(2) B細胞・抗体

　歯周炎病変部の浸潤細胞に占めるB細胞の割合は約70%に達し、そのうちの60%が形質細胞である。ほとんどのB細胞が受容体分子としてIgGを発現し、IgAやIgMは少ない。IgGのなかでもIgG1がもっとも優勢であり、それ以外は少数である。

　歯周炎局所で産生されるのは主として歯周病原細菌のタンパク抗原および多糖抗原に対するIgGであるが、歯周病原細菌抗原のものばかりではなく、口腔以外の細菌抗原に対するものも検出される。これは歯周病原細菌がもつ多クローン性B細胞活性化因子 (polyclonal

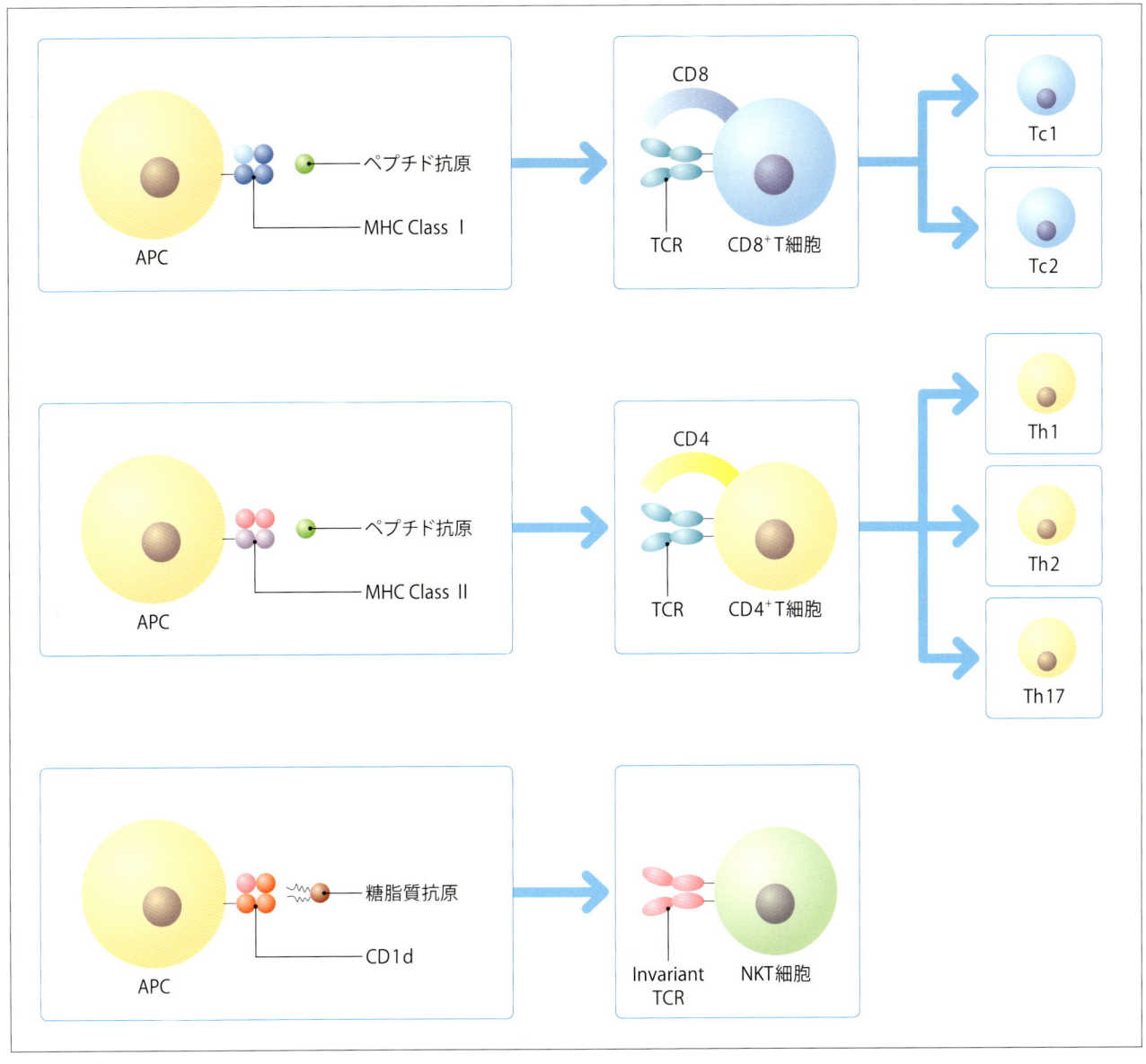

図3 抗原提示の機構。
　抗原提示細胞および提示する抗原の種類により、活性化されるT細胞サブセットが異なる。それらはさらに、周囲の環境（サイトカイン）により異なる機能的サブセットに分化する。

B-cell activator：PBA) のはたらきによると考えられる。PBAは口腔細菌、非口腔細菌由来の抗原に対する抗体産生を亢進させるのみならず、自己抗原に対する抗体産生も促進すると考えられる。歯周炎の病因にコラーゲンに対する抗体が関与していることが報告されているが、歯周炎局所では自己抗体を産生する能力をもったCD5陽性B細胞の比率が上昇し、抗コラーゲン抗体の産生と相関することが明らかにされている。同時にPBAは歯周病原細菌特異的B細胞の活性化にも関与し、オプソニン効果を発揮する特異抗体産生を通じて防御的なはたらきもしている可能性がある。

　細菌由来の抗原にはタンパク抗原、多糖抗原のほか、脂質抗原がある。歯周炎における脂質抗原に対する抗体応答はよくわかっていないが、脂質抗原の提示に関与するCD1分子を発現する細胞が歯周炎局所で認められる。とりわけCD1d陽性細胞数が増加しており、主としてB細胞にその発現が見られる。したがって、脂質抗原に対する抗体についても病因に何らかの関与をしていると考えられるとともに、前述したようにNKT細胞はCD1d拘束性に活性化されることから、脂質抗原に対する免疫応答にNKT細胞が関与していることが示唆される。

1-4 歯周組織破壊とサイトカイン

病変の進行と免疫応答

プラークの侵襲により歯肉炎が発症し、時間の経過とプラーク細菌の質的量的変化にともなって病理組織像は劇的に変化していくが、そのすべての過程でさまざまなサイトカインと呼ばれるタンパク質が関与している（表4、図4）。

①歯肉軟組織の変化（歯肉炎の成立）

臨床的に健康な歯周組織をもつ成人であっても、多形核白血球の歯肉溝への浸潤が観察される。これはプラーク細菌由来のFMLPや細菌抗原刺激により歯肉上皮細胞から産生されるIL-8により生じる。プラークの蓄積は上皮細胞によるさらに大量の炎症性メディエーターの産生を誘導し、それらが結合組織に到達して血管に作用すると、透過性の亢進を引き起こす。さらに炎症性サイトカインの作用を受けた血管内皮細胞は細胞接着分子の発現やmonocyte chemoattractant protein -1(MCP-1)の産生を介して持続的な多形核白血球の浸潤・遊走を誘導し、さらに単球やリンパ球の血管外への遊走を引き起こす。走化性因子の濃度勾配により多形核白血球は歯肉溝に至り、そこで貪食・殺菌を行って歯肉溝から細菌を除去する。しかし、大量の細菌を貪食した多形核白血球は自壊し、放出された酵素は組織に傷害を与える。

②歯肉炎から歯周炎へ

プラークの刺激がさらに持続すると、血管から結合組織に浸潤してくる細胞は主としてT細胞になる。歯肉炎組織中のT細胞のほとんどはCD4陽性、CD45RO陽性のメモリータイプである。マクロファージによって活性化されたT細胞は種々のサイトカイン(IL-2、IL-4、IL-5、IL-6、IL-10、IL-13、IFN-γ)などを産生する。T細胞の産生するIFN-γはマクロファージや線維芽細胞を活性化し、炎症性サイトカインの産生や細胞接着分子の発現を誘導し、炎症反応を修飾する。炎症の持続は接合上皮の傷害と上皮の根尖側への増殖を誘導することになり、歯肉溝は深化する。歯肉溝内の環境の変化は細菌叢の変化を誘発することになり、グラム陰性細菌の増殖、結合組織固有層におけるコラーゲン線維の破壊とB細胞・形質細胞主体の病変へと移行する。B細胞はT細胞による抗原特異的な活性化およびLPSによる多クローン性の活性化をうけて、抗体産生が増強される。その結果、いわゆるB細胞病変と呼ばれる組織像を呈するようになる。

③確立期病変の成立

B細胞病変中ではさまざまな自己反応性のT細胞・B細胞も見られるようになる。これらは自己組織の傷害あるいは変性自己組織の排除にはたらいていると考えられる。また、自己反応性T細胞の増加にともなって、種々の制御性T細胞サブセットも増加してくる。局所では炎症性サイトカイン産生の増加とともに、IL-10、TGF-βといった抑制性サイトカインの産生も増強される。その結果、細胞間相互作用はより複雑な様相を呈するようになる。歯槽骨近傍ではIL-1、TNF-α、RANKLなどの作用により破骨細胞が活性化され、歯槽骨吸収が生じる。組織像は基本的にはB細胞病変であるが、歯周ポケットの形成も生じ、プラーク細菌の持続的な作用により、ポケット上皮内あるいは直下結合組織には好中球、マクロファージも検出される[20]。

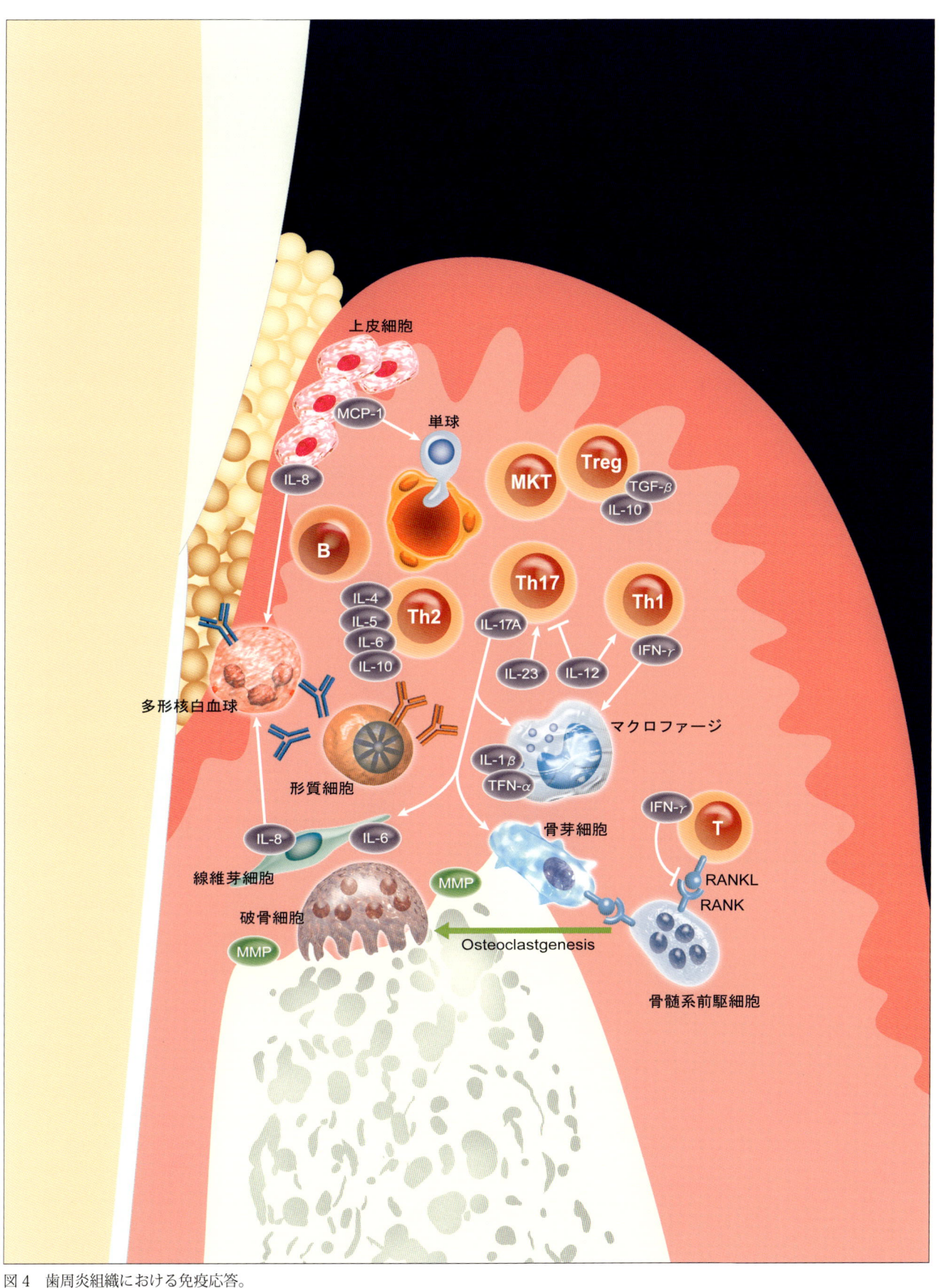

図4　歯周炎組織における免疫応答。
　歯周炎組織中ではさまざまな自然免疫、適応免疫の担当細胞が、サイトカインを代表とする液性因子や細胞膜上に発現する分子を介した細胞間接触により相互に制御し、感染防御機構を担っている。同時に、炎症性サイトカインはMMPなどのタンパク分解酵素産生を促進させ、RANKLによる破骨細胞の分化・活性化と強調して、結合組織破壊や歯槽骨吸収といった歯周炎に特徴的な病態の形成に関与している。

表4 歯周組織にみられる代表的サイトカイン。

	主要な産生細胞	主要な標的細胞	作用・その他
IL-1	単球 マクロファージ	上皮細胞 線維芽細胞 T/B細胞 破骨細胞 血管内皮細胞	IL-8やMCP-1などのケモカインの産生亢進 IL-6やIL-8などの産生,MMP,PGE$_2$の産生増強 サイトカイン産生 破骨細胞の活性化 ケモカイン産生
IL-2	T細胞	T細胞 B細胞 NK細胞	細胞増殖,サイトカイン産生誘導 細胞増殖,抗体産生誘導 細胞増殖,活性化
IL-4	T細胞 (Th2) 肥満細胞 NKT細胞	B細胞 T細胞 血管内皮細胞	MHC Class II 発現誘導,IgEの産生 Th1の抑制 接着分子VCAM-1の発現誘導によるリンパ球の血管接着促進
IL-6	単球 マクロファージ T/B細胞 血管内皮細胞 線維芽細胞 脂肪細胞	T/B細胞 血管内皮細胞 肝細胞	B細胞増殖・分化を誘導 接着分子VCAM-1の発現誘導によりリンパ球の血管接着促進 ケモカイン (IL-8やMCP-1) の産生亢進による白血球遊走促進 肝細胞からCRP産生の誘導 脂肪細胞の分泌するアディポカインの一つ
IL-8	上皮細胞 血管内皮細胞 マクロファージ	好中球 血管内皮細胞	ケモカインとして白血球遊走を促進
IL-10	単球／マクロファージ T/B細胞	単球／マクロファージ	MHC Class II,補助刺激分子の発現抑制 B細胞の分化,抗体産生の増強 IFN-γ産生の抑制によりTh2応答を促進
IL-12	マクロファージ	T細胞 NK細胞	Th1応答を促進
IL-17	T細胞 (Th17)	T/B細胞 マクロファージ 好中球	IL-6, COX-2, NO産生を誘導 自己免疫疾患においても観察される 好中球前駆細胞を分化させる
IL-23	マクロファージ 樹状細胞	T細胞	Th17への分化誘導
TNF-α	マクロファージ NK細胞 脂肪細胞	NK細胞 マクロファージ	細胞増殖・分化を誘導 アポトーシスを誘導 脂肪細胞の分泌するアディポカインの一つ
IFN-γ	T細胞 (Th1) NK細胞 T細胞 (Tc)	マクロファージ T細胞 抗原提示細胞 (マクロファージ,B細胞,樹状細胞)	マクロファージの活性化（リソソームの活性化） NK細胞の活性化 抗原提示能の増強
TGF-β	T細胞 マクロファージ	T/B細胞 単球	広範な細胞種の増殖・分化を誘導 骨芽細胞増殖

1-5 歯周病原細菌による免疫応答のかく乱

　これまで述べてきたように、歯周炎組織では活発な免疫応答が生じている。それにもかかわらず病原菌の排除ができない結果、炎症状態が慢性化しているために結合組織破壊と歯槽骨吸収が終息しないということが考えられる。もっとも大きな原因は歯周病原細菌がバイオフィルムを形成し、貪食にも抗体にもその他の抗菌ペプチドにも抵抗性を示し、自然免疫系、適応免疫系いずれも効果的に作用していないことが挙げられる。それと同時に、ある種の歯周病原細菌のもつ免疫かく乱作用が、歯周組織における免疫系のバランスを乱していることが明らかになってきた。

　細菌感染はTLRをはじめとするpattern recognition receptorによって認識される。TLRは単独ではなく、その他のさまざまな受容体分子と複合体をなして最適に機能するよう調整されている。しかし、P. gingivalisにはそれらと拮抗するような受容体応答を誘導したり、受容体認識後のシグナル伝達を調整する分子に作用して免疫細胞の応答性を乱したりするものがあることがわかった。

　P. gingivalisの線毛 (FimA fimbriae) はマクロファージのケモカイン受容体CXCR4と結合することにより、TLR2を介した炎症性サイトカイン産生や殺菌作用をもつNO_2^-の産生を抑制することが報告されている。FimA fimbriaeは細胞膜上でCXCR4とTLR2の相互作用を誘導し、cyclic AMPを介したprotein kinase (プロテインキナーゼ)Aの作用によりTLRのシグナリングを抑制する。

　また、P. gingivalisのTLR2を介したシグナルは補体受容体CR3の活性化（高親和性）を誘導し、CR3とP. gingivalisの結合はIL-12の産生抑制を誘導する。さらに、P. gingivalisのもつ強力なタンパク分解酵素ジンジパインは補体成分C5をC5aとC5bに分解するが、C5aはC5a受容体を介してCXCR4と同様、cyclic AMPを介したプロテインキナーゼAの活性化によりNO_2^-の産生を抑制する[21]。

　LPSはグラム陰性菌の代表的な病原因子で、強い炎症性サイトカイン誘導活性をもつことが知られているがP. gingivalisのLPSは大腸菌のLPSと比較してその活性が非常に弱い。P. gingivalis LPSはTLRシグナル伝達経路において負の制御機構を担う分子IL-1 receptor-associated kinase M(IRAK-M)を特異的に活性化し、結果としてNF-κBの活性を抑制することで炎症性サイトカインの産生誘導を抑えていることが明らかになっている。このような機能はP. gingivalisが免疫監視機構をかいくぐり、局所からの排除を逃れることに貢献し、結果として炎症の慢性化にかかわっていると考えられる[22]。

■参考文献■

1. Devine DA and Cosseau C. Antimicrobial host defence peptides in oral health and periodontitis. In : Henderson B, Curtis MA, Seymour R, Donos N(eds). Periodontal Medicine and Systems Biology. Oxford : Wiley-Blackwell, 2009 ; 279-297.
2. Darveau, RP. Innate immunity and homeostasis in the periodontium. In : Henderson B, Curtis MA, Seymour R, Donos N (eds). Periodontal Medicine and Systems Biology. Oxford : Wiley-Blackwell, 2009 ; 263-277.
3. Mathur A and Michalowicz BS. Cell-Mediated Immune System Regulation in Periodontal Diseases. Crit Rev Oral Biol Med 1997 ; 8 : 76-89.
4. Trinchieri G and Sher A. Cooperation of Toll-like receptor signals in innate immune defence. Nat Rev Immunol 2007 ; 7 : 179-90.
5. Mahanonda R and Pichyangkul S. Toll-like receptors and their role in periodontal health and disease. Periodontol 2000 2007 ; 43 : 41-55.
6. Cutler CW and Jotwani R. Dendritic cells at the oral mucosal interface. J Dent Res 2006 ; 85 : 678-689.
7. Yamazaki K and Nakajima T. Antigen specificity and T-cell clonality in periodontal disease. Periodontol 2000 2004 ; 35 : 75-100.
8. Seymour GJ, Powell RN, Davies WI. Conversion of a stable T-cell lesion to a progressive B-cell lesion in the pathogenesis of chronic inflammatory periodontal disease: an hypothesis. J Clin Periodontol 1979 ; 6 : 267-277.
9. Baker PJ, Garneau J, Howe L, Roopenian DC. T-cell contributions to alveolar bone loss in response to oral infection with *Porphyromonas gingivalis*. Acta Odontol Scand 2001 ; 59 : 222-225.
10. Yamazaki K, Yoshie H, Seymour GJ. T cell regulation of the immune response to infection in periodontal diseases. Histol Histopathol 2003 ; 18 : 889-896.
11. Steinman L. A brief history of T_H17、the first major revision in the T_H1/T_H2 hypothesis of T cell-mediated tissue damage. Nat Med 2007 ; 3 : 139-145.
12. Gaffen SL and Hajishengallis G. A new inflammatory cytokine on the block: re-thinking periodontal disease and the Th1/Th2 paradigm in the context of Th17 cells and IL-17. J Dent Res 2008 ; 87 : 817-828.
13. Petit MD, Hovenkamp E, Hamann D, Roos MT, van der Velden U, Miedema F, Loos BG. Phenotypical and functional analysis of T cells in periodontitis. J Periodont Res 2001 ; 36 : 214-220.
14. Nakajima T, Ueki-Maruyama K, Oda T, Ohsawa Y, Ito H, Seymour GJ, Yamazaki K. Regulatory T-cells infiltrate periodontal disease tissues. J Dent Res 2005 ; 84 : 639-643.
15. Okui T, Ito H, Honda T, Amanuma R, Yoshie H, Yamazaki K. Characterization of CD4$^+$ FOXP3$^+$ T-cell clones established from chronic inflammatory lesions. Oral Microbiol Immunol 2008 ; 3 : 49-54.
16. Ernst CW, Lee JE, Nakanishi T, Karimbux NY, Rezende TM, Stashenko P, Seki M, Taubman MA, Kawai T. Diminished forkhead box P3/CD25 double-positive T regulatory cells are associated with the increased nuclear factor-kappaB ligand (RANKL$^+$) T cells in bone resorption lesion of periodontal disease. Clin Exp Immunol 2007 ; 148 : 271-280.
17. Yamazaki K, Ohsawa Y, Yoshie H. Elevated proportion of natural killer T cells in periodontitis lesions : a common feature of chronic inflammatory diseases. Am J Pathol 2001 ; 158 : 1391-1398.
18. Galli G, Nuti S, Tavarini S, Galli-Stampino L, De Lalla C, Casorati G, Dellabona P, Abrignani S. CD1d-restricted help to B cells by human invariant natural killer T lymphocytes. J Exp Med 2003 ; 197 : 1051-1057.
19. Yamazaki K, Ohsawa Y, Tabeta K, Ito H, Ueki K, Oda T, Yoshie H, Seymour GJ. Accumulation of human heat shock protein 60-reactive T cells in the gingival tissues of periodontitis patients. Infect Immun 2002 ; 70 : 2492-2501.
20. Kornman KS, Page RC, Tonetti MS. The host response to the microbial challenge in periodontitis: assembling the players. Periodontol 2000 1997 ; 14 : 33-53.
21. Hajishengallis G. Complement and periodontitis. Biochem Pharmacol 2010 ; 80 : 1992-2001.
22. Domon H, Honda T, Oda T, Yoshie H, Yamazaki K. Early and preferential induction of IL-1 receptor-associated kinase-M in THP-1 cells by LPS derived from *Porphyromonas gingivalis*. J Leukoc Biol 2008 ; 83 : 672-679.

2 歯槽骨吸収の分子機構

2-1 骨の構造と代謝

　歯科治療の基本は失われた歯質、歯を修復、補填し、本来の歯牙解剖学的状態に戻すことにより口腔全体の生理的機能を回復させることにあった。しかしながら少子高齢社会の到来と、それにともなう疾病構造の変化、さらにQOLに対する社会的認識、あるいは要求の高まりなどにより、国民の歯科治療への要望はしだいに多様化し高度化している。なかでも歯周病の最終段階に見られる歯槽骨の吸収の保存的、外科的および薬物的予防、抑制、そしてその再生に代表される歯の支持組織（骨・歯根膜）に重点をおいた歯科医療の要望と必要性が飛躍的に高まりつつある。

　また近年、骨粗鬆症、あるいは骨転移の治療薬として世界的に広く用いられているビスフォスフォネート(bisphosphonate：BP)の投与を受けている患者が抜歯などの侵襲的歯科的処置を受けた後に、稀ではあるが難治性の顎骨壊死(bisphosphonate-related osteonecrosis of the jaw：BRONJ)が発生することが大きな問題となっている。これらの問題に適切に対応するためには、骨についての概念、知識、理解を深め、それを基盤として歯科治療を変革していかなければならない。

(1) 解剖学的および組織学的構造

　ヒトの骨は206本ある[1]。長管骨を例にとると、骨は外から外骨膜(periosteum)、皮質骨(cortical bone)、海綿骨(trabecular bone)、内骨膜(endosteum)、そして骨髄(bone marrow)となっている。皮質骨は骨全体の85％を占め、リン酸カルシウムからなるハイドロキシアパタイトを多く含み、高度に石灰化しているので硬く、荷重のかかる骨や激しい運動に関与する骨は皮質骨に富んでいる。しかし、細胞成分が少ないため、1年に3％程度しか新しい骨と入れ替わらない。一方、海綿骨は身体全体の骨の15％を占めるにすぎず、石灰化が低く比較的柔らかであり、細胞成分が多く、1年に30％が新しく入れ替わる[2]。

　組織学的に骨を観察すると、骨髄には血管が入り込み、血液成分中の血液幹細胞から分化し骨を吸収する破骨細胞と、間葉系幹細胞から分化し、骨基質の主要成分であるI型コラーゲンを産生し、骨の土台を造る骨芽細胞が見られる（図1）[3]。骨基質にリン酸カルシウムが沈着し、石灰化が進行すると、骨芽細胞はその中に埋まり骨細胞となる。

(2) 骨の吸収・添加（骨リモデリング）の分子基盤

　骨には、静止している場合には重力や体重、運動している場合には力学的負荷がつねにかかっている。そのような負荷がかかっている部位の骨には微小な破折や骨折が生じる[4]。微小骨折が生じると、骨細胞(osteocytes)がそれを感知し[5]、その情報を破骨細胞に知らせ、微小骨折部の不要な骨を吸収させる。骨にはインシュリン様増殖因子(insulin-like growth factor：IGF)や、トランスフォーミング増殖因子ベーター(transforming growth factor-β、TGF-β)などの増殖因子が豊富に貯蔵されており、破骨細胞が骨を吸収する際にそれらの増殖因子が掘り起こされて骨髄に放出され、破骨細胞のすぐ隣にいる骨芽細胞は放出されたこれらの増殖因子を自身の増殖、あるいは分化に利用しながら骨形成を進め、最終的にその部位の骨が修復される。この一連の吸収・修復過

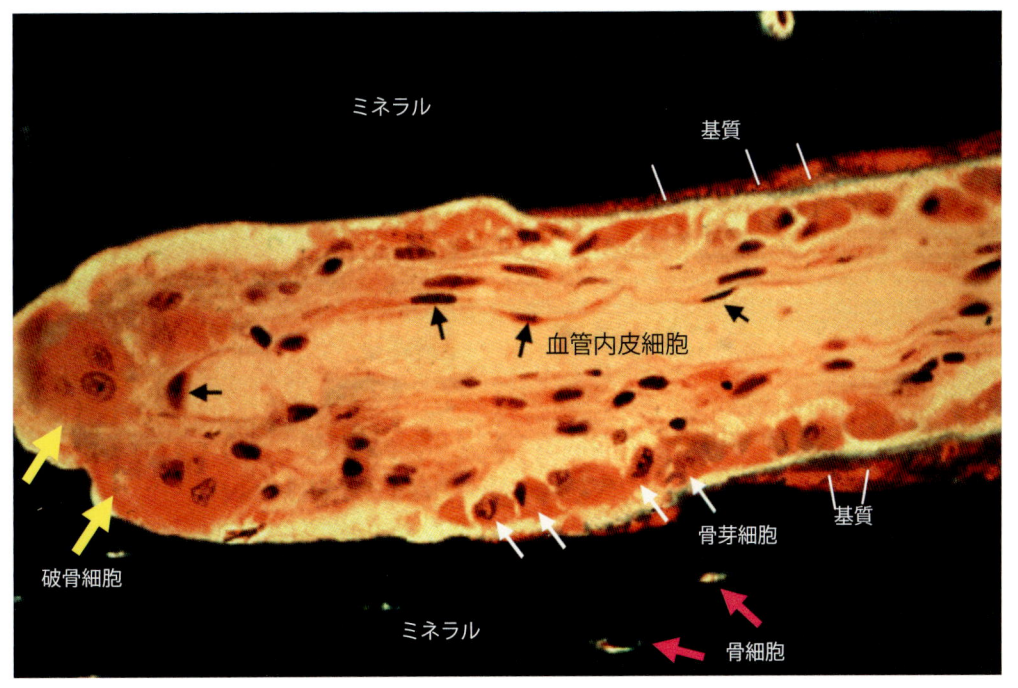

図1　骨の組織像。
　骨リモデリングが起こる前に、まずその部位に血管新生（➡）が始まり、血液幹細胞が侵入し、破骨細胞（⬇）に分化して古い不要になった骨を吸収し始める。破骨細胞が骨吸収を進めているすぐ隣で、間葉系幹細胞から分化した骨芽細胞（⇨）が出現し、骨基質（Ⅰ型コラーゲン）を造る。骨基質を土台として石灰化が進行し、骨芽細胞がその中に埋まると骨細胞（➡）となる（Parfitt AM. Bone 2000;26:319-323[3]. より引用改変）。

程を骨リモデリング（bone remodeling）と呼ぶ（図2）[2]。このような破骨細胞と骨芽細胞との息の合った連携を"カップリング"と呼んでいる。
　破骨細胞が骨を吸収する際には、I型コラーゲンの断片（NTx、CTx）およびカルシウムが血中や尿中に流出するので、それらの値を測定することにより骨吸収の程度をモニターできる[6]。

(3) 骨リモデリングに関与する細胞

①骨芽細胞

　骨芽細胞（osteoblast）は骨基質の主要成分であるⅠ型コラーゲンを産生する細胞で、骨髄中に存在する未分化間葉系細胞の増殖・分化によって形成され、未熟骨芽細胞、成熟骨芽細胞を経て最終的に骨細胞へと分化する（図3）[7]。その分化段階に応じて、Ⅰ型コラーゲン（collagen type Ⅰ、Col Ⅰ）、骨シアロタンパク質（bone sialoprotein：BSP）、アルカリホスファターゼ（alkaline phosphatase：ALP）、オステオカルシン（osteocalcin：OC）、DMP1、MEPEなどの特異的な分化マーカーを発現する。またこの分化をコントロールするサイトカインとして、骨形成促進因子（bone morphogenetic protein：BMP)、ならびにWnt、また転写因子として、Runx2、Osterix、Dlx5、Msx2およびWntシグナル系のβ-catenin、TCF/LEFなどが同定されている[8]。

②骨細胞

　骨細胞は骨の中でもっとも数が多い細胞であり、機械的刺激、負荷により生じる微小骨折を感知し、骨リモデリングを開始させる役割を担っている[9]（図2）。また、骨細胞はWntに拮抗して骨形成を阻害するスクレロスチンを産出することが明らかにされており、抗スクレロスチン中和抗体は強力な骨形成促進作用を示す。

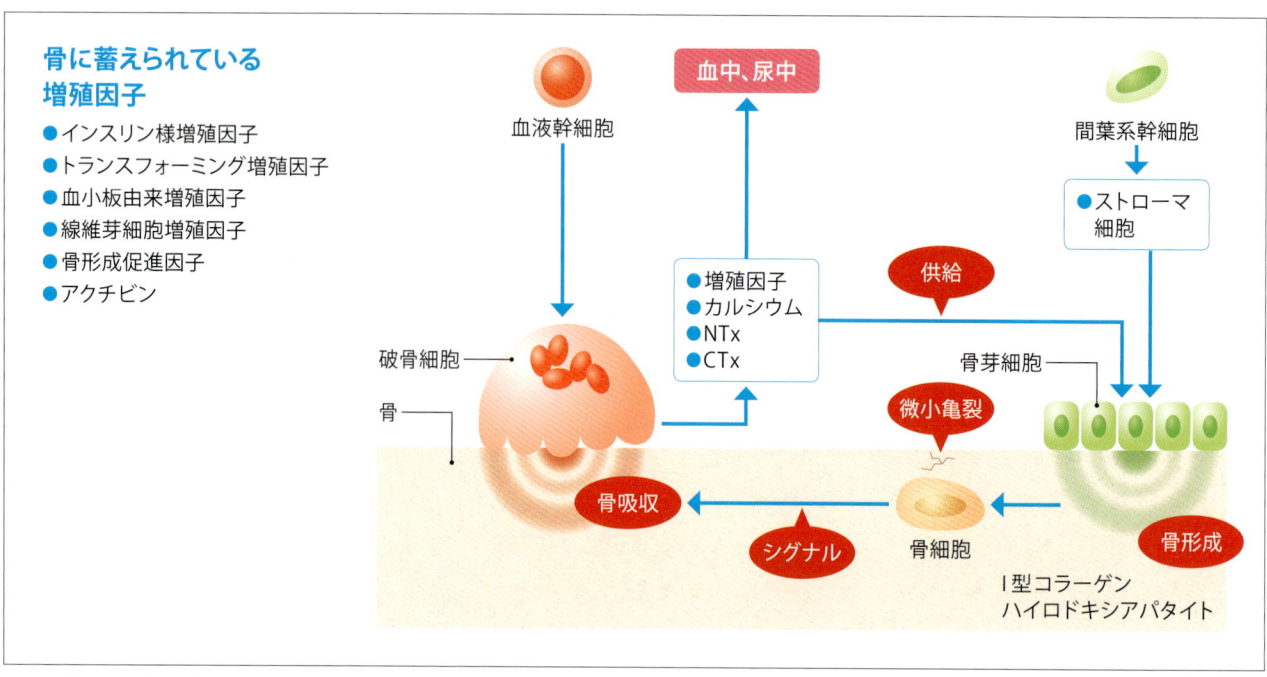

図2　骨リモデリング。
　骨はリン酸カルシウムからなるハイドロキシアパタイトと、I型コラーゲンからなる骨基質で構成されている。骨基質には骨芽細胞が産生する多種多様の増殖因子が蓄積されている(左表)。骨髄には血液幹細胞から形成される骨吸収細胞である破骨細胞と、間葉系幹細胞から形成される骨形成細胞である骨芽細胞が存在する。生理的状況下では破骨細胞が骨を吸収し、その結果骨から骨髄に放出される増殖因子は骨芽細胞によって利用され、新しい骨の形成へとつながる。一方、骨吸収によって分解されたI型コラーゲンの断片(NTx、CTx)、あるいは骨ミネラルのカルシウムは血中および尿中に流入する。骨細胞は骨内に生じた微小亀裂を感知し、破骨細胞にその亀裂を修復するためのシグナルを伝達することにより骨リモデリングを開始する。

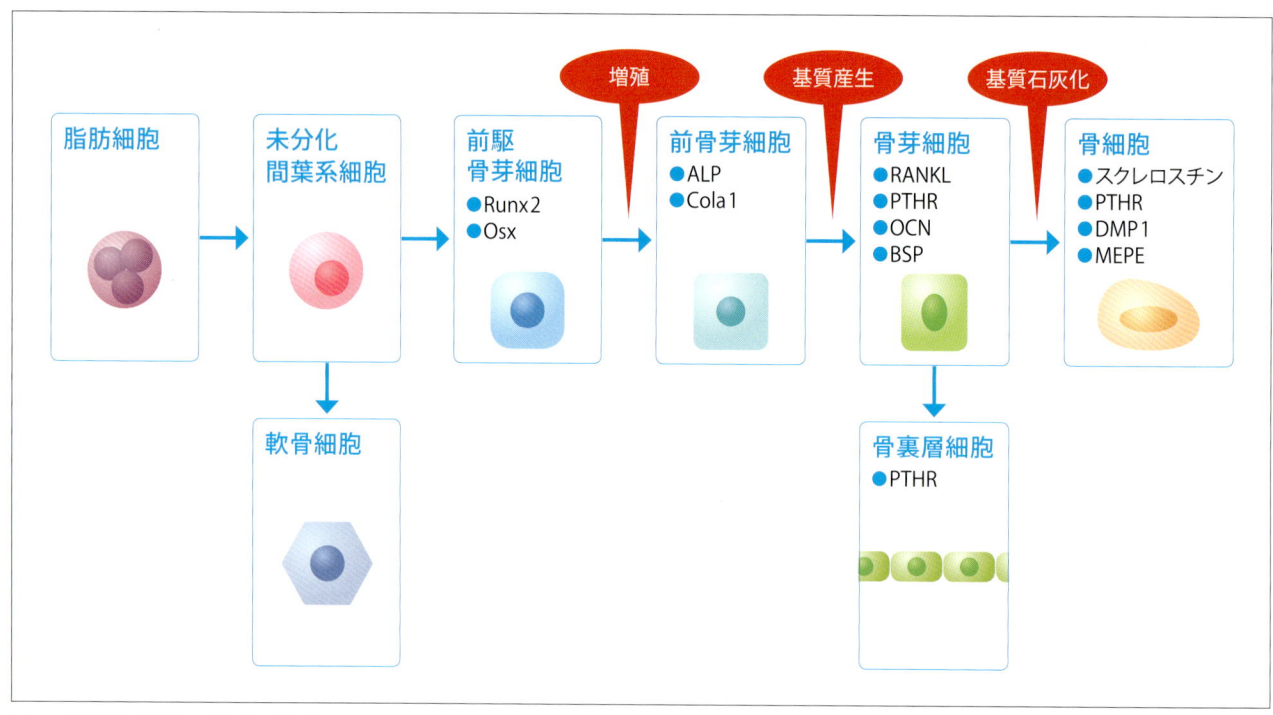

図3　間葉系幹細胞の骨芽細胞分化。
　骨芽細胞分化は未分化間葉系細胞から骨芽細胞前駆細胞への分化に始まり、増殖能の高い前骨芽細胞、基質産生能の高い骨芽細胞を経て、力学的負荷を感知する骨細胞、あるいは骨裏層細胞に至る一連の過程である。これらの分化段階に応じて、細胞はI型コラーゲン、アルカリホスファターゼ(ALP)、オステオカルシン(OC)、骨シアロタンパク質(BSP)、副甲状腺ホルモン受容体(PTHR)、RANKL(receptor activator of nuclear factor kappa-B ligand)、スクレロスチン、象牙質基質タンパク質-1(dentin matrix protein-1、DMP1)、MEPEなどの特異的な分化マーカーを発現する(Khosla S, et al. J Clin Invest 2008; 118: 421-428[7]. より引用改変)。

③破骨細胞

破骨細胞 (osteoclast) は骨髄中の血液幹細胞から分化する (図4)[10]。血液幹細胞から破骨細胞が形成される過程は、増殖、分化、融合のステップからなるが、各ステップにおいて特有の転写因子が関与する。形成された破骨細胞は骨表面に接着、極性化 (核が骨吸収側と反対の細胞質側に集まること) した後、骨を吸収し、吸収を終えた破骨細胞はアポトーシスにより死滅する。この間に破骨細胞はさまざまなマーカー分子を発現する[10]。

破骨細胞の分化を制御するもっとも重要な因子は receptor activator of nuclear factor kappa-B ligand (RANKL) である[11]。RANKL は腫瘍壊死因子 (tumor necrosis factor：TNF) ファミリーに属する膜結合性サイトカインで、骨芽細胞／ストローマ細胞が発現し、破骨細胞の分化や骨吸収を強力に促進する (図5左)。一方、破骨細胞前駆細胞はその受容体である RANK を発現する。RANKL は通常は膜結合型サイトカインであるので、破骨細胞前駆細胞は骨芽細胞やストローマ細胞と直接接触しなければならない (図5右)。骨芽細胞／ストローマ細胞における RANKL 発現は、骨吸収促進ホルモン (副甲状腺ホルモン、活性型ビタミン D_3 など)・サイトカイン (インターロイキン1：IL-1、副甲状腺ホルモン関連タンパク質：PTH-rP、プロスタグランジン E_2：PGE_2 など) によって増加する。RANKL/RANK による破骨細胞分化および骨吸収促進に対して、それを阻害する天然に存在するタンパク質としてオステオプロテジェリン (osteoprotegerin：OPG) がある。OPG も骨芽細胞／ストローマ細胞が産生し、可溶性のおとり受容体として RANKL に結合し、RANKL が RANK に結合することを妨げることにより破骨細胞形成を阻害す

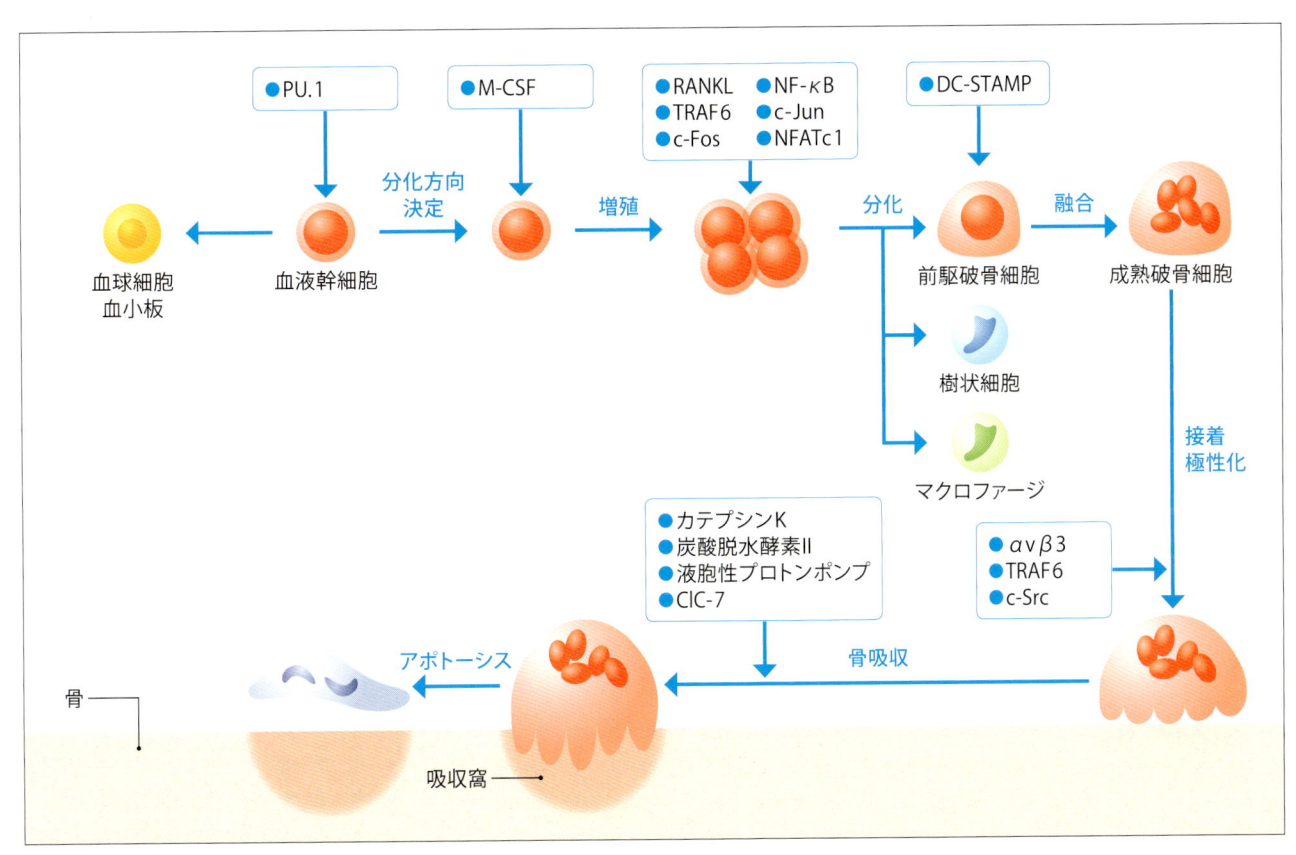

図4 破骨細胞のライフサイクル。
　血液幹細胞が増殖、分化を経て、前駆破骨細胞 (CFU-M) となる。この細胞はマクロファージや樹状細胞 (dendritic cell) にも分化する。前駆破骨細胞は融合して多核となり、αvβ3 インテグリン発現を通じて骨表面に接着する。骨吸収を開始する前に、すべての核が吸収面と反対側の細胞質に移動する (核の極性化と呼ぶ)、骨吸収を終えた破骨細胞はアポトーシスにより死滅する。この分化の間に破骨細胞は、酒石酸抵抗性酸性ホスファターゼ (tartrate-resistant acid phosphatase：TRAP)、カルシトニン受容体、マクロファージコロニー刺激因子 (macrophage CSF：M-CSF) 受容体、receptor activator of nuclear factor kappa-B(RANK)、DC-STAMP、カテプシンK、炭酸脱水酵素Ⅱ (carbonic anhydrase Ⅱ：CAⅡ)、そして、a3V 型プロトンポンプなどのさまざまなマーカー分子を発現する。また遺伝子欠損マウスを用いた研究から、破骨細胞の骨吸収には c-Src チロシンキナーゼが必須であることが示されている。

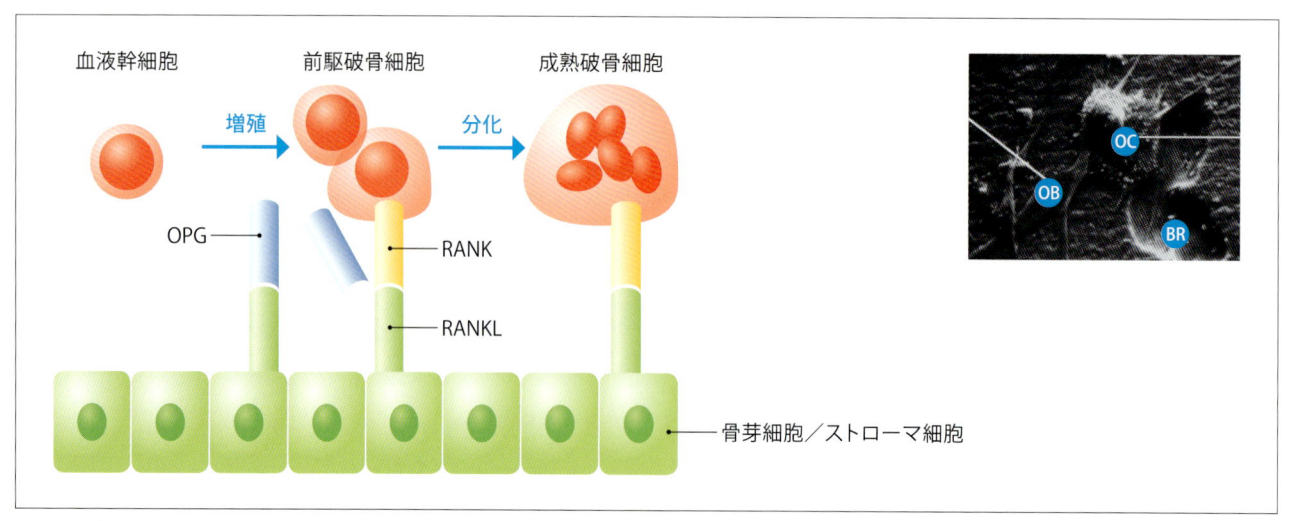

図5 骨芽細胞でのRANKL/OPG発現と破骨細胞の分化。
左：骨芽細胞／ストローマ細胞が発現するRANKLが破骨細胞前駆細胞に発現するRANKに結合し、その分化を促進する。OPGは天然に存在するおとり受容体としてRANKと競合的にRANKLに結合する。
右：骨を吸収する破骨細胞(OC)に接触して存在する骨芽細胞(OB)。吸収窩(BR)の底部に骨基質であるコラーゲンの線維が見られる。

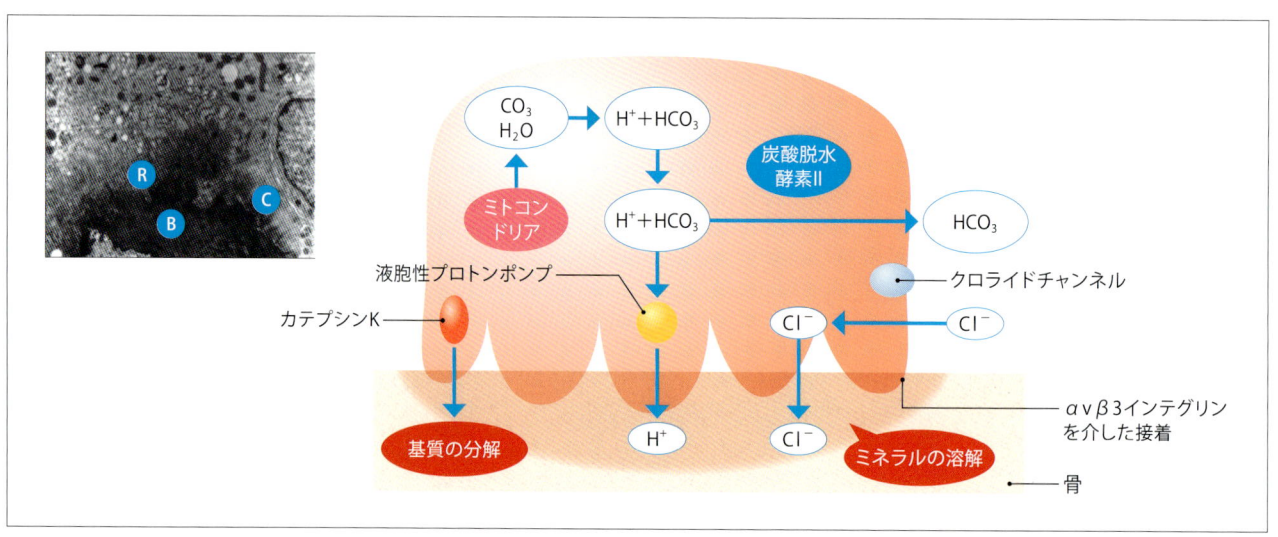

図6 破骨細胞による骨吸収の分子メカニズムとその阻害。
左：破骨細胞は細胞接着分子αvβ3インテグリンを介して骨表面(B)に密着し、封鎖層(clear zone：C)と、刷子縁(ruffled border：R)を形成して骨吸収を開始する(Teitelbaum SL, et al. Osteoporosis. San Diego:Academic Press, 1966; 61-94[13]. より引用改変)。
右：破骨細胞は刷子縁上のa3V液胞性プロトンポンプと、細胞膜上のクロライドチャネルにより塩酸を産生、放出することにより骨ミネラルを溶解する。続いてシステインタンパク分解酵素カテプシンKにより骨基質を分解し、骨吸収を終える。

る(図5左)。破骨細胞と骨芽細胞のカップリングは、RANKL、RANK、そしてOPGのバランスによって調節されている。

RANKLがその受容体RANKに結合すると、TRAF6、MAPキナーゼファミリー、NF-κB、c-Jun/c-Fos、そしてNFATc1などのシグナル経路が順次、あるいは並行して賦活化され、破骨細胞形成が促進される[11,12]。

破骨細胞による骨吸収は3つのステップに分けられる。最初に破骨細胞は細胞接着分子αvβ3インテグリンを介して骨表面に接着し、封鎖層(clear zone)と刷子縁(ruffled border)を形成する[13](図6左)。次いで刷子縁に存在するa3型液胞性プロトンポンプと、細胞膜上のクロライドチャネルを通じて塩酸を放出することにより骨ミネラルを溶解、そしてシステインプロテアーゼであるカテプシンKの産出により骨基質を分解し、骨吸収は完了する(図6右)。

2-2 歯周病の歯槽骨吸収と破骨細胞

　歯槽骨吸収は進行した歯周病の典型的な症状であり、歯の動揺・脱落の原因となる。歯槽骨の吸収において主役を演じるのは破骨細胞である[14]。歯周病において破骨細胞による骨吸収が誘導される原因の一つとして、歯周ポケットに沈着したバイオフィルム中に生息する口腔内グラム陰性菌(歯周病菌)の菌体成分、リポポリサッカライド(LPS)による破骨細胞形成の促進が知られている。LPSは骨芽細胞が有するToll様受容体4に結合し、プロスタグランジンE_2産生を介してOPG発現を抑制し、一方、プロテインキナーゼC/MAPキナーゼ経路を介してRANKL発現を高めることにより、破骨細胞形成を促進する(図7)。

　しかし破骨細胞形成を促進する最大の要因は、LPSに応答する宿主側の免疫細胞(マクロファージ、T細胞、B細胞)が産生するTNF-α、インターロイキン-1(interleukin-1：IL-1)、IL-6、IL-7、IL-11、IL-17、LIF、OSMなどのサイトカイン、ならびにCCL2、CCL3、CCL5、CCL7、CCL9、CXCL8などのケモカインである。これらの因子は骨芽細胞に作用してRANKL発現を高め、OPG発現を抑制することにより破骨細胞形成を促進する。歯肉線維芽細胞も炎症性刺激や細菌毒素などによりRANKL発現が誘導されるが、そのほかにもマクロファージコロニー刺激因子(M-CSF)を産生し、破骨細胞形成を促進することが示されている。

　歯周病患者の歯肉ではPG合成の律速酵素であるサイクロオキシゲナーゼ-2(COX2)の発現が高まっている。PGも骨芽細胞／ストローマ細胞のRANKL発現を促進することにより、破骨細胞形成を高め強力な骨吸収促進作用を示す。

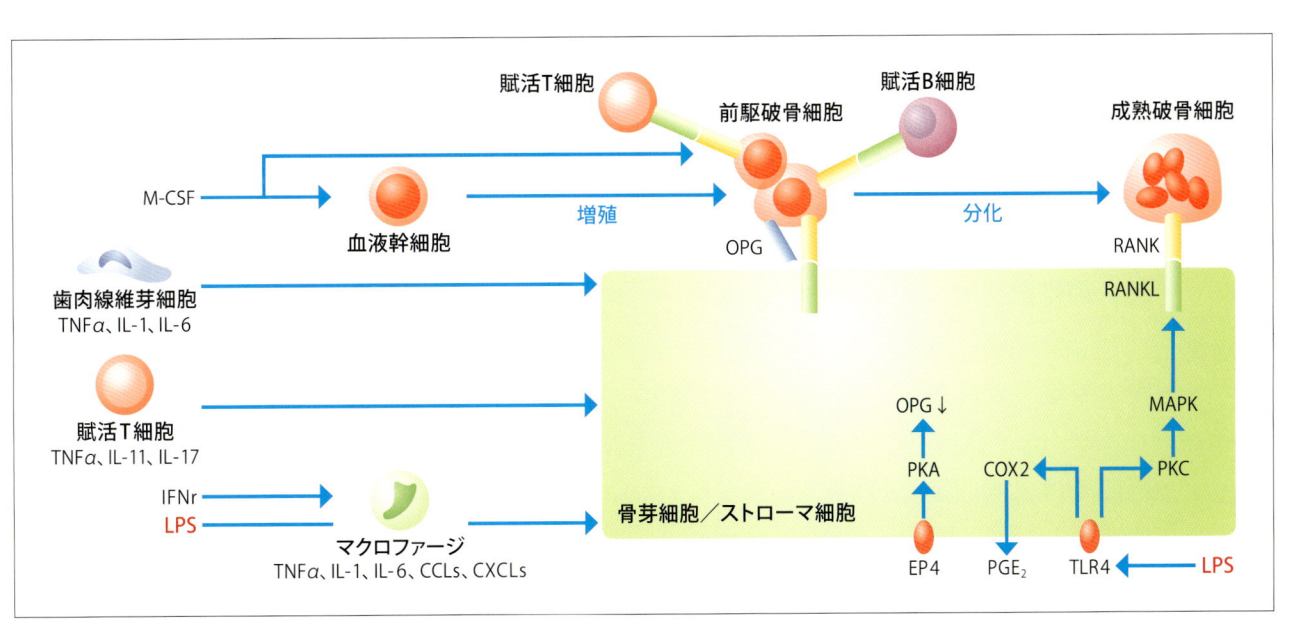

図7　歯周疾患における破骨細胞形成と骨吸収。
　歯根膜内に存在するストローマ細胞／骨芽細胞が発現するRANKLによって破骨細胞形成が促進される。骨芽細胞のRANKL発現を促進する細胞として賦活T細胞、賦活B細胞、マクロファージ、そして歯肉線維芽細胞が歯根膜内に存在している。T細胞とマクロファージは細菌体成分のLPSによって賦活化される。骨芽細胞もTLR4受容体を介してLPSにより賦活化され、PKC、MAPキナーゼ経路を通じてRANKL発現を促進する。同時にLPSはPGE_2産生を介してOPG発現を抑制する。

2-3

破骨細胞の特異的阻害剤
ビスフォスフォネート

(1) 有用性

　ビスフォスフォネート (bisphosphonate. 以下、BP) は生体内物質ピロリン酸と類似の化学構造をもち、骨ミネラルとの親和性がきわめて高く、投与経路にかかわらず骨に選択的に集積する特性をもつ (図8)[15]。骨に集積したBPは骨を吸収中の破骨細胞に取り込まれ、メバロン酸経路を阻害することによりアポトーシスを誘導し、骨吸収を阻害する。したがって、破骨細胞による骨吸収が異常に亢進しているさまざまな疾患において、BPは有効な治療薬として用いられている (表1)。とくに骨粗鬆症に対しては、BPは現在世界中でもっとも効果的、かつ安全に使用されている薬剤である。また、がんの骨転移、骨転移に合併する骨関連事象や骨痛に対しても効果を示す。さらに、近年BPはがん細胞に対してもアポトーシスを誘導し、抗がん作用を有することを示唆する臨床結果が集積している。

- 生体内物質ピロリン酸と類似の構造

- 骨ハイドロキシアパタイトに結合、蓄積 10年以上残留する場合もある

- 側鎖の構造で骨への結合、効力変化

- 破骨細胞選択的にアポトーシス誘導

- 腎より速やかに排泄（血中半減期 1時間）

- 経口では低吸収率 (0.7%)

- 骨以外の臓器で副作用は稀

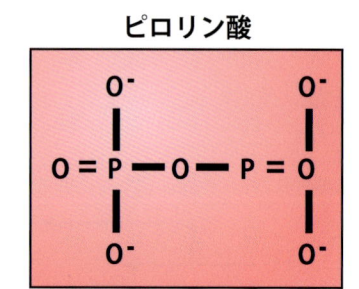

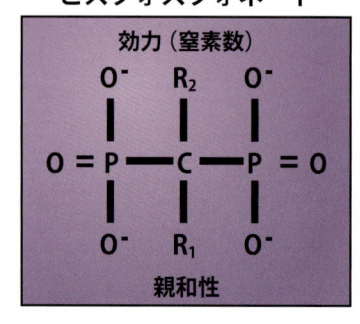

図8　ビスフォスフォネートの薬物的特徴。
　化学構造的には、BPは生体内活性物質ピロリン酸と類似している。ピロリン酸の骨格のP-O-PがP-C-Pとなることにより分解されにくくなっている。

(2) ビスフォスフォネート関連顎骨壊死

骨粗鬆症、骨転移、あるいは高カルシウム血症の治療のためにBPの投与を一定期間受けている患者が、抜歯や歯科インプラントなどの侵襲的歯科治療を行うと顎骨壊死 (bisphosphonate-related osteonecrosis of the jaw：BRONJ．以下 BRONJ) が時に発症することが報告されている[16]。BRONJは難治性で予後は不良であることが多い。臨床的にもっとも鍵となる症状は、口腔内への歯槽骨の露出が認められることである。骨露出に加えて BRONJ によくみられる臨床症状を表2に示す[16, 17]。これらの症状のうち下口唇の知覚異常 (Vincent症状) は骨露出を認めるよりも前に見られ、BRONJの前兆症状となる場合がある。がん患者の場合は、がん骨へのがんの転移と BRONJ とを鑑別する必要がある。

BRONJ発症のメカニズムは不明である。顎骨の解剖学的特殊性、口腔内細菌感染、BPによる破骨細胞抑制にともなう骨リモデリングの低下、BP蓄積による骨硬化にともなう血液供給の減少などの関与が推測される。

BRONJの治療の最終的な目標は、進行を最小限にとどめる、疼痛や知覚異常の緩和、感染をコントロールし患者のQOLを保護する、そして患者教育、および経過観察を頻繁に行い、口腔内清掃を徹底することにより再発を防止することにある[15, 16]。

BRONJの詳細に関しては、日本骨粗鬆症学会、日本骨代謝学会、日本口腔外科学会、日本歯周病学会、そして日本歯科放射線学会の5つの学会で組織したBP関連顎骨壊死検討委員会から出されたポジションペーパーを参照されたい[16, 17]。

表1　BPが効果を示す骨／カルシウム関連疾患。

骨粗鬆症 (閉経後性, ステロイド性)
骨パジェット病
関節リウマチ, 変形性関節炎
異所性石灰化
骨形成不全症
臓器移植後の骨量減少
抗うつ剤による骨量減少
急性脊髄損傷
高カルシウム血症
骨転移
骨　痛
がん治療による骨量減少
歯科インプラント強化
ピンのゆるみ防止
びまん性顎骨骨髄炎

表2　BRONJの典型的症状。

骨露出, または骨壊死
疼　痛
浮　腫
下口唇知覚異常 (Vincent症状)
排　膿
軟組織潰瘍
内歯瘻
外歯瘻
歯の動揺
エックス線上で骨溶解, 骨硬化, または混在病変

(Yoneda T, et al. J Bone Miner Metab 2010;28:365-383[16]. より引用改変)

(3) ビスフォスフォネート関連顎骨壊死への将来展望

骨には骨髄が存在し、骨髄中の幹細胞から破骨細胞、骨芽細胞、そして骨細胞が造られ、これらの3つの細胞がバランスよく機能することにより量的および質的に骨が維持されている。このバランスを崩すような病変、たとえば炎症が生じると骨量、骨質が変化しさまざまな骨疾患が発症する。歯槽骨にも骨髄が存在するので、歯周病に見られる歯槽骨吸収も基本的には同様の概念が適用できる。したがって究極的には歯周病の治療は骨髄をターゲットとする療法の開発に行きつくと予想される。またBRONJも誘因となるのは破骨細胞の特異的阻害剤であるビスフォスフォネート投与であることから、破骨細胞の賦活化が治療に結びつくと考えられる。実際、骨リモデリングを促進し、骨量を増やす新しい骨粗鬆症治療剤、テリパラチド（ヒトリコンビナント副甲状腺ホルモン）がBRONJの治療効果を示すとの報告も散見される[18]。このように今後の歯科医療においては、局所的な対症療法的外科的治療のほかに、根治療法ともいえる歯槽骨、あるいは顎骨の骨髄に的を絞った薬物療法を導入する工夫が要求される。

■参考文献■

1. Clarke B. Normal bone anatomy and physiology. Clin J Am Soc Nephrol 2008 ; 3 : 131-139.
2. 米田俊之. 骨のバイオサイエンス. 東京：羊土社, 2002；28-36.
3. Parfitt AM. The mechanism of coupling : a role for the vasculature. Bone 2000 ; 26 : 319-323.
4. Robling AG, Castillo AB, Turner CH. Biomechanical and molecular regulation of bone remodeling. Annu Rev Biomed Eng 2006 ; 8 : 455-498.
5. Hazenberg JG, Freeley M, Foran E, Lee TC, Taylor D. Microdamage: a cell transducing mechanism based on ruptured osteocyte processes. J Biomech 2006 ; 39 : 2096-2103.
6. Rosen CJ, Compston JE, Lian JB. Primer on the metabolic bone diseases and disorders of mineral metabolism(7th ed). Washington DC : American Society for Bone and Mineral Research. 2008 ; 1-537.
7. Khosla S, Westendorf JJ, Oursler MJ. Building bone to reverse osteoporosis and repair fractures. J Clin Invest 2008 ; 118 : 421-428.
8. Karsenty G. Transcriptional control of skeletogenesis. Annu Rev Genomics Hum Genet 2008 ; 9 : 183-196.
9. Bonewald LF. The amazing osteocytes. J Bone Miner Res 2011 ; 26 : 229-238.
10. Teitelbaum SL. Osteoclasts : what do they do and how do they do it? Am J Pathol 2007 ; 170 : 427-435.
11. Takayanagi H. Osteoimmunology : shared mechanisms and crosstalk between the immune and bone systems. Nat Rev Immunol 2007 ; 7 : 292-304.
12. Ikeda F, Nishimura R, Matsubara T, Tanaka S, Inoue J, Reddy SV, Hata K, Yamashita K, Hiraga T, Watanabe T, Kukita T, Yoshioka K, Rao A, Yoneda T. Critical roles of c-Jun signaling in regulation of NFAT family and RANKL-regulated osteoclast differentiation. J Clin Invest 2004 ; 114 : 475-484.
13. Teitelbaum SL, Tondravi MM, Ross FP. Osteoclast biology. In : Marcus R, Feldman D, Kelsey J(eds). Osteoporosis. San Diego : Academic Press, 1996 ; 61-94.
14. Graves DT, Li J, Cochran DL. Inflammation and uncoupling as mechanisms of periodontal bone loss. J Dent Res 2011 ; 90 : 143-153.
15. Russell RGG, Watts NB, Ebetino FH, Rogers MJ. Mechanisms of action of bisphosphonates : Similarities and differences and their potential influence on clinical efficacy. Osteoporos Int 2008 ; 19 : 733-759.
16. Yoneda T, Hagino H, Sugimoto T, Ota H, Takahashi S, Soen S, Taguchi A, Toyosawa S, Nagata T, Urade M. Bisphosphonate-Related Osteonecrosis of the Jaw : Position Paper from the Allied Task Force Committee of Japanese Society for Bone and Mineral Research, Osteoporosis Society Japan, Japanese Society of Periodontology, Japanese Society for Oral and Maxillofacial Radiology and Japanese Society of Oral and Maxillofacial Surgeons. J Bone Miner Metab 2010 ; 28 : 365-383.
17. 米田俊之, 萩野浩, 杉本利嗣, 太田博明, 高橋俊二, 宗圓聰, 田口明, 豊澤悟, 永田俊彦, 浦出雅裕(ビスフォスフォネート関連顎骨壊死検討委員会). ビスフォスフォネートの有用性と顎骨壊死. 大阪：大阪大学出版会, 2010；1-128.
18. Cheung A, Seeman E. Teriparatide therapy for alendronate-associated osteonecrosis of the jaw. N Engl J Med 2010 ; 363 : 2473-2474.

3 歯周病の遺伝的背景

3-1 遺伝体質と歯周病感受性

　病気になりやすい体質があることを多くの人が認識している。アレルギー体質、高血圧の体質、糖尿病になりやすい体質などの例が挙げられ、このような体質が親から子へと遺伝することも一般的に知られている。歯周病は細菌による口腔内感染症であるが、口腔内の衛生状態にかかわらず歯周病を発症する人としない人がいることから、歯周病へのなりやすさについても体質が関与していることがわかる。すなわち、ブラッシングを励行しデンタルプラークの量が少ないにもかかわらず、重度の歯周炎を発症する人もいれば、ブラッシングに無頓着でプラークの量が多くても、歯肉の炎症は少なく歯周炎を発症しない人もいる。これらの事実は、宿主の状態によって歯周病への疾患感受性に個人差があることを示している。歯周病になりやすい体質の人は歯周病への疾患感受性が高いため、歯周病が発症しやすく進行しやすいと言うことができる。侵襲性歯周炎患者はその代表例であり、家族性が認められ、若年時に発症して急速に進行する（図1）。

　体質は何らかの遺伝的因子を親から受け継いで形成されるが、歯周病の疾患感受性に特定の遺伝子が決定遺伝子として関与しているわけではなく、生体遺伝子の小さな変異（遺伝子多型）、あるいは遺伝子多型の複数の組み合わせによって、歯周病になりやすい体質が規定されるものと考えられている。一方、ある種の遺伝性疾患患者に重度の歯周炎が発症することがある。この事実は、個々の遺伝性疾患に特徴的な遺伝子変異が歯周病への疾患感受性に関連していると考えられるが、詳細については十分に解明されていない点が多い。以上のような背景をふまえ、本項では、遺伝性あるいは遺伝子関連疾患の患者に発症する歯周病の特徴について述べるとともに、歯周病と遺伝子多型との関連について解説する。

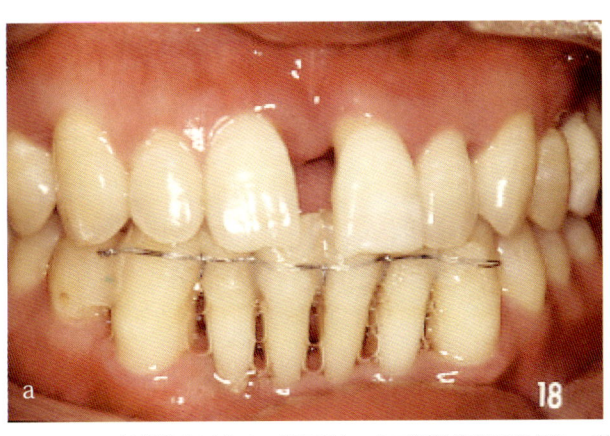

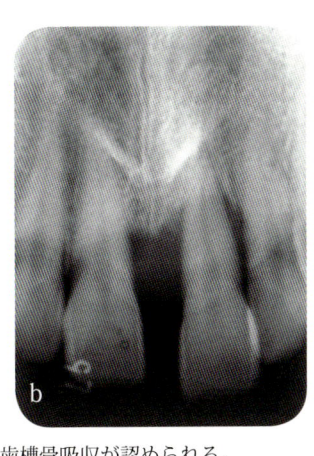

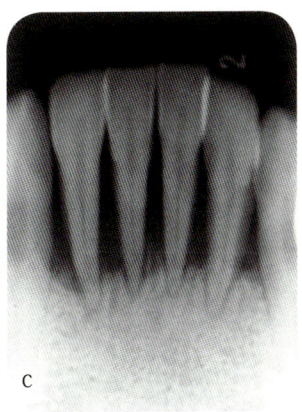

図1a～c　侵襲性歯周炎(21歳男性)。上下顎前歯部は動揺し、著明な歯槽骨吸収が認められる。

3-2 遺伝子関連疾患にみられる歯周病の病態

ここでは、歯周病が早期に発症し重症化しやすい6つの遺伝子関連疾患を列挙し、個々の疾患の病因・病態、および歯周病の発症や重症化との関連について説明し、各疾患における歯周治療の現状についても触れる。その概要を表1に示す。

表1 遺伝子関連疾患と歯周病の発症や重症化との関連。

疾患名	病因	歯周病発症や重症化との関係
好中球減少症	骨髄での好中球産生低下	易感染性, 好中球機能の低下[1]
Papillon-Lefèvre症候群	カテプシンC酵素活性の欠如	脆弱な剥離性接合上皮[5]
Down症候群	第21染色体のトリソミー	好中球の貪食能, 走化能の低下[7]
Ehlers-Danlos症候群	コラーゲンの合成異常	III型コラーゲンの欠如, 組織修復能の低下[4]
Chédiak-Higashi症候群	細胞内顆粒タンパクの輸送障害	易感染性, 好中球機能の低下[8]
低ホスファターゼ症	アルカリホスファターゼ活性の低下	セメント質形成不全, アタッチメントロス[10]

（数字は文献番号を示す）

（1）好中球減少症

好中球減少症は血液中の好中球数が異常に減少する疾患で、遺伝性のものと二次性のものがある。前者には先天性好中球減少症 (congenital neutropenia)、周期性好中球減少症 (cyclic neutropenia) などがあり、後者には薬剤性のもの、感染症にともなうもの、骨髄疾患にともなうものなどがある[1]。図2に周期性好中球減少症患者にみられた重度歯周炎の1症例を示す。19歳の患者は、週1回の周期で発熱を繰り返し、同時に歯肉が腫れることが多いという。歯肉発赤が著しく全顎的な歯槽骨吸収が認められる。とくに上顎第一大臼歯の口蓋根は左右とも露出しており、歯周炎が進行している。一般に本疾患患者は感染に対する抵抗性が低く、重症化すると肺炎などの合併症を起こす場合がある。好中球減少症患者では、歯周病感染が全身状態の悪化に関与している可能性も否定できない。したがって、日常的な口腔清掃指導が重要であり、クロルヘキシジン含嗽の頻用など専門的管理が必要とされる[2]。

（2）Papillon-Lefèvre症候群

Papillon-Lefèvre（パピヨン・ルフェーブル）症候群は常染色体劣性遺伝によって発症し、手掌および足蹠部の過角化病変と重度の歯周組織破壊とを特徴とする疾患である。発症頻度は100万人に1人という稀な疾患であり、カテプシンC遺伝子の変異が本疾患の発症と関連しているといわれている[3]。乳歯萌出直後より歯周炎を発症し、著しい歯槽骨吸収により歯が脱落する。永久歯においても同様であり、15歳までにほとんどの歯が脱落することもある[4]。カテプシンCの酵素活性の欠如は、皮膚の上皮細胞の剥離脱落を阻害し過角化症の一因

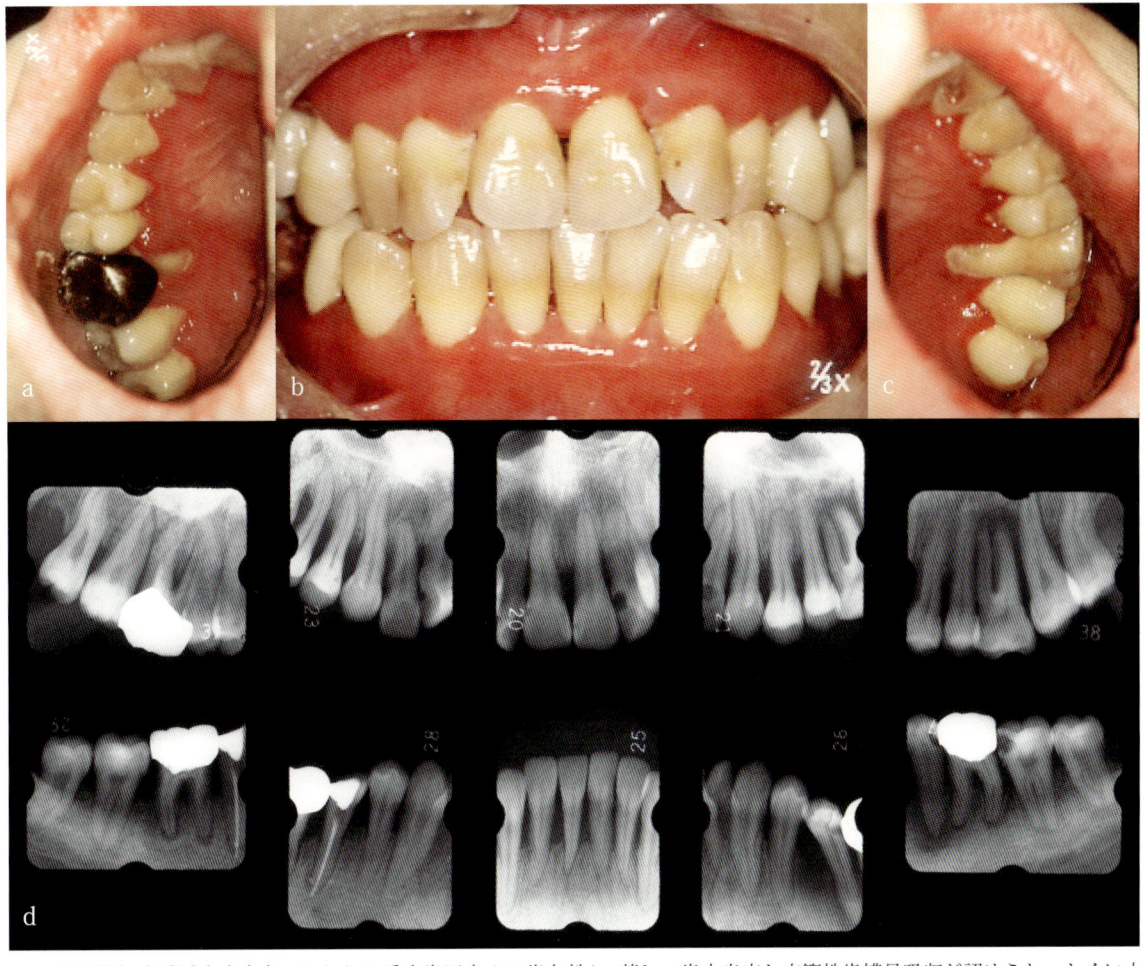

図2a～d　周期性好中球減少症患者にみられる重度歯周炎(19歳女性)。著しい歯肉炎症と広範性歯槽骨吸収が認められ、とくに上顎左右第一大臼歯部の組織破壊が進行している。

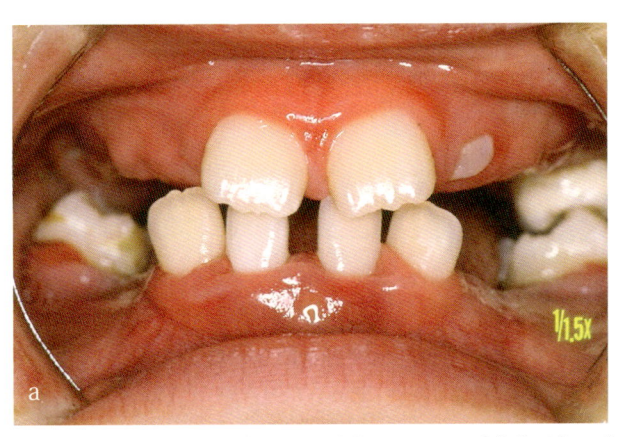

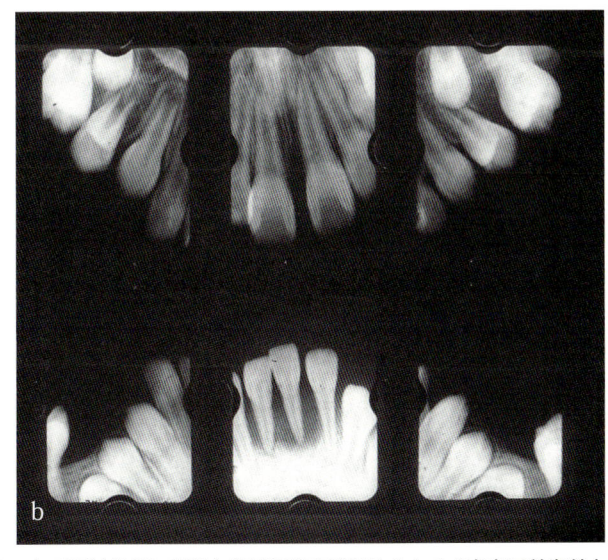

図3a、b　Papillon-Lefèvre症候群患者にみられる重度歯周炎(7歳女児)。上下顎前歯部に著明な歯槽骨吸収が認められる(東京医科歯科大学名誉教授 石川烈先生のご厚意による)。

261

になると言われており、口腔内では接合上皮の早い代謝回転と剥離しやすい傾向（脆弱性）が歯周病を誘導する要因になっているのではないかと考えられている[5]。

図3に、本症に罹患した7歳女児の口腔内写真とエックス線写真を示す。萌出中の永久歯（前歯）周辺の歯槽骨吸収が進行している。

Papillon-Lefèvre症候群患者に対しては、通常の歯周治療は奏効せず、除菌や顎堤保存のため早期に乳歯や永久歯を抜歯してしまうことがある。一方、通常の歯周治療に加え、アモキシシリン、メトロニダゾール、テトラサイクリンなどの抗菌薬の全身投与を併用する治療法が認められつつあり、これにより歯周組織を長期間良好に維持できたという報告もある[6]。

（3）Down症候群

Down（ダウン）症候群は第21染色体のトリソミーに起因する疾患である。特徴的な顔貌、精神発達遅滞などに加え、口腔内では歯周組織の破壊が起こりやすい。重度歯周炎が乳歯列期でも永久歯列期でも発症する。病態は侵襲性歯周炎に類似し、白血球の機能異常も認められる[4]。Down症候群患者は歯周病への疾患感受性が高く、開咬、口唇閉鎖不全、小帯の高位付着など本疾患特有の局所因子がプラーク蓄積を助長し、歯周病の進行が加速されるものと考えられる。図4に、本症に罹患した26歳女性の口腔内写真を示す。開咬および口唇閉鎖不全により歯肉の炎症が著しい。治療には徹底的なプラークコントロールが欠かせない。

最近の報告では、幼少期からの適切な口腔衛生管理によりDown症候群の歯周炎の発症は高頻度で予防され、仮に歯周炎が発症した場合でもその治療法は以前よりも向上している[7]。

（4）Ehlers-Danlos症候群

Ehlers-Danlos（エーラース・ダンロス）症候群は、常染色体優性遺伝による、コラーゲンの合成異常を示す結合組織疾患である。皮膚の過伸展と脆弱、易出血性、関節の弛緩などが現れる。10種類の病型があり、タイプによって重度の歯周炎が発症する。歯肉肥厚が特徴的で、永久歯の早期喪失が起こる[4]。図5に、本症に罹患した23歳女性の口腔内写真を示す。歯の先天欠損、歯列不正、歯肉の肥厚と炎症が認められる。本疾患患者には全身的な治療が優先され、歯科治療を行う段階に至らないのが現状のようである。

（5）Chédiak-Higashi症候群

Chédiak-Higashi（チェディアック・ヒガシ）症候群は、常染色体劣性遺伝による、白血球内に巨大顆粒を有する先天性免疫不全疾患である。細胞内顆粒タンパクの輸送障害により好中球機能が低下し、易感染性、皮膚の白斑（部分的白子症）が現れ、皮膚や呼吸器に化膿性炎症を繰り返す[4]。口腔内では重度歯周炎と軟組織の潰瘍が現れやすい。従来から本疾患患者の歯周病治療は困難といわれていたが、最近、本症に罹患した患者の重度歯周炎を長期にわたって治療し、歯周組織を健康に維持した症例が報告されている[8]。

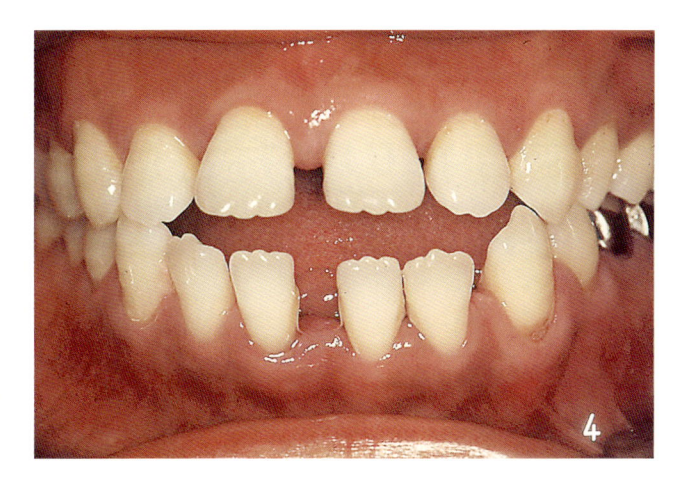

図4 Down症候群にみられる歯周炎(26歳女性)。歯肉炎症が著しく、深い歯周ポケットが認められる。開咬および口唇閉鎖不全により歯周組織の炎症が助長されている。

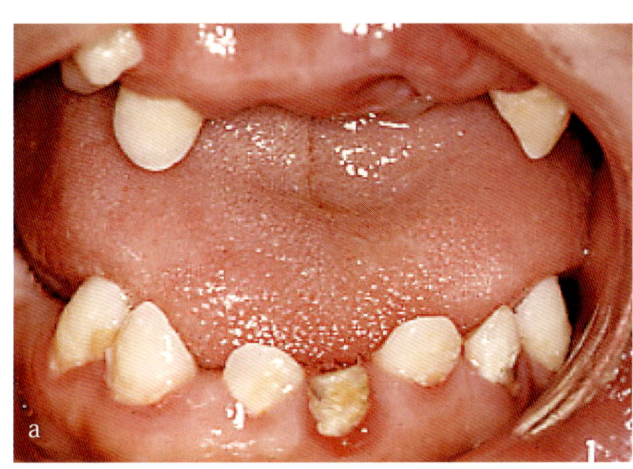

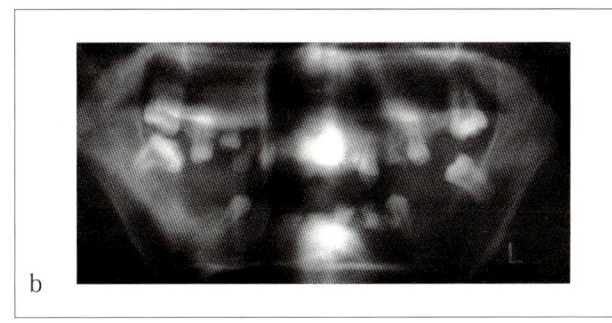

図5a、b Ehlers-Danlos症候群にみられる歯周炎(23歳女性)。歯列は混合歯列。つねに開口状態で口呼吸を行うため歯肉炎が著しく、歯肉は肥厚性で深い歯周ポケットも認められる。

(6) 低ホスファターゼ症

　低ホスファターゼ症は、骨や歯の形成不全を示す常染色体劣勢遺伝疾患であり、非特異的アルカリホスファターゼの遺伝子変異によって発症する。血清中のアルカリホスファターゼ活性が低下し、くる病様骨変化、頭蓋骨石灰化不全、乳前歯の形成不全や早期脱落などが若年期から現れ、青年期では限局型侵襲性歯周炎が認められる[9]。本疾患の発症時期や重症度はさまざまで、胎児期に発症する周産期型はもっとも重篤で致死型とされ、ほかに乳児型、小児型、成人型、歯限局型に分けられる。口腔内ではセメント質形成不全による乳歯脱落が特徴的で、乳歯だけが重篤な影響を受ける場合が多い[9]。歯周病への罹患については、セメント質形成不全によるアタッチメントロスやバイオフィルムの根尖側への増殖が関与していると推測されている[10]。本症に罹患した患者の歯科治療は困難であるが、動物実験では、アルカリホスファターゼの酵素補充によって低ホスファターゼ症マウスのセメント質や象牙質の石灰化不全を予防できたという報告がある[11]。

3-3 歯周病の発症と進行に影響を与える遺伝子多型

(1) 遺伝子多型とは何か

　ヒトゲノムの実体は染色体に含まれるDNA(デオキシリボ核酸)である。DNAを構成するのは4種類の塩基(A：アデニン、C：シトシン、G：グアニン、T：チミン)で、遺伝情報は4種類の塩基がどのような順番で並んでいるかで決まる。ヒトゲノムは、約30億個の塩基対で構成されており、ヒトゲノムに含まれる遺伝子はわずか1.5%、全遺伝子数は3万〜4万個といわれている。一方、ヒトゲノムには人種または個人によって、およそ500〜1,000塩基に1個の割合で配列の違いが現れる。このような人種差や個人差によって現れる遺伝子の相違を遺伝子多型と呼んでいる[12]。Single nucleotide polymorphism(SNP)はとくに注目されている遺伝子多型の一つで、一つの塩基だけが別の塩基に置き換わっているものを指し、この場合、一つの塩基の違いで産生されるタンパク質の構造や発現量が変化することがある。表2に示すように、SNPは存在する部位によって5種類に分類されている。SNPはヒトゲノム(30億塩基)の約0.1%にあたる300万個くらい存在すると見積もられている[12]。この0.1%(300万個の塩基の違い)が、人種や個性を規定することになる。すなわち、ヒトでは99.9%が同じ遺伝子配列により構成されており、残りの0.1%が違うことで目や肌の色、体型、容貌が異なっていると言える。

(2) 遺伝子多型と病気との関連

　SNPには、病気へのかかりやすさ(疾患感受性)や薬剤への感受性など体質と関連するものが多く含まれる。特定の病気にかかりやすいかどうか、抗がん剤がききやすいかどうか、薬の副作用が現れやすいかどうかなどを決定するSNPが明らかになれば、将来はSNPの遺伝子診断を行うことによって、個人の病気への疾患感受性や薬剤感受性を知ることができ、個人に応じたオーダーメイド医療が期待される。
　ここで、2型糖尿病と遺伝子多型との関連について触れてみたい。2型糖尿病は、過食、運動不足、ストレス

表2　SNP(一塩基多型)の種類。

SNPの種類	特　徴
cSNP(coding SNP)	エクソン上にありタンパク質のアミノ酸配列を変化させるはたらきをもつ
rSNP(regulatory SNP)	遺伝子の制御領域にあり, 遺伝子のはたらきを調節する
iSNP(intoron SNP)	イントロン上にある
sSNP(silent SNP)	エクソン上にあるが, タンパク質のアミノ酸配列を変化させるはたらきはない
gSNP(genome SNP)	遺伝子以外のゲノム部分にある

(文献12より引用)

などの生活習慣が関与することでインスリンの分泌低下やインスリン抵抗性が発現し、高血糖、動脈硬化、高血圧などが進展した結果、最終的には種々の合併症(心臓病や腎症など)によって生命が脅かされる疾患である。糖尿病への疾患感受性については、生活習慣が同じでも糖尿病になりやすい人となりにくい人がいることから、遺伝的因子が関与する事実がある。

近年、2型糖尿病の感受性に関する遺伝子研究は、ゲノムワイド解析(GWAS)の普及により飛躍的に進歩している。GWASとは、高頻度に存在するSNPと疾患との関連を調べ、有意な相関を示したSNPからその近傍にある疾患遺伝子を同定する方法である。2007年に欧米で一斉に報告されたGWASの結果では、2型糖尿病のもっとも強力な関連遺伝子領域として*TCF7L2*、次いで*SNC30A8*、*IGF2BP2*、*CDKAL1*、*HHEX*、*FTO*、*CDKNA/B*が同定された[13,14]。これに*PPARG*、*KCNJ11*、*TCF2*、*WFS1*を加えた合計11遺伝子が欧米人の2型糖尿病関連遺伝子として確立された[14]。これらの遺伝子の多くは、膵臓の機能に関与するものであるが、肝臓、脂肪組織、脳に関連する遺伝子も含んでいる[13]。一方、日本人のGWASについては、2002年に開始された省庁連携国家プロジェクト(ミレニアムプロジェクト)において、多段階スクリーニングによるケースコントロール関連解析が行われた結果、7遺伝子・10SNPsに糖尿病との相関がみられることが明らかにされた。この10SNPsのうち3つのSNPが*KCNQ1*遺伝子の同じイントロンに存在し、日本人を含む東アジア人の糖尿病にもっとも強力な2型糖尿病関連遺伝子は*KCNQ1*であることが判明した[15]。この*KCNQ1*遺伝子は、インスリン分泌低下を介して糖尿病の発症に関与すると言われているが、分泌低下機構に関してはいまだ不明である[10]。以上のように、民族によって感受性遺伝子が異なり、欧米人では*TCF7L2*、東アジア人では*KCNQ1*がそれぞれ代表的な糖尿病関連遺伝子として認められている。また、このような糖尿病感受性遺伝子多型をもつ人でも、積極的なライフスタイル介入と体重減少により、糖尿病発症のリスクが他の遺伝子多型の人と同程度にまで抑制されることから、遺伝的素因があっても生活習慣によって糖尿病の発症をコントロールすることができると考えられている[16]。

(3)歯周病と遺伝子多型

歯周病への疾患感受性に関与する候補遺伝子を探索する研究が1990年代より数多く行われている。それらの大半は炎症反応や宿主反応に関連する生体分子、すなわちサイトカイン、細胞表面受容体、代謝酵素、抗原分子などの遺伝子多型と歯周病の病態との関連を解析した研究である。現在までに報告されている候補遺伝子として、インターロイキン(*IL*)、腫瘍壊死因子-α(*TNF-α*)、Fc受容体(*FcR*)、ビタミンD受容体(*VDR*)、Toll様受容体(*TLR*)、マトリックス分解酵素(*MMP*)、カテプシンC(*CTSC*)、ヒト白血球抗原(*HLA*)などが挙げられる(表3)[17,18]。

*IL-1*遺伝子では2か所のSNPが認められ、1つは*IL-1α*遺伝子のプロモーター領域-889部位でのC/Tの相違、もう1つは*IL-1β*遺伝子の+3954部位でのC/Tの相違である[18]。これら遺伝子多型の組み合わせによってはIL-1産生が亢進し、歯周炎における歯槽骨吸収が促進される可能性があり、欧米の重度歯周炎患者では*IL-1*遺伝子多型が関与する場合が多いと言われている[17]。

*TNF-α*遺伝子では、*TNF2*遺伝子の-308部位での

表3 歯周病の疾患感受性に関与する候補遺伝子。

種類	関連遺伝子
サイトカイン	インターロイキン-1(*IL-1*),IL-2,IL-4,IL-6,壊死腫瘍因子-α(*TNF-α*)
細胞シグナル受容体	Fc受容体(*FcR*), ビタミンD受容体(*VDR*),Toll様受容体4(*TLR4*),TLR2,CD14
代謝酵素	マトリックス分解酵素(*MMP*), カテプシンC(*CTSC*)
抗原分子	ヒト白血球抗原(*HLA*)

G/Aの相違が認められ、AをもつひとはGをもつ人より細胞からのTNF-αの遊離が著しいことがわかっている[18]。

白血球表面に認められるFcγ受容体は、細菌・抗体複合体に付着して殺菌力を発揮する。Fcγ受容体遺伝子では、FcγRⅢb-neutrophil antigen 1(NA1)あるいはNA2をコードするNA1/NA2遺伝子多型が存在し、多型によってFc結合部分に4つのアミノ酸変異が起こる。その結果、NA2タイプの人は細菌・抗体複合体との白血球の付着が弱く、殺菌力が低下し、歯周炎に罹患しやすいと考えられており、実際、NA2タイプの人では歯周病細菌に対する白血球の貪食能や殺菌能が低下している[17,18]。これらFcγ受容体に関する遺伝子多型と歯周炎との関連については、FcγRⅡa、FcγRⅡb、FcγRⅢaなどについて現在まで多くの研究報告が行われており、歯周病感受性遺伝子として重要な指標である。

このほか、ビタミンD受容体(VDR)、マトリックス分解酵素(MMP)などの遺伝子多型と歯周病との関連が報告されており、これらのSNPが歯周病発症とどのように関連するかについても考察されている(表3)。

サイトカインのSNPについては、過剰産生による炎症の進展、受容体についてはシグナル応答性の変化による防御機能や骨代謝の変化、MMPについては結合組織の分解異常などが歯周病の早期発症や重症化を促しているものと考えられている。

以上のように、炎症や宿主反応にかかわる種々の生体遺伝子の分析を通じて、歯周病への疾患感受性を明らかにしようとする研究が数多く行われている。しかしながら、歯周病においては2型糖尿病のように疾患遺伝子を確定する段階には至っていない。これは、歯周病に関してGWASのような多くの被験者集団による大規模調査が行われておらず、疫学分析でのサンプル数不足に起因しているものと思われる。また、遺伝子多型と疾患との関連は人種によって異なるので、日本人における歯周炎疾患感受性遺伝子の特徴についても明らかにすべき点が多い。これまで日本人を対象とし、被験者数の比較的そろった研究[19,20]では、IL、プロスタグランジン合成酵素、Fc受容体、コラーゲン、ヘパラン硫酸、ビタミンD受容体などの遺伝子多型と歯周炎との関連が報告されている。

(4) 薬物性歯肉増殖症と遺伝子多型

薬物性歯肉増殖症はフェニトイン、ニフェジピン、あるいはシクロスポリンAを長期服用している患者に副作用として現れる疾患で、歯肉コラーゲン線維の増生と上皮の肥厚を特徴とする。同じ薬剤を服用していても歯肉増殖症が発現する患者としない患者がおり、その発症頻度はフェニトイン50％、ニフェジピン10％、シクロスポリン30％と言われている[21]。発症に関するリスクファクターとして、遺伝的因子、年齢、歯周組織の炎症程度、薬剤の血中濃度などが挙げられる[21]。口腔清掃が不良で歯肉に炎症のある患者では歯肉増殖症が発現しやすいが、それだけで説明できないことも多く、遺伝的要因は看過できない因子である。

近年、歯肉増殖症と遺伝子多型の関連についての研究報告も年々増加している。多くの研究において、薬剤を服用して歯肉増殖症が発症した患者と発症しなかった患者の標的遺伝子領域のSNP解析を行い、両者を比較して遺伝子多型発現の有意差検定を行っている。これまでに筆者らが報告したα2インテグリン+807部位[22]を含め、IL-1、TGF-β、シトクロームP450(CP2C)、Tリンパ球抗原(CTLA-4)、糖タンパク(MDR1)などの遺伝子多型が歯肉増殖症発症に関与することが指摘されている。しかしながら、確定的な遺伝子多型部位はいまだ同定されていない。

■参考文献■

1. Okada M, Kobayashi M, Hino T, et al. Clinical periodontal findings and microflora profiles in children with chronic neutropenia under supervised oral hygiene. J Periodontol 2001; 72 : 945-952.
2. Pernu HE, Pajari UH, Lanning M. The importance of regular dental treatment in patients with cyclic neutropenia. Follow-up of 2 cases. J Periodontol 1996; 67: 454-459.
3. Toomes C, James J, Wood AJ, et al. Loss-of-function mutations in the cathepsin C gene result in periodontal disease and palmoplantar keratosis. Nat Gent 1999 ; 23 : 421-424.
4. Grollmus ZCN, Chavez MCM, Donat FJS. Periodontal disease associated to systemic genetic disorders. Med Oral Pathol Oral Cir Bucal 2007 ; 12 : E211-215.
5. Ullbro C, El-Samadi S, Boumah C, et al. Phenotypic variation and allelic heterogeneity in young patients with Papillon-Lefèvre syndrome. Acta Dem Venereol 2006; 86: 3-7.
6. Lundgren T, Renvert S. Periodontal treatment of patients with Papillon-Lefèvre syndrome: a 3-year follow-up. J Clin Periodontol 2004; 31: 933-938.
7. Cheng RHW, Leung WK, Corbet EF. Non-surgical therapy with adjunctive chlorhexidine use in adults with Down syndrome: a prospective case series. J Periodontol 2008; 79: 379-385.
8. Bailleul-Forestier I, Monod-Broca J, Benkerrou M, et al. Generalized periodontitis associated with Chédiak-Higashi syndrome. J Periodontol 2008 ; 79 : 1263-1270.
9. Oh TJ, Eber R, Wang HL. Periodontal disease in the child and adolescent. J Clin Periodontol 2002 ; 29 : 400-410.
10. Van den Bos T, Handoco G, Niehof A, et al. Cementum and dentin in hypophosphatasia. J Dent Res 2005; 84: 1021-1025.
11. McKee MD, Nakano Y, Masica DL, et al. Enzyme replacement therapy prevents dental defects in a model of hypophosphatasia. J Dent Res 2011; 90: 470-476.
12. 大石正道. ヒトゲノムのしくみ. 東京：日本実業出版社, 2001；111-134.
13. Staiger H, Machicao F, Fritsche A, et al. Pathomechanisms of type 2 diabetes genes. Endoc Rev 2009 ; 30 : 557-585.
14. 前田士郎. 2型糖尿病疾患感受性遺伝子の解明. 第45回糖尿病学の進歩. プログラム・講演要旨. 2011；92.
15. Unoki H, Takahashi A, Kawaguchi T, et al. SNPs in *KCNQ1* are associated with susceptibility to type 2 diabetes in East Asian and European populations. Nat Gent 2008 ; 40 : 1098-1102.
16. 中村正裕, 山内敏正, 門脇孝. 2型糖尿病関連遺伝子の現状—ゲノムワイド解析から. 医学のあゆみ　2010；232：1189-1193.
17. 小林哲夫. 遺伝的素因. 臨床歯周病学. 東京：医歯薬出版, 2007；198-203.
18. Shapira L, Wilensky A, Kinane DF. Effect of genetic variability on the inflammatory response to periodontal infection. J Clin Periodontol 2005 ; 32 : 72-86.
19. Suzuki A, Ji G, Numabe Y, et al. Single nucleotide polymorphisms associated with aggressive periodontitis and severe chronic periodontitis in Japanese. Biochem Biophys Res Commun 2004 ; 317 : 887-892.
20. Kobayashi T, Nagata T, Murakami S, et al. Genetic risk factors for periodontitis in a Japanese population. J Dent Res 2009 ; 88 : 1137-1141.
21. Seymour RA, Ellis JS, Thomason JM. Risk factors for drug-induced gingival overgrowth. J Clin Periodontol 2000 ; 27 : 217-223.
22. Ogino M, Kido J, Bando M, et al. α2 integrin + 807 polymorphism in drug-induced gingival overgrowth. J Dent Res 2005 ; 84 : 1183-1186.

4 歯周病と全身疾患の病因論

4-1 Periodontal Medicineの科学的分子基盤

(1) 歯周病は全身的に影響を及ぼしうる感染症か？

　歯周病と全身疾患の関連性を追究する疫学調査が、ペリオドンタルメディスンの疫学的根拠と妥当性を示すにつれて、その科学的分子基盤の解明が課題となってきた。口腔内細菌の遠隔的かつ直接的な他臓器への感染が想定機序として論じられている。わが国の特別養護老人ホーム入居者を対象にして、口腔ケアは誤嚥性肺炎を予防することが報告されている[1]。歯周病原性細菌が血行性に全身疾患へ影響するという報告もある。動脈硬化巣のプラークから歯周病原性細菌のDNAが検出された[2]という報告があり、歯周病原性細菌自体が遠隔的に作用することが示唆されている。

　一方で、歯周病炎症局所から産生されるエンドトキシンや、炎症性サイトカインなどの液性因子が全身的に作用し、遠隔的に糖尿病、動脈硬化・虚血性心疾患および早産・低体重児出産に影響するというメカニズムが論じられるようになってきた。歯周病は「沈黙の病気」と称されるほど微細な慢性炎症であり、自覚症状に乏しいため、その感染による炎症の程度は実感しにくい。しかし、ヒトが28歯すべてに5〜6mmの深さの歯周ポケットを有すると仮定した場合、生体がバイオフィルムと接する表面積はおよそ手のひら大の72 cm^{2}に及ぶと見積もられている[3]。この状況下で生体組織は、潰瘍面形成をともなう病的上皮を介して、恒常的にバイオフィルムに接することになる。中等度〜重度の歯周病患者は、嫌気性菌とつねに接する手のひら大の創を有していることになる。

　歯周病感染に対する全身的な免疫応答性は、しばしば観察されるところである。実際、歯周病に罹患した患者の多くは歯周病細菌に対するIgG抗体を末梢血レベルで有していることが多く、適切な治療を行うことにより抗体価は低下する[4]。したがって、歯周病炎症局所から産生されるエンドトキシンや、炎症性サイトカインなどの液性因子の全身的な作用は検討に値すると考えられる。筆者らが行った重度歯周炎をともなう糖尿病患者に歯周治療を施す介入研究では、代表的な炎症性サイトカインである腫瘍壊死因子 tumor necrosis factor (TNF)-αの血中濃度が低下し、確かに歯周病治療は末梢血レベルでサイトカイン濃度に影響するという知見を得た。しかし、その血中濃度の変化はpg/mlオーダと微量でもあった[5]。歯周病炎症局所から産生される炎症性サイトカインの量のみをもって、疫学調査によって示唆されている歯周病と各種全身疾患との関連を説明することは困難であり、歯周病とメタボリックシンドロームの関連を説明する科学的分子基盤について、さらなる検討が不可欠と考える。

(2) 歯周病とメタボリックシンドロームの関連を説明する科学的分子基盤・マクロファージー脂肪細胞相互作用説の関与の可能性

　ところで2型糖尿病、動脈硬化そして虚血性心疾患など、メタボリックシンドロームの最大の危険因子は肥満である。これは、肥満患者で蓄積する内臓脂肪組織が単に脂肪を蓄積する組織ではなく、アディポサイトカインと総称されるさまざまなサイトカインなどの生理活性物質を分泌するためである。このアディポサイトカインにはTNF-αなどの炎症性サイトカインも含まれる。したがって、近年は肥満自体が微細な慢性炎症状態と考えられている。

　近年、脂肪組織に多量のマクロファージが集積し脂肪

細胞とクロストークを行っている可能性が指摘され、いわゆるマクロファージ—脂肪細胞相互作用説として注目を浴びている[6]。脂肪組織内に浸潤したマクロファージが脂肪細胞とクロストークし、TNF-αなどの炎症性サイトカインのみならずmonocyte chemoattractant protein-1（MCP-1）なども産生し、これにより脂肪組織内にさらにマクロファージが遊走・浸潤する。集積したマクロファージは同様のクロストークを行うことから、アディポサイトカインの産生が亢進するvicious cycleができ上がるという説である（図1）。

アディポサイトカインの産生亢進は2型糖尿病や動脈硬化・虚血性心疾患の発症および進行に関与する。

2型糖尿病の病態はインスリン抵抗性（インスリンが効かなくなる状態）がその主体である。インスリン抵抗性の発生機序として、主要なアディポサイトカインの一つであるTNF-αが注目されてきた。詳細な想定機序は後項で述べるが、TNF-αは細胞内のインスリンシグナルを障害することにより、インスリン刺激による細胞内への糖の取り込みを阻害し、インスリン抵抗性を惹起すると考えられている。

動脈硬化や虚血性心疾患は、従来脂質代謝が密接に関連した代謝疾患と考えられてきたが、近年その進展に慢性炎症が関与するとの考え方が導入されつつある。そして、この慢性炎症の由来として脂肪組織からのアディポサイトカインが注目されている。全身的な微細慢性炎症により血管壁の単球の泡沫細胞化が促進され、動脈硬化が進行すると考えられている。

筆者らはこの説と歯周病との関連を考えた。重症の歯周炎患者では歯周病細菌由来抗原が絶えず血中に入り込み、単球を活性化し、活性化した単球は体内循環を介して脂肪組織に集積する。その結果、脂肪組織中でアディポサイトカインの産生が亢進するという仮説である。実際、歯周病細菌の多くはグラム陰性の嫌気性細菌でありLPSを産生する。

そこで筆者らはこの状況を*in vitro*で再現するために脂肪細胞とマクロファージの共培養系を確立し、そこに低濃度のLPSを作用させてみた。するとたとえばIL-6の産生性では単独培養の実に100倍以上の産生が観察されたほか、MCP-1などの産生性も共培養することでその産生が相乗的に増加した[7]（図2）。

疫学調査によって示唆されている歯周病と2型糖尿病、動脈硬化そして虚血性心疾患等との関連性は、マクロファージ—脂肪細胞相互作用に歯周感染が影響した結果、アディポサイトカインの産生亢進が起こることで説明できる可能性がある。

(3) 歯周病と低体重児出産の関連を説明する科学的分子基盤

歯周病と低体重児出産の関連を説明するメカニズムは、胎盤あるいは子宮に歯周病原性細菌が感染することによる炎症や、歯周病炎症局所由来の炎症性サイトカイン・プロスタグランジンが作用して、分娩に際しての子宮頸管熟化および子宮収縮を促進するためと推測されている。しかし、歯周治療による低体重児出産の改善効果はないとする報告[8]もなされている。これは、妊産婦で重度の歯周炎を有する患者が少ないからではなかろうか。筆者らの印象として、妊娠性歯肉炎は多く経験するが、妊婦で歯槽骨破壊もともなう歯周炎であれば、その発症年齢から侵襲性歯周炎であり、ケースとして経験することは少ない。前述したメタボリックシンドロームと歯周病との関連では、重度歯周病患者を多く経験する。しかし、低体重児出産を引き起こすほどの歯周感染を有する妊産婦は少なく、適切な研究デザインで厳密な臨床研究を行うことが困難なのではないかと推測する。さらに、仮に妊産婦が中等度〜重度の歯周炎を有していたとしても、末梢血レベルで上昇するサイトカイン濃度がそれほど多いとは考えにくく、歯周病炎症局所由来の炎症性サイトカイン・プロスタグランジンが血行性に子宮頸管熟化、および子宮収縮を促進するには、何らかの炎症反応の増幅機序が作用する必要があると考えられる。軽度肥満や妊娠糖尿病で、重症の歯周炎を合併した場合がそのようなケースに該当するかもしれない。今後、結婚年齢の高齢化にともない、わが国でも高齢出産が増加する可能性がある。そのような場合では歯周炎による炎症反応が増幅される可能性がある。歯周病と低体重児出産の関連においては、疫学研究とともに、それを裏づけるメカニズムを明らかにするため、さらなる分子基盤の追究が今後必要であると考える。

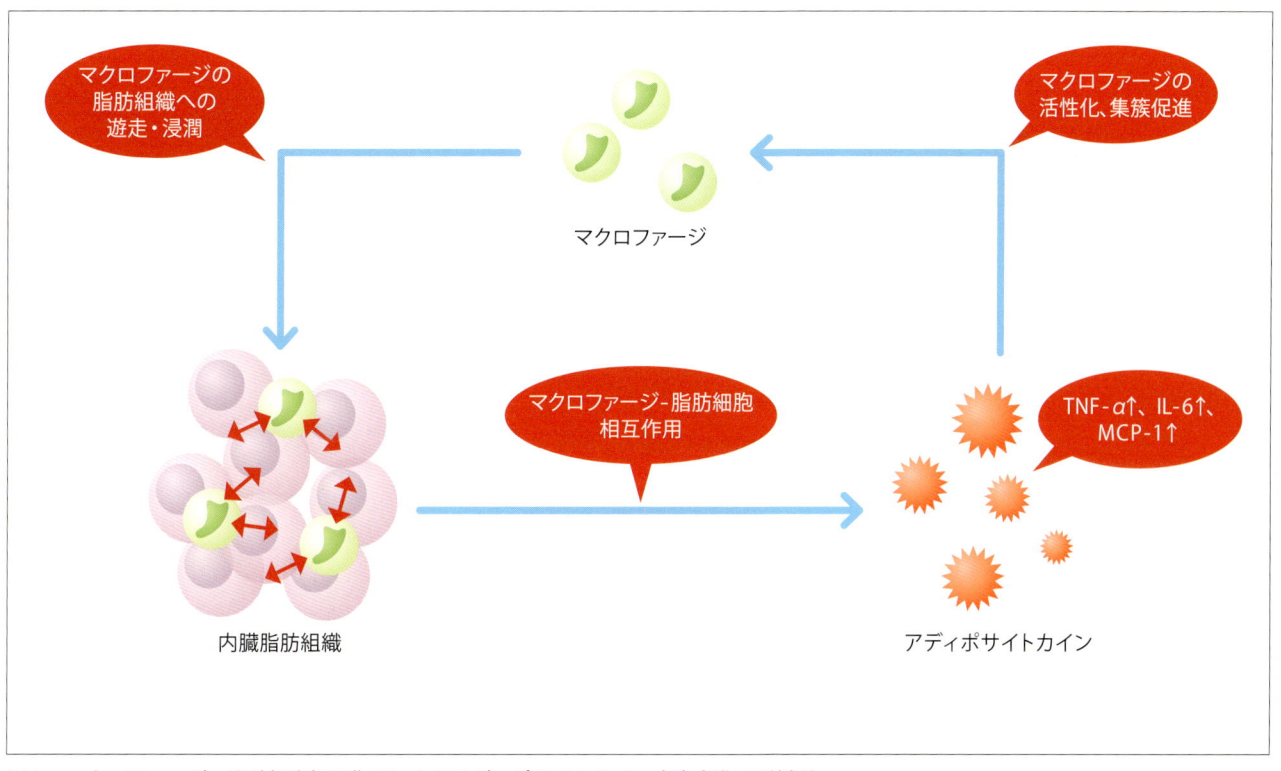

図1　マクロファージ—脂肪細胞相互作用によるアディポサイトカイン産生亢進の悪循環。

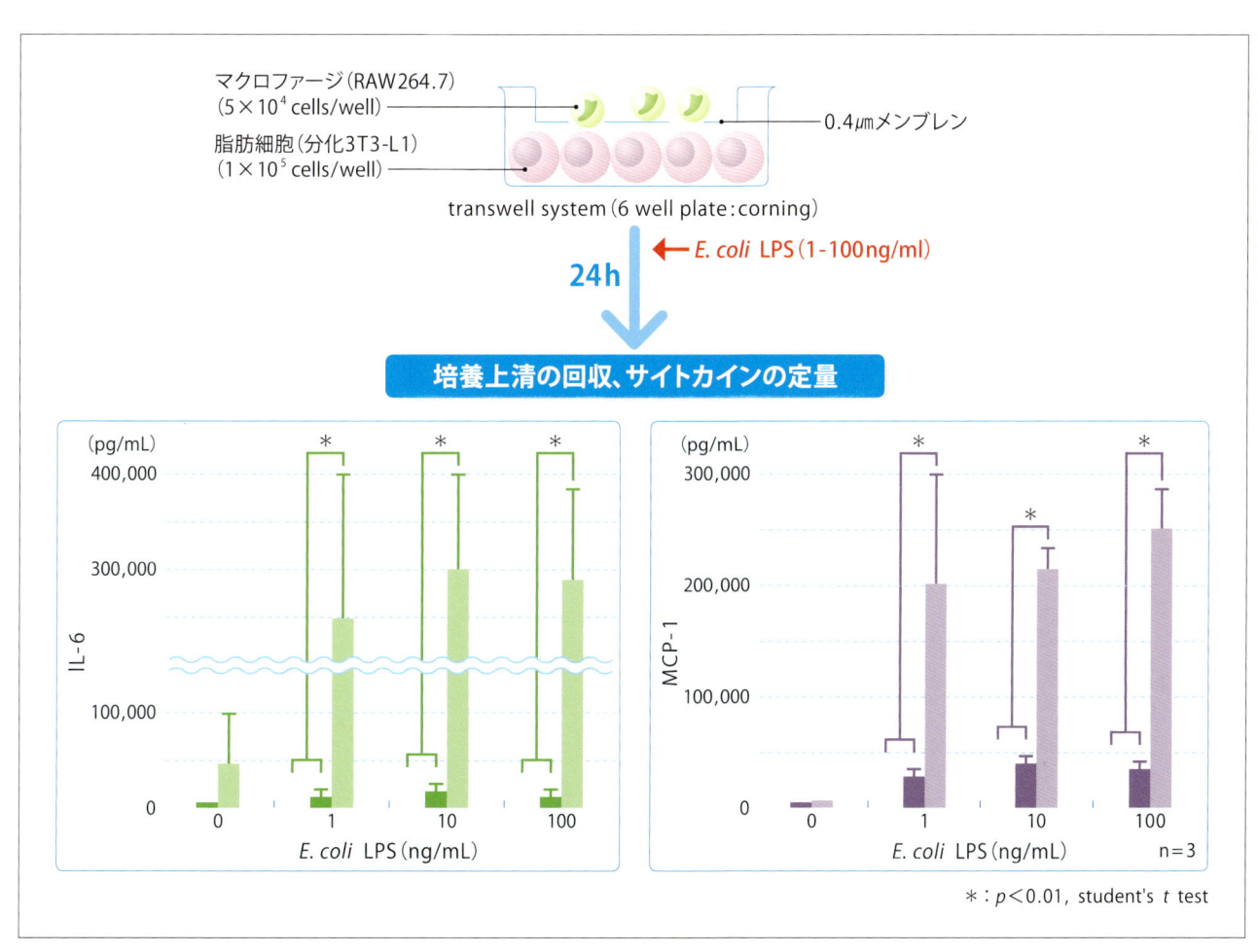

図2　脂肪細胞とマクロファージの共培養系（上）に低濃度のLPSを作用させた際のIL-6およびMCP-1産生（下）（Yamashita A, et al. Obesity(Silver Spring) 2007 Nov;15(11):2549-2552[7]. の一部を引用改変）。

4-2 歯周病と糖尿病の関連

糖尿病がインスリン抵抗性を惹起する想定機序

2型糖尿病の病態に、インスリン抵抗性の亢進が誘因として関与していることは疑いないと考えられている。インスリン抵抗性の発生機序として、炎症性サイトカインであるTNF-αが注目されてきた。その産生源として最たるものは脂肪組織と目されている。

通常インスリン刺激によって、インスリン受容体下流に存在する基質IRSのチロシン残基がリン酸化されることでインスリンシグナルが伝達され、グルコース担体であるGLUTが細胞膜上に移動し、細胞外のグルコースを細胞内に取り込む[9]ところを、TNF-αはIRSのチロシン残基の代わりにセリン残基をリン酸化するので、結果的にチロシン残基のリン酸化が阻害され、インスリンシグナルが障害されるというモデルが提唱されている[10]（図3）。

前項で述べたとおり、マクロファージ―脂肪細胞相互作用はTNF-αをはじめとするアディポサイトカインの産生を亢進させる。また筆者らの研究は、歯周感染がこの相互作用に影響してアディポサイトカインの産生をいっそう増幅させる可能性を示し、この現象が歯周病と糖尿病の関連を説明しうることを示した[7]。

筆者らはさらに、分化させたマウス脂肪細胞株3T3-L1とマウスマクロファージ細胞株RAW264.7の共培養下でLPSが作用した場合に、発現量が増加する遺伝子について、マイクロアレイの手法を用いて網羅的に探索した[13]。その結果、遺伝子レベルでもインスリン抵抗性や動脈硬化促進作用は亢進し、細胞そのものの代謝は低下する可能性があることが示唆された。また、ケモカインファミリーの一員であるchemokine(C-X-C motif) ligand (CXCL)-1/growth-regulated protein(GRO)-α/KC/cytokine-induced neutrophil chemoattractant(CINC)-1やregulated on activation、normal T cell expressed and secreted(RANTES)など、血管新生に関与するとされる分子の遺伝子発現も上昇することから、脂肪組織のangiogenesisが促進されるとともに、炎症性変化がいっそう亢進する可能性が示唆された。以上から、日本人に多い軽度肥満やその予備軍で重度の慢性歯周炎を合併した状態では、サイトカインストームに曝されている状況が惹起され、これによりインスリン抵抗性がさらに加速されるものと考えられる（図4）。

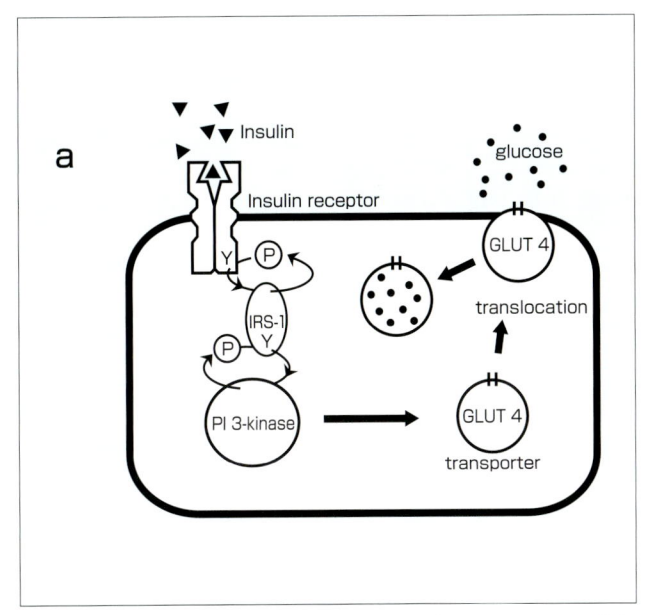

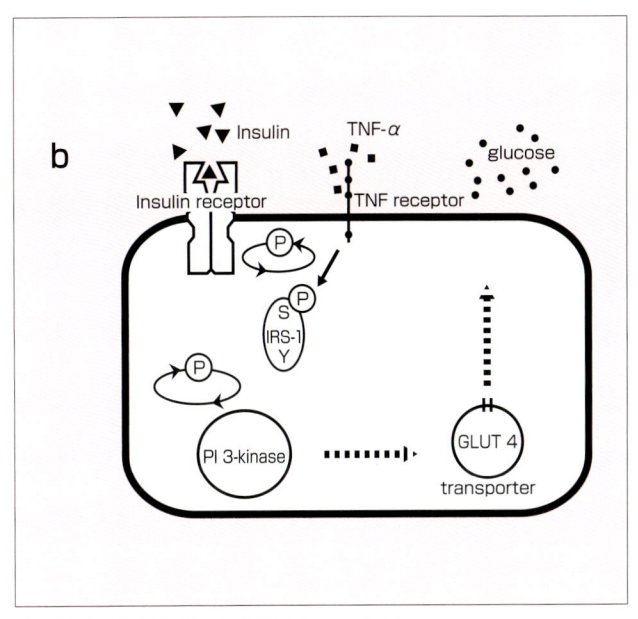

図3a、b　インスリン刺激によるシグナル伝達(a)と、TNF-αがインスリン抵抗性を引き起こす想定メカニズム(b)。
　通常インスリン刺激によって、インスリン受容体下流に存在する基質IRSのチロシン残基がリン酸化されることでインスリンシグナルが伝達され、グルコース担体であるGLUT-4が細胞膜上に移動し、細胞外のグルコースを細胞内に取り込む[9]ところを、TNF-αはIRSのチロシン残基の代わりにセリン残基をリン酸化するので、結果的にチロシン残基のリン酸化が阻害され、インスリンシグナルが障害される[10]（文献9〜11を基に作成した文献12の図より改変）。

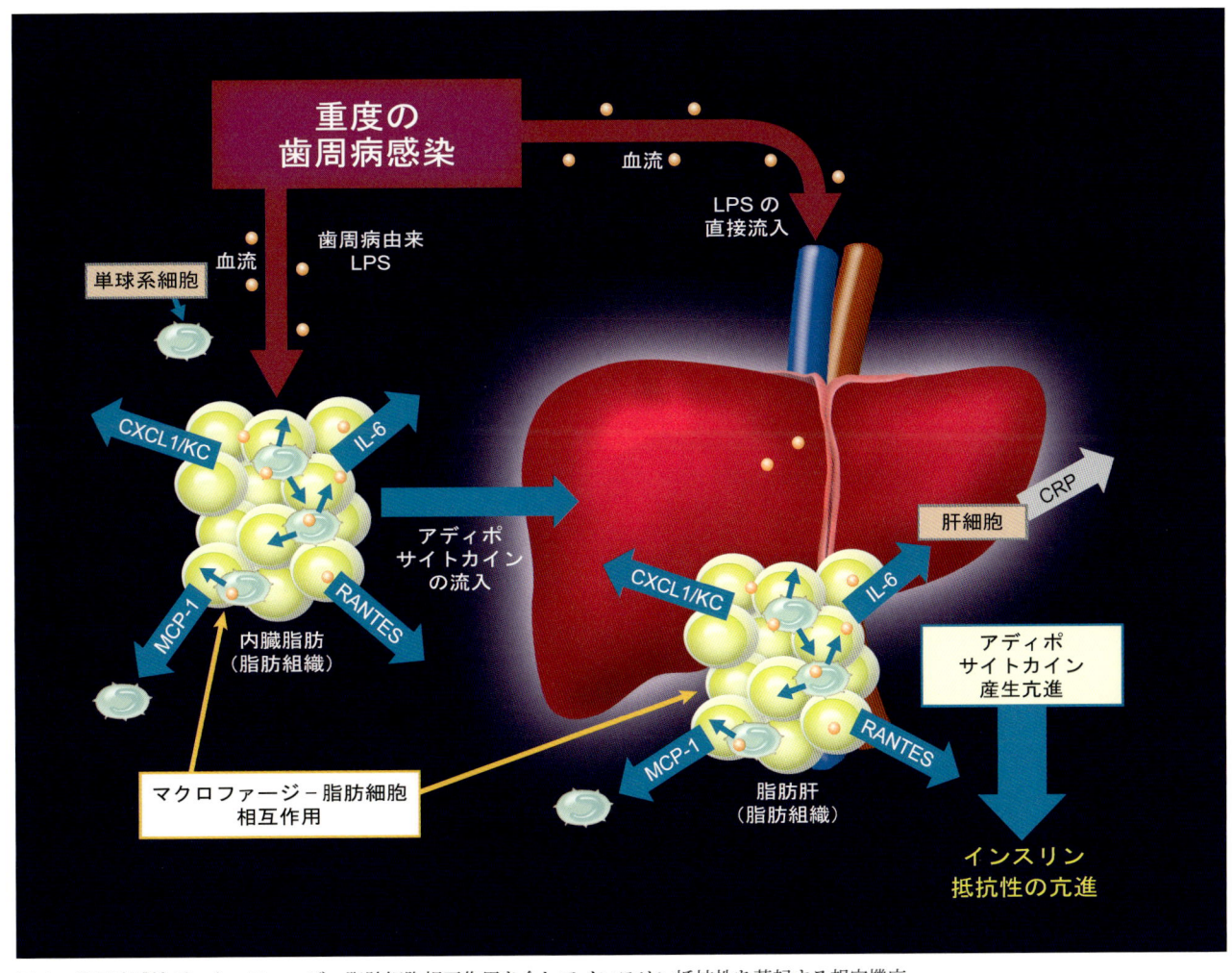

図4　歯周病感染がマクロファージ—脂肪細胞相互作用を介してインスリン抵抗性を惹起する想定機序。

273

4-3 歯周病と動脈硬化・虚血性心疾患

(1) 歯周病による軽微な炎症の影響

　動脈硬化の危険因子として、糖尿病の関与が昔から論じられている。糖尿病では一般に高血糖、肥満、高インスリン血症、低HDL-コレステロール血症や高血圧といったいわゆる虚血性心疾患に対する古典的リスク因子が、非糖尿病に比べより頻繁に見られることから、これら危険因子が糖尿病で虚血性心疾患が多いことを説明する要因であろうと考えられてきた。

　しかしながら、これら古典的危険因子では、糖尿病群が非糖尿病群に比べ虚血性心疾患が多い原因のうち、わずか25%程度しか説明できないとも言われている[14]。さらに、UKPDS(United Kingdom Prospective Diabetes Study)に見られるように、厳格な血糖コントロールによって、細小血管障害やそれに由来する網膜症の発症は有意に抑制されるものの、心筋梗塞や脳卒中のような大血管の障害は期待したほど有意に抑えられないことから、高血糖や古典的危険因子以外の要因が、その発症に関与すると考えられるようになった[15]。

　近年、動脈硬化の進展に微細慢性炎症が関与するとの考え方が導入され注目されている。血中炎症マーカーとしてC反応性タンパク(C-reactive protein：CRP)が代表的である。CRPは主に肝細胞で合成され、その産生量は炎症を鋭敏に反映する。炎症や外傷などで免疫担当細胞が産生する炎症性サイトカイン(IL-6がその主体と考えられている)がCRPの産生を促す。血中CRPの正常値はおおむね0.3 mg/dl以下とされるが、全身的に何ら問題を有さない明らかな健常者では、従来健常域と考えられてきたCRPの範囲内であっても、高値を示す者(いわゆる軽微な慢性炎症保有者)ほど将来的に心筋梗塞を発症する危険性が高いこと、したがって従来正常域と考えられてきたCRP値の範囲内をも厳密に測定する高感度CRPを測定することは、心筋梗塞の発症を予知するうえで有用なマーカーとなりうることが示された[16]。

　筆者らは実際に歯周治療を施すことで、高感度CRP値が有意に低下することを明らかにした[17]。そして、歯周病感染のマーカー(抗体価)とCRP値との正の相関を明らかにした[18]。さらに肥満を有さない2型糖尿病患者を対象に、歯周病菌 *P. gingivalis* に対して高い抗体価を示す群(高抗体価群)と健常者と同程度の抗体価を示す群(正常抗体価群)に群別し、2群間で頸動脈の肥厚度(内膜中膜複合体：IMT)を比較したところ、狭窄のない血管壁における平均IMTに有意な差はないものの、最大狭窄部位における狭窄の程度は高抗体価群で2倍以上亢進していることがわかった[19]。肥満患者であれば、マクロファージ─脂肪細胞相互作用に歯周感染が影響した結果起こるアディポサイトカインの産生亢進が、動脈硬化の発症および進行をなおいっそう助長する可能性がある。

　近年、わが国における検討から、高感度CRP値が1 mg/L(0.1 mg/dl)を超える者では心筋梗塞やそれによる死亡リスクが、低値群に比べ3倍程度上昇することが示された[16]。重篤な歯周炎による高感度CRPの上昇はまさにこの範囲での上昇に匹敵する。

　筆者らは、歯周病菌に対する抗体価がCRPのみでなく微量アルブミン尿の程度とも相関することを示しており、歯周病感染が腎症の進展に何らかの作用を及ぼしている可能性が考えられる[20]。インスリン抵抗性、CRPの上昇、IMTあるいはアルブミン尿はいずれも虚血性心疾患に対する危険因子として知られている。歯周病による軽微な炎症が、これら複数の危険因子を介して動脈硬化の進行促進因子として作用している可能性が考えられる(図5)。

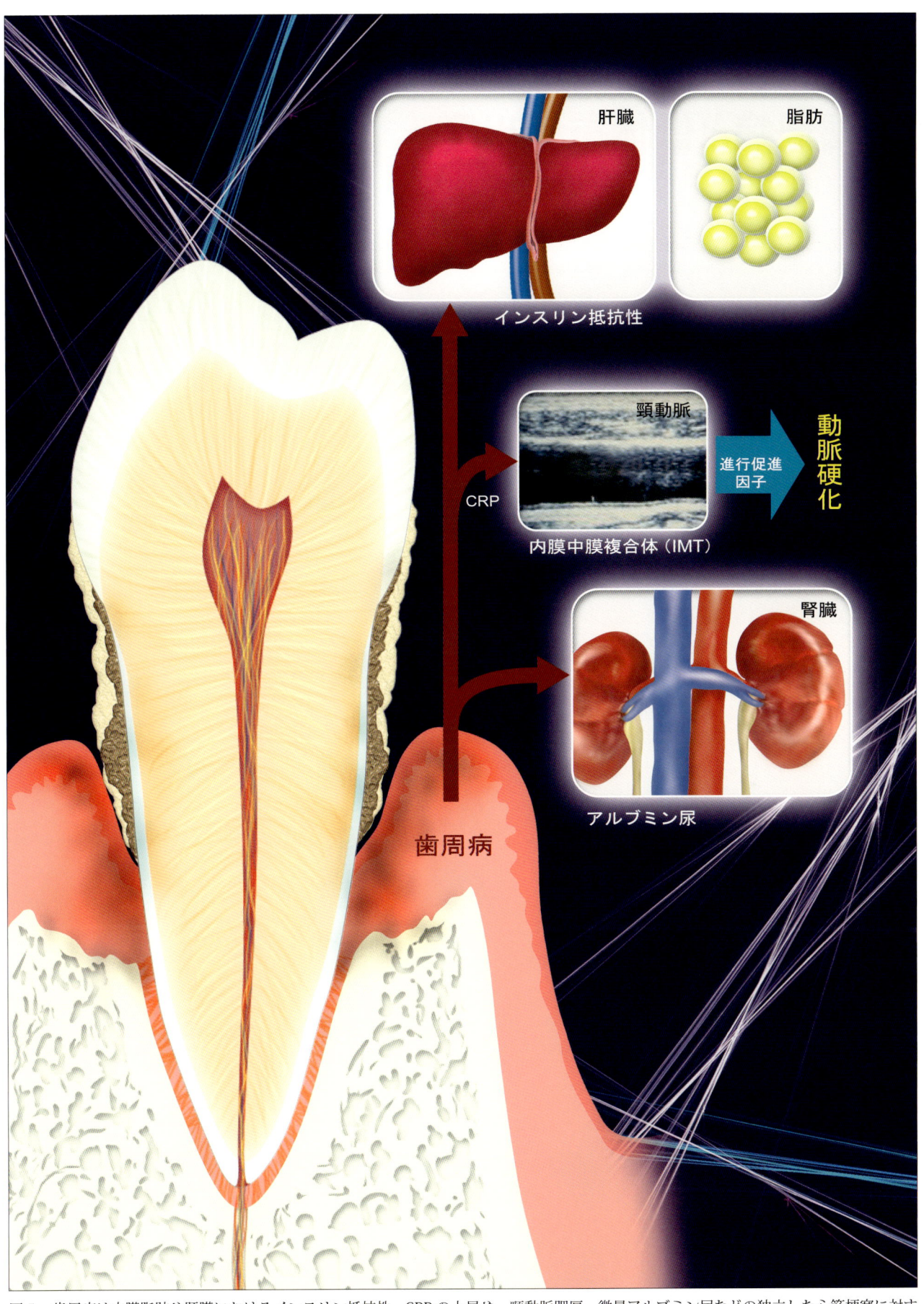

図5 歯周病は内臓脂肪や肝臓におけるインスリン抵抗性、CRPの上昇や、頸動脈肥厚、微量アルブミン尿などの独立した心筋梗塞に対する危険因子を介して虚血性心疾患の危険因子となりうる。

歯周病と低体重児出産

歯周病と低体重児出産の関連を説明するメカニズムは、歯周病菌の直接的な関与と、炎症性サイトカインなどの液性因子の全身的な作用から論じられている。

(1) 歯周病原性細菌の直接的な関与の可能性

分娩に際しての子宮頸管熟化および子宮収縮には、炎症性サイトカインやプロスタグランジンが関与すると考えられている。早産の原因として代表的な細菌感染症は、細菌性腟症に由来する絨毛膜羊膜炎と考えられている。腟内には Lactobacillus を主とする常在菌が優勢であるが、大腸菌、B群溶連菌あるいはクラミジア等の非常在菌が優勢となり感染をきたすと、それにより産生されたサイトカインやプロスタグランジンが早期に子宮頸管の熟化や子宮収縮を引き起こし、早産に至り、結果として低体重児出産となると考えられている[21]。

一方、歯周病原性細菌が直接的に低体重児出産を引き起こすメカニズムとしては、何らかの原因でこれらの菌が子宮や胎盤に直接感染することが想定されている(図6)。動物実験により、歯周病原性細菌 Porphyromonas gingivalis [22]、Fusobacterium nucleatum [23]、Campylobacter rectus [24] を妊娠したマウスに感染させたところ、低体重のマウスが有意に多くなり、その胎盤から感染させた歯周病原性細菌が検出されたことが報告されている。

(2) 炎症性サイトカイン等の液性因子の関与の可能性

低体重児出産に関与する炎症性サイトカインやプロスタグランジンは歯周炎局所でも産生される[25]ことから、これらが血行性に作用して低体重児出産にかかわるという仮説が設けられ、研究がなされている[26]。ただ前項で述べたように、歯周炎そのものによって末梢血レベルで上昇するサイトカイン濃度は微量であるため、やはりこの場合も炎症反応の増幅機序が作用する必要がある。軽度肥満や妊娠糖尿病で重症の歯周炎を合併した場合が、そのようなケースに該当すると考えられる。今後、結婚年齢の高齢化にともない、わが国でも高齢出産が増加する可能性がある。そのような場合では、より歯周炎による炎症反応が増幅される可能性があるので注意が必要である。

このような分子基盤が論じられる一方で、歯周治療による早産・低体重児出産への改善効果はないとする報告もあり[8]、今後さらなる研究が必要であると考えられる。

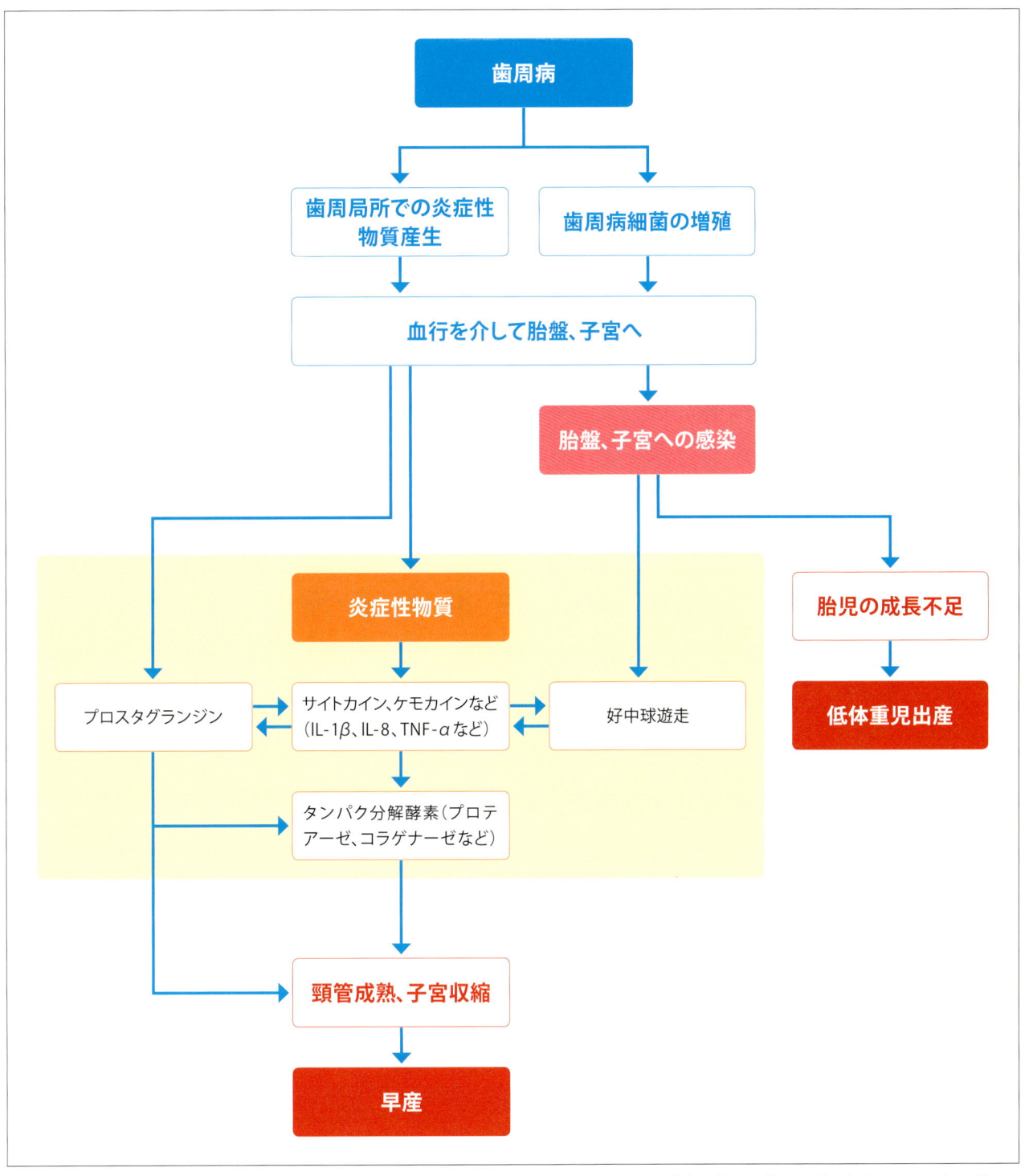

図6 歯周病と早産・低体重児出産との関連メカニズム(和泉雄一ほか．オーラルヘルスと全身の健康．神戸：プロクター・アンド・ギャンブル・ジャパン，2007[27]．より引用)。

■参考文献■

1. Yoneyama T, Yoshida M, Matsui T, Sasaki H. Oral care and pneumonia. Oral Care Working Group. Lancet 1999 Aug 7 ; 354(9177) : 515.
2. Haraszthy VI, Zambon JJ, Trevisan M, Zeid M, Genco RJ. Identification of periodontal pathogens in atheromatous plaques. J Periodontol 2000 Oct ; 71(10) : 1554-1560.
3. Page RC, The pathobiology of periodontal diseases may affect systemic diseases: inversion of a paradigm. Ann Periodontol 1998 ; 3 : 108-120.
4. Murayama Y, Nagai A, Okamura K, Kurihara H, Nomura Y, Kokeguchi S, Kato K. Serum immunoglobulin G antibody to periodontal bacteria. Adv Dent Res 1988 ; 2 : 339-345.
5. Iwamoto Y, Nishimura F, Soga Y, Takeuchi K, Kurihara M, Takashiba S, Murayama Y. Antimicrobial periodontal treatment decreases serum C-reactive protein, tumor necrosis factor-alpha, but not adiponectin levels in patients with chronic periodontitis. J Periodontol 2003 Aug ; 74(8) : 1231-1236.
6. Suganami T, Nishida J, Ogawa Y. A paracrine loop between adipocytes and macrophages aggravates inflammatory changes : role of free fatty acids and tumor necrosis factor alpha. Arterioscler Thromb Vasc Biol 2005 Oct ; 25(10) : 2062-2068.
7. Yamashita A, Soga Y, Iwamoto Y, Yoshizawa S, Iwata H, Kokeguchi S, Takashiba S, Nishimura F. Macrophage-adipocyte interaction: marked interleukin-6 production by lipopolysaccharide. Obesity (Silver Spring) 2007 Nov ; 15(11) : 2549-2552.
8. Michalowicz BS, Hodges JS, DiAngelis AJ, Lupo VR, Novak MJ, Ferguson JE, Buchanan W, Bofill J, Papapanou PN, Mitchell DA, Matseoane S, Tschida PA. OPT Study. Treatment of periodontal disease and the risk of preterm birth. N Engl J Med 2006 Nov 2 ; 355(18) : 1885-1894.
9. Hotamisligil GS, Peraldi P, Budavari A, Ellis R, White MF, Spiegelman BM. IRS-1-mediated inhibition of insulin receptor tyrosine kinase activity in TNF-alpha- and obesity-induced insulin resistance. Science 1996 Feb 2 ; 271(5249) : 665-668.
10. Paz K, Hemi R, LeRoith D, Karasik A, Elhanany E, Kanety H, Zick Y. A molecular basis for insulin resistance. Elevated serine/threonine phosphorylation of IRS-1 and IRS-2 inhibits their binding to the juxtamembrane region of the insulin receptor and impairs their ability to undergo insulin-induced tyrosine phosphorylation. J Biol Chem 1997 Nov 21 ; 272(47) : 29911-8.
11. Rui L, Aguirre V, Kim JK, Shulman GI, Lee A, Corbould A, Dunaif A, White MF. Insulin/IGF-1 and TNF-alpha stimulate phosphorylation of IRS-1 at inhibitory Ser307 via distinct pathways. J Clin Invest 2001 Jan ; 107(2) : 181-189.
12. Nishimura F, Murayama Y. Periodontal inflammation and insulin resistance--lessons from obesity. J Dent Res 2001 Aug ; 80(8) : 1690-1694.
13. Yamashita A, Soga Y, Iwamoto Y, Asano T, Li Y, Abiko Y, Nishimura F. DNA microarray analyses of genes expressed differentially in 3T3-L1 adipocytes co-cultured with murine macrophage cell line RAW264.7 in the presence of the toll-like receptor 4 ligand bacterial endotoxin. Int J Obes (Lond) 2008 Nov ; 32(11) : 1725-1729.
14. Bierman EL. George Lyman Duff Memorial Lecture. Atherogenesis in diabetes. Arterioscler Thromb 1992 ; 12 : 647-656.
15. UKPDS Group. Effect of intensive blood-glucose control with metformin on complications in overweight patients with type 2 diabetes (UKPDS 34). UK Prospective Diabetes Study (UKPDS) Group. Lancet 1998 ; 352 : 837-853.
16. Arima H, Kubo M, Yonemoto K, Doi Y, Ninomiya T, Tanizaki Y, Hata J, Matsumura K, Iida M, Kiyohara Y. High-sensitivity C-reactive protein and coronary heart disease in a general population of Japanese : the Hisayama study. Arterioscler Thromb Vasc Biol 2008 ; 28 : 1385-1391.
17. Iwamoto Y, Nishimura F, Soga Y, Takeuchi K, Kurihara M, Takashiba S, Murayama Y. Antimicrobial periodontal treatment decreases serum C-reactive protein, tumor necrosis factor-alpha, but not adiponectin levels in patients with chronic periodontitis. J Periodontol 2003 Aug;74(8):1231-1236.
18. Nishimura F, Taniguchi A, Iwamoto Y, Soga Y, Fukushima M, Nagasaka S, Nakai Y, Murayama Y. Porphyromonas gingivalis infection is associated with elevated C-reactive protein in nonobese Japanese type 2 diabetic subjects. Diabetes Care 2002 Oct;25(10):1888.
19. Taniguchi A, Nishimura F, Murayama Y, Nagasaka S, Fukushima M, Sakai M, Yoshii S, Kuroe A, Suzuki H, Iwamoto Y, Soga Y, Okumura T, Ogura M, Yamada Y, Seino Y, Nakai Y. Porphyromonas gingivalis infection is associated with carotid atherosclerosis in non-obese Japanese type 2 diabetic patients. Metabolism 2003 Feb ; 52(2) : 142-145.
20. Kuroe A, Taniguchi A, Sekiguchi A, Ogura M, Murayama Y, Nishimura F, Iwamoto Y, Seino Y, Nagasaka S, Fukushima M, Soga Y, Nakai Y. Prevalence of periodontal bacterial infection in non-obese Japanese type 2 diabetic patients: relationship with C-reactive protein and albuminuria. Horm Metab Res 2004 ; 36 : 116-118.
21. Greig PC, Murtha AP, Jimmerson CJ, Herbert WN, Roitman-Johnson B, Allen J. Maternal serum interleukin-6 during pregnancy and during term and preterm labor. Obstet Gynecol 1997 Sep ; 90(3) : 465-469.
22. Lin D, Smith MA, Elter J, Champagne C, Downey CL, Beck J, Offenbacher S. Porphyromonas gingivalis infection in pregnant mice is associated with placental dissemination, an increase in the placental Th1/Th2 cytokine ratio, and fetal growth restriction. Infect Immun 2003 Sep ; 71(9) : 5163-5168.

23. Han YW, Redline RW, Li M, Yin L, Hill GB, McCormick TS. Fusobacterium nucleatum induces premature and term stillbirths in pregnant mice: implication of oral bacteria in preterm birth. Infect Immun 2004 Apr ; 72(4) : 2272-2279.
24. Yeo A, Smith MA, Lin D, Riché EL, Moore A, Elter J, Offenbacher S. Campylobacter rectus mediates growth restriction in pregnant mice. J Periodontol 2005 Apr ; 76(4) : 551-557.
25. Leibur E, Tuhkanen A, Pintson U, Söder PO. Prostaglandin E2 levels in blood plasma and in crevicular fluid of advanced periodontitis patients before and after surgical therapy. Oral Dis 1999 Jul ; 5(3) : 223-228.
26. Hasegawa K, Furuichi Y, Shimotsu A, Nakamura M, Yoshinaga M, Kamitomo M, Hatae M, Maruyama I, Izumi Y. Associations between systemic status, periodontal status, serum cytokine levels, and delivery outcomes in pregnant women with a diagnosis of threatened premature labor. J Periodontol 2003 Dec ; 74(12) : 1764-1770.
27. 和泉雄一, 長谷川梢, 古市保志. すべての女性が知っておくべきこと. 歯周病と早産・低体重出産の関連性. In：奥田克爾 (編). オーラルヘルスと全身の健康. 神戸：プロクター・アンド・ギャンブル・ジャパン, 2007.

5 歯と歯周組織が制御する組織修復

5-1

歯と歯周組織の関係

　歯周病の治癒とは、原因除去療法から言えば、それぞれの宿主にとって病気が進行しないまでに感染を除去し、かつそれを可及的に長く維持することである[1]。その一方で、歯周炎では歯根膜と骨が喪失することから、喪失した組織を修復あるいは再生させることを治療のゴールとして考えておくことが重要である。

　本項では、歯周炎によって失われた歯周組織のさまざまな治癒像(治癒形態の可能性)を模索しながら、歯周病の治癒のあり方(歯周治療のゴール)について考察する。

(1) 歯と歯周組織：その喪失と再生の関係

　発生学的には、歯根膜は歯小嚢の細胞から誘導分化されてくる(図1)[2-6]。ヘルトヴィッヒの上皮鞘(歯乳頭)から分泌されるエナメルタンパク(主にアメロジェニン)により、歯乳頭の内側の細胞(歯髄細胞)は象牙芽細胞に分化する。同時に、歯乳頭の外側の細胞(歯小嚢の細胞)は、セメント芽細胞、線維芽細胞、骨芽細胞に分化する。セメント芽細胞は象牙質の表面にセメント質を添加し、骨芽細胞は固有歯槽骨を骨側に形成する。その際、線維芽細胞は両者の硬組織にシャーピー線維を封入しながら歯周靭帯を形成する。このメカニズムにより、歯根と骨は線維性組織(結合組織)で強固に連結された状態になる。われわれ臨床家が用いる歯根膜という用語は、セメント芽細胞、線維芽細胞、骨芽細胞を含んだ歯根と歯槽骨の間に介在する線維に富んだ軟組織を指すことになる(以上、図1bを参照)。したがって、歯根膜は再生する過程で一方にセメント質を、他の一方に固有歯槽骨を添加する性質を有している。このことは、歯根膜という軟組織が単独で行動することはなく、必ずセメント質と固有歯槽骨の添加をともなって行動(再生)することを意味する。

　図2は、歯の萌出にともなう歯槽骨の垂直的および水平的発育量の関係を示したものである[7]。この臨床データは、顎堤の成長(高さの増大)は歯の萌出と深くかかわっていることを示している。図3は、おおまかな年齢別に見た上顎中切歯のコーンビームCT(以下、CBCT)画像である(筆者の臨床データを大まかに分類したもので、年齢による歯と顎堤の位置関係は個人差がある)。このデータによっても、歯の萌出にともない顎堤が増大することがわかる。そして、年齢が14歳を過ぎたあたりから唇側の歯槽骨は一層の層板骨(固有歯槽骨)のみで覆われ、この状態は終生続くことに気づく。一方、口蓋側では固有歯槽骨のみならず骨髄腔をもった分厚い基底骨で覆われていることがわかる。

　臨床では唇側歯槽骨と歯根の位置関係で興味深いことに気づく(図4)。歯を外科的に挺出した場合、唇側の固有歯槽骨と歯根の間に大きな間隙ができる(図4d)。ところが数か月すると、この間隙はなくなり、歯根が術前と同じように一層の固有歯槽骨のみで覆われる(図4e, f)。このことでわかるように、上顎中切歯(上顎前歯)の唇側歯槽骨は一層の層板骨(歯根膜由来の固有歯槽骨)のみで形成され、唇側の歯槽骨形態は健全な歯根膜を有する歯根の位置で決定される。言い換えれば、健全な歯根膜を有する歯でも、歯槽骨の幅を自由には維持できないことを示している。

　では、歯根膜がなくなった場合、歯槽骨はどのような変化を示すであろうか。外傷歯で脱離が生じ、やむなく遅延型再植(歯根膜が乾燥壊死した状態での再植)を受けた症例でその変化を追ってみよう。図5は、他院で遅延型再植を受けた(と思われる)症例である。右上中切歯で遅延型再植3年8か月後に、歯根吸収が進行している(図5c, d)。このときのCBCT画像から、唇側の歯槽骨のみが吸収されることがわかる(図5e)。また、吸

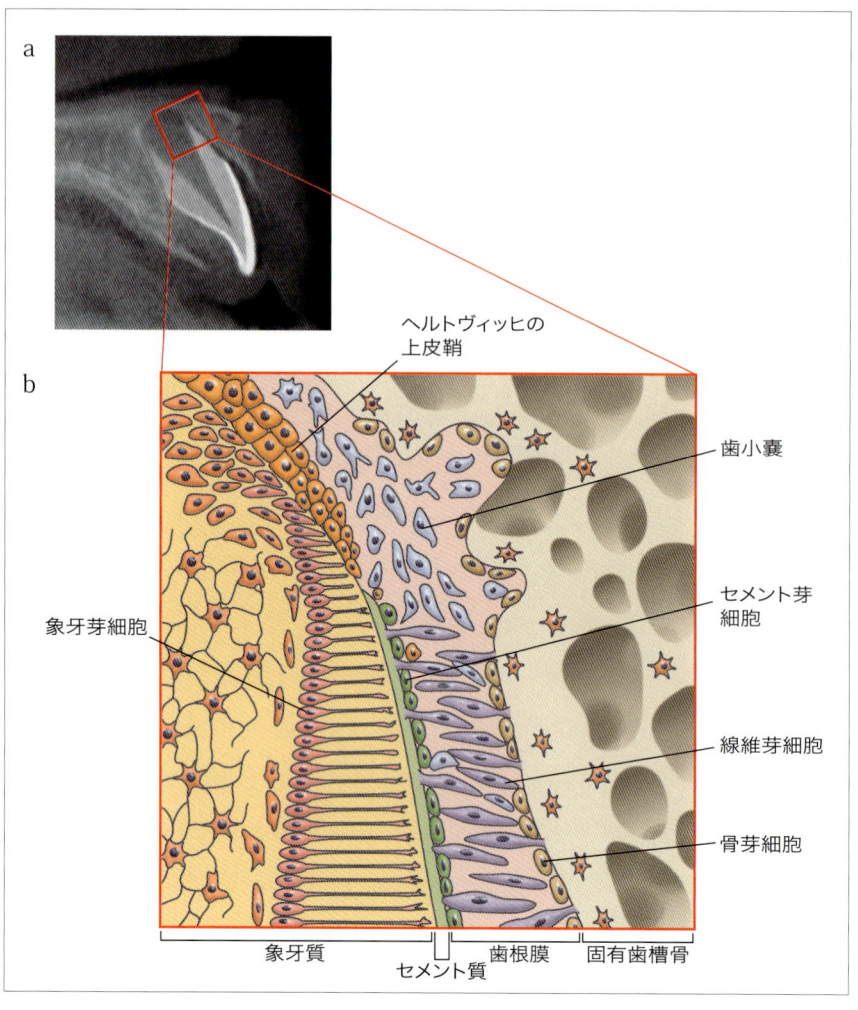

図1a、b　歯周組織の発生を表す模式図。
a：歯根未完成歯（5〜6歳児）の上顎中切歯のCBCT像。
b：歯根未完成歯の根尖付近での歯周組織の発生を示す模式図。

　歯根未完成歯では、根尖部にヘルトヴィッヒの上皮鞘(歯乳頭)が存在する。ヘルトヴィッヒの上皮鞘は、内エナメル上皮と外エナメル上皮が結合して退縮エナメル上皮がエナメル器から分断されたものであり、歯根形成に重要な役割を担っている。すなわち、ヘルトヴィッヒの上皮鞘から分泌されるエナメルタンパク(主にアメロジェニン)の誘導により、歯乳頭内側の細胞(歯髄細胞)は象牙芽細胞に分化し、象牙質を形成する。一方、歯乳頭外側の細胞(歯小嚢の細胞)は、セメント芽細胞、線維芽細胞、骨芽細胞に分化し、それぞれセメント質、シャーピー線維、固有歯槽骨を形成する。通常歯根膜と呼ばれる組織は、セメント芽細胞、線維芽細胞、骨芽細胞あるいはそれらの前駆細胞を含む結合組織に富んだ組織で、セメント質と固有歯槽骨の間に介在する一層の軟組織を指す。そして、生涯をとおしてセメント質と固有歯槽骨を形成する能力を有する。

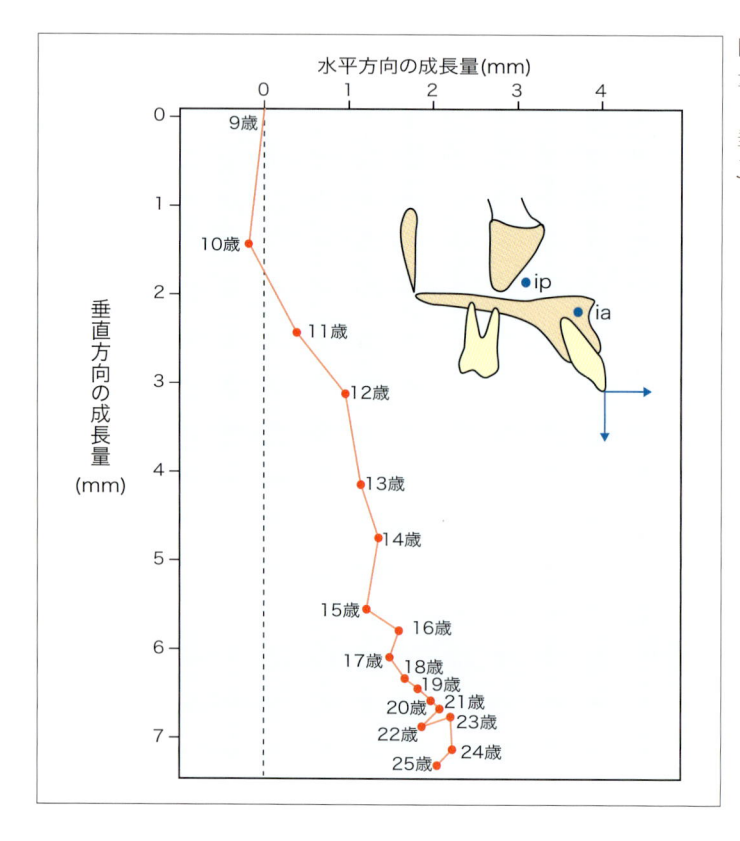

図2　歯の萌出にともなう歯槽骨の垂直的および水平的発育量の関係。
　歯の萌出にともない、歯槽骨は水平的にはわずかであるが、垂直的に大きな発育をすることを示す（Iseri H , Solow B. Eur J Orthod 1990；12(4)：389-398[7] より改変引用）。

収は歯髄腔のあたりまでであることがわかる（図5eとfを比較）。

図6は、上顎左側中切歯の歯冠側のみを遅延型再植した症例である。10年後には歯槽窩の吸収と治癒が起こっているが（図6a）、やはり唇側の骨のみが吸収を受けており、吸収は歯髄腔のあたりまでである（図6bとcを比較）。これらの現象を8例の遅延型再植例で確かめたところ、すべてで、おおむね同じ結果が得られた。

そこで、筆者はいくつかの臨床的結論（推論）をもつに至った。
①上顎中切歯（おそらく上顎前歯部）では、歯根膜を喪失すると唇側の歯槽骨が喪失する。
②喪失は、最大で歯髄腔のあたりまで進行する。
③歯槽骨には、歯に依存した骨量（tooth dependent bone volume：TDBV）と歯に依存しない骨量（tooth independent bone volume：TIBV）がある。

上項の現象を歯周炎に当てはめた場合、以下のような結論（推論）が導き出される。
①歯周炎により歯根膜がなくなると、その部位のTDBVも喪失する。
②細菌感染を除去することにより、TIBVは自然回復できる可能性が高い。
③歯根膜の再生がないかぎり、失われたTDBVは再生、維持されない。言い換えれば、骨造成で骨をTIBV以上に再生させても長期間その新生骨を維持できない。
④TDBVをCBCTで確認することで、新付着（歯根膜の再生）が起こっているかどうかを確認できる。たとえば上顎中切歯では、唇側の歯槽骨が再生、維持されているかどうかで、歯根膜が再生したかどうかがわかる。

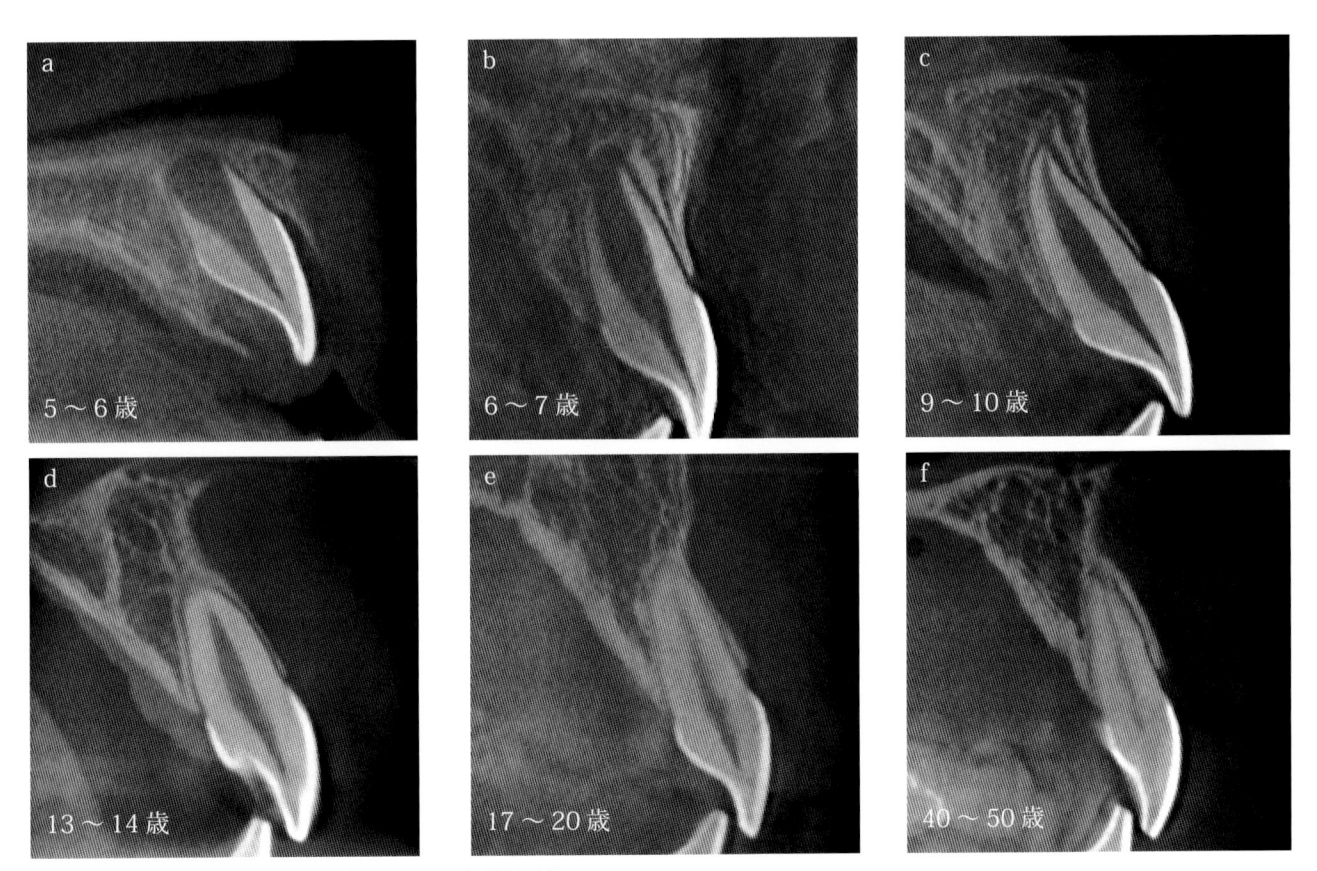

図3a〜f 年齢別に見た上顎中切歯部のCBCT矢状断面像。
　歯の萌出にともない、歯槽骨の高さが増すことがわかる。そして、14歳ぐらいからは、唇側は一層の層板骨（固有歯槽骨）のみで歯槽骨が形成されていることがわかる。逆に口蓋側には、広い骨髄腔をもつ骨が存在している。

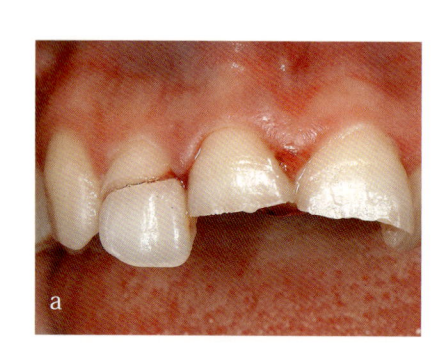

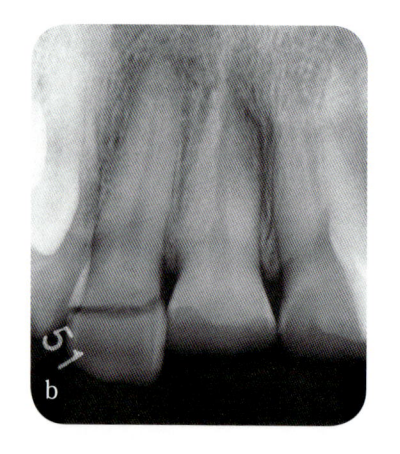

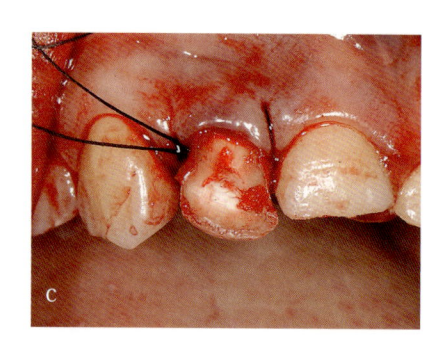

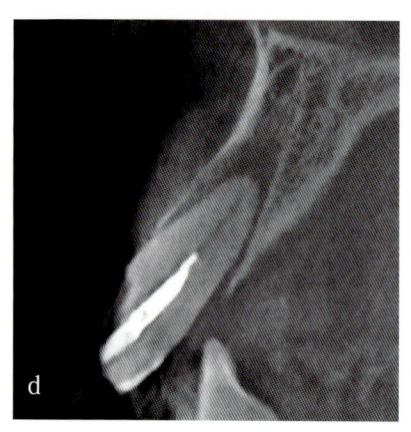

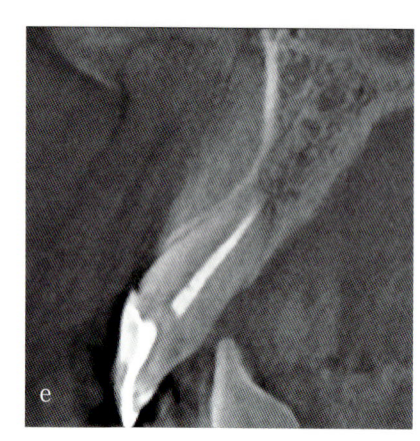

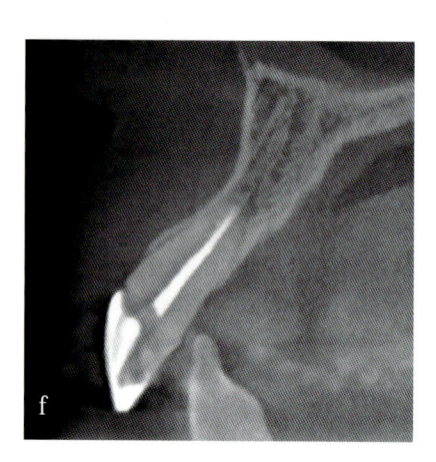

図4a〜f　外科的挺出後の唇側骨形態の変化。

a, b: 術前。32歳、女性。1|1 には歯冠破折が、2| には歯冠歯根破折がみられる。
c: 歯冠歯根破折により喪失した 2| の生物学的幅径を再確立するために、外科的挺出を行った直後。2| はいったん抜歯され、180°回転し、約4mm挺出させた位置で固定した。
d: 外科的挺出直後のCBCT像。唇側から根尖部にかけて大きな隙間がみられる。
e: 1年後。唇側の層板骨(固有歯槽骨)は、歯の表面に寄り添うようにその位置を変えている。
f: 4年後。eと同じ状態が維持されている。

上記のことから、上顎の中切歯部では以下のことが推察できる。
1. 唇側の歯槽骨の形態は、健全な歯根膜を有する歯の位置によって決定、維持される。
2. 歯根膜は唇側に一層の層板骨を形成し、それを維持できる。

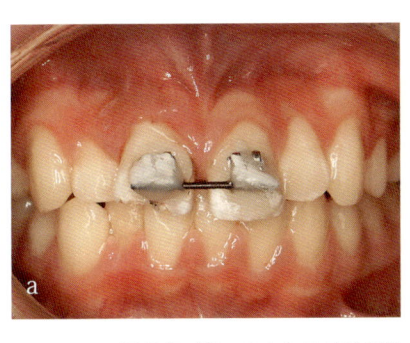

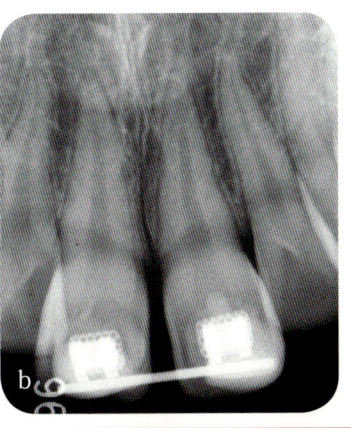

図5a〜f 遅延型再植でみられる骨吸収像。
a, b：術前。12歳9か月、少年。|1 は他院で遅延型再植を受けたと思われる。外傷および治療から1日後に来院した状態。
c：3.7年後の臨床写真。|1 には低位咬合がみられる。
d：3.7年後のエックス線像。歯根吸収（置換性吸収）が進行している。
e：|1 のCBCT像。歯根が消失しつつあるが、骨吸収は唇側のみで生じている。
f：外傷を受けていない（正常な）|1 のCBCT像。
eとfの状態を注意深く観察すると、骨吸収は唇側のみでみられ、その進行は歯髄腔の位置までであることがわかる。図中の緑の影の部分は、eで残存している骨量とほぼ同形である。

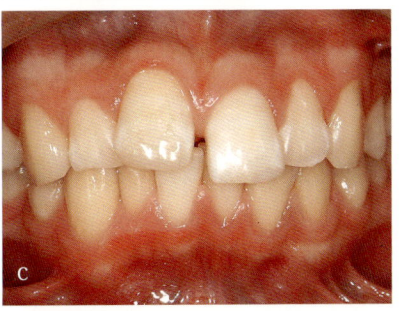

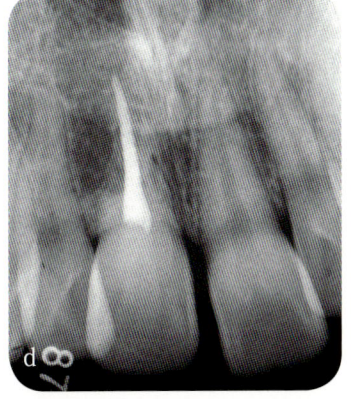

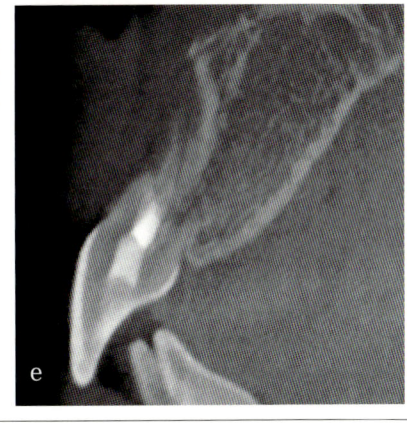

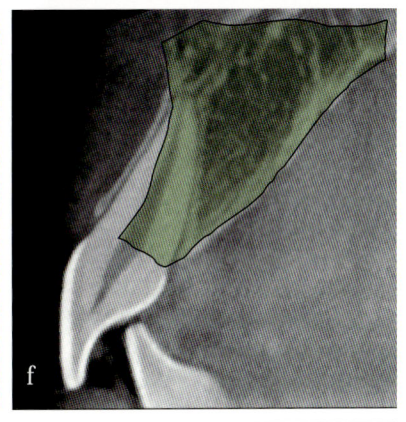

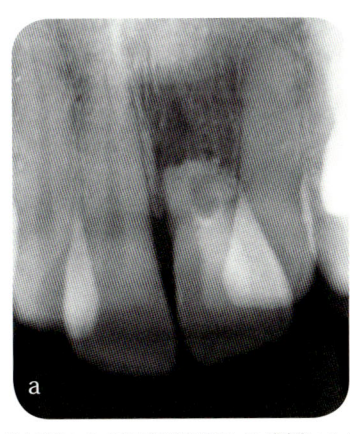

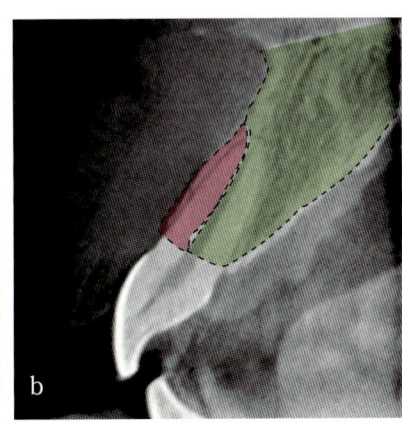

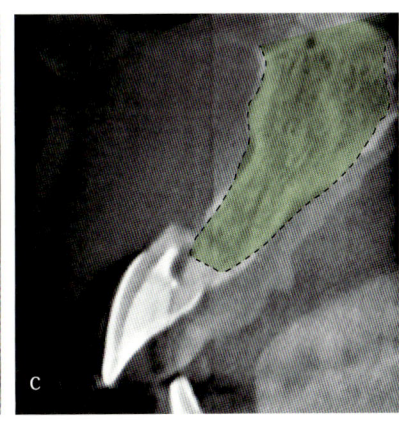

図6a〜c 歯冠部のみを遅延型再植した症例における骨吸収像（■：歯に依存しない骨量（tooth independent bone volume: TIBV） ■：歯に依存する骨量（tooth dependent bone Volume: TDBV））

a：18歳、少年。2日前、|1 が外傷により歯根破折し、他院で歯冠側と歯根側の歯を抜歯されて来院。当院では、|1 の歯冠側のみを遅延型再植した。このエックス線像は術後10年の状態。
b, c：術後10年目の 1|1 のCBCT像。|1 と 1| のCBCT像を比較すると、歯根吸収は唇側のみに生じており、その吸収量は歯髄腔のあたりまでである。

図5を含めいくつかの遅延型再植症例の術後経過を筆者がCBCTで分析したところ、上顎中切歯部においては、以下のことが想定される。
1. 上顎前歯部の歯根膜または歯そのものがなくなると、唇側の骨が吸収する。
2. その吸収は、最大でおおむね歯髄腔のあたりまでである。
3. 歯槽骨には、歯に依存した骨量（TDBV：赤の影部分）と、歯に依存しない骨量（TIBV：緑の影の部分）がある。

5-2

歯周炎の病態像と治癒像

(1) 治癒のパターン

歯周炎が進行すると、歯根膜と歯槽骨が喪失する。前項の考察から、上顎前歯 (図 7a) を例にとって崩壊が進行した状態を模式図に表せば、図 7b のようになる。すなわち、唇側 (TDBV のみで歯根が覆われている) では水平性の骨吸収が生じ、口蓋側 (TDBV と TIBV の両方で覆われている) では垂直性の骨欠損が生じる。

歯周炎の原因除去療法では、まず根面のデブライドメントを行い、徹底的に感染を除去し、その状態を長く維持することである。もし、理想的にこの感染除去療法が患者と術者の努力で実行された場合、以下のような治癒が順次起こってくる可能性がある。

①ポケットからサルカスへ (図 7c)

根面から感染を除去することで、病的な状態 (ポケット) は理論上深いサルカスに変わると考えられる。

②歯肉の適合 (図 7d)

深いサルカスが維持されると歯肉の炎症が消退し、炎症により緩んだ、あるいは消失した歯肉輪状線維が増え引き締まることにより、歯根周囲が歯肉で封鎖されるような状態が生じる。

③長い上皮付着の獲得 (図 7e)

根面が滑沢かつ無毒的であれば、長い接合上皮が形成される可能性が示されている[8]。

④骨のみの再生 (図 7f)

TIBV は、感染が除去されれば理論上は再生する (元に戻る) はずである。すなわち、歯根膜の再生がなくても骨は元に戻ることが動物実験では確かめられている[9]。ただし、どれくらいの量 (高さまで) 骨が自然回復するかは、周囲の残存骨の高さや幅に左右されると考えられる。一方、歯根膜の再生がないかぎり TDBV が再生することはない。

⑤歯根膜の再生 (図 7g)

もし、本当に歯根膜が臨床的に再生し、長期間その状態が維持されれば、歯周組織はほぼ元に戻る。歯根膜の再生はセメント質と固有歯槽骨の再生をともなうので、結果として、歯周組織全体が再生することになる。動物実験では、上皮付着が自然治癒過程で新付着に置き換えられることが示されているが[10]、その程度や予知性はヒトでは未知数である。

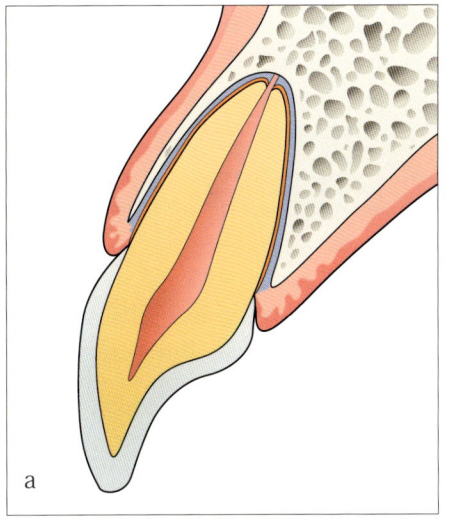

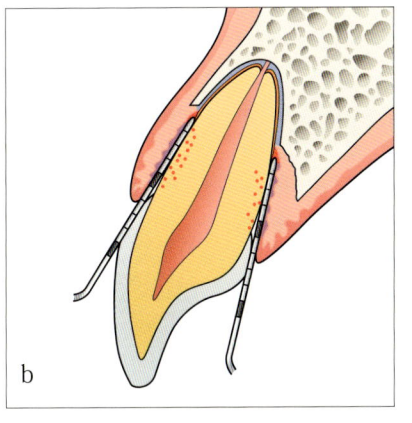

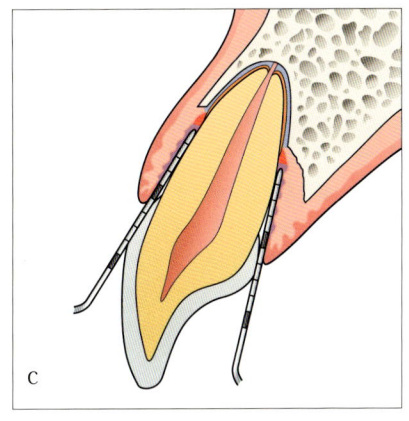

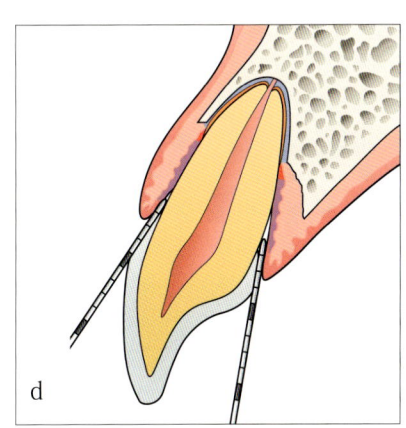

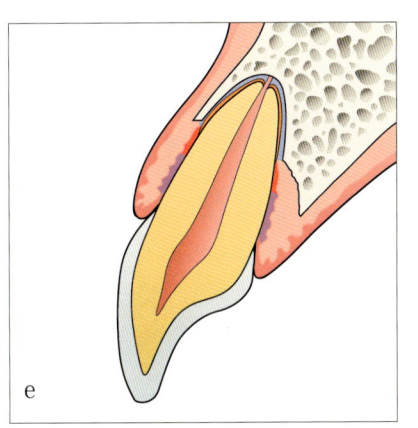

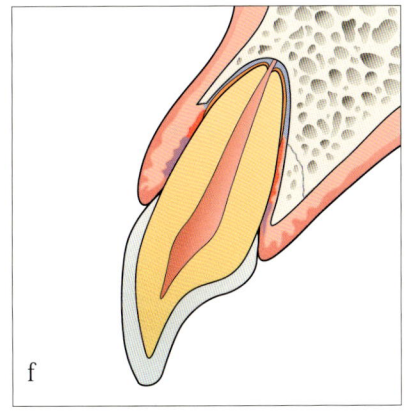

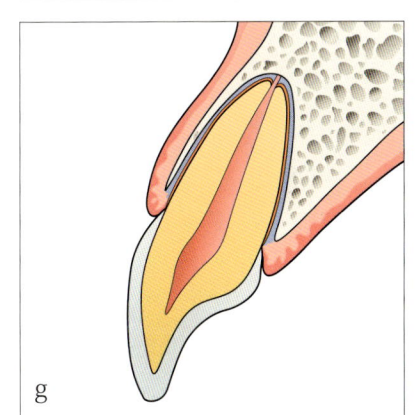

図7　歯周炎の進行と組織学的な治癒のバリエーションを表す模式図。
a：健全な歯周組織。
b：歯周炎が進行した状態を示す。
　　唇側は歯根膜の喪失にともない TDBV も同時に消失することから、水平性の骨吸収が生じる。口蓋側では、歯根膜の喪失により TDBV と同時に炎症の波及により TIBV も消失する。したがって、垂直性の骨吸収が生じる。
c：ポケットからサルカスへ。
　　プロービング値に変化はないが、根面を SRP したことで細菌叢が変わり、歯周病原因菌がなくなった(少なくなった)ことを示す。
d：歯肉の適合。
　　歯肉の炎症が消退したことで、歯肉輪状線維がより多く、より健全になることにより、歯肉が引き締まった(プローブが入りにくくなった)ことを示す。
e：長い上皮付着。
　　長い付着上皮が形成され、より安定的に歯肉溝が閉鎖された状態を示す。
f：骨のみの再生。
　　垂直性の骨欠損の部位で、歯根膜の再生をともなわない骨のみの再生 (TIBV の再生) が生じたことを示す。
g：歯根膜の再生 (歯周組織の完全再生)。
　　もし歯根膜が再生すれば TDBV が回復することから、歯周組織全体が再生することになる。

5-3 臨床例からみる治癒像

(1) 治癒の実際

　果たして、臨床では実際どのような治癒が起こっているのであろうか？　図8は、初診時下顎前歯部舌側が重度の歯周炎により歯周組織が破壊されていた症例である。臨床写真、エックス線写真、プロービング値から、非外科療法とメインテナンスを通じて6年10か月かけて徐々に歯周組織が改善してきたのがわかる。歯肉が極端に大きく退縮していないにもかかわらず、プロービング値が改善したこと、エックス線写真から骨の改善が得られていることなどから、上項の治療のパターンのいくつかの組み合わせが数年かけて徐々に起こってきていることが想像される。

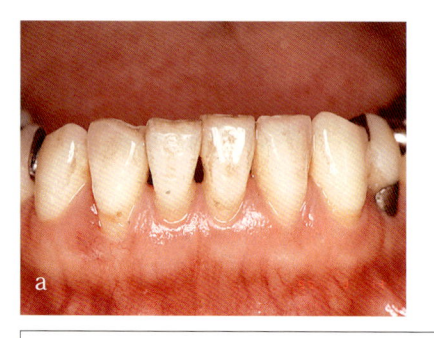

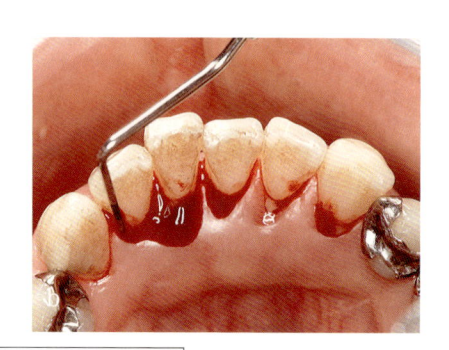

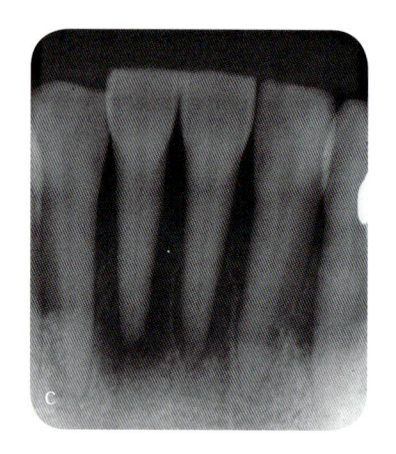

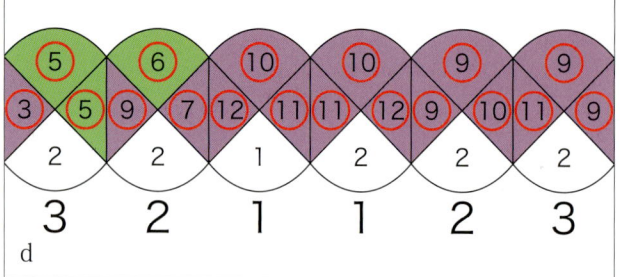

図8a～p　歯周炎の治癒を示す臨床例。
a～d：初診。48歳、女性。下顎前歯舌側の腫れと痛みで来院。プロービング値やBOPから、舌側に進行した歯周炎が生じていることがわかる。
e～h：初診から1年3か月後。保存が困難と考えられた$\overline{1}$はいったん抜歯し、3か月後に隣在歯に接着されている。その他の歯（$\overline{32|123}$）はSRPによって治療が行われた。プロービング値は大きく改善しているが、まだ4～5mmのプロービング値が残っている。
i～l：3年5か月後。プロービング値に大きな変化はないが、エックス線像で骨が回復していることがうかがえる。
m～p：10年後。1年3か月後の写真と比べて、歯肉の退縮はないにもかかわらず、プロービング値は大きく改善している。また、エックス線像では、骨の改善がより明瞭になっている。図7で考察されているさまざまな治癒が起こっているかもしれない。

289

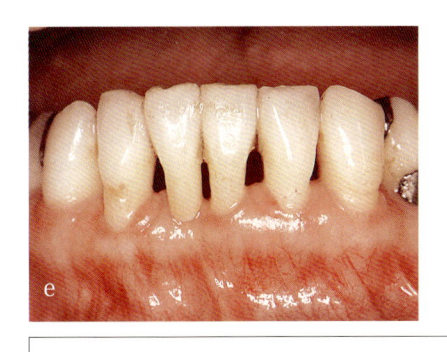

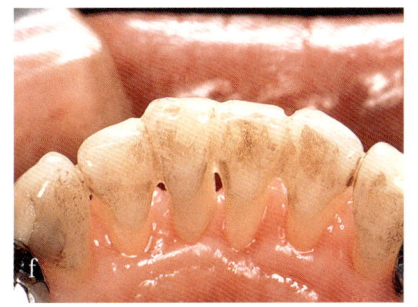

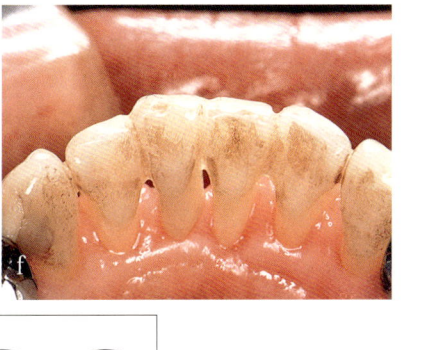

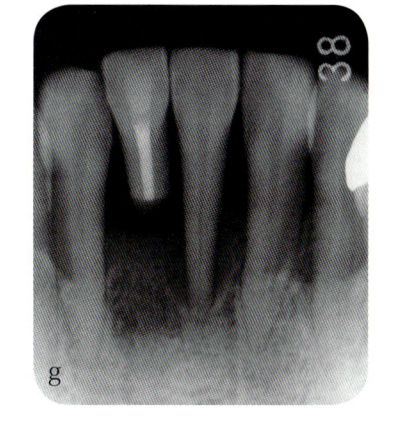

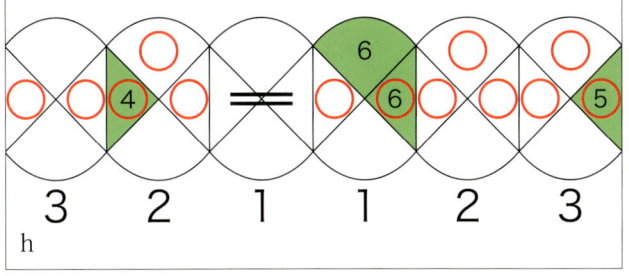

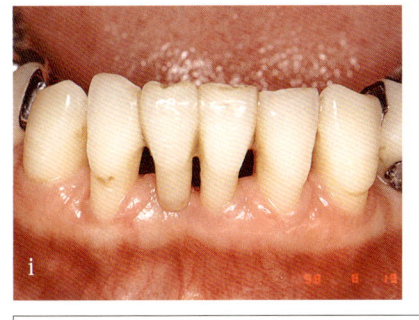

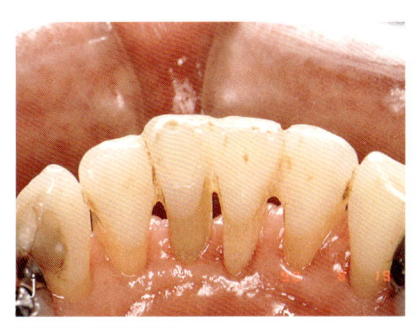

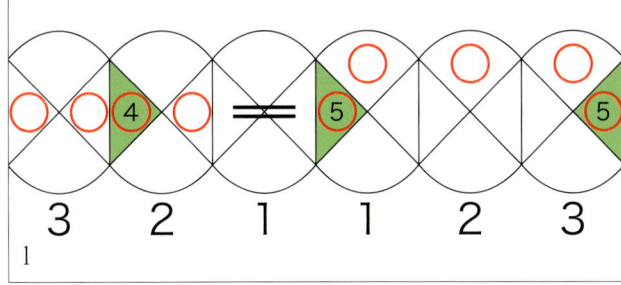

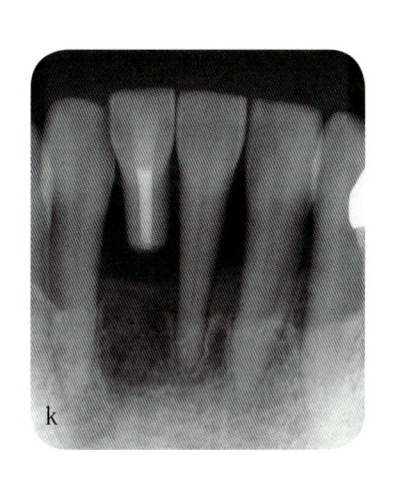

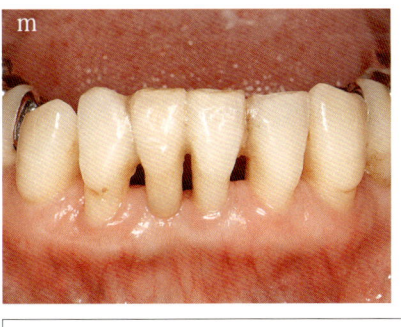

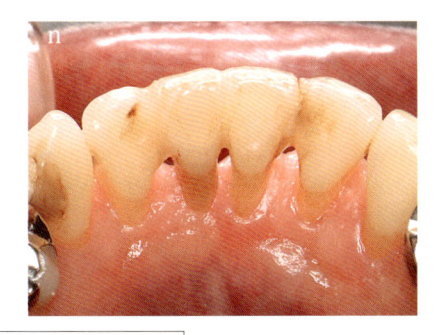

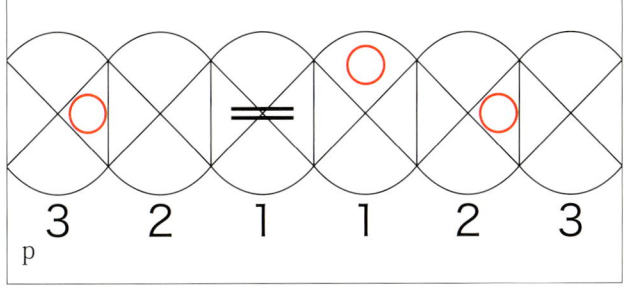

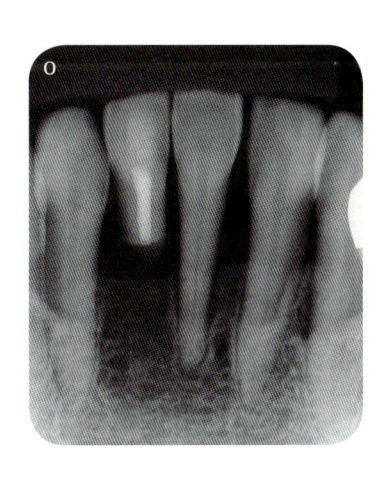

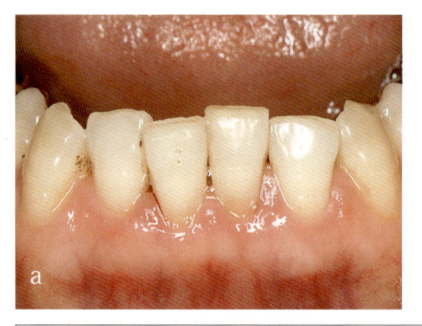

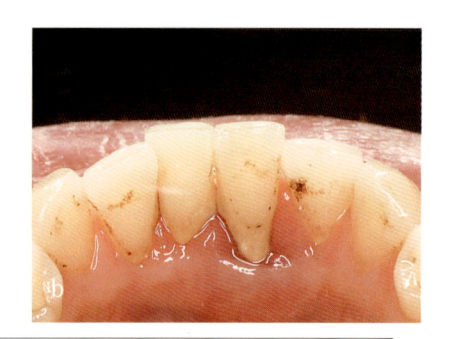

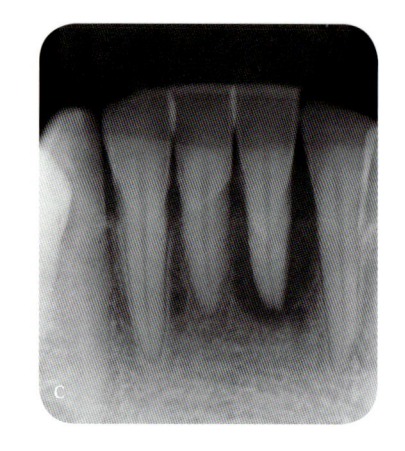

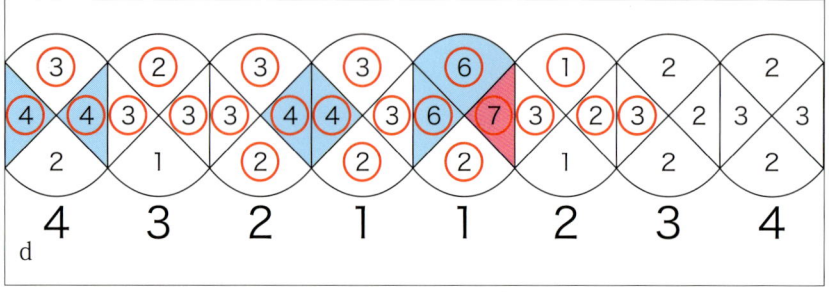

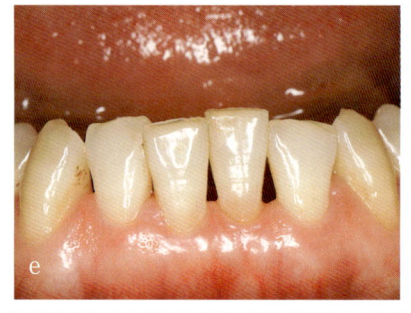

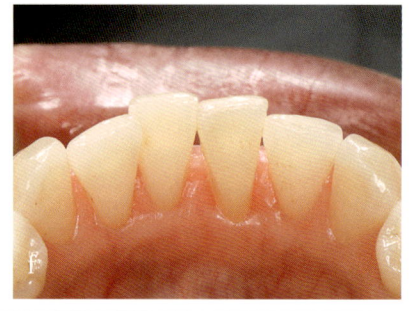

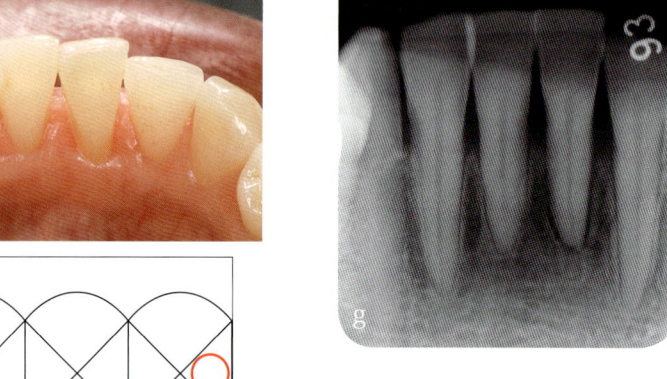

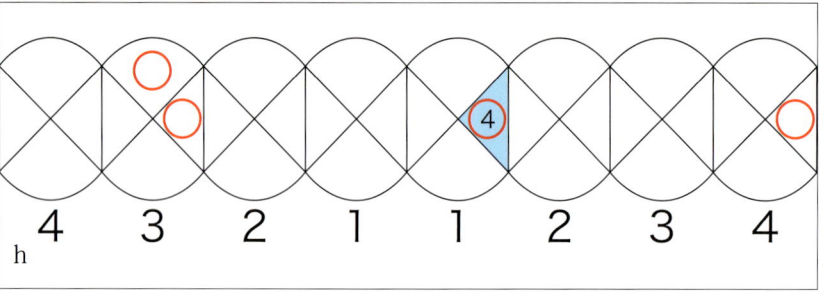

図9a〜i CBCTでみる骨の治癒形態。
a〜d：42歳，女性。1̄の動揺を主訴として来院。1̄には根尖近くまで進行した垂直性の骨吸収がみられる。
e〜h：術後1年。1̄骨吸収の明らかな改善がみられる。
i：術後1年の下顎前歯部のCBCT像。エックス線像上に提示した，それぞれの文字付線に一致した部位の断面が示されている。これらをみると，一見エックス線像上では骨再生しているように見える1̄の舌側の骨は，ほとんど再生していないことがわかる。これは，下顎前歯のように頬舌側がTDBVで覆われているような部位では，いったん歯周炎が進行すると，歯根膜が再生しないかぎり歯槽骨の再生も期待できないことを示している。逆にこのような部位に骨の再生療法を行っても，歯根膜が再生，定着しないかぎり，新生された骨は維持されないことを示していると思われる。

　果たして，臨床では実際どのような治癒が起こっているのであろうか？　図8は，初診時下顎前歯部舌側が重度の歯周炎により歯周組織が破壊されていた症例である。臨床写真，エックス線写真，プロービング値から，非外科療法とメインテナンスを通じて6年10か月かけて徐々に歯周組織が改善してきたのがわかる。歯肉が極端に大きく退縮していないにもかかわらず，プロービング値が改善したこと，エックス線写真から骨の改善が得られていることなどから，上項の治癒のパターンのいくつかの組み合わせが数年かけて徐々に起こってきていることが想像される。

　図9は，やはり下顎左側中切歯に生じた歯周組織の重

291

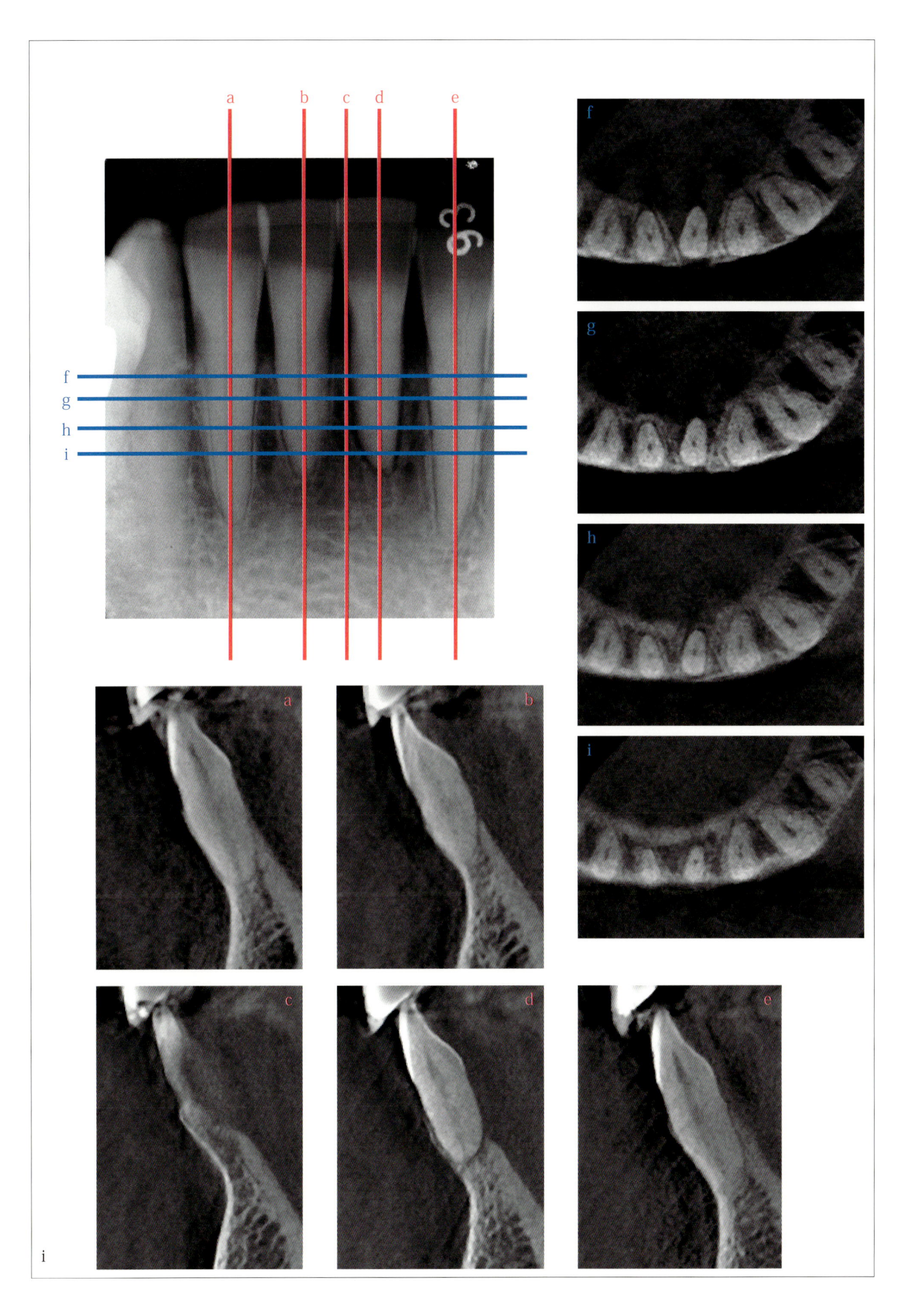

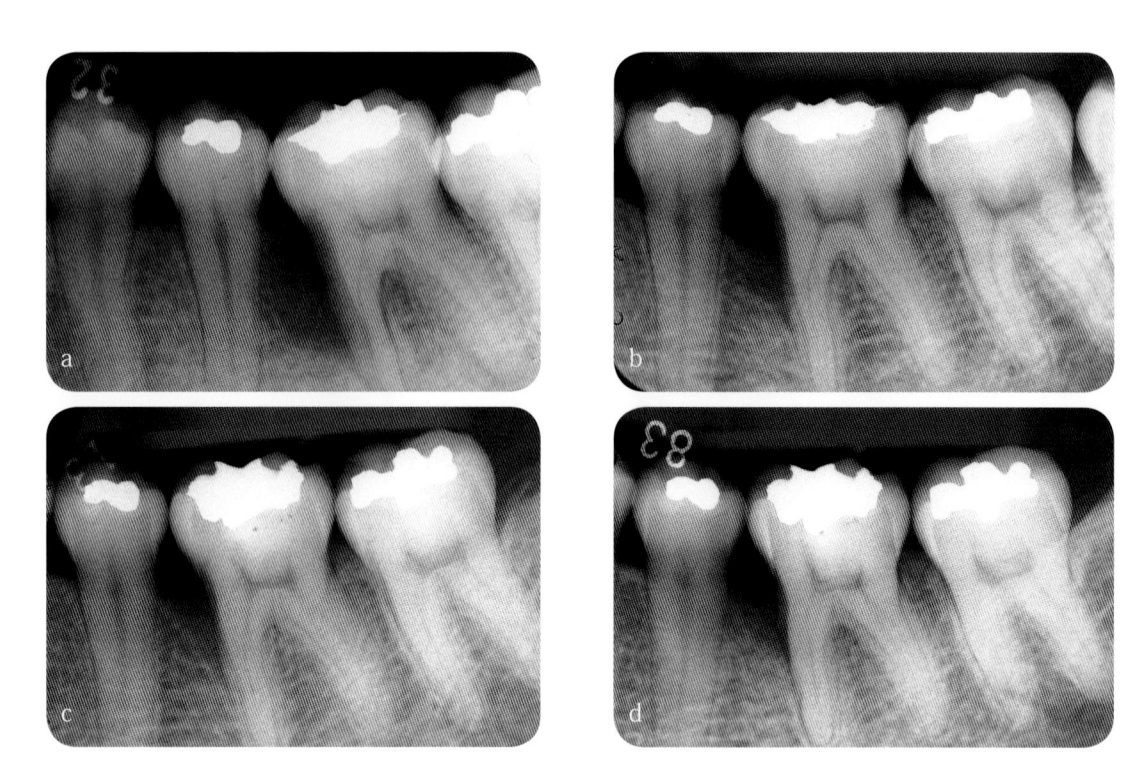

図10a〜d 骨の自己再生。
a：術前。23歳、女性。若年性歯周炎と考えられる。6̄近心に垂直性の骨欠損がみられる。麻酔下で肉芽組織の除去をともなうSRPを行った。
b：2年後。骨は改善傾向にあるが、再度SRPを行った。
c：6年後。さらに骨の改善がみられる。再SRPを行った。
d：15年後。骨の改善が維持されている。

度崩壊部位における治癒をCBCTで観察した症例である。通常のエックス線写真では、一見骨が理想的に再生しているように見えるが（図9g）、CBCT像では（図9i）、患歯の舌側には骨の再生はみられない。先の項で考察したように、いったん歯周炎で失われたTDBVは歯根膜の再生がないかぎり再生、維持されないことから、この部位での歯周炎の治癒はこのような治癒像がゴール（限界）となろう。逆にいえば、このような部位で不安定な歯周再生療法を行う意味があるかどうかを考える必要があろう[11,12]。

大臼歯部における骨再生に関して、筆者はSRPや通常の歯周外科で骨が自己再生した症例を多くもっている（図10）。しかし、術後にCBCT検査を行っても、明らかなTDBVの再生（新付着）を確認できていない。すなわち、骨の再生はTIBVの部位にしかみられず、この部位では、CBCT画像で新付着の有無を推測することはできない。そして動物実験から考察すれば、上皮は入ったままであることが予想される[8]。したがって、上記の治癒のパターンでは「④ 骨のみの再生」（P.286）が期待できると考えている。仮に新付着が起こっていれば、想定外の喜びである。

一見すれば、新付着による治癒は理想的かつ究極のゴールであり、患者にとっても術者にとっても最良のゴールである。しかし、過去30年間開発されたさまざまな歯周組織再生療法は、臨床家に可能性を示したが、定着した術式とはなりえていない。もし、そのような術式があるなら、これほどまでに多くの再生療法が現れては消えていくことはなかっただろうし、現在も歯周治療に苦慮する必要がないに違いない。

先にも考察したように、歯周治療における治癒のあり方にはいろいろあり、けっして歯根膜の再生のみにゴールを求める必要はない。図11は、露出した根面を側方有茎弁移植でカバーした症例である。13年間、ポケット形成はなく正常な臨床状態で推移した（図11g, h）。CBCT像でわかるように、唇側の歯槽骨はまったく存在しない。したがって、新付着による治癒ではありえない。歯肉の適合、長い上皮付着の可能性が考えられるが、正確な治癒像はわからない。しかし、このような状態（歯周組織）の歯が13年間、問題なく口腔内で機能と審美が維持されたことに臨床家は勇気づけられるに違いない。「人生いろいろ、治癒にもいろいろ」と考えておきたい。

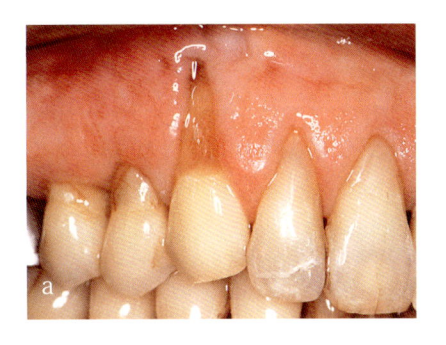

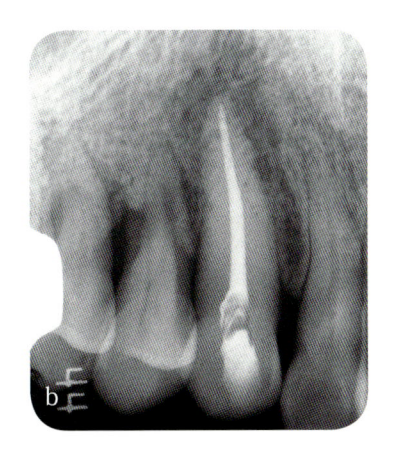

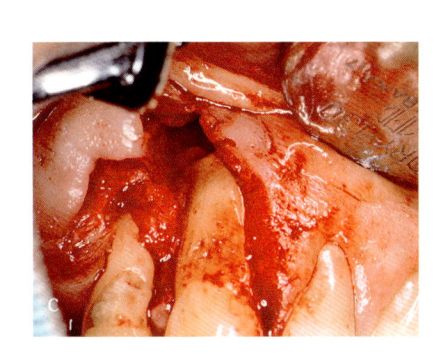

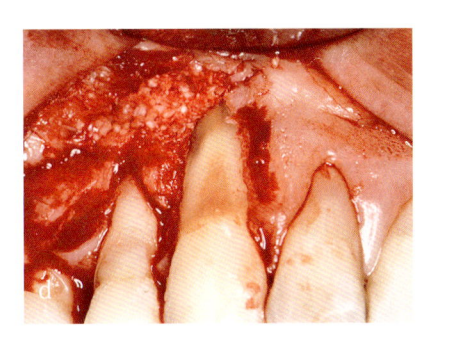

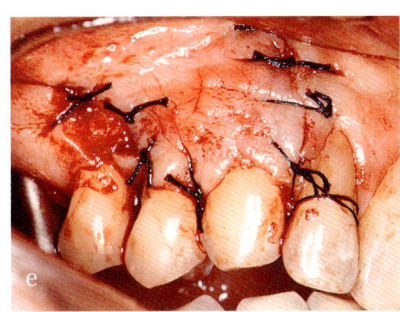

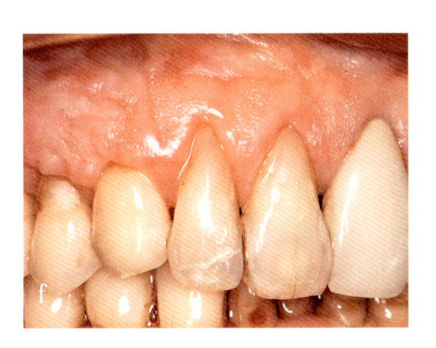

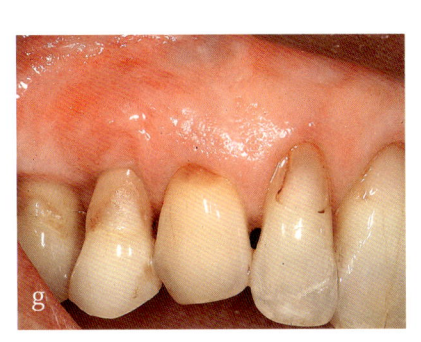

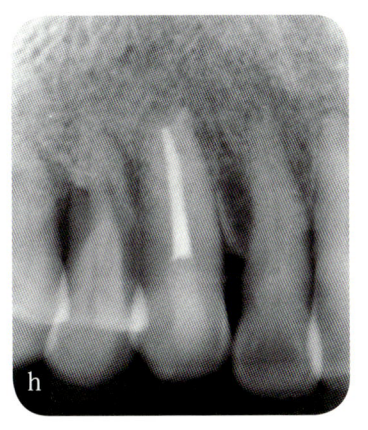

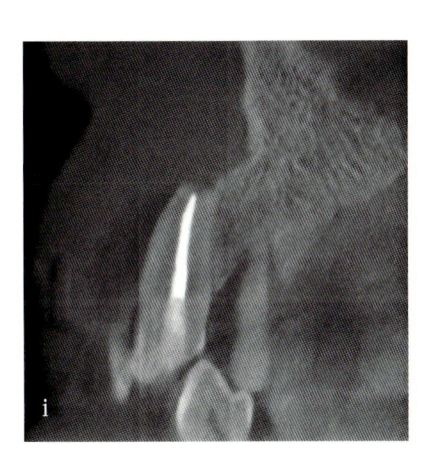

図11a～i 骨の再生をともなわない歯周組織の治癒。
a：術前。61歳、男性。3|唇側の露出根面の被覆を希望。
b：術前のエックス線像。近遠心は骨で覆われていることがわかる。
c：側方有茎弁移植のためのフラップ翻転時。根尖部に肉芽組織がみられたので、歯根端の一部とともに除去した。
d：根尖部のみに他家骨移植材を補填した。
e：歯肉弁を近心にずらし、3|の根面を被覆するようにして歯肉弁を縫合した。
f：8か月後。
g：13年後。3|の唇側にプローブは入らない。
h：13年後のエックス線像。大きな変化はない。
i：13年後の3|のCBCT像。唇側にはまったく骨はみられない。3|の唇側にどのような治癒が生じているかはわからないが、新付着ではありえない。このような歯でも、ポケット形成はみられず、歯の機能と審美が13年間維持されていることは興味深い。

(2) 治癒へと導く王道

　歯周治療の基本は、病因論（原因論）に基づいた治療である。すなわち、感染の除去とその状態の維持である。原因が除去されれば、生体は本来失われた組織を回復するメカニズムを有しているはずである。器官再生とは異なり、歯周再生外科療法は、生体の細胞を治癒に参加促進させるための手段にすぎないと考えている。無理に作った組織はやがてなくなるかもしれないし、生体の自然治癒のなかで得られたものは、それが再生ではなくても歯の維持に有効にはたらく可能性があると信じている。

　筆者の浅い経験と知識を総括すれば、感染を除去することとその状態を維持することこそが、歯周組織を回復（修復、再生）させる王道である。歯周治療に近道はない。

■参考文献■

1. Lindhe J, Westfelt E, Nyman S, Socransky SS, Heijl L, Bratthall G. Healing following surgical/non-surgical treatment of periodontal disease. A clinical study. J Clin Periodontol 1982 Mar ; 9(2) : 115-128.
2. Ten Cate(著), 川崎堅三, 他 (訳). 口腔組織学. 第4版, 東京：医歯薬出版, 1996.
3. Orban(著). 尾持昌次 (訳). 口腔組織発生学. 第9版, 東京：医歯薬出版, 1982.
4. Avery(著), 寺木良巳, 相山誉夫 (訳). 口腔組織・発生学. 東京：医歯薬出版, 1991.
5. Robinson C, Brookes SJ, Shore RC and Kirkham J. The developing enamel matrix : Nature and function. Eur J Oral Sci 1998 ; 106(Suppl) : 282-291.
6. Schroeder HE(著), 下野正基, 他 (訳). 歯周組織. 東京：医歯薬出版, 1989.
7. Iseri H, Solow B. Growth displacement of the maxilla in girls studied by the implant method. Eur J Orthod 1990 ; 12(4) : 389-398.
8. Caton JG, Zander HA. The attachment between tooth and gingival tissues after periodic root planing and soft tissue curettage. J Periodontol 1979 Sep ; 50(9) : 462-466.
9. Caton J, Zander HA. Osseous repair of an infrabony pocket without new attachment of connective tissue. J Clin Periodontol 1976 Feb ; 3(1) : 54-58.
10. Usuda J, Hashimoto S, Enokiya Y, Inoue T, Shimono M. Proliferative activities of epithelial and connective tissue cells in the rat periodontal regeneration using argyrophilic nucleolar organizer regions staining. J Periodont Res 2004 Jun ; 39(3) : 175-187.
11. Esposito M, Grusovin, MG, Papanikolaou N, Coulthard P, Worthington HV. Enamel matrix derivative (Emdogain) for periodontal tissue regeneration in intrabony defect (Review) The Cochrane Collaboration Publication status and date. Edited, published in Issue 1, 2011.
12. Needleman I, Worthington HV, Giedrys-Leeper E, Tucker R. Guided tissue regeneration for periodontal infra-bony defects (Review) The Cochrane Collaboration Publication status and date. Edited, published in Issue 4, 2008.

6 歯周組織再生療法

6-1

歯根膜の生物学

(1) 歯根膜とは

　歯根膜はセメント質と歯槽骨の間に存在する、厚さ100～200μmの密な線維性結合組織である。同組織を構成する主要な細胞成分は歯根膜線維芽細胞であるが、その他の細胞群としては、歯槽骨表面に存在する骨芽細胞や破骨細胞、歯根を覆うセメント質表面に存在するセメント芽細胞などが認められる。細動脈が吻合網をつくった血管系も発展しており、さらには三叉神経由来の歯槽神経が分布している。その神経終末として痛覚を訴える自由神経終末と、触覚・圧覚を伝える機械受容器が分布しており、歯根膜の感覚受容器としての機能を担っている。歯根膜のスペースの大半を占めるのはコラーゲン線維であり、そのコラーゲン線維束（いわゆる歯根膜線維）が、固有歯槽骨およびセメント質内に埋入されることにより、いわゆる線維性結合が達成され、歯と歯槽骨を強固に連結している。そして歯周病の進行とは、この線維性結合が慢性炎症的に破壊されていくプロセスと理解することができる。

　歯根膜は、歯と歯槽骨を線維性に強固に連結するとともに、軟組織としての特性を活かして歯を介して受ける咬合圧の緩衝帯として、さらにはその圧刺激の情報を中枢神経へフィードバックするための感覚受容器として機能することが、その重要な機能として広く認知されてきた。また、矯正治療のために力学的負荷をかけられた歯は、牽引側の歯根膜において骨芽細胞を活性化して骨の添加を、圧迫側の歯根膜で破骨細胞を活性化し骨の吸収を促進することにより、歯槽骨内での歯の移動を可能ならしめていることは臨床的にもよく知られている。すなわち、歯根膜は環境の変化に反応して、必要とされる歯槽骨のリモデリングを担う機能を有する結合組織と理解することもできる(図1)。

　急速な進歩を続ける細胞および分子生物学の解析手法は、このような歯根膜の機能に新たな科学の光を当てることになり、結合組織・靱帯組織としての機能を超えた歯根膜の特性を説明する科学的根拠が集積されるようになった。

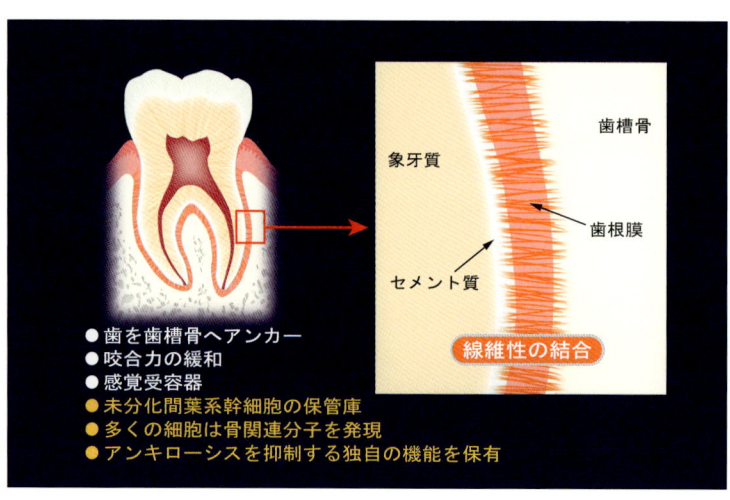

図1　歯根膜(細胞)の機能・特徴。

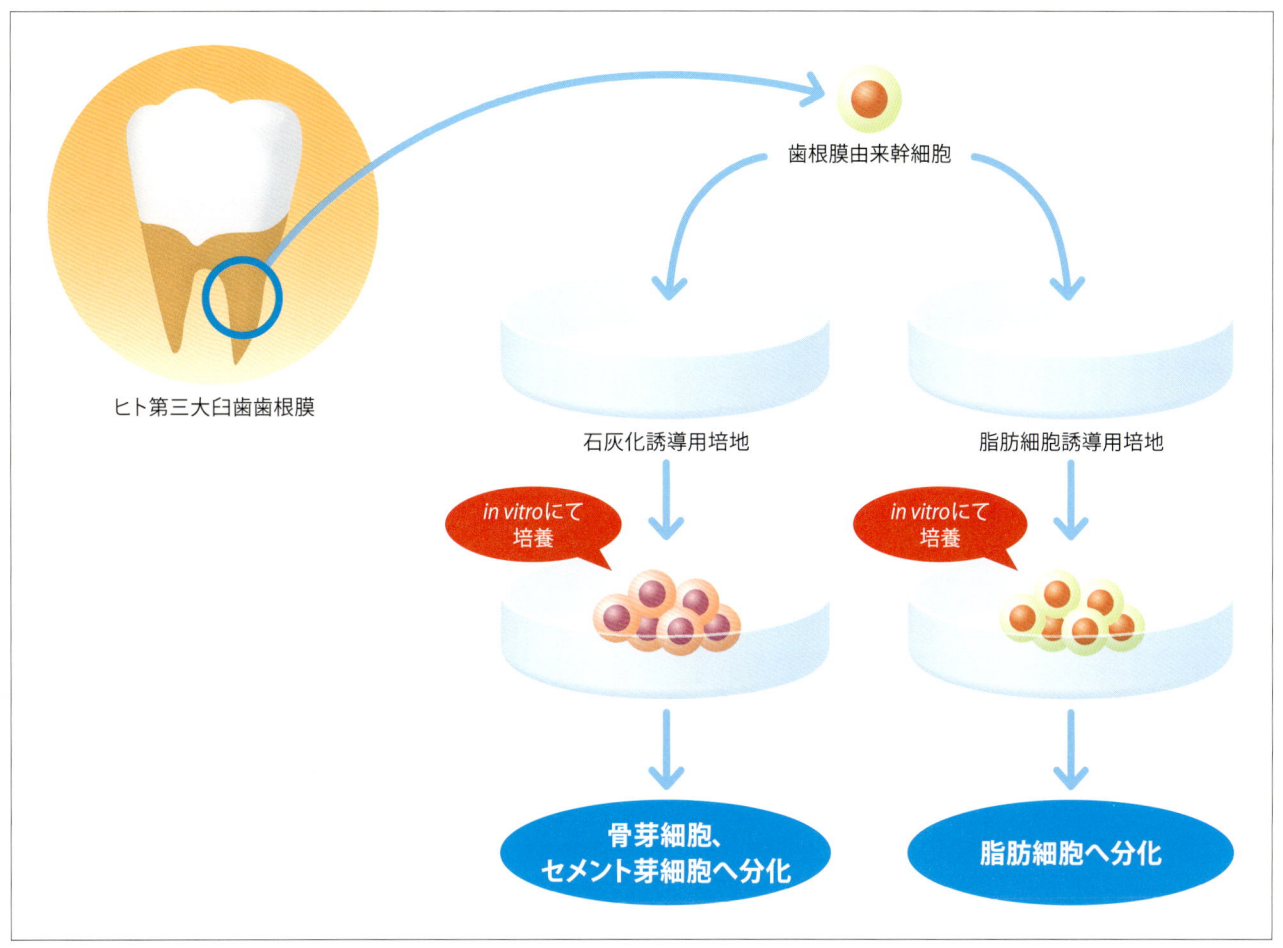

図2　多能性細胞としての歯根膜由来幹細胞（Seo BM, et al. Lancet 2004 ; 364 : 149-155[2]. より改変）。

(2) 幹細胞の保管庫(reservoir)としての歯根膜

　組織・臓器の再生を考えるうえで、中心的役割を担うのがいわゆる幹細胞である。人為的に作製された多能性幹細胞として、胚性幹細胞（ES細胞）やiPS細胞が樹立されるようになり、その将来的な臨床応用が期待されている。しかしながら倫理面、安全面等の克服されるべき問題が残されており、歯科領域でこのような細胞が臨床応用されるには、まだ時間を要するであろう。そのため、直近の再生医療で期待されている幹細胞源としては、組織幹細胞（あるいは体性幹細胞）が注目を集めている。幹細胞生物学の進歩にともない、成人になってもわれわれの組織中に多分化能を有する幹細胞（あるいは、その段階から少し分化が進んだ前駆細胞）が存在することが明らかになった。そして、このような細胞のポテンシャルを人為的に引き出す医学的工夫をすることにより、期待する組織・臓器の再生が果たされると考えられている。

歯周組織の再生誘導においても同様の考え方が導入されており、従来の歯周組織再生療法における幹細胞源としては、患歯の歯根膜が想定されてきた。事実、歯根膜中の多くの細胞が骨芽細胞やセメント芽細胞への分化マーカーになるRUNX-2やアルカリフォスファターゼを恒常的に高発現していることなどが見いだされており、歯根膜がきわめて高い硬組織形成能を有する組織であることを強く示唆する結果が得られている[1]。さらに、歯根膜から、幹細胞マーカーの発現を基に細胞の分取を試みたところ、同組織中には多分化能を有する未分化間葉系幹細胞（すなわち歯周組織幹細胞と考えることができる）が存在することが証明されている（図2）[2,3]。このように、従来のわれわれの認識をはるかに超える歯根膜細胞の新たな細胞学的特性がつぎつぎと明らかにされてきている。

(3) 遺伝子発現から知る歯根膜の特徴

　ヒトの身体は、約60兆個のさまざまな形態や機能を有する細胞が相互に協調しながら形づくられている。そのすべての細胞は、共通のゲノム30億塩基対をその核内に含有し、そのゲノムは、約3～4万個あるといわれているすべての遺伝子を発現し、機能するポテンシャルを有している。これは、乳腺細胞から取り出した1個の核を受精卵に移植することにより、クローン羊ドリーが生まれたことからも明らかであろう[4]。しかしながら成人においては、それぞれの組織・細胞のはたらきに必要とされる遺伝子が選択的に発現することにより、それぞれの組織・細胞に特有のはたらきや形態を維持している。すなわち、ヒトの身体を構成する種々の組織・細胞のそれぞれにおいて、異なった遺伝子の発現の組み合わせが存在し、その組み合わせのパターンこそが組織・細胞の多岐にわたる形態や機能といった特異性を導き、身体を形づくっているといえる。そこでヒトゲノムプロジェクトの完了以降、このようなヒトの身体の各組織・細胞における特有の遺伝子発現パターンを大規模・網羅的に解析することにより、分子生物学的な側面からその組織・細胞の特徴や特有の機能を明らかにしようとする試み、特異的組織遺伝子発現プロファイル解析がなされるようになった[5]。そして、われわれの研究室においても、歯根膜の特徴を発現ならしめている分子基盤を解明する一助として歯根膜における遺伝子発現プロファイル解析を行った[6,7]。

　まず、矯正治療中の患者より便宜抜去された歯の歯根中央部1/3より歯根膜を掻爬にて採取し、同組織mRNAを調製した後、歯根膜3'末端cDNAライブラリを構築した(図3)。つぎに、このライブラリより無作為に選択した1,752個のクローンの塩基配列を自動DNAシークエンサーにて解読・決定し、コンピュータ解析による出現頻度および遺伝子バンクへの相同性検索を行い、歯根膜遺伝子発現プロファイルを作成した(表1)[7]。その結果、歯根膜組織は *collagen type I* および *type III* 遺伝子を高発現していることが確認され、結合組織としての歯根膜の特徴を遺伝子発現の側面からも裏づけることとなった。また興味深いことに、*collagen* 遺伝子に次いで高い発現を認めたのは、骨組織において重要なはたらきをしていることが知られている *osteonectin* および *periostin* 遺伝子であった。この結果は、ヒト歯根膜が保有する硬組織形成能を裏づけるものと考えられる。さらに、その後の解析により、ヒト歯根膜に特徴的に発現する *periostin* isoform が存在することをわれわれは見いだしている。興味深いことに、この isoform は他の組織でも発現が認められる *periostin* isoform に比べて、硬組織形成細胞への分化促進能が高いことが、われわれの研究室の解析により明らかになっている。

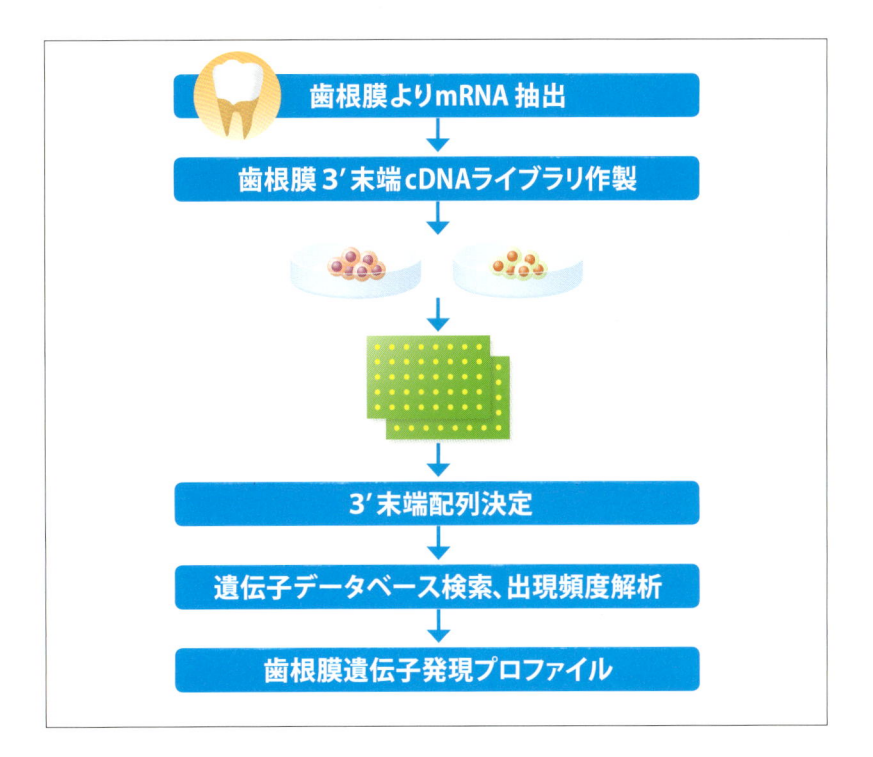

図3 ヒト歯根膜遺伝子発現プロファイル解析。

表1 ヒト歯根膜遺伝子発現プロファイル。

遺伝子名	発現頻度
collagen type I alpha-2	46
collagen type I alpha-1	45
collagen type III alpha-1	30
osteonectin	22
collagen type I alpha-2	17
collagen type III alpha-1	17
ribosomal protein L21	12
periostin	8
ribosomal protein S18	8
ribosomal protein L13a	8
unknown	7
ribosomal protein L30	6
translationally-controlled 1	6
28S ribosomal RNA	6

← 新規遺伝子 PLAP-1

(4) 新規遺伝子 PLAP-1 (periodontal ligament associated protein-1) の発見

歯根膜における遺伝子発現プロファイル解析を推進する過程で、遺伝子バンクに登録されていないまったく未知の新規遺伝子配列をわれわれは発見することとなった。全長 cDNA クローニングの結果、この遺伝子は全長 2.5 kbp で、382 アミノ酸をコードする新規の遺伝子であることが明らかとなった。さらに予想されるタンパク質をプロテインデータベースにて検索したところ、decorin および biglycan というタンパク質に対して非常に高い相同性を有する分子であることが明らかとなった (図4)[7]。われわれは、この新規分子を PLAP-1 (periodontal ligament associated protein-1 と命名し、以下の解析を進めることとした。

硬組織形成細胞への分化を誘導する培地でヒト歯根膜由来培養細胞 (HPDL) を培養したところ、経日的に PLAP-1 遺伝子の発現が亢進すること、骨形成因子-2(BMP-2) 刺激により同発現が著明に亢進することが明らかとなった。興味深いことに PLAP-1 分子が過剰に発現すると、歯根膜細胞による硬組織形成がかえって阻害されることや、PLAP-1 分子が BMP-2 と結合することにより、BMP-2 による硬組織形成促進作用を阻害することがその後の研究で解明されている[9,10]。これらのことから、歯根膜に特徴的に発現する PLAP-1 分子は歯根膜において恒常的に発現し、歯根膜の硬組織形成を負に制御する機能を果たし、結果として高い石灰化物形成能を有する歯根膜細胞の分化を抑制することで骨性癒着を防止し、歯根膜の恒常性維持を果たしているものと考えられる。

歯根膜を組織学的に観察しただけでは通常の結合組織のようにしか見えないが、このように歯根膜で発現している遺伝子を網羅的に解析 (トランスクリプトーム解析) することにより、他の組織では見られない歯根膜組織の特徴の一端が分子レベルで解明されることとなった。また、DNA チップ (スライドグラスほどの大きさの基板上に、オリゴ DNA が配列されているもので、一度に数万種におよぶ遺伝子発現を解析することができる) を用いることにより、歯根膜細胞がメカニカルストレスを含むさまざまな刺激が加えられた際に、どのような遺伝子を発現することで、その環境変化に対応しようとしているのかが解析されている[11]。これらの解析結果は、歯根膜の特質を分子レベルで明らかにしてくれるのみならず、得られた新規の情報はより効率の良い、あるいは歯周組織に特化した再生療法を開発する際に活用されるものと期待される。

PLAP-1:
periodontal ligament associated protein-1

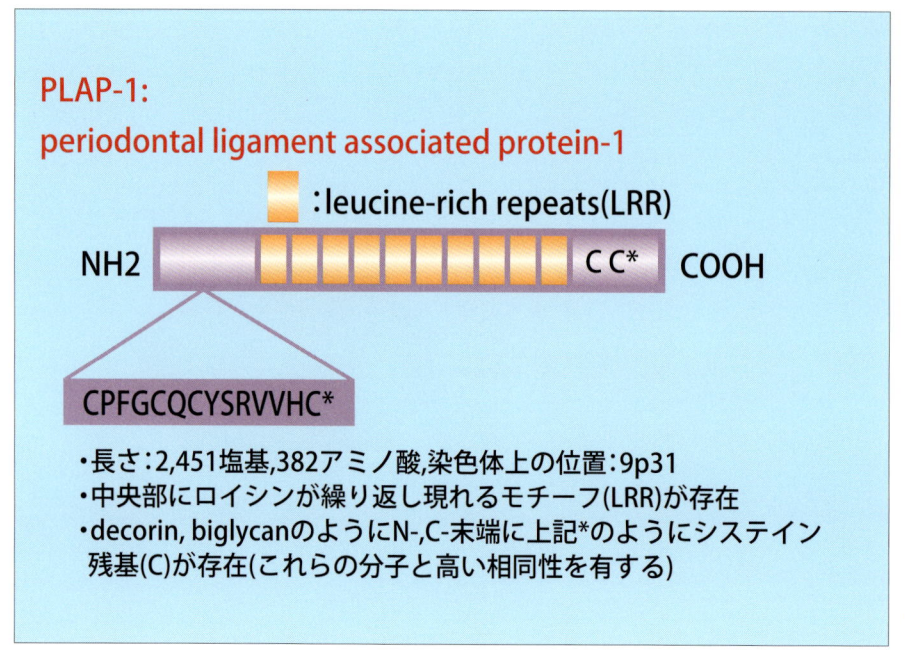

:leucine-rich repeats(LRR)

NH2 — C C* COOH

CPFGCQCYSRVVHC*

- 長さ：2,451塩基, 382アミノ酸, 染色体上の位置：9p31
- 中央部にロイシンが繰り返し現れるモチーフ(LRR)が存在
- decorin, biglycanのようにN-, C-末端に上記*のようにシステイン残基(C)が存在 (これらの分子と高い相同性を有する)

図4　新規細胞外基質タンパク PLAP-1 の構造。

6-2

歯周組織再生療法の変遷

(1) 歯周組織再生療法とは

　歯周治療の原則は、原因である細菌バイオフィルムを歯根表面の壊死セメント質とともに機械的に除去することである。その結果、歯周組織の炎症は除かれ、歯周組織の破壊のプロセスは停止することになる。さらに、歯周基本治療を適切に行った後に依然として歯周ポケットが残存するような場合には、歯周外科処置が選択されることとなる。しかしながら、通常の歯周外科処置後の創傷治癒の場には、いち早く歯肉上皮細胞が到達して創面を被覆し、歯根面と長い上皮性付着を形成することで治癒が完了してしまうことになる。すなわち、セメント質や歯槽骨の新生を待たずに治癒が完了してしまうこととなり、歯周病の進行により失われたセメント質や、歯槽骨の新生をともなった歯周組織再生は、通常の歯周治療では望むことができないと考えられている。

　1980年代以降、歯周治療の分野に歯周組織再生療法のコンセプトが導入され、今まで不可能と考えられてきた歯周組織の再生を目指すさまざまな治療法が検討されるようになった。そして、その中のいくつかの治療法は、臨床の現場で一定の成果を上げてきた。しかしながら現在に至るまで、臨床家のニーズに十分答えているといえる歯周組織再生療法が確立されているとはいまだ言いがたく、中高年者・高齢者の「歯や口が支えるQOL」の維持・増進を考えたとき、予知性の高い新規歯周組織再生療法の開発は依然として社会的な急務であるといえる。

　これまでの研究成果より、歯根周囲の歯根膜の中に骨芽細胞やセメント芽細胞へ分化しうる間葉系幹細胞が成

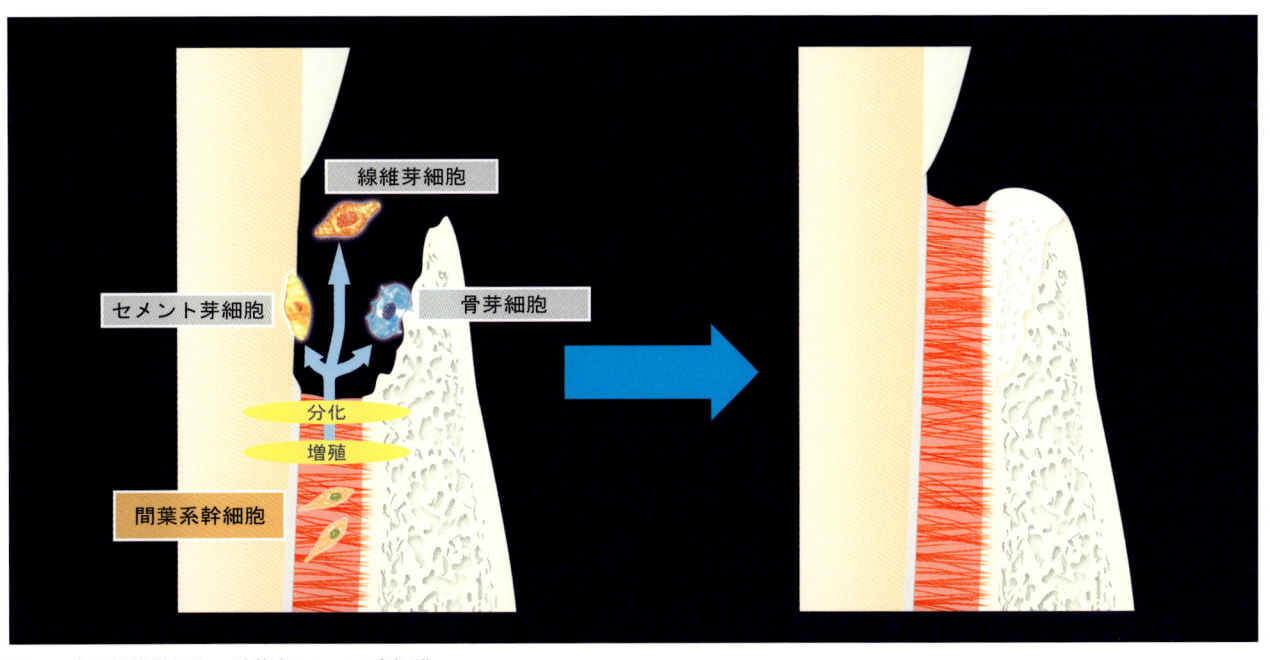

図5　歯周組織幹細胞の貯蔵庫としての歯根膜。

人になっても存在することが示され[2]、歯根膜に存在するこのような細胞の機能を十分に発揮させる工夫をすることにより、従来の歯周治療では不可能と考えられてきた歯周組織再生を人為的に誘導することが、歯科医学的に可能であると現在では考えられている（図5）。ここでいう歯周組織の再生というのは、
①歯周組織欠損部に面する歯根面に歯根膜由来細胞が選択的、優先的に誘導され、
②これら歯根膜由来細胞中に含まれる未分化間葉系幹細胞（歯周組織幹細胞）が分化能を保有したまま増殖し、硬組織形成細胞（骨芽細胞やセメント芽細胞）や歯根膜線維芽細胞として部位特異的な分化を遂げ、
③歯根膜線維芽細胞によって産生されたコラーゲン線維束が骨芽細胞やセメント芽細胞により新生された骨組織、セメント質に埋入され、歯と歯槽骨間に線維性の結合（いわゆる新付着）が再生されることを意味している。

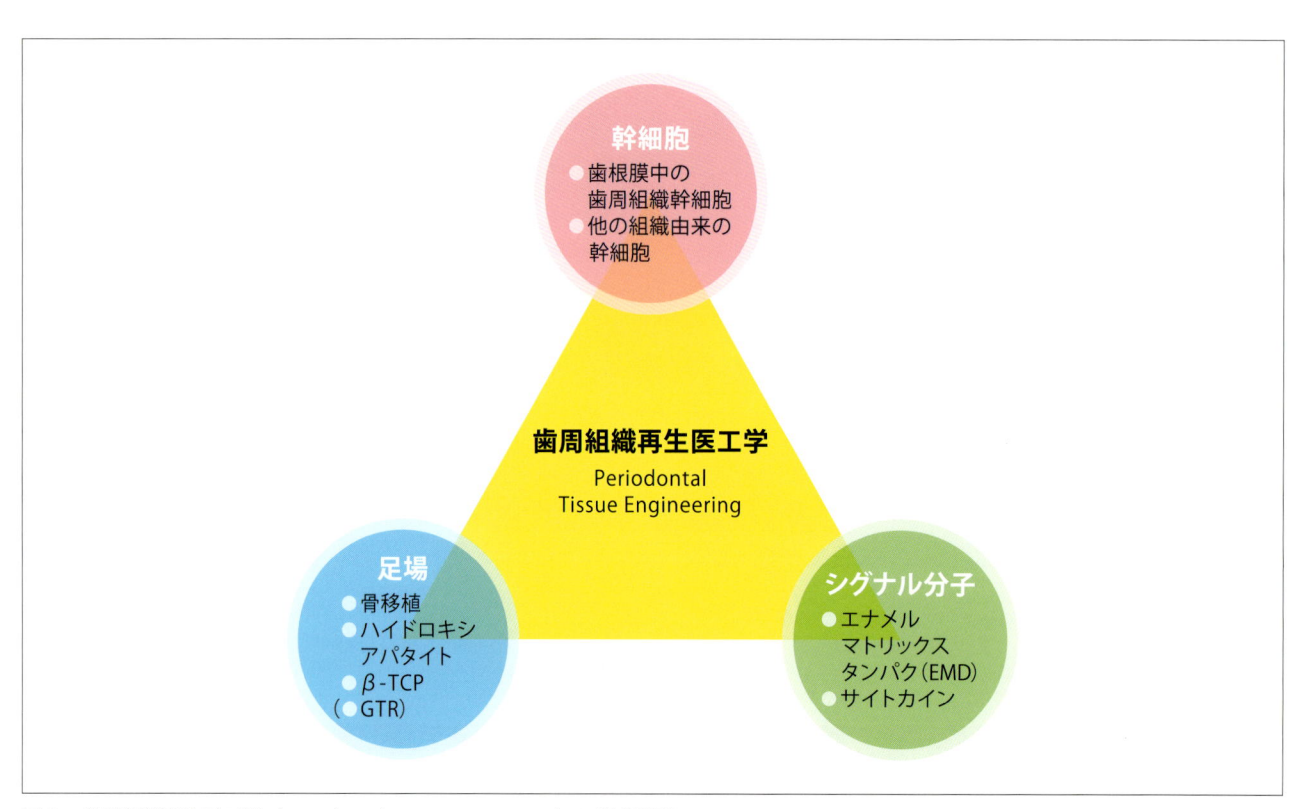

図6　歯周組織再生医工学（periodontal tissue engineering）の構成要素。

（2）歯周組織再生医工学 (periodontal tissue engineering)

　米国の Langer と Vacanti は tissue engineering（組織工学、生体組織工学、再生医工学）という新しいコンセプトを発表した[12]。これは engineering（工学）と life science（生命科学）の原理を融合することにより、組織・臓器の再生を図ろうとする学問領域と定義されている。tissue engineering は、実際に組織を再生する「幹細胞 (stem cell)」、その幹細胞に再生すべき組織・臓器の大きさ・形態を教える「足場 (scaffold)」、幹細胞の増殖や求められる成熟細胞への分化を促す「シグナル分子 (signaling molecule)」の3つで構成される（図6）。そしてこれら3つの要素を適切に融合させることにより、期待される組織・臓器の再生が果たされると考えられている。このコンセプトを歯周組織再生療法に当てはめたものが、periodontal tissue engineering となり、それを構成する3要素は同じく、「幹細胞 (stem cell)」「足場 (scaffold)」「シグナル分子 (signaling molecule)」である。この考えを念頭に置き、歯周組織の再生療法の変遷をまとめる。

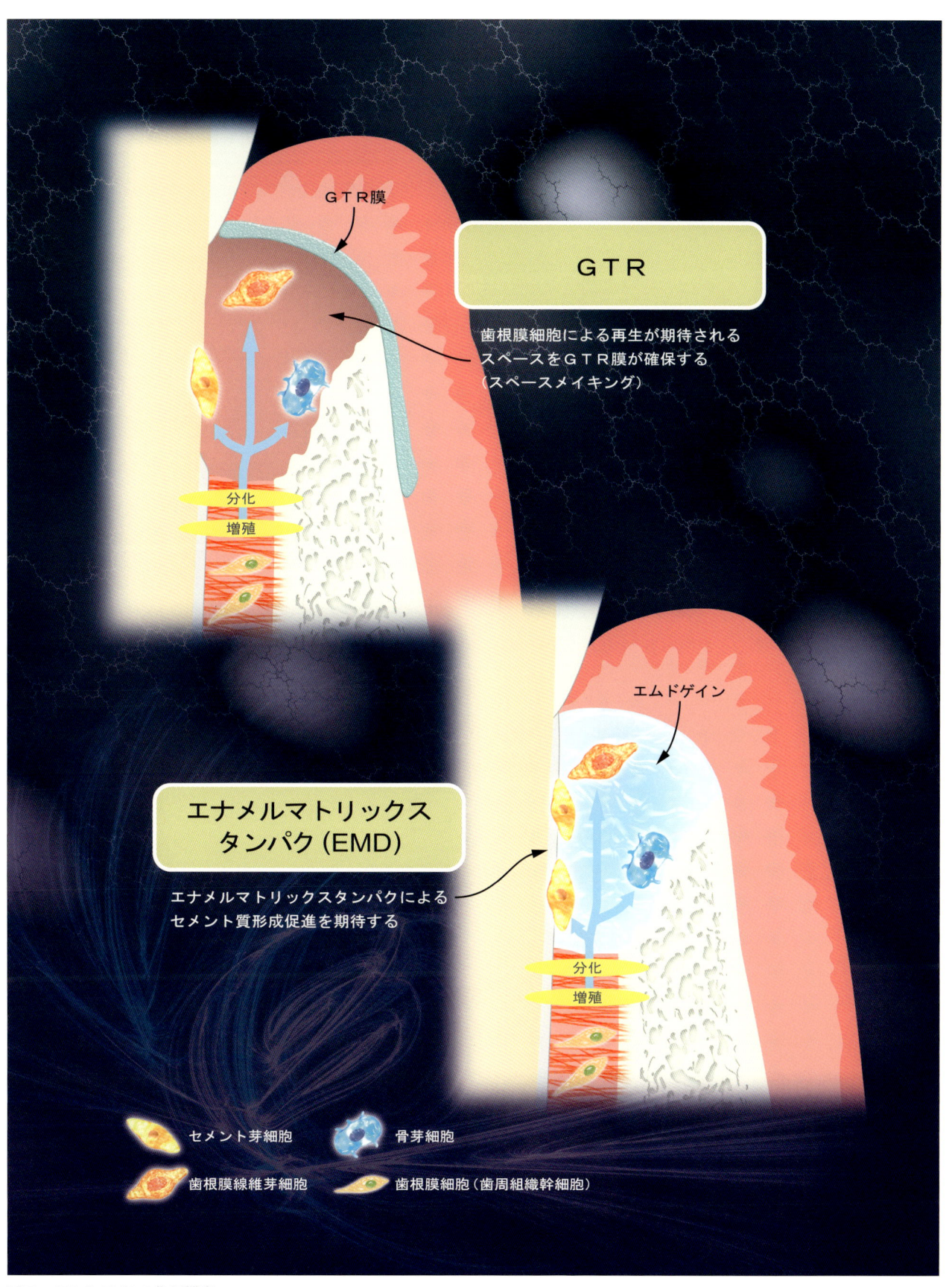

図7 GTRとEMDの作用機序。

(3) 歯周組織再生療法の現状

先に記したように、われわれの歯根膜には骨芽細胞やセメント芽細胞への分化能を有する間葉系幹細胞 (mesenchymal stem cell)、あるいは前駆細胞 (progenitor cell) が存在している。これらの細胞は、セメント質や歯槽骨の新生をともなう歯周組織の再生を可能ならしめる体性幹細胞として「歯周組織幹細胞」とよぶことができる。現在臨床応用されている歯周組織再生療法は、「幹細胞」として患歯の歯根膜に内在するこれら「歯周組織幹細胞」を用いていることになる。

歯周組織再生療法としてもっとも歴史の古いものの一つとして「骨移植」が挙げられる。これは患者の顎骨などを一部採取・粉砕して得られた自家骨や、ハイドロキシアパタイトのような人工骨を歯周組織欠損部に充填することにより、同部の骨再生を促そうとするものである。この治療法は、移植された骨組織あるいは人工材料が「足場」となり「骨伝導能 (医療材料を生体内の自然骨内に埋入したとき、材料表面に沿って骨が形成され、材料と骨が結合して一体となる機能)」を発揮して、歯槽骨の新生を促そうとするものである。歯周組織欠損部の大部分を占めるのは歯槽骨欠損であることから、骨組織の新生が過剰になり骨性癒着を生じないかぎりは、有効な歯周組織再生誘導法として期待されてきた背景がある。

1980 年代に入り、「guided tissue regeneration : GTR 法」が臨床応用されるようになった (図7)[13]。これは、歯周組織欠損部を生体親和性の GTR 膜で覆うことにより、歯肉上皮由来、および歯肉結合組織由来の細胞が同上欠損部へ侵入するのを防ぎ、歯根膜由来細胞を同上欠損部へ到達させることにより、歯周組織再生を誘導しようとする治療法である。この治療法は、GTR 膜により歯周組織を構成する細胞の動きを制御することにより歯周組織再生を果たそうとするものであり、治療に使われる GTR 膜は広義の「足場」として分類されることもある。エックス線的に歯槽骨の新生が確認されるのが半年以上かかることが一般的であることを考えると、創傷治癒の初期過程をいかにコントロールするかが、その後の治癒形態 (repair か regeneration か) を左右することをわれわれに知らしめた臨床的意義は、大なるものがある。

その後 1990 年代に入り、「エナメルマトリックスタンパク (EMD)」が臨床応用されるようになる (図7)[14]。このタンパクは歯の発生期にヘルトヴィッヒ上皮鞘 (Hertwig's epithelial sheath) から分泌されるタンパクで、セメント質の形成を促す作用を有しているといわれている。6 か月齢ブタの下顎骨歯胚から精製された EMD が現在臨床応用されており、EMD を歯周外科時に歯周組織欠損部へ投与することによりセメント質形成が、ひいては歯周組織再生が誘導されると説明されている。現在臨床応用されている EMD は、いわゆるヒト型リコンビナントタンパクではなく、同製品中には他のタンパクなども存在することが示されている。そのため現在に至るまで、歯周組織再生誘導における EMD 単独の作用が厳密に評価された報告は少ない。しかしながら、想定されている作用機序を考えた場合、EMD は tissue engineering でいうところのシグナル分子に分類されるものと考えられる。

(4) 現状の歯周組織再生療法に関する科学的根拠

GTR 法および EMD を用いた歯周組織再生療法に関しては、10 〜 20 年の使用実績があり、数多くの臨床研究の報告がなされている。それらの報告を総括するものの一つとして、コクランデータベース (Cochrane database) がある[15, 16]。それによると、

① GTR に関しては、フラップ手術と比較して 1.2 mm の付着の獲得、1.2 mm のポケットデプスの減少が得られる。
② EMD に関しては、フラップ手術と比較して 1.1 mm の有意な付着の獲得、0.9 mm のポケットデプスの減少が得られる。
③ GTR 法と EMD 法の間には臨床上重要な差異は認められない (同程度の有用性が認められる)。

と記されている。しかしながら、このようにして得られる効果の臨床上のメリットは明確でないとされており、さらなる良質な研究が必要とされている。

6-3 サイトカイン療法の可能性

サイトカインとはわれわれの生体を構成している細胞が、周囲の細胞に増殖・分化などの制御に関する種々のシグナルを伝達するタンパク質である。サイトカインの種類・その作用は実に多様であり、そのなかには、炎症反応、創傷治癒、あるいは骨のリモデリングに深く関与するものも存在している。遺伝子工学の進歩により、これらサイトカインを大量生産することが可能となってきた背景から、各種疾病に対する治療剤としてのサイトカインの応用が検討されている。歯周組織再生療法の分野においても、歯周組織欠損部への歯根膜細胞の遊走や、同欠損部における細胞増殖、および骨芽細胞やセメント芽細胞への分化の過程を、ある種のサイトカインを局所投与することにより活性化し、歯周組織再生を積極的に促進しようとする新たな治療法の確立が試みられている(表2)。本項では、米国での臨床応用が始まっている血小板由来増殖因子(platelet-derived growth factor：PDGF)と、日本国内で臨床試験が進められている塩基性線維芽細胞増殖因子(basic fibroblast growth factor：bFGF；FGF-2)という、サイトカインを用いた歯周組織再生誘導の基礎および臨床の研究成果を紹介する。

(1) PDGFを用いた歯周組織再生療法

PDGFはその名のとおり血小板中に存在し、主として間葉系細胞の遊走・増殖を促進するサイトカインとして1979年にHeldinらによって生成された[17]。現在ではマクロファージ、平滑筋細胞、内皮細胞、線維芽細胞等、種々の細胞から分泌され、発生過程、創傷治癒過程、各種病態の発症、進展にかかわるサイトカインとして知られている。PDGFはA鎖、B鎖とよばれる2種類のタンパクが2量体を形成しており、その組み合わせにより3種のアイソフォーム-AA、-AB、-BBの存在が確認されている。このうちPDGF-BBは、糖尿病性の足部潰瘍治療薬として米国・欧州などで臨床応用がなされている。

PDGFの歯周組織再生誘導剤としての有効性を検討した初期の研究においては、PDGF-BBとインスリン様

表2 サイトカインによる歯周組織再生誘導。

1. 血小板由来増殖因子（PDGF）＋ インスリン様増殖因子（IGF-I）
2. 骨形成タンパク質-2（BMP-2）
3. トランスフォーミング増殖因子-β（TGF-β）
4. 骨形成タンパク質-7（BMP-7,OP-1）
5. 塩基性線維芽細胞増殖因子（FGF-2, bFGF）
6. 脳由来神経栄養因子（BDNF）
7. 増殖・分化因子-5（GDF-5）
8. 血小板由来増殖因子（PDGF）＋ β-TCP（GEM 21S®）

増殖因子-1（insulin like growth factor-1：IGF-1）の合剤を用いて、その効果が検討されている。カニクイザルに実験的歯周炎を誘発させ、その結果形成された骨欠損部に10mgのPDGF-BB、IGF-1を投与し、歯周組織再生量を評価したところ、
① IGF-1のみでは有意な再生が誘導されなかった。
② PDGF-BBのみでは、新付着量のみ有意な再生が誘導された。
③ PDGF-BB/IGF-1の合剤を投与することにより、有意な新付着および骨充填が認められた[18]。

次いで、0.15 mg/mlのPDGF-BBとIGF-1の合剤を用いたヒトへの臨床試験（2施設二重盲検臨床試験）が実施され、同合剤の投与により統計学的に有意な骨再生量が得られたと報告されている[19]。また、PDGF-BBの培養ヒト歯根膜細胞（HPDL）に対する作用が in vitro にて検討されており、PDGF-BBはHPDLの増殖・コラーゲン産生を促進することが明らかにされている[20, 21]。

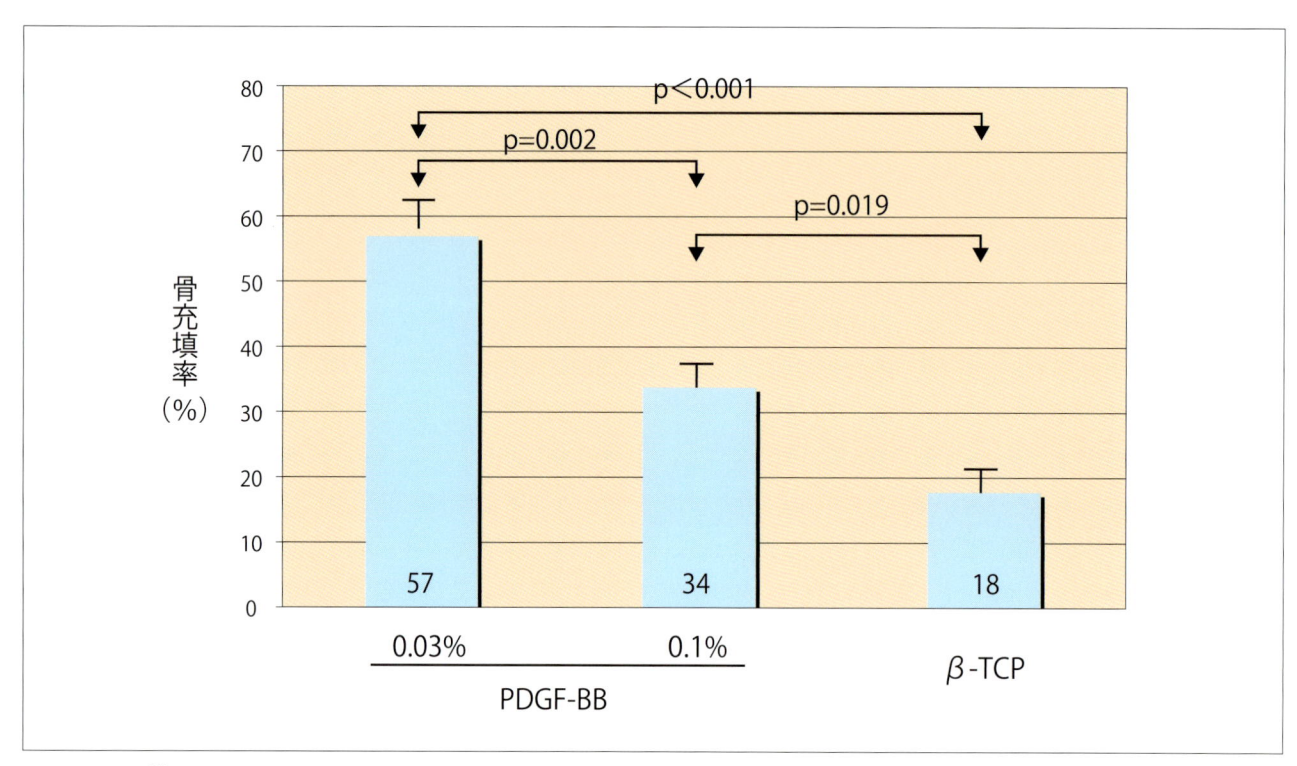

図8　GEM21™の臨床試験結果（骨内欠損部における歯槽骨の新生率）(Nevins M, et al. J Periodontol 2005；76：2205-2215.の資料より)。

(2) PDGFからGEM21®

上記の研究成果以降、PDGF-BBとIGF-1の合剤を用いた歯周組織再生誘導効果の検討に関する報告は途絶えている。その後、歯周組織再生におけるPDGF-BBと骨伝導性の足場材であるβ-tricalcium phosphate（β-TCP）の併用効果が、11の施設が参加した無作為比較対照試験として実施されている[22]。計180名の歯周病患者を①β-TCP + 0.3 mg/ml PDGF-BB、②β-TCP + 1.0 mg/ml PDGF-BB、③β-TCPのみ、の3群に無作為に割り付け、6か月後に臨床的付着レベル（CAL）の獲得量の評価と、エックス線の結果を基にした骨再生量の評価が行われた。その結果、CALの獲得では①が③より獲得量が多い傾向を示した。エックス線的な％骨再生量においては、①＞②＞③の順で統計学的に有意な差が明確に示される結果となった（図8）。この臨床試験の結果を基に、［β-TCP+0.3 mg/ml PDGF-BB］製剤は歯周組織再生材料として米国食品医薬品局（FDA）の承認を受け、GEM21S®として米国での販売が開始されている。

(3) FGF-2 とは

　FGF は、脳および下垂体組織において見いだされた線維芽細胞の増殖を促進する活性を有するタンパク質であり、現在では FGF-1 〜 -23 からなるファミリーを形成している。FGF-2 は、線維芽細胞のみならず血管内皮細胞、神経外胚葉系細胞、骨芽細胞、軟骨細胞、血管平滑筋細胞、上皮細胞などの多種類の細胞の増殖を誘導することが知られている（図9）。とりわけ、①強力な血管新生促進作用を有すること、②未分化間葉系細胞の多分化能を保持させたまま、その細胞増殖を促進する活性を有していることから、FGF-2 は再生医療の分野で注目を集めている。FGF-2 の臨床応用例として、褥瘡性潰瘍等の難治性皮膚潰瘍の治療薬として製造承認が取られている。また、難治性骨疾患の治療にも FGF-2 を応用しようとする試みも現在検討中であり、動物実験においてその有効性が報告されている。

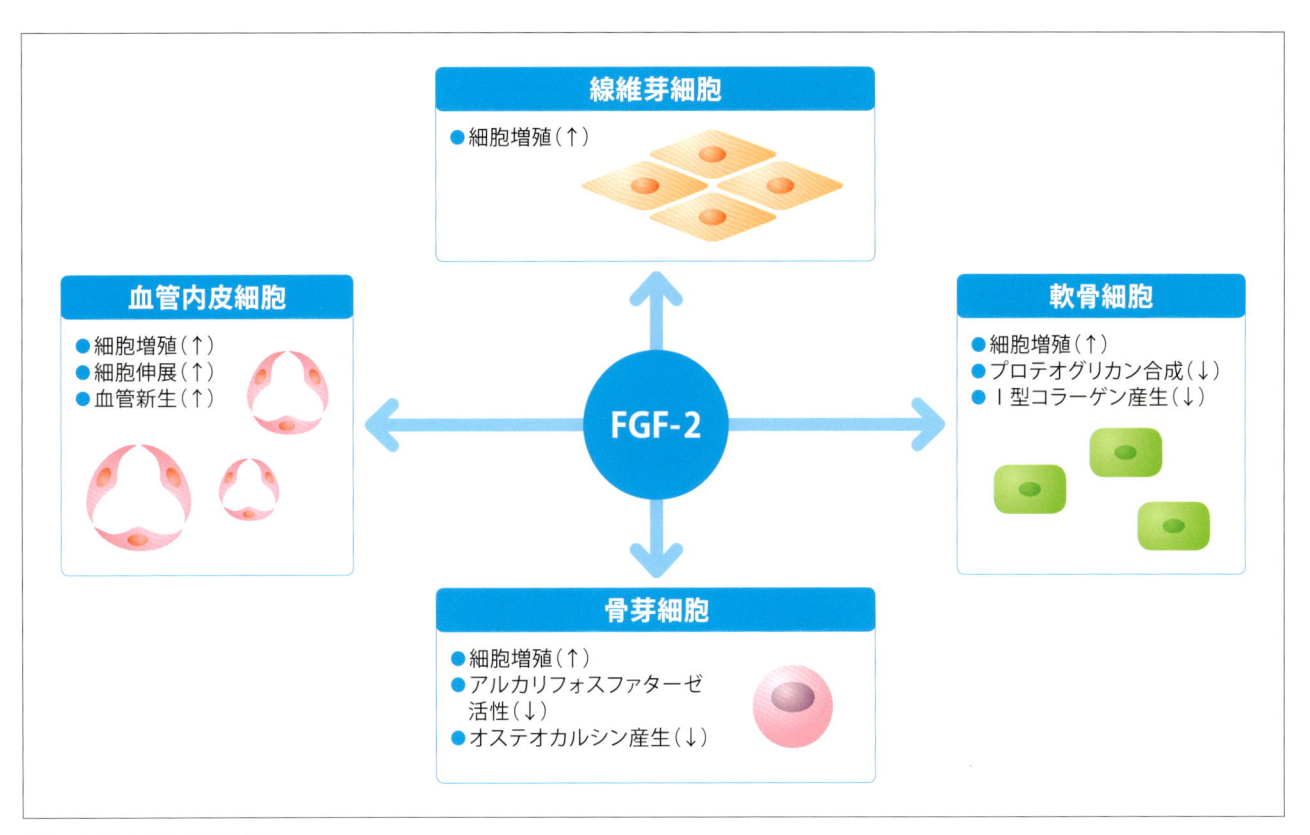

図9　FGF-2 の生物学的活性。

(4) FGF-2 の歯周組織再生誘導効果の検討

　FGF-2 が歯周組織再生を促進するか否かについて、動物実験により検証されている[23, 24]。ビーグル犬およびカニクイザルを用い、下顎臼歯部複根歯に実験的2級根分岐部病変を作製、架橋ゼラチンを基剤（キャリアー）とした 0.1 〜 0.4％ FGF-2 を実験側の骨内欠損部に填入し、FGF-2 投与後、それぞれ6週および8週経過した後にコンピュータによる画像解析にて組織学的形態測定を行った。その結果、統計学的に有意な新生骨量、新生骨梁量、新生セメント質量をともなった歯周組織再生が、FGF-2 を局所投与することにより生じることが明らかにされた（図10、表3）。また、同部位においてシャーピー線維も再現されているのが確認されている[23]。

　現在までの動物実験において、ビーグル犬の歯槽骨に作製した2壁性・3壁性骨欠損、2級根分岐部病変、自

図10 FGF-2投与により分岐部に誘導された骨新生。

投与前　　　　　投与後　　　　　対照群　　　　　FGF-2投与群

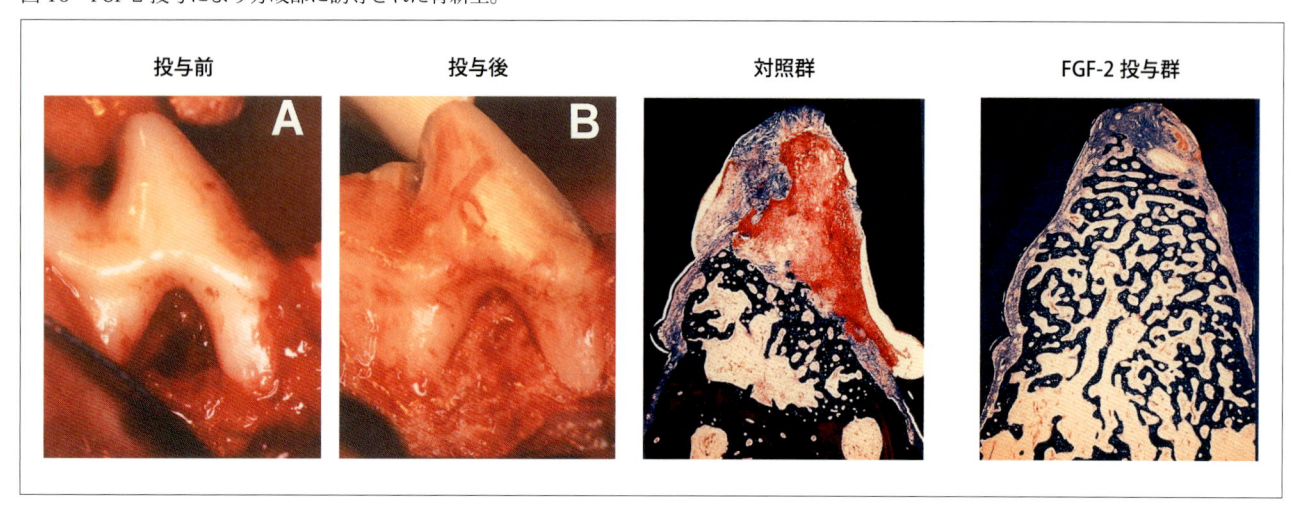

表3-1 ビーグル犬に作製した実験的2級根分岐部病変に対するFGF-2の歯周組織再生誘導効果。

	対照側（n = 6）	FGF-2（n = 6）
新生骨形成率（%）	35.4 ± 8.9	83.6 ± 14.3*
新生骨梁形成率（%）	16.6 ± 6.2	44.1 ± 9.5*
新生セメント質形成率（%）	37.2 ± 15.1	97.0 ± 7.5*

*：p＜0.01

表3-2 カニクイザルに作製した実験的2級根分岐部病変に対するFGF-2の歯周組織再生誘導効果。

	対照側（n = 6）	FGF-2（n = 6）
新生骨形成率（%）	54.3 ± 8.0	71.3 ± 13.5*
新生骨梁形成率（%）	31.6 ± 3.5	48.7 ± 8.9**
新生セメント質形成率（%）	38.8 ± 8.6	72.2 ± 14.4**

*：p＜0.05
**：p＜0.01

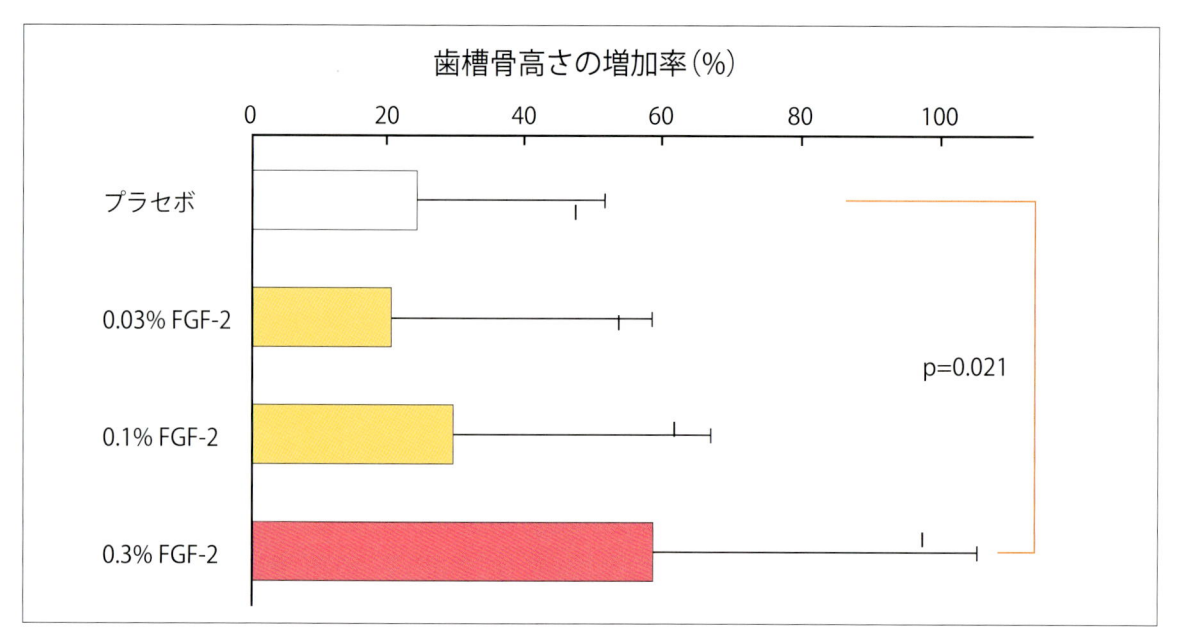

図11 FGF-2投与9か月後の歯槽骨高さの増加率(前期Ⅱ相臨床試験の結果より)(Kitamura, et al. PLoS ONE 2008；2：e2611. より改変)。

然発症歯周炎における根分岐部病変、およびカニクイザルの歯槽骨に作製した2級根分岐部病変にFGF-2を局所投与することにより、統計学的に有意な歯周組織再生がこれら骨欠損部に誘導されることが確認されている。さらに、上皮の下方増殖、骨性癒着、歯根吸収等の異常な治癒所見は、いずれの症例のFGF-2投与側においても観察されてはいない。

　2001年よりFGF-2の歯周組織再生誘導効果ならびに安全性の検討を目的として、全国の13施設が参加しての前期第Ⅱ相臨床試験（プラセボを含む用量反応同時対照による二重盲検試験）が展開された。本治験ではプラセボ（基剤として用いられている。3% hydroxypropylcellulose のみ）と、0.03%、0.1%、0.3% FGF-2含有治験薬を用いて歯周組織再生誘導薬としての有効性と安全性が検討された。その結果、ヒトの2壁性および3壁性歯槽骨欠損に対し、0.3% FGF-2の局所投与がエックス線像上で統計学的に有意な歯槽骨新生を誘導しうることが確認された（図11）[25]。また、両治験期間中に安全性上問題になるような事例は認められなかった。また、2005年から後期第Ⅱ相臨床試験（用量反応試験）が全国で実施され、プラセボと0.2%、0.3%、0.4% FGF-2含有治験薬を用いて有効性と安全性が検討された。その結果、前期第Ⅱ相臨床治験同様、0.3% FGF-2含有治療薬が統計学的に有意な歯槽骨新生を誘導することが確認されている[26]。

(5) FGF-2による歯周組織再生誘導のメカニズム

　FGF-2による歯周組織再生誘導のメカニズムを知る一助として、FGF-2の培養ヒト歯根膜由来細胞（HPDL）に対する作用が詳細に検討され、以下のような作用機序が考えられている（図12）。すなわち、創傷治癒の初期段階において、FGF-2は歯根膜細胞を未分化な状態に保ちつつ増殖を促進することにより、治癒の場での歯根膜細胞の細胞密度を増加させ、かつ歯周組織欠損部への細胞遊走を促進し、歯周組織再生過程における初期過程を活性化する。一方、血管新生を促進し、ヒアルロン酸などの細胞外基質の産生を制御して歯周組織再生にふさわしい局所環境を整備する。そして、局所投与されたFGF-2の影響が分解などの作用により投与部位から排除された後には、その数を増大させた歯根膜細胞が至適な環境において硬組織形成細胞への分化を開始し、結果的に歯槽骨、セメント質の新生を含む歯周組織の再生が量的、時間的に促進されるものと考えられる[27]。

(6) サイトカインを用いた歯周組織再生療法の将来展望

　FGF-2製剤は、その後第Ⅲ相試験を無事に終了し、2016年9月に日本発・世界初の歯周組織再生誘導剤として製造販売承認が取得され、同年11月には薬価収載がなされた（リグロス®）。同製剤は、歯周組織再生療法における標準治療の一つとして臨床応用できるようになったが、現時点で、組織工学における"足場"の概念を導入してはいない。これは、FGF-2単独の有効性と安全性をまず明確にすることを目的として治験が行われてきたからである。しかしながら、つぎのステップにおいては、FGF-2の基剤に組織工学的な工夫が求められることになるとの展望を抱いている。すなわち、歯周組織再生を期待する空間の保持（スペースメイキング）能力を有し、かつ、適度の賦形性を有する新規なFGF-2の基剤の開発が期待される。また、基剤そのものが骨伝導的な細胞の"足場"としての作用を有したり、drug delivery system（DDS：薬剤除去システム）の機能を有していることが将来的には期待されるかもしれない（図13）。サイトカイン療法は、大きな可能性を秘めた治療法であるが、現時点では依然として新規な治療法であることも事実である。適応症を吟味し、その有効性と安全性を真摯に評価することで、同療法を正しく育成することが強く望まれる。

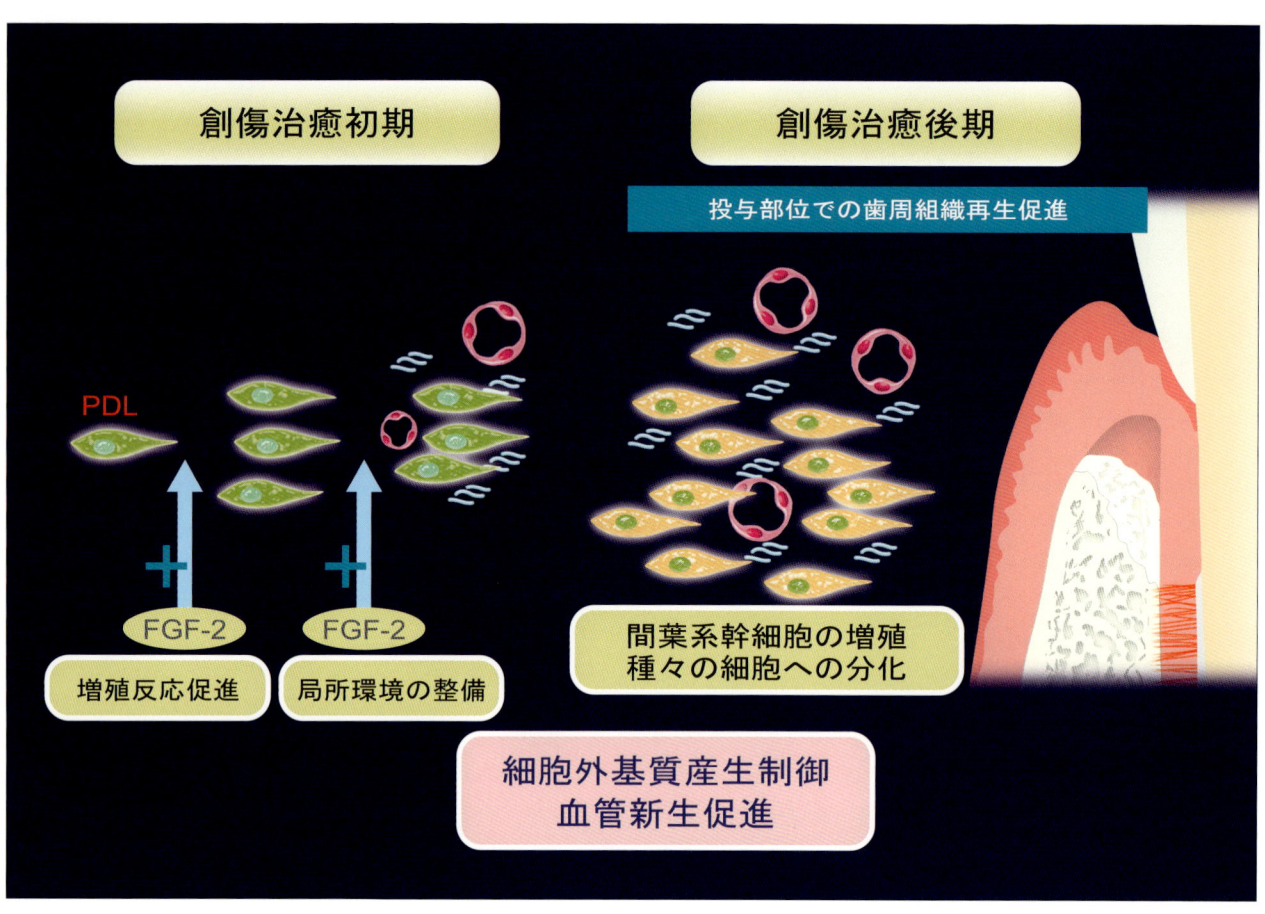

図12　FGF-2による歯周組織再生誘導の機序(作業仮説)。

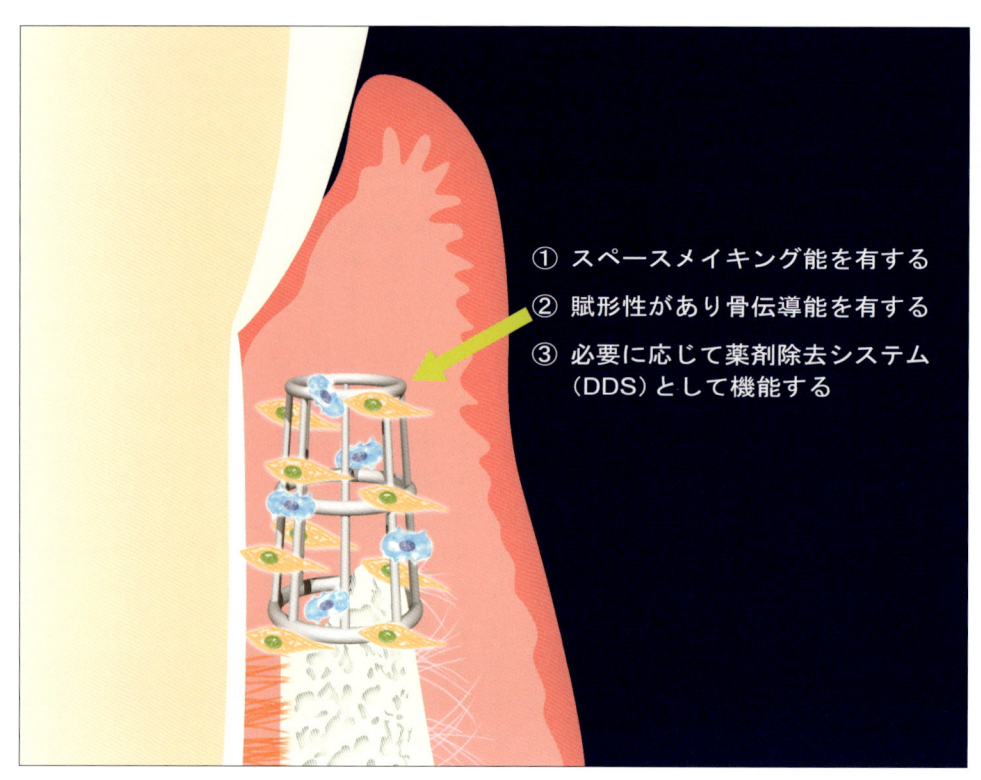

図13　FGF-2製剤に特化したインテリジェント足場材。

6-4 細胞移植治療の可能性と periodontal tissue engineering の未来

(1) 細胞移植による歯周組織再生療法の必要性

　先に述べた GTR 膜、EMD およびサイトカインを用いた歯周組織再生療法は、すべて内在性の歯根膜由来幹細胞のもつ自己修復力を活性化することにより、歯周組織再生を図るアプローチと捉えることができる。一方、生体内の幹細胞数は加齢とともに減少することが知られている[28]。したがって、歯周組織再生に関しても、高齢者の方や重度歯周病の場合には、内在性の歯根膜細胞の活用だけでは十分な再生量が期待できないことが想定される。そのような場合には、同一患者の他の組織より採取した間葉系幹細胞を歯周組織欠損部へ移植することにより、歯周組織再生を促すことが必要になるものと考えられる。

　多分化能を有する幹細胞源としては、ES 細胞 (embryonic stem cel) や、iPS 細胞 (inducible pluripotent stem cells) の使用が将来的に期待されているが、これらの細胞の応用には安全性・有効性の評価を継続しなければならず、臨床応用にはまだ数年以上待たなくてはならないであろう。一方、われわれの成体の種々の組織中には、成人になっても未分化間葉系幹細胞が存在していることが明らかになり、これらの組織から採取した幹細胞を至適な足場材とともに歯周組織欠損部に移植することにより、歯周組織再生を促そうとする検討が日本を中心に始められている (図 14)。

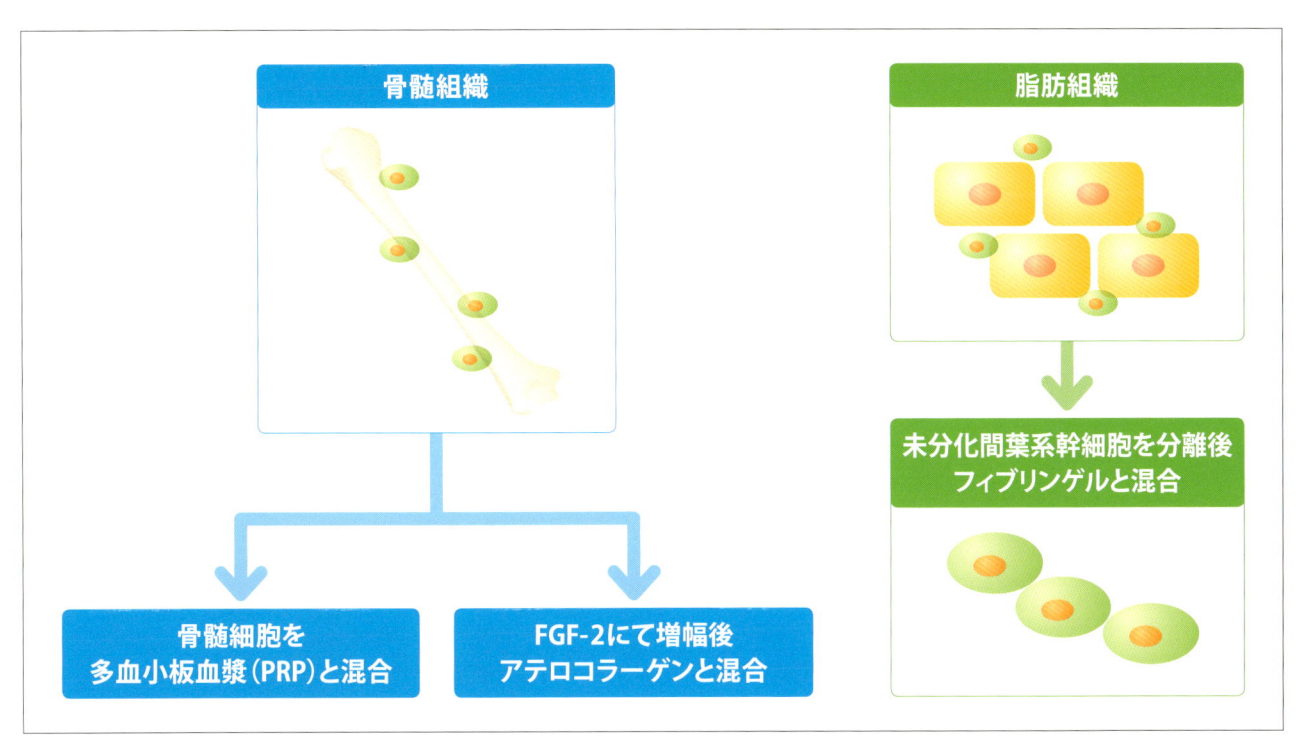

図14　細胞移植による歯周組織再生療法。

(2) 移植細胞の選択

　骨髄細胞を歯周組織再生に応用する例としては、腸骨などから採取された骨髄細胞と多血小板血漿 (platelet rich plasma：PRP) を混和し、歯周組織欠損部に移植することにより、歯組織再生誘導に有効であるとの報告がなされている[29]。また、得られた骨髄細胞を体外で FGF-2 で刺激することによりその数を増殖させた後、コラーゲンゲルを足場材として混和し、歯周組織再生誘導を促す試みもなされている[30]。これらのケースは、骨髄中の未分化間葉系細胞および骨芽細胞前駆細胞を歯周組織再生時の幹細胞源として用いていることになる。また、歯槽骨の再生に焦点をあて、顎骨の骨膜より組織片を採取し、同組織片より得られる細胞 (骨膜由来細胞：骨形成能が高い細胞と期待される) をシート状に培養し、PRP とハイドロキシアパタイトとともに歯周組織欠損部へ移植することにより歯槽骨の新生を刺激し、歯周組織再生を促す検討も報告されている[31]。また、歯周組織の再生を考えた場合には、歯根膜細胞が重要な役割を演じているとの考えを基に歯根膜細胞をシート状に培養し、歯周組織欠損部に露出した歯根表面に移植するとともに、移植後に残存する骨欠損部に β-TCP を移植することにより、歯周組織の再生をトータルで図ろうとする検討がなされている[32]。

　一方、骨髄からの幹細胞の採取は身体への侵襲が大きく、また採取できる細胞数も限定されることが危惧される。そこで、われわれの研究室では、採取に際しての患者さんへの負担がより少なく安全性も高いと考えられる脂肪組織に着目し、同組織中に存在する未分化間葉系幹細胞を幹細胞源として用いることを検討している。すでに種々の研究成果より、われわれの方法で採取した脂肪組織由来未分化間葉系幹細胞 (ADSC) が、骨芽細胞、心筋細胞、肝細胞、インスリン産生細胞等へ分化することが報告されており、ADSC が multipotent な細胞であることが明らかにされている[33〜36]。われわれの研究室でも、ヒト脂肪組織より単離した ADSC が骨芽細胞、歯根膜細胞の lineage への分化能を有していることを in vitro にて確認した (図15)。そこで、つぎにビーグル犬を用いた歯周病モデルを用いて、ADSC 移植による歯周組織再生誘導効果について検討を行った (図16)。ビーグル犬の前臼歯分岐部に人工的歯周組織欠損 (2級分岐部病変) を作製し、腹部より採取した脂肪より単離した ADSC をフィブリンゲルとともに同欠損部へ移植した結果、移植部には著明な新生骨が確認されている。このように、生体内に豊富に存在し採取も簡便かつ安全に行える脂肪組織は、歯周組織再生療法において、有用な幹細胞源となりうることが強く示唆されている。

(3) おわりに

　上述したような中等度歯周病の症例においては、フィブリンゲルやコラーゲンゲルを足場材として使用することにより幹細胞を移植することが可能であるが、より重度の歯周組織破壊をともなう症例においては、サイトカイン療法の場合と同様に、より積極的に組織工学的な工夫を加味することが必要とされる。すなわち、組織再生を期待するスペースメイキング能力を有し、かつ適度の賦形性と、さらには骨伝導性を有するような至適な歯周組織再生誘導用足場材の開発が期待される。しかしながら、現時点ではハイドロキシアパタイト、乳酸・グリコール酸共重合体など足場材候補となる既存の製品が数種類存在するが、重度歯周病再生治療用に特化された効果的な足場材の報告はきわめて少なく、至適足場材の開発および選定は、歯周組織再生医療分野における今後の重要な課題として残されている。

　歯周組織は、歯槽骨・セメント質・歯根膜・歯肉から構成される複雑な組織であり、各組織を歯周組織破壊の度合いに応じて自由自在に再生させることが最終目標である。今後、安全性が担保されており、かつ幹細胞の遊走・増殖、さらには骨芽細胞やセメント芽細胞への分化を支える至適足場材を選定することにより、細胞移入による歯周組織再生療法の適応症例は大いに拡大するものと思われる。そして近未来には、サイトカイン・幹細胞・足場材の3要素を最適条件で融合させた、真のオーダーメード歯周組織再生療法の確立が強く望まれる。

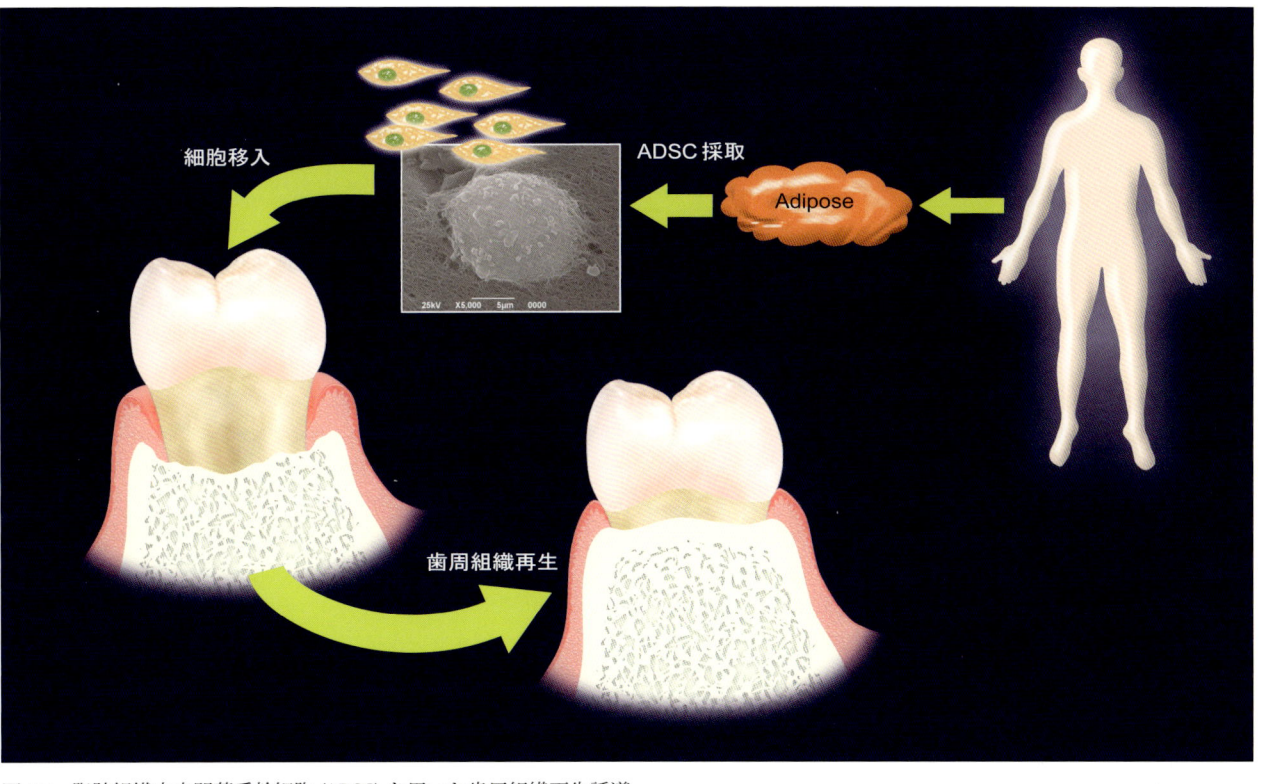

図15　脂肪組織由来間葉系幹細胞(ADSC)を用いた歯周組織再生誘導。

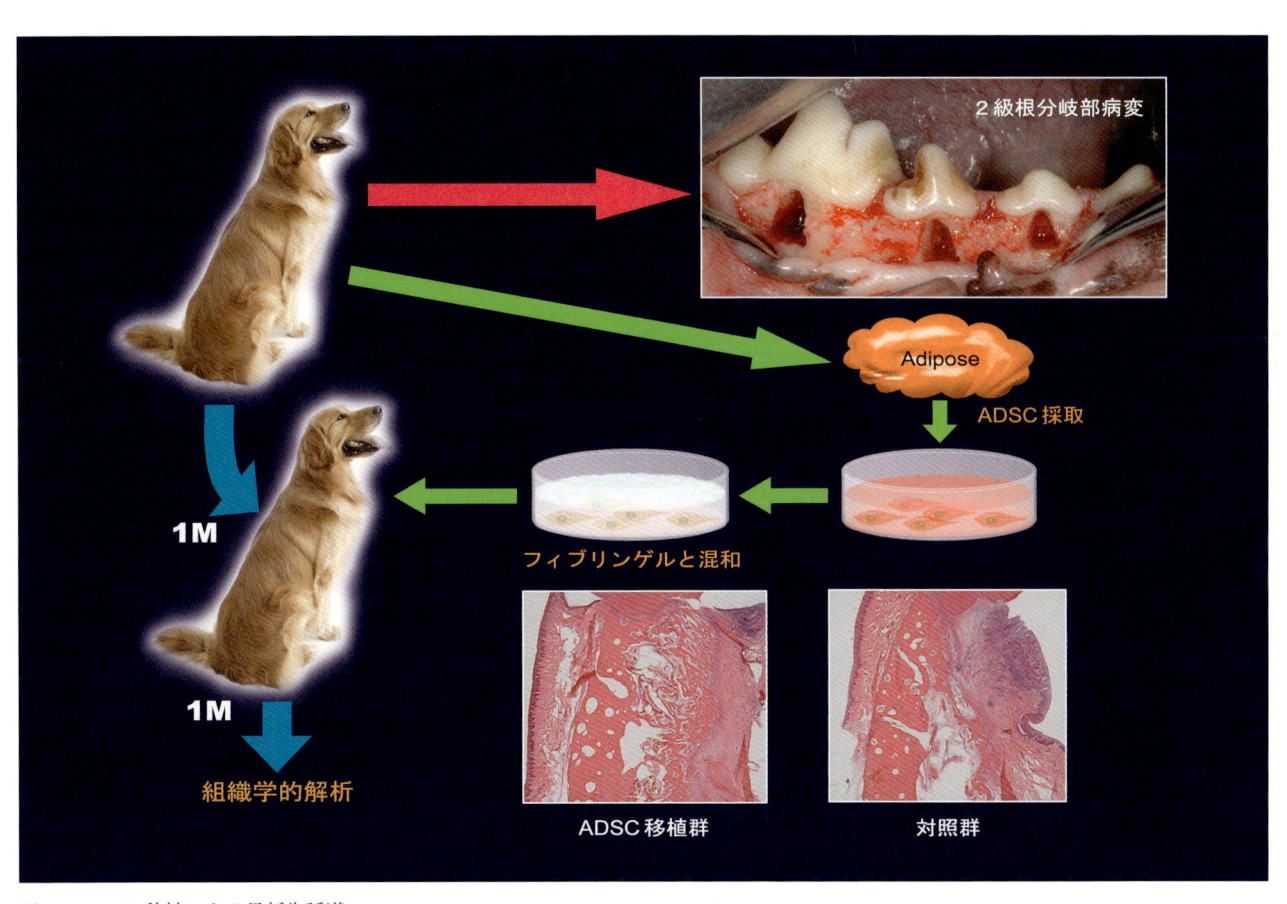

図16　ADSC移植による骨新生誘導。

■参考文献■

1. Bien SM. Hydrodynamic damping of tooth movement. J Dent Res 1966 ; 72 : 907-914.
2. Seo BM, Miura M, Gronthos S, et al. Investigation of multipotent postnatal stem cells from human periodontal ligament. Lancet 2004 ; 364 : 149-155.
3. Beertsen W, McCulloch CA, Sodek J. The periodontal ligament : a unique, multifunctional connective tissue. Periodontol 2000 1997 ; 13 : 20-40.
4. Wilmut I, Schnieke AE, McWhir J, et al. Viable offspring derived from fetal and adult mammalian cells. Nature 1997 ; 385 : 810-813.
5. Okubo K, Hori N, Matoba R, et al. Large scale cDNA sequencing for analysis of quantitative and qualitative aspects of gene expression. Nat Genet 1992 ; 2 : 173-179.
6. 山田聡，村上伸也．ゲノム科学時代の歯周病学．日歯周誌 2004 ; 46 : 1-9.
7. Yamada S, Murakami S, Matoba R, et al. Expression profile of active genes in human periodontal ligament and isolation of PLAP-1, a novel SLRP family gene. Gene 2001 ; 275 : 279-286.
8. Huang YH, Ohsaki Y, Kurisu K. Distribution of type I and type III collagen in the developing periodontal ligament of mice. Matrix 1991 ; 11 : 25-35.
9. Yamada S, Tomoeda M, Ozawa Y, et al. PLAP-1/asporin, a novel negative regulator of periodontal ligament mineralization. J Biol Chem 2007 ; 282 : 23070-23080.
10. Tomoeda M, Yamada S, Shirai H, et al. PLAP-1/asporin inhibits activation of BMP receptor via its leucine-rich repeat motif. Biochem Biophys Res Commun 2008 ; 371 : 191-196.
11. Fujihara C, Yamada S, Ozaki N, et al. Role of mechanical stress-induced glutamate signaling-associated molecules in cytodifferentiation of periodontal ligament cells. J Biol Chem 2010 ; 285 : 28286-28297.
12. Langer R, Vacanti JP. Tissue engineering. Science 1993 ; 14 : 920-926.
13. Nyman S, Lindhe J, Karring T, et al. New attachment following surgical treatment of human periodontal disease. J Clin Periodontol 1982 ; 9 : 290-296.
14. Lindhe j (ed). Emdogain A biological approach to periodontal regeneration. J Clin Periodontol 1997 ; 24 : 658-714.
15. Needleman I, Worthington HV, Giedrys-Leeper E, et al. Guided tissue regeneration for periodontal infra-bony defects. Cochrane Database Syst Rev 2006 ; 19 : CD001724.
16. Esposito M, Grusovin MG, Coulthard P, et al. Enamel matrix derivative (Emdogain) for periodontal tissue regeneration in intrabony defects. Cochrane Database Sys Rev 2009 ; 4 : CD003875.
17. Heldin CH, Westermark B, Wasteson A. Platelet-derived growth factor : purification and partial characterization. Proc Natl Acad Sci USA 1979 ; 76 : 3722-3729.
18. Giannobile WV, Hernandez RA, Finkelma RD, et al. Comparative effects of platelet-derived growth factor-BB and insulin-like growth factor-1, individually and in combination, on periodontal regeneration in Macaca fascicularis. J Periodont Res 1996 ; 31 : 301-312.
19. Howell TH, Fiorellini JP, Paquette DW, et al. A phase I / II clinical trial to evaluate a combination of recombinant human platelet-derived growth factor-BB and recombinant human insulin-like growth factor -1 in patients with periodontal disease. J Periodontol 1997 ; 68 : 1186-1193.
20. Mumford JH, Carnes DL, Cochran DL, et al. The effects of pletelet-derived growth factor-BB on periodontal cells in an in vitro wound model. J Periodontol 2001 ; 72 : 331-340.
21. Ojima Y, Mizuno M, Kuboi, et al. In vitro effect of platelet-derived growth factor-BB on collagen synthesis and proliferation of human periodontal ligament cells. Oral Dis 2003 ; 9 : 144-151.
22. Nevins M, Giannobile WV, Mcguire MK, et al. Platele-derived growth factor stimulates bone fill and rate of attachment level gain : Results of a large multicenter randomized controlled trial. J Periodontol 2005 ; 76 : 2205-2215.
23. Takayama S, Murakami S, Shimabukuro Y, et al. Periodontal regeneration by FGF-2 (bFGF) in primate models. J Dent Res 2001 ; 81 : 2075-2079.
24. Murakami S, Takayama S, Kitamura M, et al. Recombinant human basic fibroblast growth factor (bFGF) stimulates periodontal regeneration in class II furcation defects created in beagle dogs. J Periodont Res 2002 ; 38 : 1-8.
25. Kitamura M, Nakashima K, Kowashi Y, et al. Periodontal tissue regeneration using fibroblast growth factor-2 Periodontal tissue regeneration using fibroblast growth factor-2 : Randomized Controlled Phase II clinical trial. PLoS One 2008 ; 3 : e2611.
26. Kitamura M, Akamatsu M, Machigashira M, et al. FGF-2 stimulates periodontal regeneration : Results of a multi-center randomized clinical trial. J Dent Res 2011 ; 90 : 35-40.
27. Murakami S. Periodontal Tissue Regeneration by signalling molecule(s) : what role does basic fibroblast growth factor (FGF-2) have in periodontal therapy? Periodontol 2000 2011 ; 56 : 188-208.
28. Zheng W, Wang S, Ma D, et al. Loss of proliferation and differentiation capacity of aged human periodontal ligament stem cells and rejuvenation by exposure to the young extrinsic environment. Tissue Eng Part A 2009 ; 15 : 2363-2371.
29. Yamada Y, Ueda M, Hibi H, et al. A novel approach to periodontal tissue regeneration with mesenchymal stem cells (MSCs) and platelet-rich plasma (PRP) using tissue engineering technology : A clinical case report. Int J Periodontics Restorative Dent 2006 ; 26 : 363-369.
30. Kawaguchi H, Kurihara H. Clinical trial of periodontal tissue regeneration. Nippon Rinsho 2008 ; 66 : 948-954.

31. Okuda K, Yamamiya K, Kawase T, et al. Treatment of human infrabony periodontal defects by grafting human cultured periosteum sheets combined with platelet-rich plasma and porous hydroxyapatite granules : case series. J Int Acad Periodontol 2009 ; 11 : 206-213.
32. Iwata T, Yamato M, Tsuchioka H, et al. Periodontal regeneration with multi-layered periodontal ligament-derived cell sheets in a canine model. Biomaterials 2009 ; 30 : 2716-2723.
33. Okura H, Komoda H, Fumimoto Y, et al. Transdifferentiation of human adipose tissue-derived stromal cells into insulin-producing clusters. J Artif Organs 2009 ; 12 : 123-130.
34. Okura H, Matsuyama A, Lee CM, et al. Cardiomyoblast-like cells differentiated from human adipose tissue-derived mesenchymal stem cells improve left ventricular dysfunction and survival in a rat myocardial infarction model. Tissue Eng Part C Methods 2010 ; 16 : 417-425.
35. Okura H, Komoda H, Saga, et al. A Properties of hepatocyte-like cell clusters from human adipose tissue-derived mesenchymal stem cells. Tissue Eng Part C Methods 2010 ; 16 : 761-770.
36. Komoda H, Okura H, Lee CM, et al. Reduction of N-glycolylneuraminic acid xenoantigen on human adipose tissue-derived stromal cells/mesenchymal stem cells leads to safer and more useful cell sources for various stem cell therapies. Tissue Eng Part A 2010 ; 16 : 1143-1155.

CHAPTER
5

病因論の臨床への
サイエンス
トランスファー

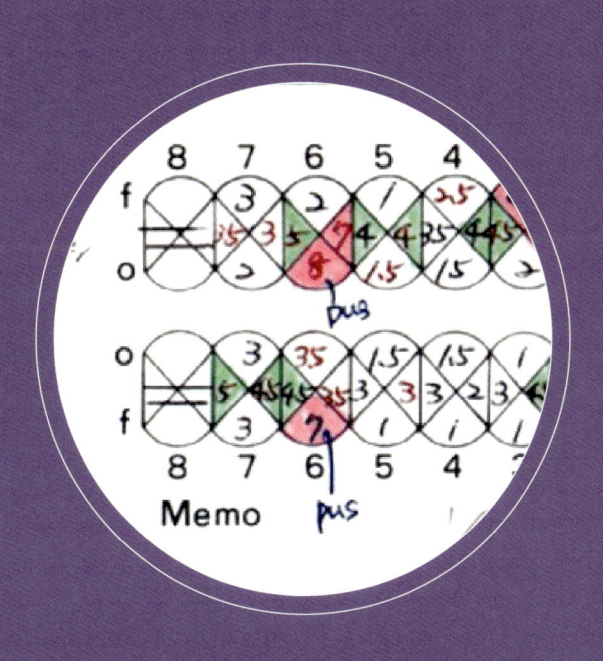

1 病因論を臨床にどう生かすか？

1-1 長期症例を病因論から分析する

臨床に生かす3つのキーワード

　本書では、歯周病の発症病因、かかわる要因、破壊の経路などが詳細に述べられてきた。

　ではこれらを歯周治療に生かすにはどのように考えればよいのであろうか。

　1つめのキーワードは、歯周病はバイオフィルムによる感染症、日和見感染症だということである。つまり第1章1で詳述されているように、歯周病原細菌（red complex）は常在細菌として長い年月、宿主と静かなやりとりをし、条件が整えば歯周病を発症・進行させる。このことが意味することは大きく、第3章1でも述べられているように、基本的には歯周病は抗菌薬でたたくべき性質のものではない。

　また、いったん臨床的に排膿がなくなり、歯周ポケットの深さが減少し、歯周組織が健康に見えるようになっても、細菌学的に歯周病原細菌がなくなるわけではない。細菌は宿主の状態を日和見して歯周病の再発を虎視眈々とねらっている。つまり、2つ目のキーワードは歯周病に治癒はないということである。

　第1章3、第4章5、第4章6で述べられているように歯周治療には、失われた支持組織（骨や歯根膜）を再生させようとする努力が行われている。組織が再生されれば、骨や歯根膜の支持が増し、歯周ポケットは健康な歯肉溝へと変化し、歯周病原細菌はバイオフィルム中の優勢な細菌ではなくなるであろう。しかし、彼らはいなくならない。したがって、3つ目のキーワードは歯周治療は長期戦だということである。

　つまり、歯周組織が健康、ないし歯肉炎の患者において、歯周病原細菌が優位になるようなバイオフィルムの性質の変化を防ぐこと（予防）、発症してしまった患者では歯周ポケットの歯根面から歯石やバイオフィルムを除去すること、時に軟組織に侵入した細菌に対するために不良肉芽組織を除去すること（治療）、臨床的な軽快が見られれば定期的に歯周ポケット内をデブライドメントし、バイオフィルムを破壊し、細菌のエコシステムにダメージを与えること（メインテナンス）。この3つが病因論から見た歯周病の基本治療である。

　第2章1、第2章3で述べられているように歯周病にはさまざまなリスクファクターがある。人は生涯において肉体的・環境的・精神的にさまざまな変化をするものである。さらに人は望ましい生活行動をとらないことも多い。長期間患者をメインテナンスしていると喫煙が最大のリスクファクターと感じる。リスクファクターは長期的な視点で評価することも大切だ。

　また、歯周病と全身疾患との関係は第2章3、第4章4で詳述されている。このことは口腔という消化管の入り口に存在する多種多量の細菌がさまざまな経路で全身疾患へ影響を与え、また歯周治療により全身疾患へ良い影響を与える可能性を示している。

　第2章2で述べられているように歯周病と咬合についてはさまざまな考え方がある。咀嚼やブラキシズムなどにより経年的に歯の摩耗・移動は避けられない。患者のコンプライアンスを見抜き、治療への応答を見守り、必要な場合のみ最小限の咬合調整を行うというのが長年の筆者のやり方である。

　それでは歯周病の治療を5症例供覧する。

軟組織に侵入した歯周病菌のコントロールにより再発を10年間予防

Case 1
メインテナンス
10年

初診時33歳、女性。

歯肉からの出血が主訴。ノンスモーカー。妊娠を希望されていた。資料から広汎性侵襲性歯周炎が発症し始めていると考えられた。治療は麻酔下のSRPを全顎に行い|8 は抜歯した。慢性歯周炎に比べると臨床的にポケット内部に不良肉芽組織が多い。

細菌学的に歯周病原細菌が軟組織、さらには細胞内まで侵入していることが第3章2で示されている。筆者の臨床では、盲目下のSRPであっても不良肉芽が多い場合は軟組織の掻爬を行うようにしている。

このように施術するようになって20年以上経過するが臨床的な不利益はない。この症例でも1回目のSRPでは根面を主体に行い、再評価後、根面はきれいになっていても炎症が残存する部位に軟組織の掻爬を行っている。分岐部が感染してアクセスできなかった|7 以外は治療によく応答している。歯周治療後3人の子どもを出産され多忙のためいつも疲れているが、10年経過後も歯周炎の再発はない。

初診 2001年 33歳

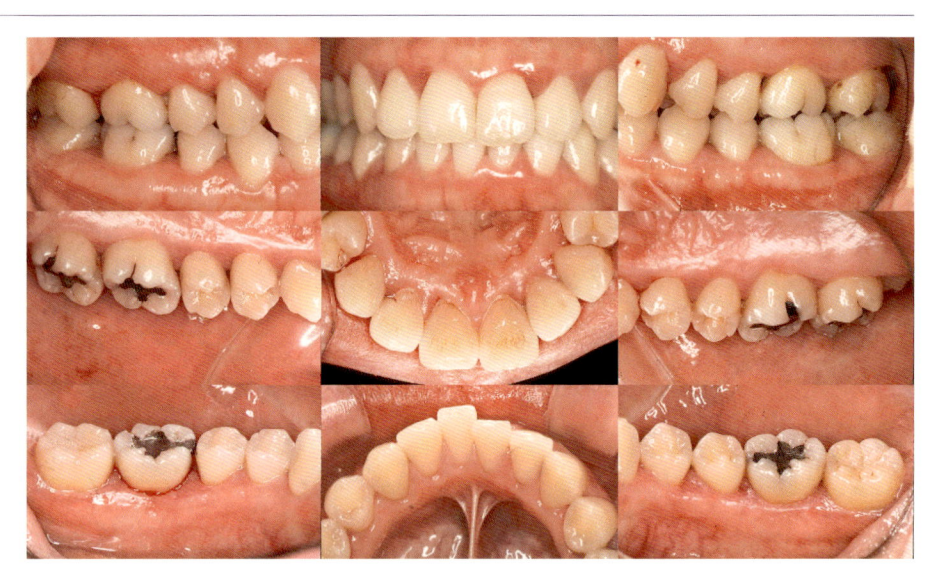

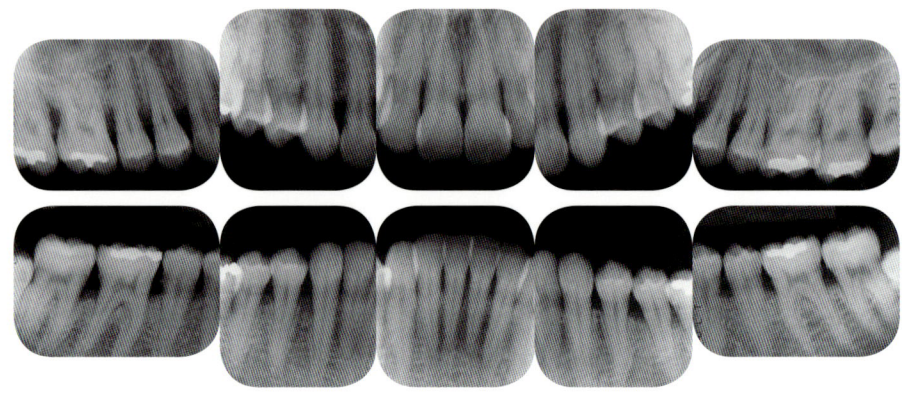

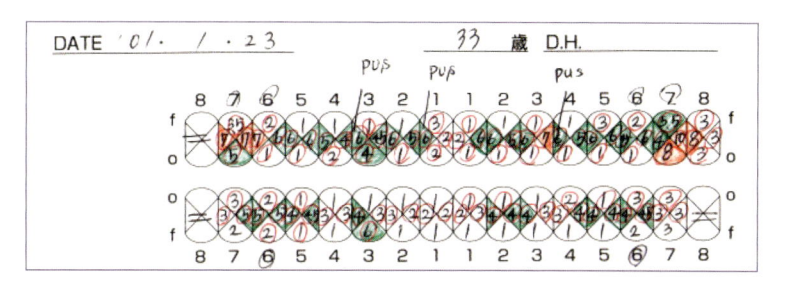

全顎的に強い炎症があり、歯周縁下の沈着物や不良肉芽組織が多量に認められた。

2010年 43歳

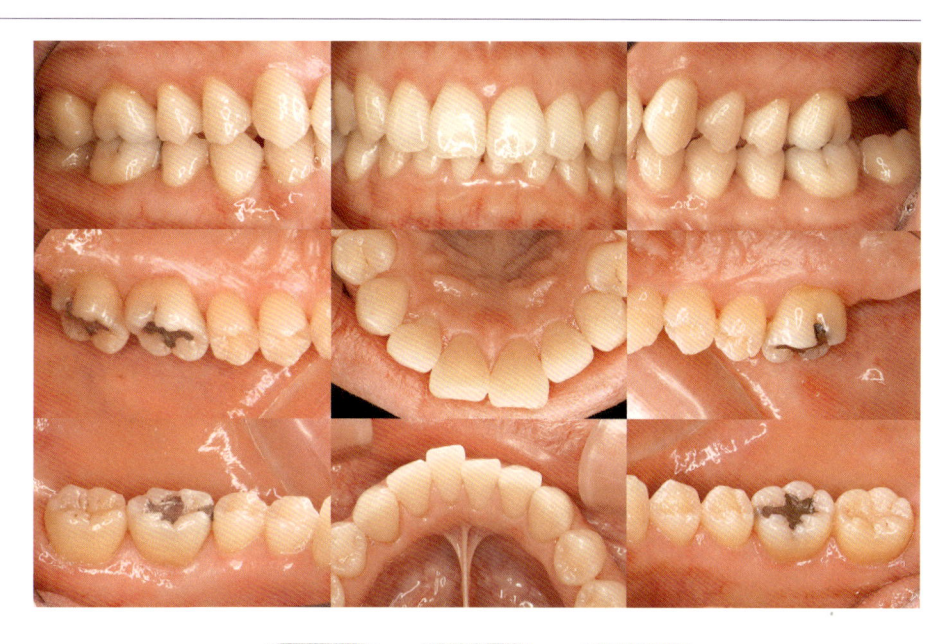

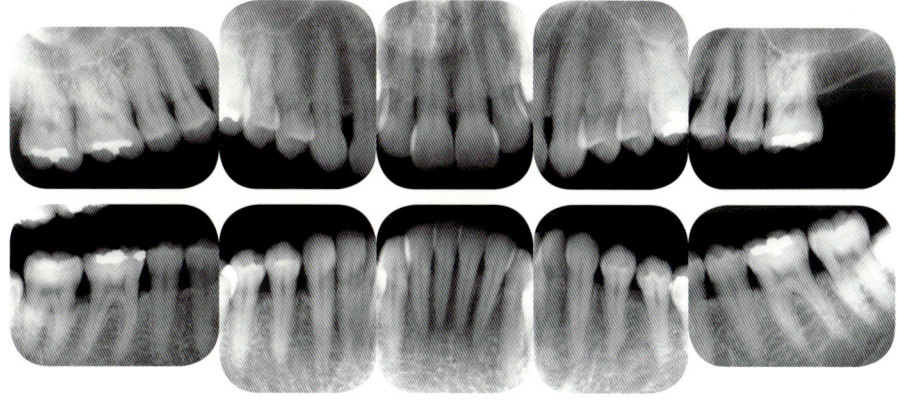

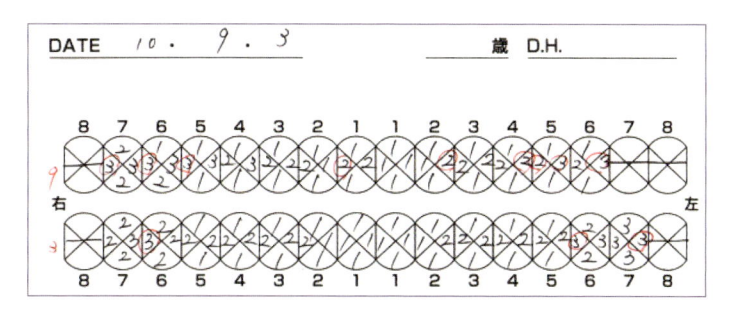

SRP後いったん歯間乳頭が少し退縮したが、その後回復し美しい歯肉を維持している。

優れたSRPの技術にて菌の好む環境を改善し 14年間良好

Case 2
メインテナンス
14年

初診時35歳、女性。主訴は右上奥歯が痛い。ノンスモーカー。

プラークや歯石はあるものの、付着の喪失が進行しており広汎性侵襲性歯周炎が発症してきていると考えられた。主訴の87|抜歯後、SRPを行った。メインテナンスを14年行っているが歯周炎の再発はない。

「3近心の骨の透過像にはSRP後大きな改善が認められる。再生療法を行っていないため長い接合上皮による上皮付着と骨の一部添加、骨密度の改善と想像される。しかし、歯周病原細菌の好むポケット環境ではなくなったため、これはこれで臨床的には良好な経過と言えよう。

ここで重要なのはSRPの技術である。適切なインスツルメンテーションには、知識、技術、経験、センスなどが必要である。歯石を取り残したり、歯石を研磨したり、根面を傷つけたり、ポケットの上部歯肉を引きちぎったりと、初心者には難しいものである。

どれほど歯内療法の知識があっても実際の根管治療が難しいのと同じである。歯周組織は正しくSRPされれば正直に応答してくれる。

初診 1996年 35歳

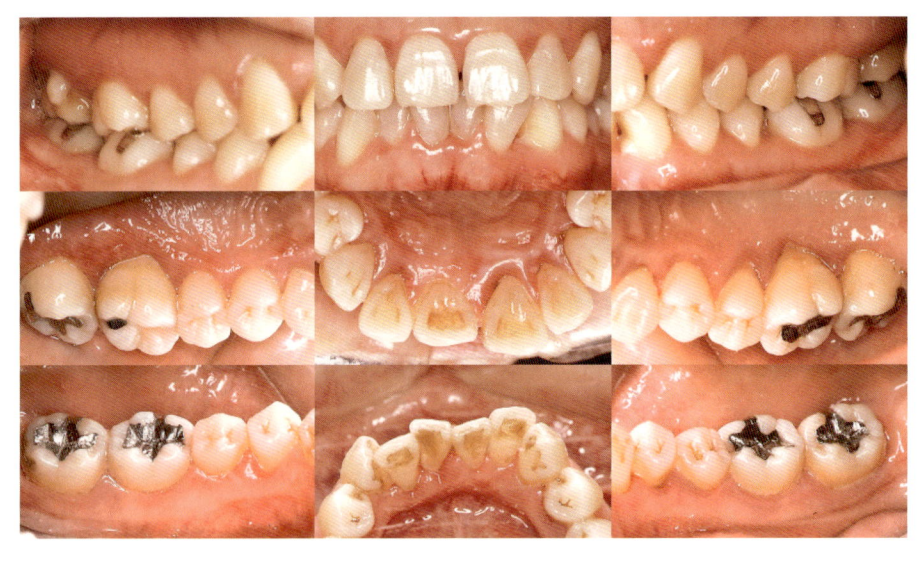

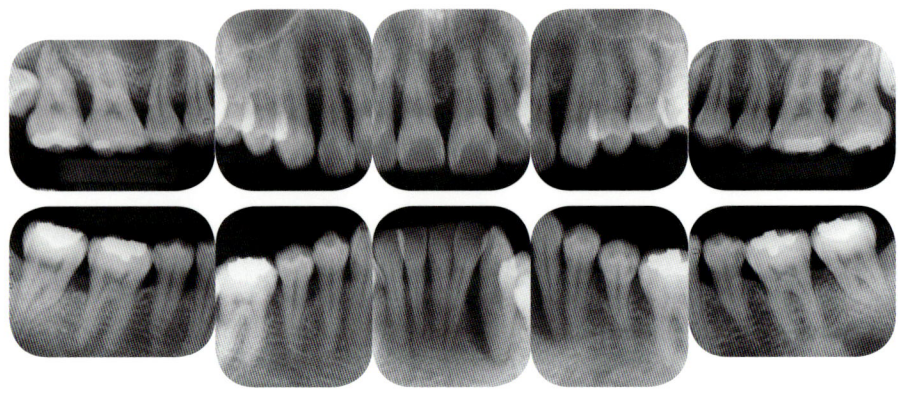

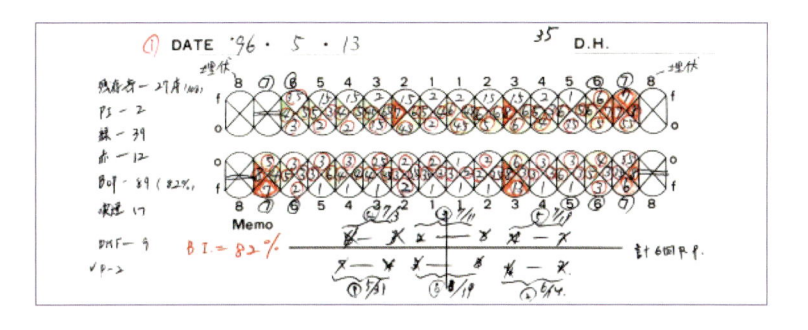

ここでは3の骨透過像に注目してみよう。盲目下のSRPだけでこのCaseの場合、良好な経過を示している。

2008年 47歳

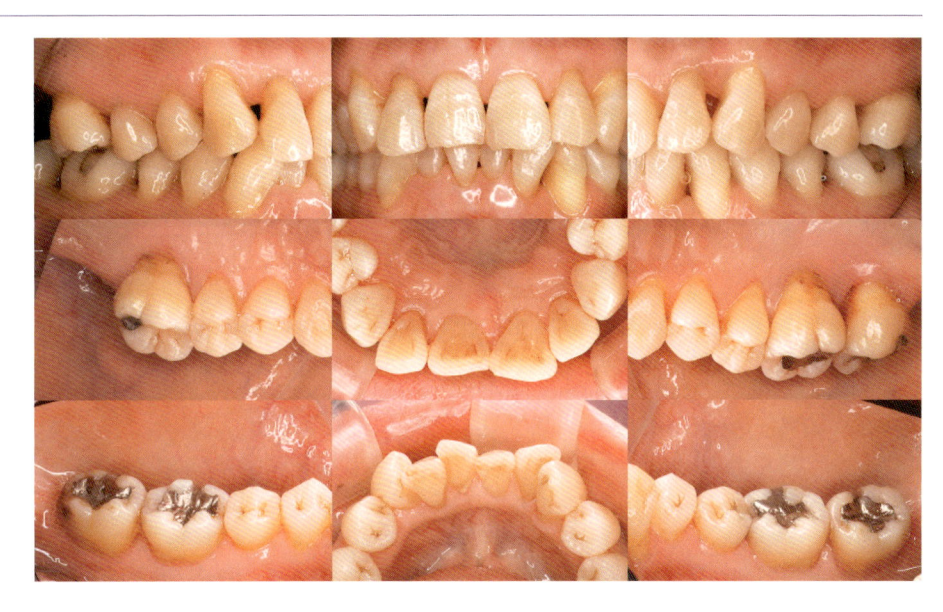

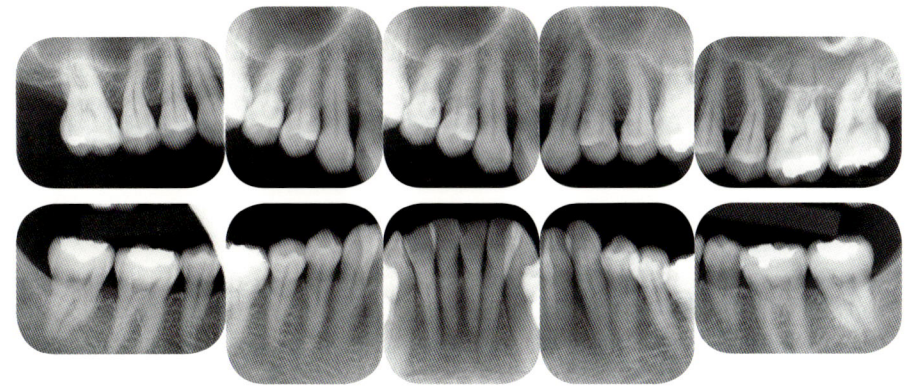

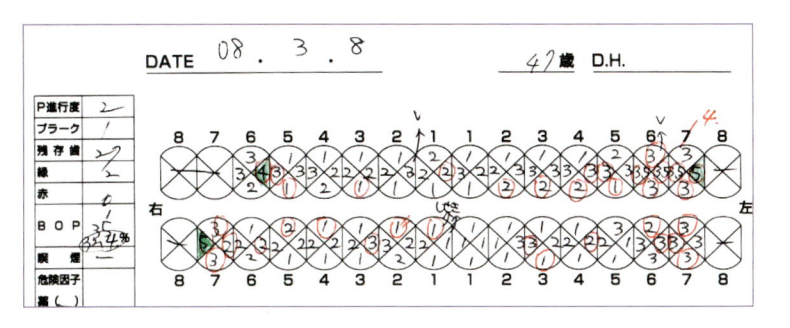

喫煙は長期的には最大のリスクファクター

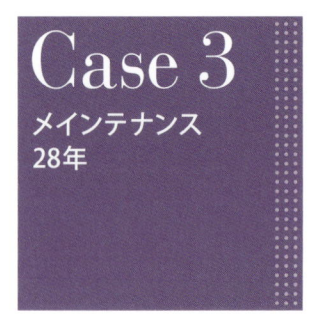

Case 3
メインテナンス
28年

　初診時43歳、男性。主訴は歯肉からの出血。ヘビースモーカー。糖尿病。SRPと一部外科手術を行い、メインテナンス28年になる。途中、糖尿病が悪化し入院、失明寸前になり心臓にはステントが留置されている。禁煙指導を行うも禁煙しなかった。治療には短期的に反応を見せるが徐々に歯周病が進行し、急性膿瘍の形成などが頻繁にあった。

　結局28年間で17本の歯を喪失した。喫煙者でも5〜10年くらいはある程度維持できるが、この症例のように長期的には進行が止められないことを経験している。中長期的に見た場合、喫煙は歯周炎の最大のリスクファクターと感じている。

初診 1983年 43歳

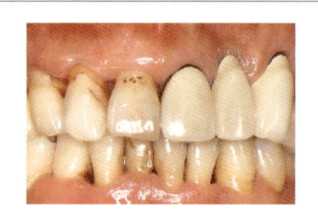

1987年 48歳

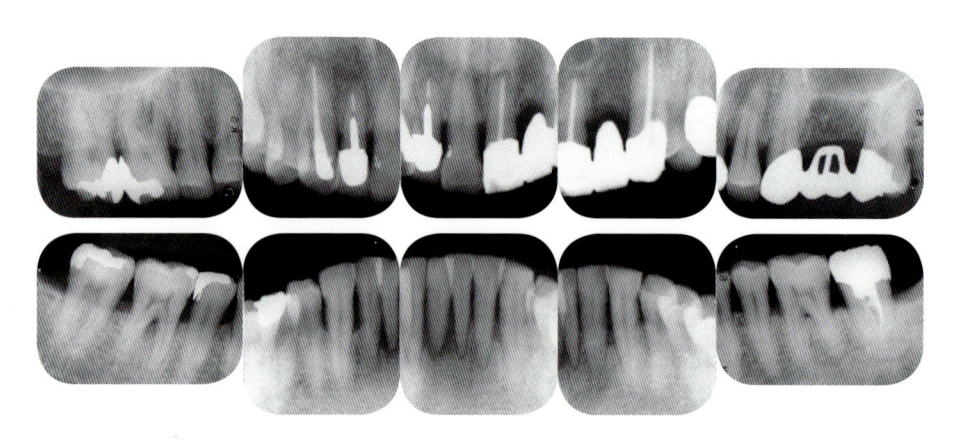

1998年 48歳

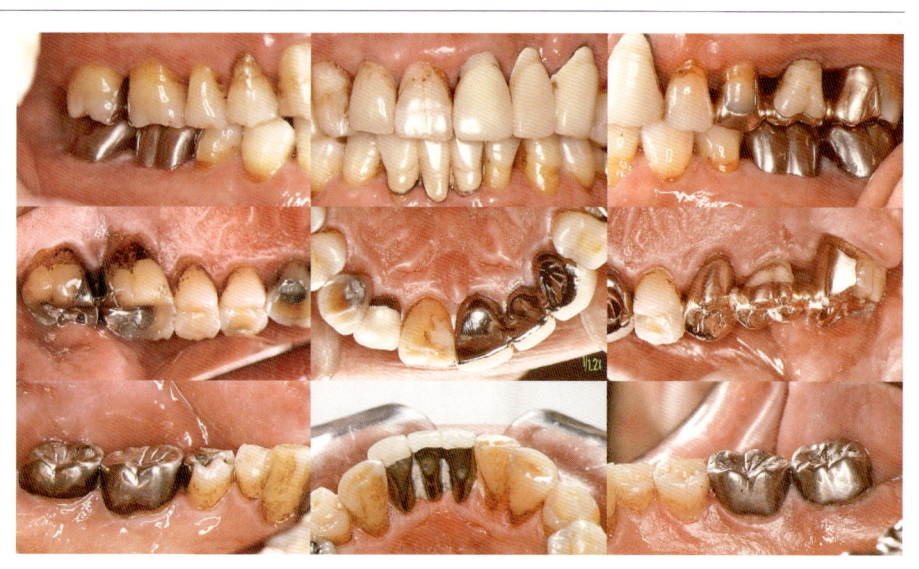

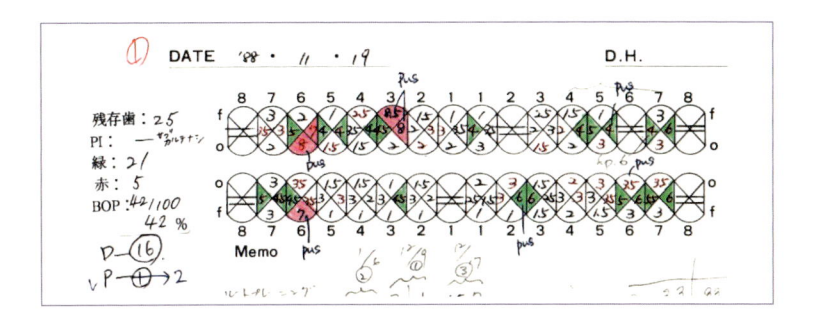

2009年 69歳

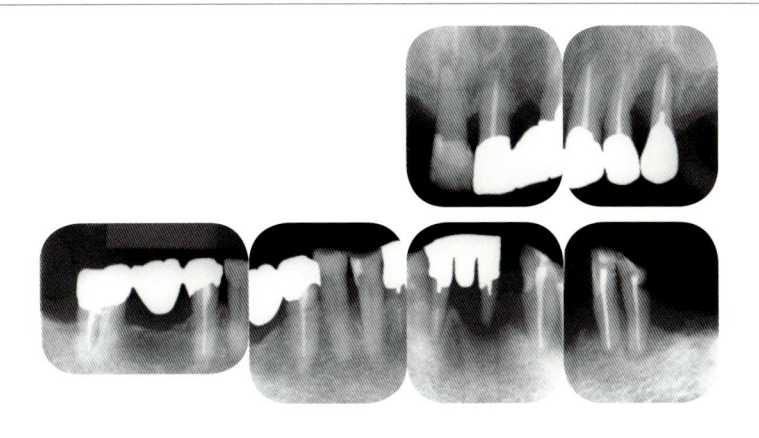

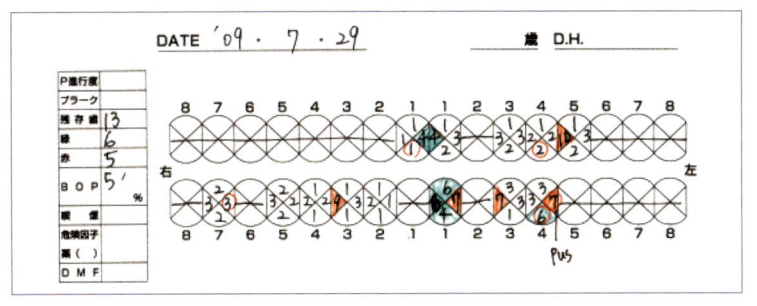

> メインテナンスに来院しながらこれほど歯を失う人はごく稀である。しかし、喫煙者では徐々に歯周病が進行してしまうことを経験している。喫煙は歯周病の最大のリスクファクターだと感じている。

2010年 70歳

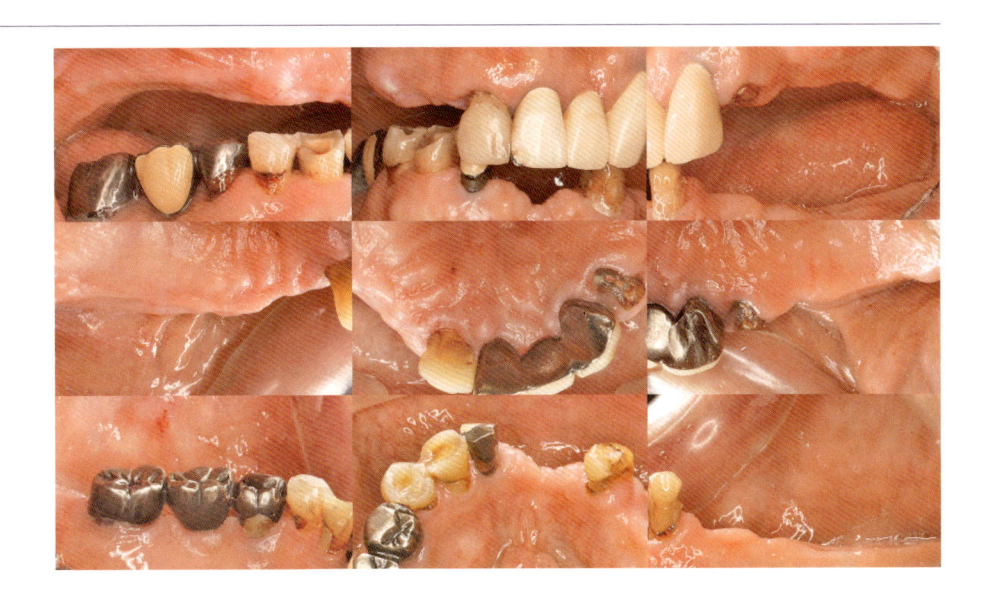

重度歯周炎でもSRPと歯周外科により
歯周病菌と宿主の均衡を20年間維持

Case 4
メインテナンス
20年

初診時31歳、女性。
　主訴は5⏋の腫れ。ノンスモーカー。以前、大学病院で⏌1を歯周病のため抜歯、③②①⏋①②③のブリッジを装着したとのことであった。⏌1欠損で6本ブリッジにするのはどうかと思うが連結固定と考えられたのだろうか？　今回は5⏋が腫れて痛いとのことで当院を受診した。限局性侵襲性歯周炎と考えられた。
　5⏋はアクセスフラップをあけて根面をSRPし、骨欠損内部に充満していた大量の不良肉芽組織を除去した。根尖付近を触ったために抜髄しクラウンを装着している。外科処置直後は動揺が著しかったが、3～4週間で軽減し、現在は動揺はなく機能している。
　メインテナンス20年になるが歯周炎の再発はない。30歳前後で局所的とはいえ、重度歯周炎に罹患していたにもかかわらず、その後20年間、歯周炎の発症がないというのも、歯周炎の不思議なところである。歯周病原細菌の攻撃と宿主防御の均衡が保たれたということであろう。

初診 1990年 31歳

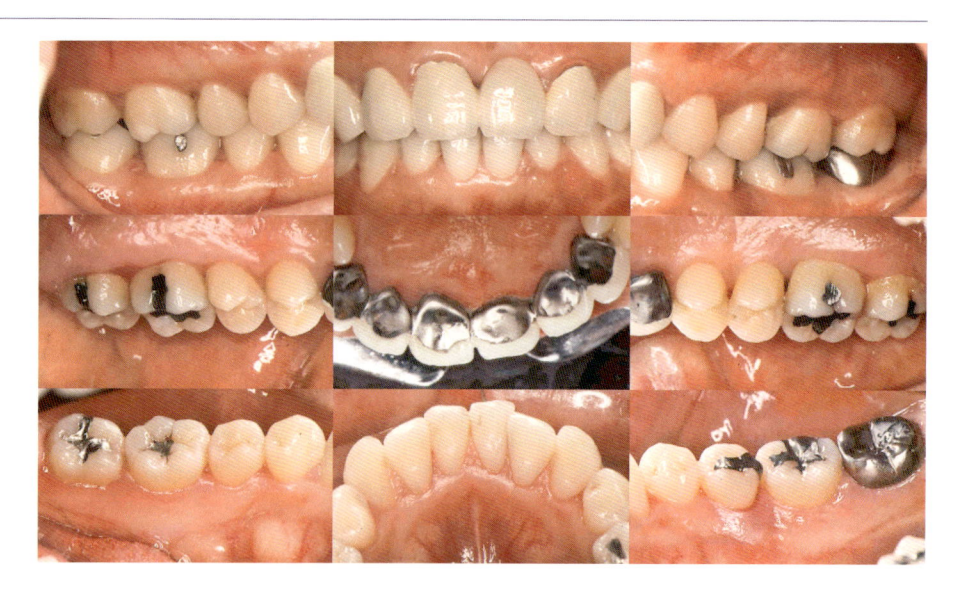

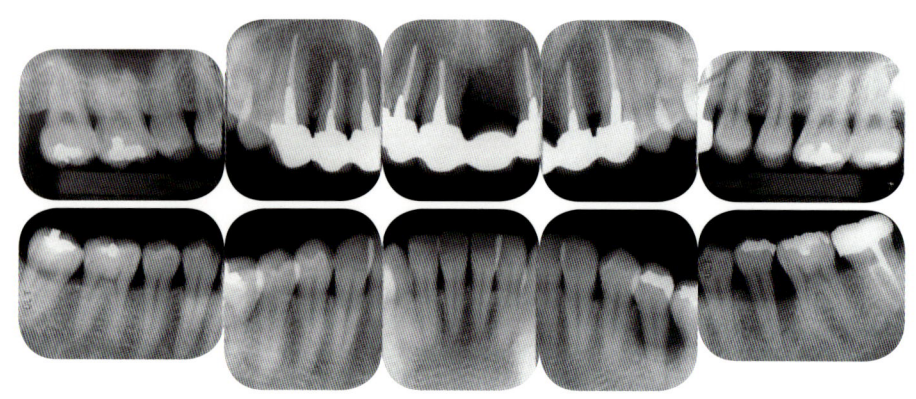

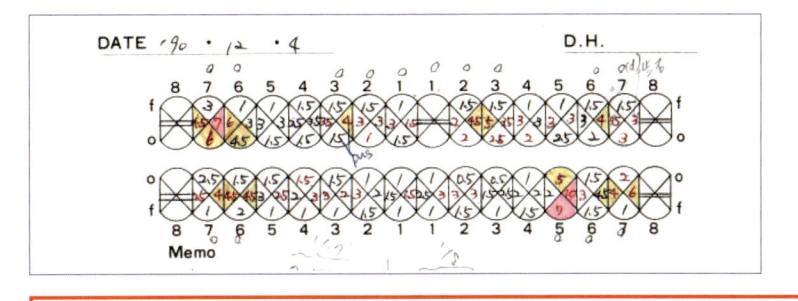

5┘ はフラップをあけると根尖まで2〜1壁性の骨欠損があり、多量の不良肉芽組織が認められた。根面を丁寧にSRP、不良肉芽組織を徹底的に除去した。治療に対する応答はよかった。

2008年 49歳

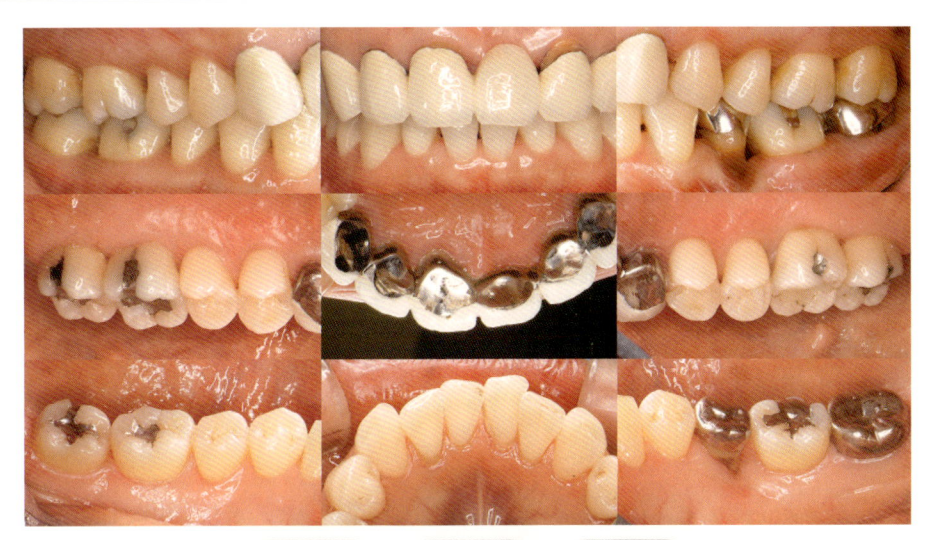

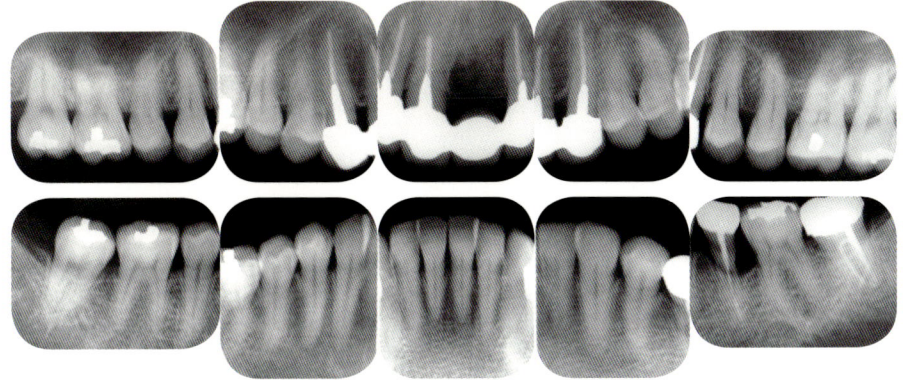

2010年 51歳

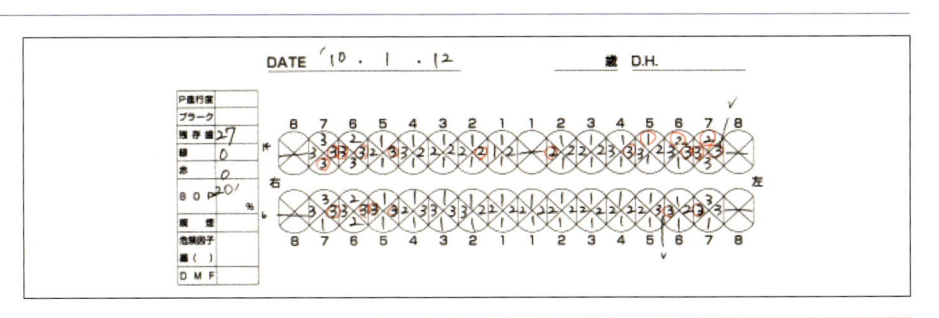

現在、メインテナンス20年が経過するが、歯周病の再発はない。5┘は付着歯肉がほとんどない状態であるが、問題なく機能している。20年間に5┘にはアブフラクションが生じ、進行していることがよくわかる。エックス線では5┘の遠心の骨はかなり回復しているが、再生ではなく、骨の添加、骨稜の変化であろう。しかし、ポケットも浅くなり、歯周病菌にとって住みにくい環境が維持されている。

病因論をふまえた治療の重要性

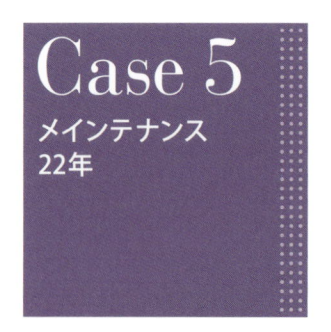

Case 5
メインテナンス
22年

初診時34歳、女性。主訴は歯周治療。
20代に喫煙していたが現在は吸っていない。20代から歯周炎に苦しみ2週間に一度ずっと歯科医院に通院していたとのこと。初診時は第三子を妊娠中であった。広汎性侵襲性歯周炎と考えられた。妊娠不安定、入院、出産と続き、治療に時間がかかったが、盲目下のSRPで歯周治療は行った。メインテナンス22年になるが歯周炎の再発はない。321|123 は初診時より暫間固定されていたままである。時々、フレミタスのある歯をほんの少し咬合調整をしている。症例1、2、4に比べて付着の喪失は著しく、補綴のやり換えなどで手間がかかったが、良好な経過を得ることができた。

初診 1987年 34歳

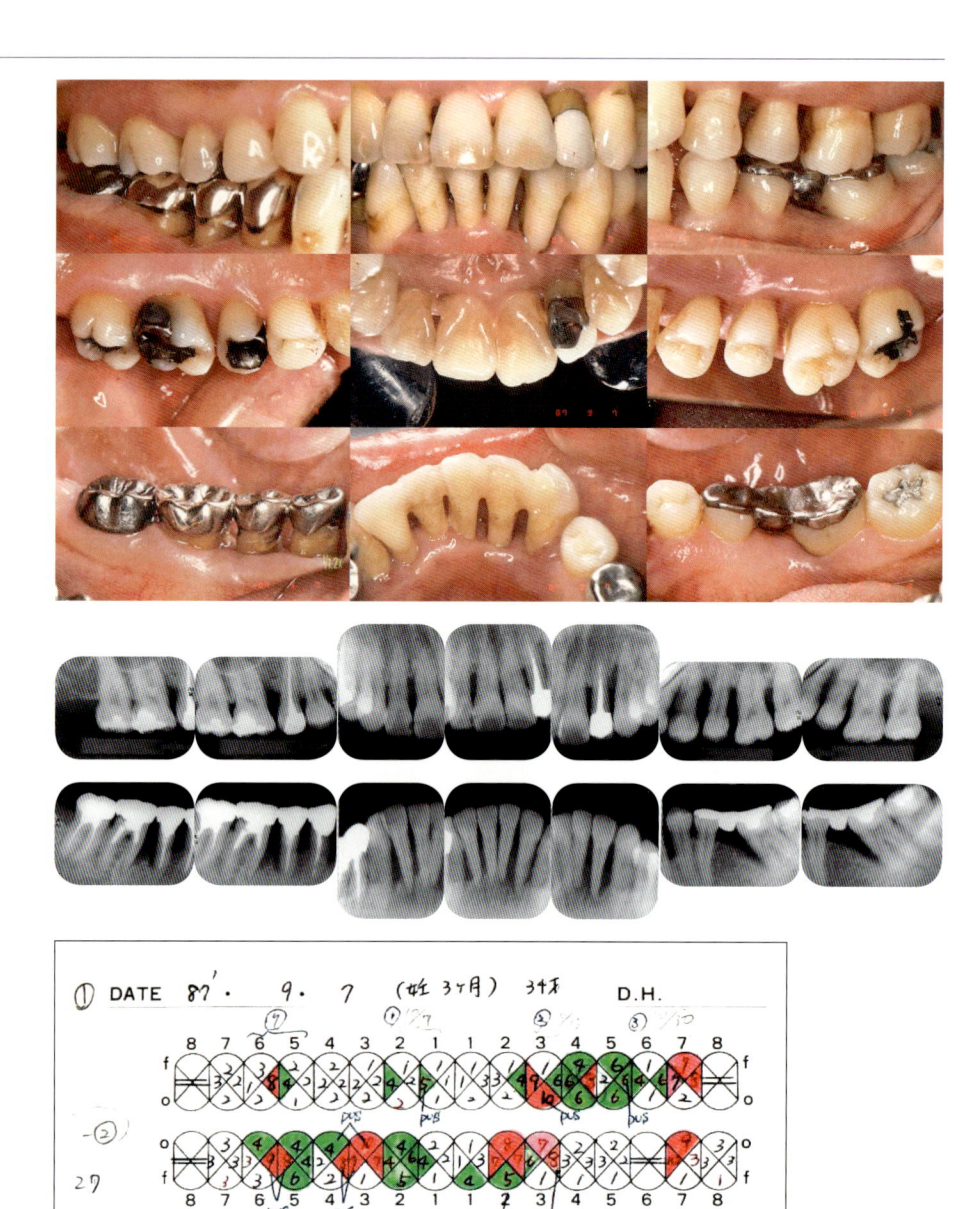

2007年 54歳
メインテナンス
18年目

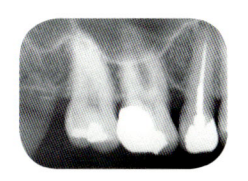

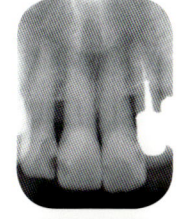

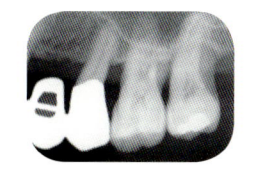

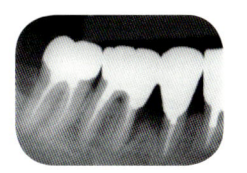

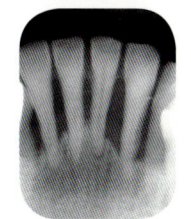

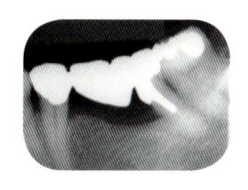

2008年 55歳

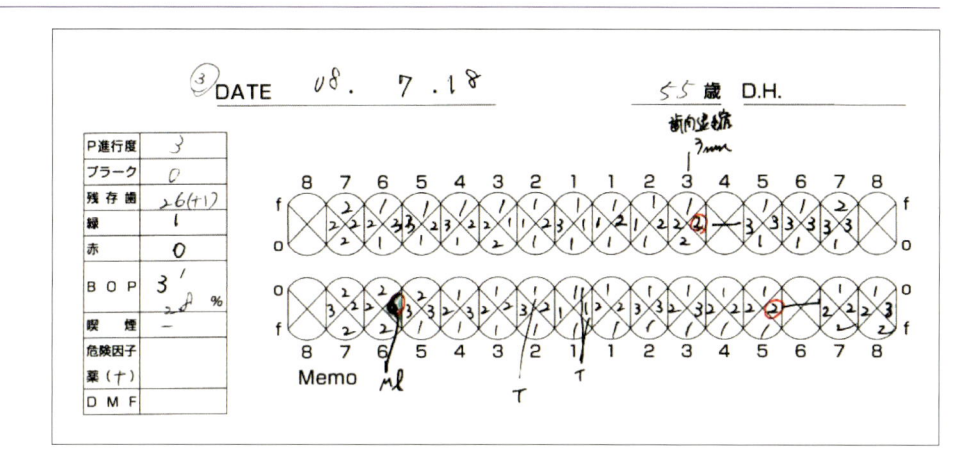

2009年 56歳
メインテナンス
20年目

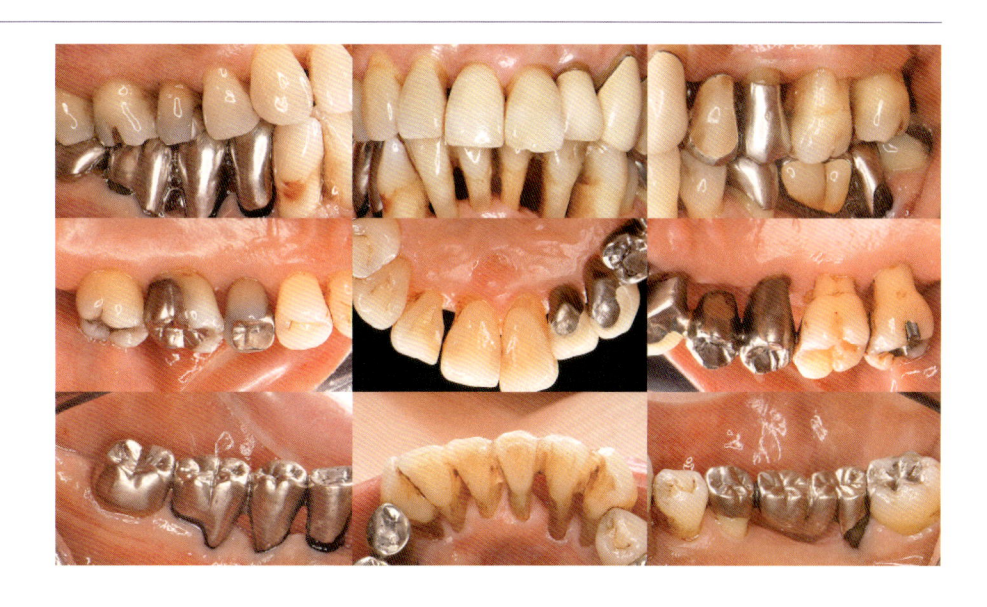

あれほど進行していた歯周炎がこの22年間安定し、再発していない。

歯周治療は長い年月を患者と歩むもの

　歯周炎は内因性感染であり、その意味で病原細菌を駆逐することはできない。しかし一般的に歯周炎の進行はゆっくりとしたものであり、まして歯の喪失に至るには長い時間がかかる。歯周治療の大きな目的は、歯周炎の進行を停止させ、その状態を維持させ、生涯にわたりQOLを良好に維持することである。

　そのため、患者のコンプライアンス、家庭や仕事や介護などの生活面、リスクファクター、歯周局所の病態、などを長い人生の中で見極めていく必要があるのが歯周治療である。

　初診時に、歯や歯周組織の状態だけを見て診断治療するという性質の疾患ではない。人生は山あり谷ありといわれるが、人の体力も健康も変動する。その中で歯周病にならないように予防する、治療する、メインテナンスする、長い長い年月を患者と歩む気持ちが必要だ。

　最後に、症例5の第三子（初診時に身ごもっていた）の経過を見てみよう。現在23歳、大学を卒業し就職している。母親が歯周炎で苦しんだ年齢に近づきつつあるが、本人はカリエスフリー・歯周病フリーである。歯周治療の根源的な部分は、歯周病原細菌が優勢的にならないような歯周環境を維持することであり、その意味では症例6の経過も歯周治療の広い範囲に含まれるのかもしれない。

発症予防自体が歯周治療である

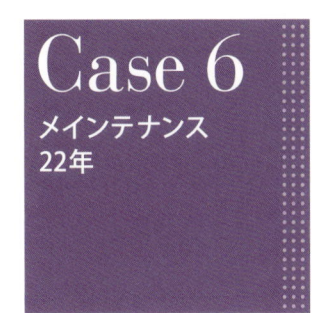

Case 6
メインテナンス 22年

初診時1歳、女児。主訴は予防処置。症例5の次女である。
メインテナンス22年になるがカリエスフリー・歯周病フリーである。

3歳

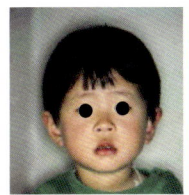

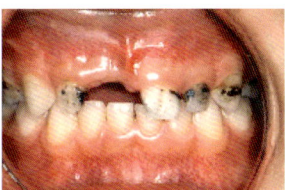

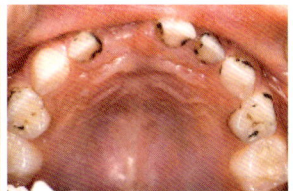

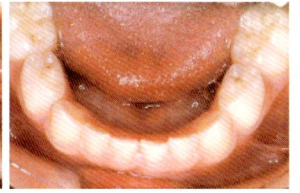

4歳

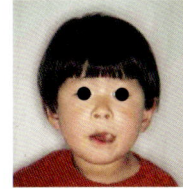

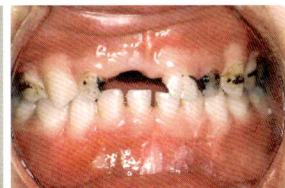

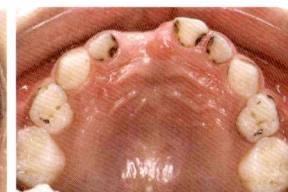

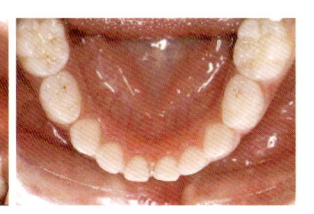

6歳

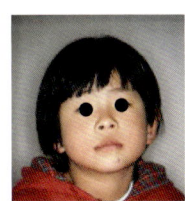

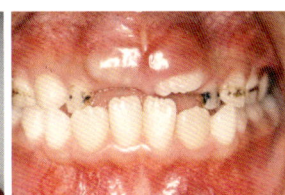

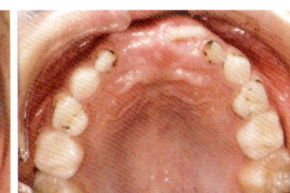

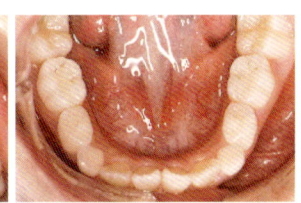

7歳

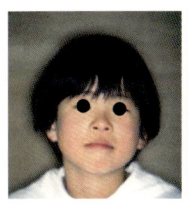

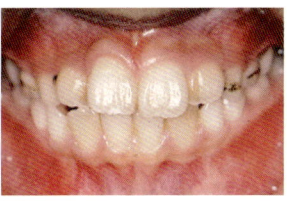

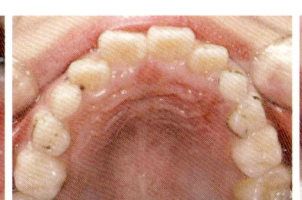

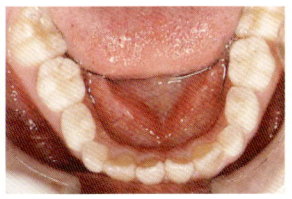

8歳

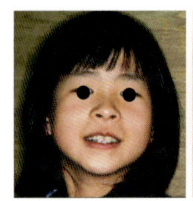

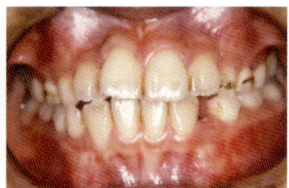

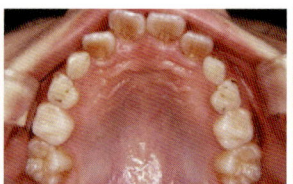

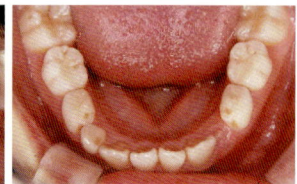

9歳

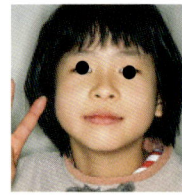

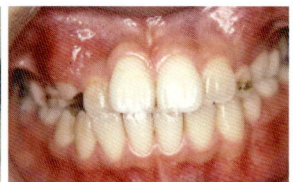

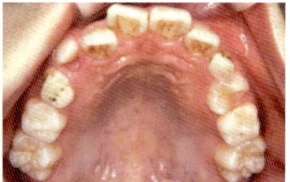

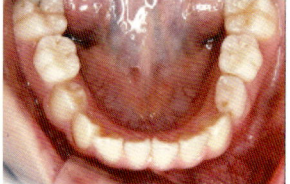

10歳

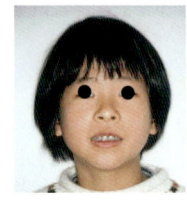

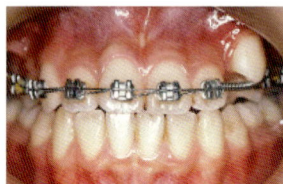

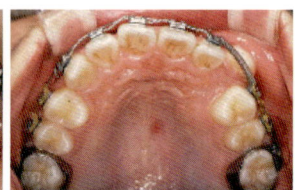

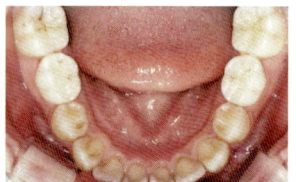

12歳

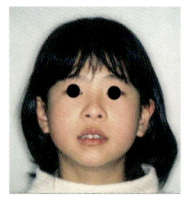

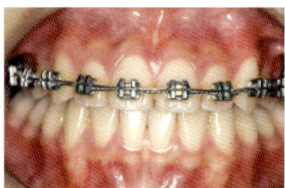

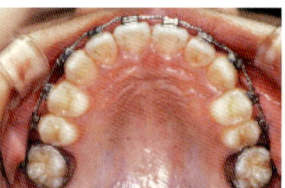

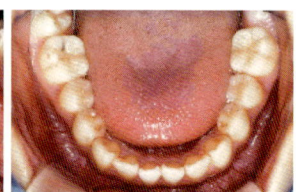

13歳

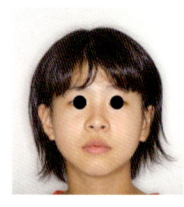

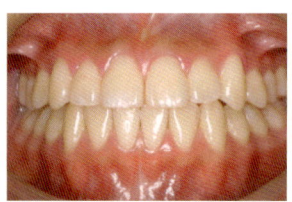

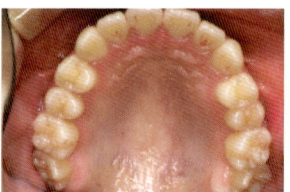

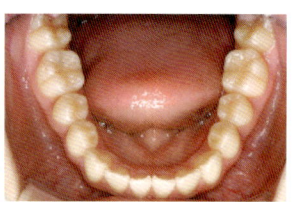

14歳

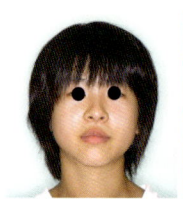

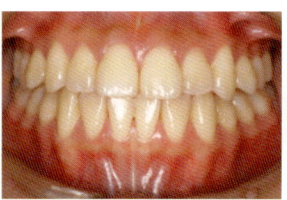

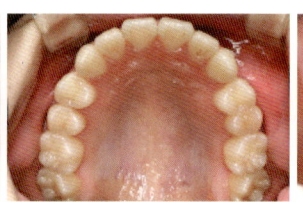

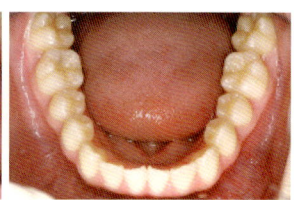

15歳

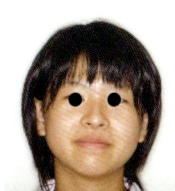

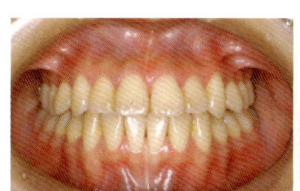

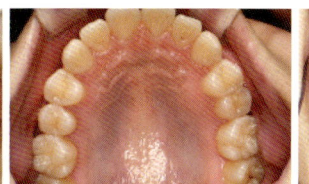

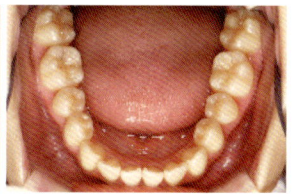

16歳

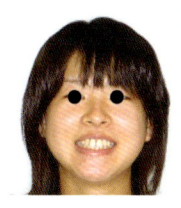

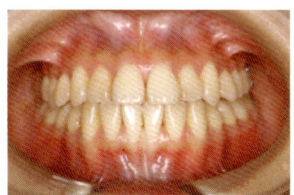

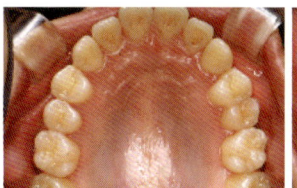

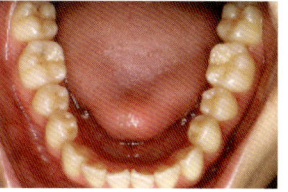

18歳

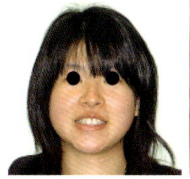

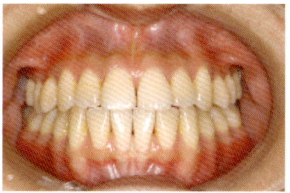

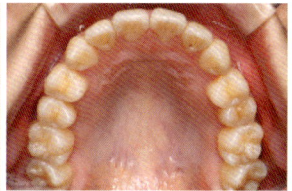

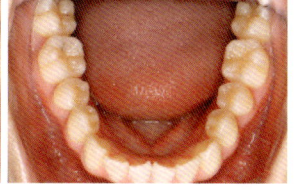

21歳

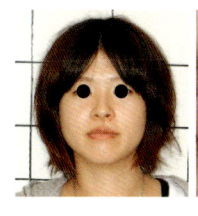

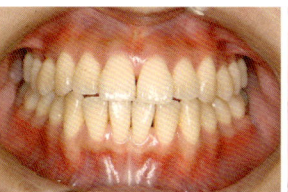

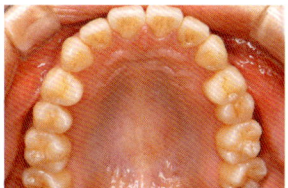

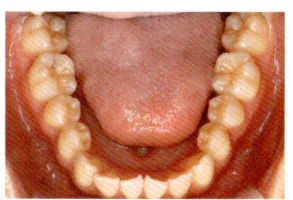

23歳

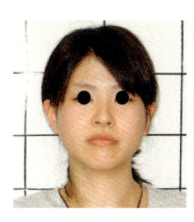

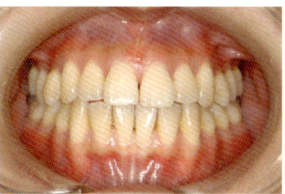

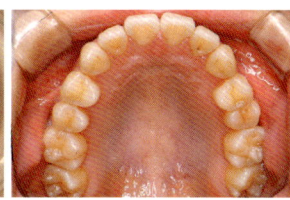

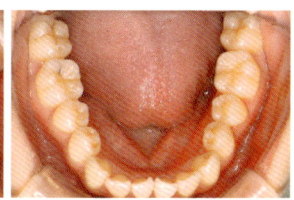

用 語 解 説

CHAPTER 1

DNAプローブ (☞P.13)
　細菌種特異的な塩基配列をもった細菌DNAを検出するために使用するプローブ（検出子）のことで、DNAによる細菌種同定法のひとつである。プローブとは"探り針"の意味である。

PCR法 (☞P.14)
　PCR法はpolymerase chain reaction（ポリメラーゼ連鎖反応）の略であり、DNAを増幅するための手法である。細菌やヒトのゲノムの長大なDNA分子の中から、そのゲノムに特徴的なDNA配列をターゲットとして、プライマーと呼ばれる2種類の合成DNAを用い、ターゲットDNA断片（数百から数千塩基対）だけを選択的に増幅する方法である。DNA断片が増幅されれば、試料中に探しているDNAが含まれている（探している細菌種がいる）ということである。きわめて微量なDNA試料で目的を達成できる。

プライマー (☞P.15)
　DNAポリメラーゼがDNAを合成する際に、鋳型DNAと結合しpriming（呼び水）を果たす合成DNA断片。フォワードとリバースが必要で、この2つのプライマーで挟まれたDNA領域が増幅される。

リアルタイムPCR法 (☞P.15)
　リアルタイムPCR（real-time PCR）は、定量PCRのひとつ。ポリメラーゼ連鎖反応による増幅を経時的（リアルタイム）に測定することで、増幅率に基づいて鋳型となるDNAの定量を行う。

Toll-like receptor (☞P.17)
　Toll様受容体（TLRと略す）は動物の細胞表面にある受容体タンパク質で、種々の病原体を感知して自然免疫（獲得免疫と異なり、一般の病原体を排除する非特異的な免疫作用）を作動させる機能がある。脊椎動物では、獲得免疫がはたらくためにもTLRなどを介した自然免疫の作動が必要である。TLRやその他の自然免疫にかかわる受容体は、病原体につねに存在し（進化上保存されたもの）、しかも宿主がもたず病原体がもつパターンを認識するものでなければならない。そのためTLRは、細菌表面のリポ多糖（LPS）、リポタンパク質、べん毛のフラジェリン、ウイルスの二本鎖RNA、細菌やウイルスのDNAに含まれる非メチル化CpGアイランドなどを認識するようにできている。TLRはこのような一群の分子を認識するので、パターン認識受容体という言い方もされる。

サイトカイン (☞P.17)
　免疫に関与する低分子タンパク質の総称のこと。サイトカインには免疫や炎症に関与する物質が多く、主として細胞間の情報伝達を担っている。さらに、細胞どうしの相互作用や情報の伝達と交換、細胞動態にも影響を与えており、細胞の生存や正常な維持に欠かせない物質である。インターロイキン（IL）、インターフェロン（IFN）、細胞壊死（えし）因子（TNF）、各種のコロニー刺激因子をはじめとした多様な種類があり、現在までに数百種発見されている。

S100 proteins (☞P.18)
　S100タンパク質は、細胞種特異的に発現するカルシウム結合性タンパク質であり、現在までに20種類のサブファミリーが確認されている。細胞内におけるシグナル伝達だけでなく、細胞外に分泌され機能するが、S100タンパク質ファミリーの機能は、複雑で多岐にわたっていると考えられており、未解明の部分が多く残されている。

adrenomedullin (☞P.18)
　副腎（adrenal gland）から見つかったということでadrenomedullinと命名されたが、主として血管から分泌され、血管を拡張させる働きをもつ血管作動性物質。その作用の全体像はまだわかっていない。

ケモカイン (☞P.18)
　サイトカインのうち、白血球などの細胞の遊走を促す作用を有するものを、ケモカインと呼ぶ。ケモカインは低分子量のタンパク質で、Gタンパク質共役受容体を介してその作用を発現する。これまでに50種類以上のケモカインが同定されており、システイン残基の配置の類似性から、CCケモカイン、CXCケモカイン、CケモカインおよびCX3Cケモカインに分類される。

Interleukin（☞P.19）

　一群のサイトカインで、白血球（leukocyteから-leukin）によって分泌され、細胞間（inter-）コミュニケーションの機能を果たすものをいう。ILと略される。ILのあとにタンパク質として同定された順に番号を付けて呼ばれている。現在30種類以上が知られている。
主なILは
IL-1：マクロファージによって分泌され急性期反応を誘導する。
IL-2：T細胞によって分泌されT細胞の増殖と分化を促進する。がんの免疫療法に用いられる。
L-4：B細胞の増殖とT細胞および肥満細胞の分化に関与する。アレルギー反応で重要。
IL-6：マクロファージを刺激して急性反応を誘導する。
IL-8：好中球の走化性を誘導する。

ロイコトキシン（☞P.35）

　ロイコリジンやロイコシジンなど、白血球に変性や壊死を生じさせるすべての物質の総称。歯周病原性細菌の一つとして知られる*A.a.*は、菌体外毒素としてロイコトキシンを産生する。

FMLP（f−MET−Leu−Phe）（☞P.36）

　細菌が生体内で分解されると、N末端にホルミル基をもつ2～4アミノ残基のホルミルペプチドが生成されるが、このペプチドは好中球の遊走を促進する作用をもつ。FMLPは、ホルミルメチオニンをN末端にもつホルミルペプチドの一種で、強い走化性因子であることから、好中球の遊走能の測定に用いられる。

ケモカイン（☞P.36）

　P.18の解説参照。

走化性因子（☞P.36）

　細菌などの異物が生体内に侵入すると、好中球は血管壁を通り抜け、さらに細菌や損傷を受けた組織に由来する化学物質の濃度勾配に導かれて、感染巣へと遊走する。この遊走の方向を決定し、遊走を促進する因子を走化性因子と呼ぶ。代表的な走化性因子として、IL-8などのケモカイン、補体由来のC5aやロイコトリエン、また細菌由来のものとしてN末端にホルミルメチオニンを有するペプチドがある。

MCP-1（Monocyte Chemotactic Protein-1）（☞P.36）

　MCP-1は単球・T細胞の走化性因子で、LPSや炎症性サイトカインなどの刺激を受けた単球/マクロファージや線維芽細胞、血管内皮細胞など、多様な細胞によって産生される。MCP-1は単球の走化性を亢進させるのみならず、単球活性化因子としての作用をもち、ライソゾーム酵素や活性酸素放出を亢進し、IL-1やIL-6の産生を誘導する。

樹状細胞（dendritic cell）（☞P.36）

　皮膚直下や粘膜直下、リンパ濾胞の胚中心などに位置する免疫系細胞で、樹状の突起をもつ形態からこのように呼ばれる。樹状細胞は細胞表面の抗原分子によっていくつかのサブセットに分類され、それぞれ異なる機能をもつ。上皮直下に存在する樹状細胞はランゲルハンス細胞と呼ばれ、貪食能と強い抗原提示能を有し、T細胞の活性化に関与する。

NF-κB（☞P.36）

　NF-κBはホモあるいはヘテロ二量体を形成して転写因子（DNAからmRNAへの転写を制御する因子）として働くタンパク質ファミリーで、細胞へのIL-1などのサイトカインや活性酸素、LPSや紫外線等の外来刺激により活性化を受けて核内に移行し、DNAに結合して目的遺伝子の転写を活性化することで、炎症反応やアポトーシス、細胞増殖とがん化などの数多くの生理現象に関与する。

細胞接着分子（☞P.37）

　細胞の表面に発現されている膜タンパク質で、他の細胞や細胞外マトリックスとの接着を担う分子。組織構造の維持を担うのみならず、特定の認識対象分子（リガンド）と結合することでシグナルを伝達し、細胞間相互作用に関与する。細胞接着分子は多くの種類があるが、構造の類似性からカドヘリンファミリー、インテグリンファミリー、免疫グロブリンスーパーファミリー、セレクチンファミリーなどに分類される。

炎症細胞浸潤（☞P.41）

　生体の防御反応として炎症が組織に惹起される際に、好中球や単球/マクロファージ、リンパ球などの炎症性細胞が血管から遊出し、組織内に集積すること。浸潤細胞の構成は病態・病期によって変化するが、急性炎症では好中球や単球/マクロファージが、慢性炎症ではリンパ球や形質細胞の比率が上昇する。

β1インテグリン（VLA-4）（☞P.41）

インテグリンは主に細胞とマトリックスの接着を担う細胞接着分子で、2つの異なる膜1回貫通型タンパク質（α鎖とβ鎖）のヘテロ二量体分子によって構成され、細胞内骨格系に連結した構造をもつ。β1インテグリンとは、α1〜6とβ1からなるインテグリンのことで、このうちα4β1インテグリン（VLA-4）は、VCAM-1やフィブロネクチンをリガンドとし、T細胞と線維芽細胞の細胞間接着・細胞間相互作用に関与する。

CD44/ヒアルロン酸（☞P.41）

CD44は広範な細胞に発現する一回膜貫通タンパクで、主として細胞外基質の主要な構成成分であるヒアルロン酸に結合する。CD44/ヒアルロン酸の結合は、細胞凝集や細胞周囲のマトリックスの保持に関与するのみならず、リンパ球の活性化やホーミング、NK細胞やキラーT細胞の細胞傷害能、がん細胞の増殖・転移などに関与する。

LFA-1/ICAM-1（☞P.41）

LFA-1はαLβ2インテグリン（CD11a/CD18）の別称で、白血球やリンパ組織に発現する。そのリガンドがICAM-1（intercellular adhesion molecule-1：CD54）で、B細胞や抗原提示細胞などの免疫系細胞や、血管内皮細胞に発現する。このLFA-1/ICAM-1の細胞接着は、T細胞と抗原提示細胞の相互作用や、白血球の血管外への遊出など、数多くの現象に関与する。

Paleostomatology / paleopathology（☞P.54）

正式な日本語訳はないが、paleoは古代を意味する接頭語である。したがって、古代口腔病学／古代病理学を意味する。先史時代の人びとの疾患、とくに歯科疾患について研究する学問である。

クレーター状骨欠損（☞P.58）

頰側と舌側の歯槽骨壁に囲まれた歯間部歯槽骨の陥凹。臼歯部に好発。骨クレーターが存在すると歯間部にプラークが停滞しやすいため、歯槽骨整形術や歯槽骨切除術により、形態修正を行う場合がある。

ヘミセプター状骨欠損（☞P.58）

歯根に面した隣接部一側の骨壁からなる1壁性骨欠損のことをいう。エックス線上で、歯根に近接した逆三角形の透過像として観察される。

PDGF（☞P.62）

Platelet derived growth factor（血小板由来増殖因子）：創傷治癒の初期に認められる因子。線維芽細胞、骨芽細胞などを遊走させる作用があり、当該因子の骨欠損部に投与によって歯周組織の再生が生じると報告されている。

TGF-β1/TGF-β2（☞P.62）

Transforming growth factor（形質転換増殖因子）：TGF-βスーパーファミリーの一つで、細胞増殖・分化を制御し、細胞死を促すサイトカインである。骨芽細胞の増殖およびコラーゲンのような間葉細胞の合成・増殖を促進し、上皮細胞の増殖や破骨細胞に対しては抑制的に作用する。歯周組織の治癒に関与していると考えられている。

IGF-1（☞P.62）

Insulin growth factor 1（インスリン様増殖因子 I）：IGFは2種類存在し、IGF-2は初期の発生に要求される第一の成長因子であると考えられるのに対し、IGF-1の発現は後の段階で見られる。主に肝臓で成長ホルモン（GH）による刺激の結果分泌される。人体のほとんどの細胞はIGF-Iの影響を受け、骨芽細胞によるI型コラーゲン産生、軟骨のプロテオグリカンの産生をとおして骨基質を増加させ、結果骨形成を促進する。

β-TCP（☞P.62）

β-tricalcium phosphate（リン酸三カルシウム）：人工骨の原料となる。この人工骨は連通する100から400μmのマクロ気孔およびミクロ気孔をもつことを特徴としており、これらの微細な気孔性状が細胞伸展の良い足場（スキャホールド）となると考えられる。β-リン酸三カルシウム多孔体は徐々に自分の骨に置換するという、人工骨補填材料として理想的な性質も兼ね備えている。

BMP（☞P.62）

Bone morphogenetic protein（骨形成因子）：TGF-βスーパーファミリーの一つである。骨を誘導するタンパク性因子であり、単独で異所性骨形成シグナルとしての作用を有する唯一のサイトカインである。BMPは骨格形成、骨折治癒などのあらゆる生理的骨形成に必須の役割を担うことが明らかになっており、とくにBMP-2に強い骨誘導能があるとされている。BMP-2のもっとも有効な担体としてI型コラーゲンが用いられる。

GDF (☞P.62)
　Growth differentiation factor-5：GDF-5はBMPファミリーに属するgrowth factorで、歯根膜線維芽細胞と腱細胞で強く発現している。GDF-5も含めBMPは骨の発生や成長などに関与しているが、とくにGDF-5を異所的移植することで、靱帯や腱様の組織形成が誘導されるなど、GDF-5が靱帯や腱の発育や成熟に関与する可能性が報告されている。

CHAPTER 2

ミューチュアリープロテクテッドオクルージョン（Mutually Protected Occlusion）(☞P.85)
　口頭嵌合位は臼歯部で垂直方向の咬合力を負担するが、前方運動時には切歯がガイドし、側方運動時には犬歯がガイドすることによって、臼歯部にはディスクルージョン（離開）を生じる咬合様式。

アブフラクション（Abfraction）(☞P.85)
　咬合性外傷に起因すると考えられる歯頸部のくさび状欠損。咬合時の強い側方圧が集中し、エナメル小柱間に破砕が生じることに起因するとされている。

フェルール（Ferrule）(☞P.90)
　支台歯のマージン部付近で、全周を冠で覆われる部位の名称。

CHAPTER 3

ディスパージンB (☞P.119)
　バイオフィルムからの菌体乖離機能を欠失した*aggregatibacter actinomycetemcomitans*変異株において同定された、菌体外マトリックス分解酵素。

ポリ-N-アセチル-D-グルコサミン (☞P.119)
　*Aggregatibacter actinomycetemcomitans*菌体外マトリックスの主成分である多糖。固層表面への菌体の強固な付着、自己凝集、殺菌剤への抵抗性、宿主貪食細胞への抵抗性など、さまざまな機能に関与している。

ヒアルロニダーゼ（Hyaluronidase）(☞P.119)
　ヒアルロン酸のβ-1,3結合およびβ-1,4結合をランダムに加水分解し、N-アセチル-D-グルコサミンとD-グルクロン酸を生じる酵素。EC番号3.2.1.35。

DNAアレイ (☞P.124)
　アレイとは、配列のこと。DNAアレイというのは、小さい基盤上に数千から数万個のDNAを整然と配列したものである。DNAアレイに固定したDNA断片と特定の細胞や組織から調整したDNAとを結合させることにより、目的の細胞・組織でどの遺伝子がはたらいていたのかが調べられる。

3-オキソ-C12-ホモセリンラクトン (☞P.128)
　アシル化ホモセリンラクトンの一種で、緑膿菌のシグナリング分子。同種細菌間でのシグナル伝達に用いられるオートインデューサー1としての機能を有する。ヒト細胞のタンパク質分子にも結合し、免疫機構をかく乱するという報告が多数ある。

リーダー配列 (☞P.161)
　多くのタンパクは不活性型前駆体タンパクとして合成され、N末端側の一部が切り離されて、成熟タンパクになる。切断される部分をリーダー配列（またはシグナル配列）と呼ぶ。

CD14 (☞P.163)
　CD14抗原は分子量55-53kDaの単鎖膜糖タンパクである。LPSの高親和性レセプターであり、TLR4、MD-2とともに、機能的でヘテロなLPSレセプター複合体を形成する。

リピッドラフト (☞P.171)
　リピッドラフトはスフィンゴミエリンとコレステロールからなる細胞膜マイクロドメインである。リピッドラフトには細胞活性化に重要なシグナル伝達物質が局在し、細胞活性化シグナルの足場として機能している。

H^+-ATPアーゼ (☞P.173)
　アデノシン三リン酸（ATP）の分解エネルギーを用いて水素イオンを細胞外に輸送し、膜内外に電気化学ポテンシャルを作り出す酵素。プロトンイオンを輸送するため、プロトンポンプとも呼ばれる。

DNAアレイ法 (☞P.178)
　P.124の解説参照。

エンベロープ (☞P.181)
　*T. denticola*の細胞体と鞭毛を包む流動性のある膜状構造。組成としてはタンパク質、糖、脂質、リポタンパクによって構成される。その主要な成分はMajor outer

sheath protein（Msp）である。Msp、dentilisin等のエンベロープの成分は、本菌の主要な病原因子と考えられている。

バレル構造（☞P.182）
　タンパク質はアミノ酸の鎖（1次構造）が、2次構造、3次構造といった立体的な構造を造ることによってそれぞれの機能をもつようになる。バレル構造は、2次構造としてβシートを形成したアミノ酸の鎖がねじれてコイル状の3次構造を形成したものである。このような3次構造をもつタンパクには、細菌のポリンのように膜を貫通し物質の通過をつかさどるタンパクが属している。

アポトーシス（☞P.189）
　細胞が生理的条件下で自らが積極的に起こす細胞死。細胞核の染色体凝集、細胞核の断片化、細胞質の凝集等を形態的特徴とする。アポトーシスを起こした細胞は壊死した細胞に比べ周囲の細胞に速やかに処理されやすくなっている。手の指の形成で水かき部分の細胞がアポトーシスによって失われ指が形成されるなどの生理的に重要な役割を果たしている。病原体の感染によってもこの細胞死が誘導される場合がある。

caspase 8（☞P.189）
　caspaseは、細胞死の実行と炎症反応に重要なサイトカインのプロセシング、細胞増殖、移動、分化など多くの生理現象にかかわるシステインプロテアーゼである。通常のアポトーシスの経路において、Caspase 8は細胞膜表面の受容体からの刺激を受け活性化し、さらに下流のアポトーシスにかかわる因子を活性化し、アポトーシスを誘導する。

LFA 1（☞P.197）
　白血球機能抗原（leukocyte functional antigen：LFA）のことであり、LFA-1のほかにLFA-2、LFA-3（CD 58）がある。LFA-1はT細胞と内皮細胞の接着やT細胞と抗原提示細胞との接着に重要である。

和文索引

あ

アクチン	143
アジスロマイシン	26, 137
アシル化ホモセリンラクトン	124
アタッチメントロス	55
アディポサイトカイン	269, 272
アノイキス	147, 153
アポトーシス	145, 251
アメロジェニン	281, 282
アルカリホスファターゼ	263
アルブミン	
微量――尿	274
アンモニア	212
亜鉛	215
足場	63, 302

い

Ⅰ型コラーゲン	248
――の断片	248
イソ吉草酸	212
インスリン	265
――シグナル	272
――抵抗性	265, 270, 272
インターロイキン	265
インテグリン	
α2――	266
インドール	212
異種細胞間接着	41
遺伝子	259
――型	166
――多型	259, 264
遺伝性歯肉線維腫症	56
遺伝的要因	42

う

運動性桿菌	38

え

エクソサイトーシス	173
エストロゲン	56
――欠乏	111, 112
エッセンシャルオイル	215
エナメルタンパク	281
エナメルマトリックスタンパク	304
――質の応用	54, 60
エナメルマトリックスデリバティブ	62
エムドゲイン®	54
エンドサイトーシス	142
エンドソーム	
――系	140
初期――	140
リサイクリング――	151
エンドトキシン	269
腫瘍壊死	265, 269
壊死性潰瘍性歯周炎	50, 58
壊死性潰瘍性歯肉炎	50
炎症性変化の進行過程	
開始期	35
確立期	35
進行期	35
早期	35
炎症性サイトカイン	36, 184, 269, 276
炎症性メディエーター	23
炎症性肉芽組織	39
塩化セチルピリジニウム	215
塩基性線維芽細胞増殖因子	305

お

オーダーメイド医療	264
オートインデューサー	124
オートクライン	37
オートファゴソーム	140
オートファジー	142, 150
オーラルバイオフィルム	13
オステオプロテジェリン	251
オプソニン化	38, 165
オプソニン作用	224
黄体ホルモン	56
横断研究	73

か

ガスクロマトグラフ	212, 213
カダベリン	210
カップリング	249
カテプシン	
――C	260, 265
――G	42
――K	252
カルシウム拮抗剤	56
下方伸長	39
仮性口臭症	208
仮性ポケット	38
海綿骨	248
外傷性咬合	58
外毒素	196
外膜小胞	170
獲得免疫	23, 36
顎骨壊死	248
BP関連――検討委員会	255
活性酸素	42
活動期	39
官能検査	212, 213
間葉系幹細胞	63, 301
未分化――	62, 302
脂肪組織由来――	312
幹細胞	63, 302
間葉系――	63, 301
未分化――	62, 302
脂肪組織由来――	312
血液――	251
歯周組織――	302
組織――	297
体性――	297
環境要因	42

339

簡易精神療法	217

き

基質	
菌体外――	119
細胞外――	42
揮発性硫黄化合物	207, 211
急速進行性歯周炎	50
虚血性心疾患	103, 269
共凝集	182
莢膜	163
凝集因子	
赤血球――	224
局所的要因	42
菌血症	54
菌種の同定	222
菌体外基質	119
菌体外重合体物質	20

く

クオラムセンシング	25, 123, 178
クレーター状骨欠損	58
クロライドチャンネル	252
クロルヘキシジン	215

け

ケトアシドーシス	
糖尿病性――	216
ゲノミクス・プロテオミクス	220
ゲノム創薬	224
ゲノムプロジェクト	220
ケモカイン	36, 253
外科的挺出	284
形質細胞	38
血液幹細胞	251
血液凝固因子	147
血小板由来増殖因子	305
限局型と広汎型	50, 55, 58
原因除去療法	54, 60

こ

コラーゲン	42
Ⅰ型――	248
――線維	37
コラゲナーゼ	42
コンジュゲート	133
誤嚥性肺炎	269
口腔機能回復治療	63
口臭	
生理的――	208, 213
病的――	208
――恐怖症	208
口臭症	
仮性――	208
真性――	207
生理的――	207
好中球	36
――減少症	260
抗菌性ペプチド	18
抗菌薬	
ポケット内――投与	63
抗原提示細胞	235
抗酸化物質	74
抗てんかん剤	56
咬合性外傷	55, 58, 78
咬合調整	60, 63, 86
咬耗	
過度の――	58
高齢社会	248
骨	
――移植術	54, 60
――吸収	
混合性――	58
水平性――	58
垂直性――	58
――欠損	
クレーター状――	58
垂直性――	58
ヘミセプター状――	58

――のみの再生	286, 287
――リモデリング	249
骨芽細胞	43, 62, 248, 282
骨形成促進因子	249
骨細胞	248
骨髄	248
骨折	
微小――	248
骨粗鬆症	111
骨量	
歯に依存しない――	283, 285
歯に依存する――	283, 285
根面処理	60
混合性骨吸収	58

さ

サイトーシス	
エクソ――	173
エンド――	142
サイトカイン	18, 23, 253, 305
アディポ――	269, 272
炎症性――	36, 269, 276
――ストーム	272
サポーティブペリオドンタルセラピー	63
サルファイド	
――モニター	212, 213
ジメチル――	210, 213
再植	
遅延型――	281, 285
再生	
骨のみの――	286, 287
――医療	54
歯根膜の――	286, 287
歯周組織の完全――	287
細菌	
――検査	222
――性プラーク	47
非特異――説	47

細胞	63	
——移植療法	63	
——外基質	42	
——外マトリックス	145, 182	
——接着	145	
——分子	41	
——増殖因子	62, 63	
——膨化致死毒素	199	
樹状——	36	
線維芽——	282	
殺菌能		
多型核白血球——	58	
刷子縁	252	
暫間固定	60	

し

シグナル分子	302
シクロオキシゲナーゼ	28, 43
シクロスポリン	56, 266
システイン	210
システマティックレビュー	98, 100, 102, 108, 110
シデロフォア	174
ジメチルサルファイド	210, 213
シャーピー線維	282
ジンジパイン	42, 129, 145, 159
子宮頸管熟化	276
子宮収縮	276
自然免疫	17, 36, 231
脂肪細胞－マクロファージ相互作用説	269
脂肪組織由来未分化間葉系幹細胞	312
歯科疾患実態調査	70
歯根膜	282, 296
——の再生	286, 287
歯根膜腔	
——の拡大	58

歯周炎	39, 42, 55
遺伝疾患をともなう——	55
壊死性潰瘍性——	50, 58
急性——	50
急速進行性——	50
若年性——	50
限局型	50
広汎型	50
侵襲性——	47, 50, 55, 58, 259
限局型	55, 58
広汎型	55, 58
成人性——	50
全身疾患が関与した——	58
前思春期性——	50
早期発症型——	50
難治性——	50
複合性——	47
慢性——	47, 55, 58
限局型	55, 58
広汎型	55, 58
歯周基本治療	60
歯周外科治療	60
歯周形成手術	60
歯周症	47
歯周組織	
——幹細胞	302
——再生	63
——再生療法	60, 62, 301
——の完全再生	287
——の発生	282
——破壊	
——の進行速度の要因	42
歯周病	55
——の分類	47
歯小嚢	281, 282
歯槽硬線	58
歯槽骨	
——吸収	186, 190, 253

——の垂直的・水平的発育量	282
——破壊	43
歯肉炎	42, 47, 55
壊死性潰瘍性——	50
急性——	50
妊娠関連——	56
プラーク性——	55
非——	55
歯肉縁下プラーク	119
歯肉溝滲出液	37
歯肉上皮細胞	36
歯肉線維芽細胞	36
歯肉線維腫症	
遺伝性——	56
歯肉増殖	55, 56
薬物性——症	55, 56
歯肉退縮	55
歯肉の適合	286, 287
歯肉病変	55
歯乳頭	281, 282
疾患感受性	259
疾病活動度	222
若年性歯周炎	50
限局型	50
広汎型	50
腫瘍壊死	265, 269
受動免疫療法	224
樹状細胞	36
縦断研究	73
初期エンドソーム	140
消臭	215
上皮	
接合——	36
内縁——	22
——バリア	17, 18
上皮付着	
長い——	287
——の獲得	286

341

上皮細胞		
歯肉――		36
上皮稜		38
食細胞機能		36
侵襲性歯周炎		47, 50, 55, 58, 259
真性口臭症		207
真性ポケット		39

す

スクレロスチン	249
ステルス様特性	163
ストレス	216
スピロヘータ	38
水平性骨吸収	58
垂直性骨吸収	58

せ

セメント芽細胞	282
セメント質	282
セリンプロテアーゼ	42
セルフケア	63
生体防御基盤	34
生理的口臭（症）	207, 208, 213
成人性歯周炎	50
性周期	216
制御性T細胞	238
静止期	39
赤血球凝集因子	224
赤血球凝集素	156, 182
切除療法	60
接合上皮	36
舌苔	208
洗口剤	215
専門的機械的歯面清掃	☞ PMTC
線維芽細胞	282
塩基性――増殖因子	305
歯肉――	36
線毛	
FimA――	129

短――	156
長――	156
遷延化	37, 40
全身疾患が関与した歯周炎	58
全身的要因	42
前思春期性歯周炎	50
限局型	50
広汎型	50

そ

組織幹細胞	297
組織工学	63
組織付着療法	60
早期接触	58
早期発症型歯周炎	50
早産	108, 269
走化性因子	36
走化能	
多型核白血球――	58
増殖因子	54, 62, 248
塩基性線維芽細胞――	305
血小板由来――	305
細胞――	62, 63

た

タイトジャンクション	182
ダイランチン	56
タンパク分解酵素	156
多型核白血球殺菌能	58
多型核白血球走化能	58
多血小板血漿	54, 62
唾液	34
――培養テスト	213
体性幹細胞	297
退行性病変	47
退縮エナメル上皮	282
第6の合併症	99
短鎖脂肪酸	202
短線毛	156

ち

チャリシン	124
地域歯周疾患指数	67
治癒のパターン	286
遅延型再植	281, 285
長線毛	156

て

ティッシュエンジニアリング	54
ディスパージン	119
テリパラチド	256
デンタルバイオフィルム	13, 17, 20
低体重児出産	108, 269, 270, 276
低ホスファターゼ症	58, 263
挺出	
外科的――	284
適応免疫	235
電子嗅覚装置	213

と

トランスジェニックマウス	224
トランスダクション	133
トランスフェリン	173
トランスフォーメーション	133
トランスポゾン	133
トリクロサン	215
トリプシン様酵素	42
トリメチルアミン	210
――尿症	216
糖尿病	34, 99-101, 269
2型――	72, 264, 269
――性ケトアシドーシス	216
動脈硬化	104, 269, 274
毒素	
外――	196
細胞膨化致死――	199
内――	195

な

ナチュラルキラーT細胞	239
内縁上皮	22
内臓脂肪組織	269
内毒素	195
難治性歯周炎	50

に

2型糖尿病	72, 264, 269
ニフェジピン	56, 266
乳酸	212
妊娠関連歯肉炎	56

ね

ネクローシス	145

の

膿漏	
歯周――	47
不潔性――	47

は

バーチャルスクリーニング	226
バイオフィルム	20, 34, 253
――オーラル	13
――デンタル	13, 17, 20
バクテリオシン	124
パラクライン	37
破骨細胞	43, 248
――分化因子	43
歯ぎしり	58
歯の動揺	58
敗血症	54
培養細胞移植	54, 63
抜歯	60

ひ

ヒアルロニダーゼ	119
ヒアルロン酸	42
ビスフォスフォネート	248
ビタミンD受容体	265
ヒダントイン	56
ヒト白血球抗原	265
ヒトリコンビナント副甲状腺ホルモン	256
ビルレンス	35
皮質骨	248
非特異細菌説	47
非プラーク性歯肉炎	55
肥満	107, 269
微小骨折	248
微生物叢	13
微量アルブミン尿	274
病原因子	222
病状安定	63
病的口臭	208

ふ

ファーマコゲノミクス	224
フィブロネクチン	42
フェニトイン	56, 266
プトレッシン	210
プラーク	
細菌性――	47
歯肉縁下――	119
――性歯肉炎	55
ブラキシズム	58, 82, 89
フレミタス	58
プロゲステロン	56
プロスタグランジン	28, 270, 276
プロテアーゼ	
セリン――	42
マトリックスメタロ――	28, 42, 145
プロテオグリカン	42
プロトンポンプ	
a3型液胞性――	252
プロピオン酸	212
プロフェッショナルケア	63
不潔性膿漏	47

付着	
上皮――	
長い――	287
――の獲得	286
組織――療法	60
――の喪失	55
封鎖層	252
複合性歯周炎	47
分子標的治療	224
分娩	276

へ

ヘミセプター状骨欠損	58
ヘム	174
ヘモグロビン	21
ペリオドンタルセラピー	
サポーティブ――	63
ペリオドンタルメディスン	95, 269
ヘルトヴィッヒの上皮鞘	281, 282
ヘルパーT細胞	235

ほ

ポケット	
仮性――	38
真性――	39
――からサルカスへ	286, 287
――内抗菌薬投与	63
ポジションペーパー	255
ホモセリンラクトン	
アシル化――	124
ポリ-N-アセチル-D-グルコサミン	119
補体	36, 164, 184

ま

マクロファージ	36
――－脂肪細胞相互作用	269, 270, 272
マスキング	215
マトリックス	119
細胞外――	145, 182

——メタロプロテアーゼ	28, 42, 145, 265
マトリックス分解酵素 ☞ マトリックスメタロプロテアーゼ	
慢性歯周炎	47, 55

み

ミノサイクリン	137
未分化間葉系幹細胞	62, 302
脂肪組織由来——	312
未分化間葉系細胞	62

め

メインテナンス	63
メタボリックシンドローム	106, 107, 269
メチオニン	210
メチルメルカプタン	164, 210, 213
メディエーター	
炎症性——	23
メバロン酸経路	254
メンブレントラフィック	142
免疫	
獲得——	23, 37
自然——	17, 36, 231
適応——	235
——応答	40
——抑制剤	56
——療法	220
受動——	224

や

薬剤感受性	264
薬物性歯肉増殖症	55, 56

ゆ

遊走	24

ら

ラミニン	42
ランダムバーストセオリー	42
酪酸	212

卵巣ホルモン	56

り

リーダー配列	161
リード化合物	226
リサイクリングエンドソーム	151
リサイクリング経路	151
リソソーム	142, 171
——系	140
——酵素	37
リピッドラフト	143, 171
リポタンパク	189
リポ多糖	36, 195
リモデリング	
骨——	249
リン酸カルシウム	248
力学的負荷	248
硫化ジメチル	164
硫化水素	164, 210, 213
臨床上の疑問	97
臨床診断	43

ろ

ロイコトキシン	35, 197
ローカルドラッグデリバリーシステム	137

欧文索引

A

α-defensin	18
α2インテグリン	266
a3型液胞性プロトンポンプ	252
ADSC	312
AHL	124
AI	124
——-1	124
——-2	124, 126

Aggregatibacter actinomycetemcomitans	71
aggressive periodontitis	50, 55
Arg-gingipain A	182
attachment loss	55

B

β-TCP	62
β-defensin	18, 34
β-galactosidase活性テスト	213
β-tricalcium phosphate	62
B細胞	240
——病変	38
BANAテスト	213
bFGF	305
BMI	107
BMP	249
BMP-2	62
BP	248
——関連顎骨壊死検討委員会	255
BRONJ	248
BspA	187
Bacteroides surface protein A	187
basic fibroblast growth factor	305
bisphosphonate	248
bisphosphonate-related osteonecrosis of the jaw	248
Body Mass Index	107
bone marrow	248
bone morphogenetic protein	249
bone remodeling	249

C

C反応性タンパク	274
C-reactive protein	274
CagE	201
CMI健康調査票	217
COX-2	42

CPI	67
CQ	97
CRP	274
CSP	124, 126
CTSC	265
CTx	249
Chédiak-Higashi症候群	262
chronic periodontitis	55
clear zone	252
clinical question	97
Community Periodontal Index	67
competence stimulating peptide	124
cortical bone	248
cystalysin	185
cytoplasmic fibril	181

D

DNAアレイ	124
DNAプローブ法	15
defensin	
α——	18
β——	18, 34
dentilisin	181
dentipain	184
Down症候群	58, 262

E

EBM	96, 97
EBV	224
EMD	62, 304
EPS	119
Eptein-Barr Virus(EBV)	224
early-onset periodontitis	50
enamel matrix derivative	62
endocytosis	142
Ehlers-Danlos症候群	262
evidence-based medicine	97
extracellular polymeric substance	119

F

Fc受容体	265
Fc部	224
FcR	265
FDF	189
FGF	
b——	305
——-2	62, 63, 305, 307
FMLP	36
*fimA*遺伝子	220
FimA線毛	129
forsythia detachment factor	189

G

GBR	62
GDF-5	62
GEM21S®	62, 306
GTR法	54, 60, 304
gingival overgrowth	55
gingivitis	55
guided bone regeneration	62
guided tissue regeneration	304

H

HagA	182
HbA$_{1C}$	99, 101, 102
Hgp44	182
HIV感染	58
HLA	265

I

IFN	36
IGF-1	62
IgG	38
IgM	38
IL	265
——-1	36
——-6	36
——-8	36
Indole	126

K

Kgp	182

L

LDDS	63, 137
LL37	19
LPS	36, 163
leukotoxin	197
local drug delivery system	63
lipopolysaccharide	163
LuxS	124

M

MCP-1	36, 270
MMP	42, 265
Msp	181
major outer sheath protein	181
metabolic syndrome	
microbial complex	13, 14
monocyte chemoattractant protein-1	270

N

N-アセチルムラミン酸	187
NF-κB	36
NHANES	67
NTx	249
non plaque-induced gingival lesions	55

O

OPG	27, 251
occlusal trauma	55
osteocytes	248
*osteonectin*遺伝子	298
osteoprotegerin	251

P

PCR法	15

PDGF	62, 305
PGE₂	43
PI	69
PLAP-1	300
PLS	58
PMC	63
PMTC	63
PRP	62
PrtH	189
paleopathology	54
paleostomatology	54
Papillon-Lefèvre症候群	58, 260
periodontal diseases	55
Periodontal Index	69
periodontal ligament associated protein-1	300
periodontal medicine	95, 269
periodontal tissue engineering	302
periodontitis	55
aggressive ——	50
early-onset ——	50
—— associated with genetic disorders	55
*periostin*遺伝子	298
periplasmic flagella	181
persister cell	129
plaque-induced gingival lesions	55
non ——	55
platelet-derived growth factor	305
platelet-rich plasma	62
Porphyromonas gingivalis	13, 14, 16-18, 71, 127, 181, 186, 220
Prevotella intermedia	56
Prevotella nigrescens	56
professional mechanical tooth cleaning	63
professional tooth cleaning	63
protease activated receptor	162

Q

quorum-sensing	123

R

RANK	251
RANKL	27, 43, 251
RgpA	182
receptor activator of nuclear factor kappa-B ligand	27, 43, 251
red complex	14, 16, 181, 186
ruffled border	252

S

S-layer	188
ScFv抗体	224
scaffold	302
signaling molecule	302
stem cell	302
Streptococcus gordonii	127
systematic review	98

T

T細胞	37, 240
細胞傷害性——	237
制御性——	238
ヘルパー——	235
ナチュラルキラー——	239
Tリンパ球	37
TDBV	283, 285
TGF-β1	62
TGF-β2	62
TIBV	283, 285
TIMPs	43
TLR ☞Toll様受容体	
TNF-α	36, 265, 269
Tannerella forsythia	14, 16, 71, 181, 186
tissue engineering	302
tissue inhibitor of metalloproteinases	43
Toll-like receptor ☞Toll様受容体	
Toll様受容体	17, 36, 184, 188, 233, 265
tooth dependent bone volume	283, 285
tooth independent bone volume	283, 285
trabecular bone	248
traumatic occlusion	58
Treponema denticola	14, 181, 186
tumor necrosis factor-α	269

V

VDR	265
VSC	207, 208, 210, 213, 215

W

Wnt	249

【監修者略歴】

天野敦雄（あまの あつお）

1984年3月　大阪大学歯学部　卒業
1992年8月～1994年11月　ニューヨーク州立大学バッファロー校歯学部　博士研究員
1997年4月　大阪大学歯学部附属病院障害者歯科治療部　講師
2000年4月　大阪大学大学院歯学研究科口腔分子免疫制御学講座 先端機器情報学分野 教授
2010年4月　大阪大学大学院歯学研究科 副研究科長
2011年4月　大阪大学大学院歯学研究科口腔分子免疫制御学講座 予防歯科学分野 教授
2011年4月　大阪大学大学院歯学研究科附属口腔科学フロンティアセンター長
2015年4月　大阪大学大学院歯学研究科長／歯学部長（～2019年3月）
現在に至る

日本口腔衛生学会・副理事長
American Society for Microbiology
Journal of Periodontal Research, Editorial Board
Journal of Oral Microbiology, Editorial Board

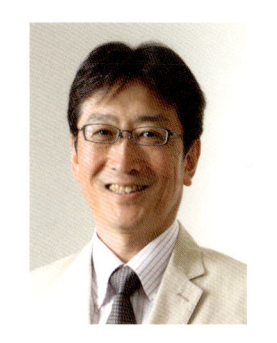

岡　賢二（おか　けんじ）

大阪府吹田市開業

1951年　神戸市生まれ
1977年　大阪大学歯学部 卒業、歯科補綴学第一教室 入局
1982年　大阪府吹田市にて開業　現在に至る

連絡先：〒565-0836 大阪府吹田市佐井寺3-1-22　岡歯科医院

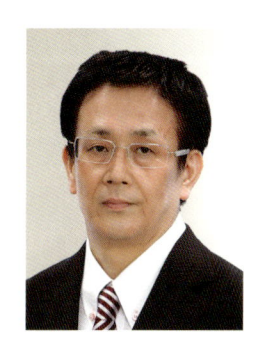

村上伸也（むらかみ　しんや）

1984年 3月　大阪大学歯学部　卒業
1988年 3月　大阪大学大学院歯学研究科　修了
1988年10月　米国国立衛生研究所（NIH）研究員 (visiting fellow)
2002年 2月　大阪大学大学院歯学研究科口腔分子免疫制御学講座
　　　　　　歯周病分子病態学・歯周病診断制御学分野　教授
2008年4月　大阪大学歯学部附属病院 副病院長
2016年4月　大阪大学歯学部附属病院 病院長（～2020年3月）　現在に至る

日本歯周病学会・理事長（～2021年3月）
日本歯科保存学会・理事
日本炎症・再生医学会・評議員
IADR日本部会（JADR）・会長
Asian Pacific Society of Periodontology (APSP): 事務局長
American Academy of Periodontology・国際会員
Journal of Periodontal Research・Editor-in-Chief
Journal of Periodontology・Editorial Advisory Board
Journal of Clinical Periodontology・Editorial Board

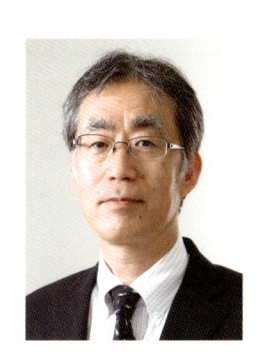

クインテッセンス出版の書籍・雑誌は、歯学書専用通販サイト『歯学書.COM』にてご購入いただけます。

PCからのアクセスは…

歯学書　検索

携帯電話からのアクセスは…
QRコードからモバイルサイトへ

QUINTESSENCE PUBLISHING 日本

ビジュアル 歯周病を科学する

2012年5月10日　第1版第1刷発行
2019年9月20日　第1版第3刷発行

監 修 者　天野敦雄 / 岡 賢二 / 村上伸也
　　　　　あまのあつお　おかけんじ　むらかみしんや

発 行 人　北峯康充

発 行 所　クインテッセンス出版株式会社
　　　　　東京都文京区本郷3丁目2番6号　〒113-0033
　　　　　クイントハウスビル　電話(03)5842-2270(代表)
　　　　　　　　　　　　　　　　　(03)5842-2272(営業部)
　　　　　　　　　　　　　　　　　(03)5842-2276(編集部)
　　　　　web page address　https://www.quint-j.co.jp/

印刷・製本　サン美術印刷株式会社

Ⓒ2012　クインテッセンス出版株式会社　　　禁無断転載・複写
Printed in Japan　　　　　　　　　　　　落丁本・乱丁本はお取り替えします
ISBN978-4-7812-0254-9　C3047　　　　　定価はカバーに表示してあります